Empathie und Empowerment bei Alkoholabhängigkeit

Carolin Schürmann

Empathie und Empowerment bei Alkoholabhängigkeit

Stigmatisierung im Umgang mit Betroffenen überwinden

Springer

Carolin Schürmann
GERTY NUSS
Hamburg, Deutschland

ISBN 978-3-662-71270-2 ISBN 978-3-662-71271-9 (eBook)
https://doi.org/10.1007/978-3-662-71271-9

Die Deutsche Nationalbibliothek verzeichnet diese Publikation in der Deutschen Nationalbibliografie; detaillierte bibliografische Daten sind im Internet über https://portal.dnb.de abrufbar.

Einbandabbildung: Adobe Stock © HeriAfrilianto

Springer ist ein Imprint der eingetragenen Gesellschaft Springer-Verlag GmbH, DE und ist ein Teil von Springer Nature.
Die Anschrift der Gesellschaft ist: Heidelberger Platz 3, 14197 Berlin, Germany

Widmung

Zum ehrenden Andenken an das Leben meiner geliebten Mama Gerti (1959-2013)

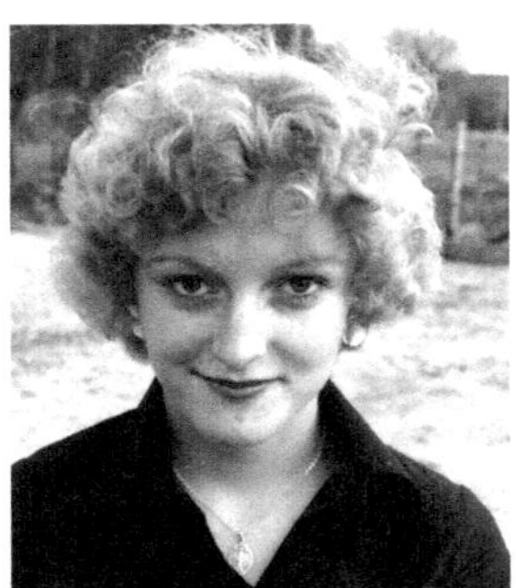

Geleitwort

Leitung Medizinisch-Therapeutischer Bereich der Forel Klinik, Schweiz (im Mai 2025)

In unserer Fachklinik für Abhängigkeitserkrankungen begegne ich täglich Betroffenen, deren Geschichten so unterschiedlich sind wie die Menschen selbst – doch einige Erfahrungen ziehen sich wie ein roter Faden durch viele Suchtbiografien: Scham und Beschämung durch die Umwelt, das quälende Gefühl von persönlicher Schuld und Versagen, der verzweifelte Versuch, Probleme auf eigene Faust zu bewältigen und glücklicherweise immer wieder der Mut zur Veränderung und der Biss, weiterzukämpfen.

Diese Muster sehen wir professionellen Helferinnen und Helfer in der klinischen Praxis immer wieder. Doch selten wurden sie so eindrücklich und klar benannt wie in den Texten von Carolin Schürmann.

Carolin schreibt als sozialwissenschaftlich geschulte Kommunikatorin über ihre Erfahrungen mit Alkoholabhängigkeit und Stigma. Mit ihrer „GERTY NUSS“ schafft sie Räume, in denen Menschen mit eigenen und indirekten Abhängigkeitserfahrungen Empowerment und Selbstvertretung erfahren können.

Als ich Carolin im Rahmen einer Fachtagung erstmals traf, war ich sofort beeindruckt von ihrer Fähigkeit, persönliches Erleben in fachlich reflektierte Analysen zu übersetzen. In diesem Vorwort möchte ich aus meiner Perspektive als Sucht-Psychotherapeut ihre Arbeit würdigen, ihre Perspektive reflektieren und einige zentrale Aspekte beleuchten, die in diesem Buch behandelt werden: den Kreislauf der Stigmatisierung, Abhängigkeitserkrankungen als Resultat von über die Zeit dysfunktional gewordenen Problemlösungsstrategien, die Rolle der sozialen Systeme und der Verantwortung, die Bedeutung von Peer-Arbeit im gegenseitigen Respekt – und Carolin als Beispiel für Mut und Eigenverantwortung.

Stigmatisierung überwinden – ein zentrales Anliegen

Eines der durchgängigen Themen dieses Buches ist die gesellschaftliche Ausgrenzung, der abhängigkeitserkrankte Menschen ausgesetzt sind. Carolin zeigt eindrucksvoll, wie Stigmatisierungen auf verschiedenen Ebenen wirken: in der Gesellschaft, bei Fachpersonen und bei den Erfahrungstragenden sowie Erkrankten selbst. In leistungs- und konsumorientierten Gesellschaften gilt Abhängigkeit oft als selbstverschuldetes Scheitern. Suchtprobleme werden – noch immer primär als persönliche Schwäche oder „Charaktermangel“ gesehen. Diese reduzierende Sichtweise führt dazu, dass Betroffene mit negativen Zuschreibungen belegt werden. „Alkoholkrank“ wird gleichgesetzt mit „versagt im Leben“ oder „nicht mehr dabei sein“ – ein Urteil, das sich in das Selbstbild vieler Betroffener einbrennt. Die Konsequenzen sind fatal: Aus Angst vor genau diesen Abwertungen verharren viele Betroffene zu lange im Schweigen und in der Isolation, anstatt sich jemandem anzuvertrauen.

Stigma kommt jedoch nicht nur von aussen. Selbststigmatisierung ist ein weiterer Teufelskreis. Wer in einer Gesellschaft aufwächst und sich jahrelang darin bewegt, die überwiegend davon ausgeht, dass Abhängigkeitserkrankte selbst schuld an ihrer Misere seien, beginnt es irgendwann zu glauben. Scham und Schuldgefühle wachsen, das Selbstwertgefühl sinkt. Carolin beschreibt offen, wie auch sie zu Beginn ihres Weges extreme Mühe hatte, sich ihre Abhängigkeit einzugestehen – aus Angst, als „Versagerin“ abgestempelt zu werden. Diese Angst teilen viele Betroffene. Sie führt dazu, dass Probleme vor sich und anderen versteckt werden. Selbst in Unterstützungssystemen oder Selbsthilfegruppen können solche inneren Vorurteile bestehen bleiben: Betroffene vergleichen sich und werten ihr Konsum- und Therapieverhalten vielleicht gegenseitig ab. Und natürlich sind auch Fachpersonen und -institutionen nicht frei von stigmatisierenden Denkmustern. Allzu leicht schwingt – bewusst oder unbewusst – in Therapiegesprächen oder bei der Diagnosestellung ein moralischer Unterton mit, der die Patientin oder den Patienten entmutigt. Allzu oft wird eine eigentlich notwendige und in anderen Fällen selbstverständliche weitere Behandlung – bspw. eines Burnouts oder einer Traumafolgestörung – an die vorgängige Überwindung der Abhängigkeitserkrankung geknüpft. Stellen Sie sich vor, wir würden grundsätzlich Diabetes erst behandeln, wenn die Betroffenen Normalgewicht erreicht hätten …! Wenn die Abhängigkeitserkrankung primär als Zeichen von Willensschwäche betrachtet wird, bleibt wenig Raum für Empathie.

Das Buch von Carolin setzt hier an: Es plädiert dafür, Stigmatisierungen bewusst zu erkennen und zu überwinden. In Kap. 3 wird deutlich, wie stark kulturelle Narrative – etwa das Ideal des „verantwortungsvollen Trinkens“ – das Reden über Suchterkrankungen prägen und die Sprachlosigkeit fördern. Kaum jemand spricht ehrlich über den eigenen schwierigen Umgang mit Alkohol, weil nach außen alle so tun, als gäbe es kein Problem. Diese Kluft zwischen öffentlicher Fassade und privatem Leid hält das Stigma aufrecht und hindert Menschen daran, sich Hilfe zu holen. Carolin bricht diese Sprachlosigkeit, indem sie ihre Geschichte offenlegt und die Mechanismen der Stigmatisierung analysiert. Damit schafft sie Verständnis: für sich selbst, für andere Betroffene und für uns Fachleute, die daraus lernen können, unsere Haltung zu hinterfragen.

Abhängigkeitserkrankung als fehlgeleitete Problemlösungsstrategie

Ein weiterer zentraler Gedanke ist die Sicht auf die Abhängigkeitserkrankung nicht einfach als „problematisches Verhalten“, das es zu verurteilen gilt, sondern als Symptom und als gescheiterten Lösungsversuch. In meiner klinischen Arbeit spielt das Verständnis von abhängigem Konsum als ursprünglich hilfreiche Problemlösestrategie, die sich verselbstständigt und schließlich mehr Probleme verursacht als gelöst hat, eine zentrale Rolle. Was heißt das? Menschen greifen zu Alkohol oder anderen Suchtmitteln häufig, um seelischen Schmerz, Stress oder Überforderung zu bewältigen. Die Substanz – oder auch ein bestimmtes Verhalten – dient zunächst als Strategie, um mit Gefühlen fertigzuwerden, die anders nicht aushaltbar erscheinen. Für eine Weile funktioniert das beeindruckend gut und wirkt schnell: Der Alkohol dämpft die Angst, das Hochgefühl der Droge ersetzt fehlende Geborgenheit, der Rausch füllt eine innere Leere. Doch diese „Lösung" hat einen hohen Preis. Die kurzfristige Erleichterung führt in eine langfristige Abhängigkeit. Die ursprünglichen Probleme bleiben ungelöst oder werden sogar schlimmer, und zusätzlich kommt die Abhängigkeitserkrankung als neues Problem dazu. Die Bewältigungsstrategie ist überlastet – sie trägt das Gewicht nicht, sie zerbricht und begräbt am Ende den Menschen unter sich.

Carolin hat genau diesen Prozess durchlebt. Wie sie im Buch beschreibt, erkannte sie irgendwann, dass ihr Alkoholmissbrauch nicht einfach Ausdruck eines schwachen Charakters war, sondern ein Symptom ihrer seelischen Verletzungen und Überforderungen. Dieser Perspektivwechsel – weg von der Frage „Was stimmt nicht mit mir? Bin ich einfach willensschwach?" hin zu „Welche unerträglichen Gefühle versuche ich mit dem Alkohol zu lösen?" – ist oft der Anfang nachhaltiger Veränderung. Plötzlich kann Scham in Erkenntnis umschlagen: Meine Abhängigkeitserkrankung ist nicht mein Wesen, sondern ein fehlgeleiteter Bewältigungsversuch. Für Carolin war diese Erkenntnis ein Schlüsselmoment, der ihr half, sich Stück für Stück vom Stigma des Versagens zu lösen. Als professionelle Leserschaft können wir daraus lernen, Suchtverhalten in unserem Gegenüber ebenso zunächst als Ausdruck eines leidvollen Kontextes zu sehen.

Betroffene als Symptomträgerinnen und Symptomträger kranker Systeme

Mit diesem erweiterten Blick betrachtet Carolin Betroffene von Abhängigkeitserkrankungen nicht isoliert, sondern im Zusammenhang ihres sozialen Umfelds. Eine provokante, aber wichtige Aussage lautet: Abhängigkeitserkrankte Menschen sind oft Symptomträger:innen eines kranken Systems. Damit ist gemeint, dass die Abhängigkeit eines Menschen häufig auf tieferliegende systemische Probleme hinweist. Das „System" kann die Familie sein, in der unausgesprochene Konflikte, Traumata oder dysfunktionale Muster herrschen. Es kann aber auch das weitere soziale oder gesellschaftliche Umfeld sein, das bestimmte Belastungen auferlegt.

In vielen Biografien beginnt die Suchtentwicklung in belasteten, fremdbestimmten Kontexten: zum Beispiel in Familien mit Missbrauch, emotionaler Vernachlässigung oder einer Elterngeneration, die selbst unter Abhängigkeitserkrankungen litt. Carolin selbst stammt aus einer suchtbelasteten Familie. Sie schildert, wie sie als Tochter einer alkoholabhängigen Mutter schon früh mit Scham, Chaos und Überforderung konfrontiert war. Ihr eigenes Konsumverhalten kann man als Ausdruck dieser familiären Vorbelastung und der damit verbundenen Traumata verstehen. Das Familiensystem war „krank" – und Carolin trug als Symptomträgerin dieser Krankheit schließlich selbst die Diagnose Abhängigkeit.

Doch nicht nur Familien, auch gesellschaftliche Systeme können krank machen. Leistungsdruck in Schule und Beruf, exzessive Konsumkultur, soziale Kälte oder Ausgrenzung – all das sind Faktoren, die Menschen in die Abhängigkeitserkrankung treiben können. Wenn jemand im Arbeitsleben permanent überfordert wird und die einzige anerkannte Erleichterung das Feierabendbier ist, braucht es nicht viel, bis aus gelegentlichem Trinken ein Ventil für Dauerstress wird. Das System „Arbeitswelt" hat dann seinen Anteil am Suchtgeschehen. Carolin lässt uns an solchen Analysen teilhaben: Sie verschweigt nicht, wie zum Beispiel die Alkoholindustrie mit ihrer aggressiven Bewerbung eines scheinbar funktionalen Konsumverhaltens ein Umfeld schafft, in dem Abhängigkeitsentwicklung eher begünstigt und zugleich tabuisiert wird. Hier zeigt sich, dass das Phänomen Abhängigkeit und deren Überwindung im sozialen Raum stattfinden – es sind auch die gesellschaftlichen Rahmenbedingungen und kulturellen Muster, die einen Beitrag leisten werden, wenn wir ernsthaft etwas gegen Abhängigkeitserkrankungen tun und Stigmatisierungstendenzen abbauen.

Ungleichgewicht zwischen Ursache und Verantwortung

Aus dem bisher Gesagten ergibt sich ein Spannungsfeld zwischen Ursache und Verantwortung, das uns als Therapeutinnen und Therapeuten, aber auch als Gesellschaft, immer wieder beschäftigt. Viele Suchtursachen liegen in Faktoren begründet, für die Betroffene nichts können – und trotzdem liegt es am Ende meist an ihnen selbst, den Weg aus der Abhängigkeitserkrankung zu finden. Diese Diskrepanz ist schwer auszuhalten, vor allem für die Betroffenen. Wer z. B. als Kind in einem alkoholkranken Elternhaus aufgewachsen ist, hat einen schweren Start ins Leben, geprägt von Chaos und Schmerz, auf den er keinerlei Einfluss hatte. Vielleicht war die Flucht in den abhängigen Konsum später im Leben beinahe vorprogrammiert. Trotzdem hört dieser Mensch mit hoher Wahrscheinlichkeit von anderen (oder – als Resultat von Selbststigmatisierung – von sich selbst) Sätze wie: „Jetzt reiß dich halt zusammen, du bist doch selbst verantwortlich, da wieder rauszukommen."

Natürlich ist Eigenverantwortung ein entscheidender Faktor in der Krankheitsbewältigung – ohne die Entscheidung für die Therapie und den aktiven Beitrag der Betroffenen selbst wird ein Ausstieg aus der Abhängigkeitserkrankung nicht gelingen. Aber Carolin erinnert uns daran, wie wichtig es ist, dabei das Ungleichgewicht nicht zu vergessen: Die Ursachen liegen oft im Außen, die Lösung fordert man jedoch im Innern der Person ein. Als Fachpersonen müssen wir dieses Dilemma sensibel begleiten. Es geht darum, den Betroffenen das Gefühl zu nehmen, allein „schuld" zu sein, und gleichzeitig ihr Vertrauen in die eigene Kraft zu stärken, die notwendigen Schritte zu gehen. Carolin selbst hat diesen Kraftakt vollbracht: Sie hat sich entschlossen, Verantwortung für ihr Leben zu übernehmen – trotz der ungerechten Startbedingungen, trotz aller Steine, die ihren Weg säumten. Dieser Schritt verdient höchsten Respekt. Er wird erleichtert, wenn das Umfeld mitzieht: wenn Angehörige, Fachleute und die Gesellschaft insgesamt die Hand reichen, anstatt den moralischen Zeigefinger zu erheben.

Genau dazu möchte dieses Buch beitragen. Es liefert Fachkräften das Rüstzeug, mit der richtigen Haltung und Kommunikation Betroffene zu ermutigen, ohne zu beschämen. In Carolins Worten: Empathie und Empowerment sind die Schlüssel. Empathie, um die Lebensrealität und die Verletzungen hinter der Abhängigkeitserkrankung zu verstehen. Empowerment, um den Menschen zu helfen, ihre eigene Stärke (wieder) zu entdecken und nutzen zu können. Dieses Buch bietet dafür praxisnahe Hilfen – von verständnisfördernden Erklärungsmodellen bis hin zu konkreten Gesprächsleitfäden –, damit wir als Unterstützende dem besser gerecht werden können, was die Situation wirklich erfordert: nämlich zugleich Mitgefühl und das Zutrauen in die Fähigkeit der Betroffenen, ihr Leben zu verändern.

Peer-Arbeit und Selbstvertretung – Hilfe im gegenseitigen Respekt

Ein weiterer roter Faden in Carolins Wirken und in diesem Buch ist die Bedeutung von Peer-Arbeit und der Selbstvertretung von Betroffenen. „Vom Problemfall zur Profi" – dieses Motto zeigt, worum es geht: Menschen mit Suchtgeschichte sind keine passiven Hilfsempfänger, sondern können zu aktiven HelferInnen und Expert:innen in eigener Sache werden. Carolin selbst ist das beste Beispiel dafür. Durch ihre Initiative GERTY NUSS ermöglicht sie, dass ehemals Betroffene andere Betroffene unterstützen und ihre Stimme erheben können. Solche Peer-Ansätze haben sich in den letzten Jahren zunehmend als wertvolle Ergänzung zur professionellen Hilfe erwiesen.

Warum sind Peers so wichtig? Zum einen schaffen sie Vertrauen im gegenseitigen Respekt. Jemand, der selbst durch die Tiefen einer Abhängigkeit gegangen ist, begegnet Ratsuchenden mit einem besonderen Verständnis und ohne Vorurteile – denn er oder sie weiß aus eigener Erfahrung, wie es sich anfühlt. Zum anderen zeigen Peers durch ihr Beispiel, dass Veränderung möglich ist. Die Wirkung, einen „Menschen wie dich" zu sehen, der es geschafft hat, kann Hoffnung entfachen, wo professionelle Interventionen allein oft nicht ausreichen. Peer-Arbeit wertet die oft versteckten Kompetenzen von Betroffenen auf: Sie werden zu Expert:innen ihrer eigenen Erkrankung, ihre Erfahrungen werden als wertvolles Wissen anerkannt. Das stärkt das Selbstwertgefühl enorm – ein wichtiger Schritt, um aus der passiven Rolle des Hilfsempfängers, der Hilfsempfängerin herauszutreten.

Carolin integriert diese Prinzipien der Peer-Unterstützung und Selbstvertretung trialogisch auch in ihrem Fachbuch. Sie lässt neben ihrer eigenen auch andere Stimmen mit Suchterfahrung zu Wort kommen. Zudem richtet sie sich in ihren Empfehlungen explizit an verschiedene Rollen: Fachkräfte, Betroffene und Angehörige. Diese trialogische Perspektive – das gemeinsame Lernen und Sprechen zwischen Betroffenen, mitbetroffenen Angehörigen und Professionellen – zieht sich durch die Inhalte. Sie entspricht der Überzeugung, dass Entstigmatisierung und echte Veränderung nur gelingen, wenn alle Beteiligten miteinander reden und einander zuhören. Jede dieser Gruppen hat eigene Erfahrungen und Kompetenzen; zusammen ergeben sie ein vollständigeres Bild und führen zu mehr Verständnis füreinander.

Für uns Fachpersonen bedeutet das auch, ein Stück weit Kontrolle abzugeben und aktuelle und ehemalige PatientInnen als PartnerInnen im gemeinsamen Prozess anzuerkennen.

Diese Offenheit kann ungemein bereichernd sein. Ich selbst habe als Suchttherapeut viel von Menschen gelernt, die ich ursprünglich „behandelt“ habe – oft mehr, als mir mancher Fachartikel beibringen konnte. Carolins Buch ermutigt uns, solche Zusammenarbeit im gegenseitigen Respekt zu suchen. Es zeigt, wie professionelle Ansätze durch die Einbeziehung von Peers ergänzt werden können und wie Betroffene durch Selbstvertretung auch auf struktureller Ebene Gehör finden. Letztlich arbeiten wir alle – ob mit oder ohne eigene Suchtgeschichte – am gleichen Ziel: an einem stigmafreien, unterstützenden Umfeld, in dem Bewältigung und Wachstum möglich sind.

Carolin Schürmann – vom Problemfall zur Peer-Professional

Die Autorin dieses Buches steht selbst exemplarisch für vieles, was sie vermittelt. Carolin hat den Weg vom sogenannten „Problemfall“ zur Profi in eigener Sache eindrucksvoll gemeistert. Als Betroffene und familiär Mitbetroffene von Abhängigkeitserkrankungen weiß sie genau, wovon sie spricht, wenn sie über Scham, Sucht und Selbstzweifel schreibt. Gleichzeitig hat sie sich nach ihrer Abstinenzentscheidung im Jahr 2022 intensiv mit den wissenschaftlichen Hintergründen auseinandergesetzt: mit transgenerationalen Traumafolgen, mit Selbstwertthematiken, mit Persönlichkeitsentwicklung und natürlich mit Suchtforschung. Diese einzigartige Kombination aus persönlicher Erfahrung und fachlicher Fundierung spürt man in jedem Kapitel. Carolin analysiert glasklar, wo unsere Systeme versagen, und tut dies doch ohne Verbitterung – im Gegenteil, ihre Haltung ist konstruktiv und zukunftsgerichtet.

Besonders mutig finde ich, wie offen Carolin auch über ihre eigenen fortdauernden Lernprozesse schreibt. Zum Beispiel schildert sie, wie sie als Gründerin von GERTY NUSS immer wieder zwischen Selbstzweifeln als Profi und einem beinahe übersteigerten Anspruch an sich selbst als ehemals Betroffene hin- und hergerissen war. Diese Ehrlichkeit macht deutlich: Recovery und persönliches Wachstum sind ein fortlaufender Weg, kein einmal erreichter Endzustand. Carolin ist engagiert, aber sie ruht sich darauf nicht aus – sie reflektiert weiter kritisch ihre Gefühle und Verhaltensmuster. Damit lebt sie ihren Leser:innen vor, was sie fachlich empfiehlt: eine schonungslose Selbstbeobachtung gepaart mit liebevoller Selbstakzeptanz.

Als zeitweiliger Begleiter in ihrem Buchprozess habe ich Carolin als äußerst reflektierte und zugleich warmherzige Persönlichkeit erlebt. Sie nimmt die Perspektive von Betroffenen ernst, ohne dabei die fachliche Distanz und Klarheit zu verlieren. Dieser Balanceakt gelingt nicht vielen. Carolin schafft es, Brücken zu bauen – zwischen „Betroffenen“ und „Profis“, zwischen wissenschaftlicher Theorie und gelebter Praxis. Ihr Mut, ihre Verantwortung für das eigene Leben zu übernehmen, und ihre kluge Analyse der Zusammenhänge machen sie zu einer echten Inspiration – für Fachleute ebenso wie für Menschen, die noch mitten im Kampf mit der Abhängigkeitserkrankung stecken.

Ich bin davon überzeugt, dass „Empathie und Empowerment“ nicht nur titelstiftend für dieses Buch sind, sondern auch ein Versprechen, das es einlöst. Carolin liefert mit ihrem Werk einen wertvollen Beitrag dazu, Vorurteile abzubauen und neue Wege im Umgang mit Abhängigkeitserkrankungen zu gehen. Sie tut dies fachlich fundiert und gleichzeitig mit

Herz und persönlicher Note – eine Kombination, die selten und besonders ist. Als Leserinnen und Leser dürfen wir uns auf ein Buch freuen, das uns herausfordert, unser eigenes Denken über Abhängigkeitserkrankungen zu reflektieren. Es lädt uns ein, innezuhalten und uns zu fragen: Begegnen wir Menschen mit Abhängigkeitserkrankungen wirklich im gegenseitigen Respekt? Wo tragen wir vielleicht unbewusst zu gesellschaftlichen Ausgrenzungen bei? Und wie können wir – jeder in seiner Rolle – dazu beitragen, dass Hilfe suchende Menschen nicht zusätzlich Hürden durch Scham und Beschämung überwinden müssen?

Carolin zeigt mit ihrer Geschichte und ihrer Initiative, dass Wandel möglich ist: persönlicher Wandel und gesellschaftlicher Wandel. Sie hat Mut bewiesen, indem sie sich ihren eigenen Dämonen gestellt hat und nun als Expertin aus Erfahrung anderen den Weg ebnet. Dieses Buch ist ein Ergebnis ihres Mutes und ihres Engagements.

Möge Empathie in Ihrem Lesen und Empowerment in Ihrem Handeln der rote Faden sein, der Sie durch dieses Buch führt. In diesem Sinne wünsche ich Ihnen eine lehrreiche und berührende Lektüre, die nicht nur Wissen vermittelt, sondern auch Haltung verändert.

Christian Lorenz

Vorwort

Dieses Buch ist für Fachkräfte, Führungskräfte und Angehörige, die sich im Umgang mit Alkoholabhängigkeit weiter öffnen und das Leben von Menschen, die unter Alkoholerkrankungen leiden („Betroffenen") in Beziehung entlasten möchten. Es geht darum, die oft verdeckten Auswirkungen generationsübergreifender Mitbetroffenheit struktureller Alkoholabhängigkeit in Deutschland verständlich und besprechbar zu machen. Ich möchte aufzeigen, wie wir über Gespräche (im Trialog) in privaten und beruflichen Rollen beschämende Betroffenheit in selbstfürsorgende Reflexion wandeln können. Je mehr wir miteinander offen verstehen lernen, desto früher können wir Alkoholabhängigkeit als normatives Symptom gescheiterter Bewältigungsstrategien untereinander entstigmatisieren. Denn Alkoholabhängigkeit verläuft besonders durch Stigma tödlich, kann durch verdeckte Scham- und Schuldgefühle unbehandelt chronifizieren, Prävention, Heilung und professionelle Behandlung erschweren.

Das Stigma bei Alkoholabhängigkeit belastet alle sozialen Ebenen

- **Persönliche Scham- und Schuldgefühle bei Problemen mit Alkohol:** Menschen, die von Alkohol abhängig sind, erleben Scham und Schuldgefühle, die oft aus der Vorstellung resultieren, dass wir als Konsument:innen versagt haben oder moralisch schwach sind.
- **Belastungen und Konflikte in Beziehungen:** Alkoholabhängigkeit verändert und beeinflusst das Verhalten nicht nur von Einzelpersonen, sondern auch von deren Umfeld. Konflikte, Täuschung und Misstrauen kennzeichnen und erschweren das alltägliche Miteinander, Selbst- und Fremdbild aller Beteiligten in einem alkoholbelasteten System oft über Generationen.
- **Angst vor familiärem oder beruflichem Identitätsverlust:** Die Angst, dass Alkoholabhängigkeit negative Auswirkungen auf die persönliche Wahrnehmung unserer sozialen Rollen haben könnte, führt oft dazu, dass Betroffene und Mitbetroffene offene Gespräche (zu lange) in ihrem sozialen Umfeld vermeiden.
- **Öffentliche Vorurteile:** Alkoholabhängigkeit kann in gesellschaftlichen Rollen als Folge persönlichen Fehlverhaltens oder mangelnder Disziplin und Verantwortungslosigkeit verstanden werden. Solche Vorverurteilungen können zu Abwertung, sozialer Ausgrenzung und Isolation führen.

Ich habe insbesondere **Selbststigmatisierung** in all meinen bisherigen sozialen Rollen in Abhängigkeit zu Alkohol als Betroffene und Mitbetroffene über 40 Lebensjahre erlebt. Jahrelang litt ich an unbehandelten Traumafolgestörungen. Von Geburt an war ich als Kind aus einer suchtbelasteten Herkunftsfamilie in meinen verschiedenen Rollen als Mitbetroffene und Peer emotional und kognitiv geprägt. Entsprechend habe ich mein Erfahrungswissen für Fachkräfte und Angehörige, die mit sozialer Verantwortung, Stressbewältigung, Traumaerfahrungen, Selbstwertgefühlen und Alkoholabhängigkeit in verschiedenen Rollen offen und verdeckt zu tun haben, mit Unterstützung verschiedener Profis zusammengetragen. Dabei habe ich mich in meinem ersten Fachbuch in meiner autobiographischen Aufarbeitung auf meine Rolle als (erwachsenes) Kind konzentriert und lasse meine Erfahrungen als sozialwissenschaftlich geschulte Kommunikationsprofi einfließen. Verschiedene meiner gelebten Rollenerfahrungen werden in unseren Gesprächssimulationen mit Erfahrungen weiterer Peers und Profis für Familien, Fach- und Führungskräfte differenziert aufgegriffen. Ich wählte für mein erstes Autorinnenwerk ein respektvolles „Sie", weil ich mein inneres Kind als Profi in vertrauensvoller Distanz geschützt halten möchte. Über die Vermittlung meiner reflektierten Erfahrungen mit transgenerationaler Alkoholabhängigkeit und Selbststigmatisierung habe ich mir zum Ziel gesetzt, Stigma im Umgang mit Betroffenen bei Fachkräften und Angehörigen abzubauen.

Erfahrungsgemäß werden Sie bei der Begleitung von chronisch oder mental erkrankten Menschen nicht selten mit (erwachsenen) Kindern aus (verdeckt) alkoholbelasteten Systemen zu tun haben. Das liegt unter anderem an der normativen Ritualisierung von Alkoholkonsum im Familien- und Berufsalltag bis heute. Aufgrund moralischer und struktureller Stigmatisierung von Negativerfahrungen mit Alkohol entwickeln sich Alkoholprobleme unter uns häufig schleichend und unbemerkt zu chronischen Abhängigkeitserkrankungen oder bedingen weitere Zivilisations- und Begleiterkrankungen.

Viele ältere Erwachsene trugen und tragen heuten noch in Deutschland einen wirtschaftswunderlichen Schaden oder ein erhöhtes Gesundheitsrisiko in Form von emotional unreflektierten Belastungen, chronischen Stresssymptomen oder lebensstilbedingten Volkskrankheiten mit sich herum, die sie durch vorgelebte Leistungs- und Konsummuster über Generationen geerbt haben. Ab den 2030ern wird die Erblast für unsere sozialen Systeme durch den demographischen Wandel in Europa vermutlich noch spürbarer als es sich viele von uns bislang im deutschsprachigen Raum vorstellen können.

Ich bin persönlich davon überzeugt, dass im sozialen Umfeld Empathie und Authentizität zukünftig noch stärker über Empowerment und Leben entscheiden wird. Daher versuche ich möglichst niemanden mit meinen Reflexionen auszugrenzen, werde (Selbst-) Stigmatisierung und emotionale Reaktionen dennoch wohl nicht komplett verhindern können. Weder in Bezug auf mich als Autorin, noch in Bezug auf Sie als Rezipient:innen. Sie tragen selbst unterschiedlichste Erfahrungen mit und ohne Alkohol in sich, die mit meinen Erfahrungen unterschiedlich intensiv und vielleicht auch kontrovers resonieren werden. Das ist auch gut so. Bevor Sie mit unserer Reflexionsreise durch meine und Ihre Erfahrungen starten und davon womöglich emotional eingenommen werden, lassen Sie uns gemeinsam einen ersten Schritt wagen und herausfinden, wo Sie selbst aktuell bei Ihrem Verständnis von Alkoholabhängigkeit und Stigma stehen.

Wir möchten Veränderungen im Denken und Fühlen durch die Offenbarung von Peer-Erfahrungen im Monolog, Dialog und Trialog nachvollziehbar machen. Der folgende Fragebogen kann Ihnen dabei helfen, Ihre Entwicklung vor und nach unseren Interventionen monologisch zu reflektieren. Er bietet einen Ausgangspunkt für Ihre persönliche Auseinandersetzung mit dem Thema und kann uns empirisch helfen, herauszufinden, wie effektiv unsere Interventionen entstigmatisieren helfen.

So funktioniert der Fragebogen

Beantworten Sie die Fragen zunächst vor Lektüre dieses Buchs im Vorspann und dann erneut nach Abschluss unserer Interventionen am Ende des Buches im Nachspann. Nach Lektüre des Buches möchte ich Sie zudem ermuntern, sich im Monolog, Dialog oder Trialog dem Thema Alkoholabhängigkeit weiter zu öffnen und sich ihre Beobachtungen bewusst zu machen. Reflektieren Sie gerne, was sich durch unsere Interventionen in Ihrer Wahrnehmung und Kommunikation verändert haben könnte. Sie werden während der Lektüre dieses Buchs verschiedene Angebote finden, monologische Selbst-Gespräche, dialogische Fürsorge-Gespräche oder trialogische Empathie-Gespräche als Reflexionsübungen für sich zu testen. Senden Sie uns gerne Ihr Vorher-Nachher-Testergebnis und Feedback zu Ihren Erfahrungen an ***info@gertynuss.de***. Wir sind gespannt, wie wir auf Sie in Ihrer Klinik, Praxis oder in Ihrem Büro, in Ihrer Kita oder Schule sowie in Ihrer Pflegeeinrichtung oder sogar in Ihrem privaten Umfeld Wirkung zeigen konnten. Selbststigmatisierung und verdeckte Alkoholabhängigkeit sind auch unter Profis ein noch immer verbreitetes Kommunikationshemmnis.

Selbstreflexionsbogen vorab (A)

Bitte beantworten Sie die folgenden Aussagen mit einer Skala von 1 (stimme gar nicht zu) bis 5 (stimme voll und ganz zu):

1. Menschen mit Alkoholerkrankungen haben ihre Situation auch selbst mitverschuldet.

   1 – 2 – 3 – 4 – 5

2. Alkoholabhängigkeit ist eine psychische Erkrankung und eine Frage der Persönlichkeit.

   1 – 2 – 3 – 4 – 5

3. Menschen mit Alkoholproblemen sind weniger verlässlich.

   1 – 2 – 3 – 4 – 5

4. Ich fühle mich unwohl, offen über eigene Probleme mit Alkohol zu sprechen.

1 – 2 – 3 – 4 – 5

5. Ich fühle mich wohl, mit anderen über ihre Probleme mit Alkohol zu sprechen.

1 – 2 – 3 – 4 – 5

6. Ich kann nachvollziehen, warum Menschen mit Alkoholerkrankungen keine Hilfe suchen.

1 – 2 – 3 – 4 – 5

7. Ich kenne gute Strategien, um offen und sensibel über Alkoholprobleme zu sprechen.

1 – 2 – 3 – 4 – 5

Carolin Schürmann

Danksagung Danke, dass Sie sich alle Zeit für Gerti und meine Geschichte genommen haben. Ich hoffe, wir konnten eine vertrauensvolle und wertschätzende Atmosphäre für Sie schaffen und haben Sie zum genau richtigen Zeitpunkt erreicht?

Danke an meine geliebte Mama Gerti. Danke an meine Familie, meine Freunde und an mein Team, dass Ihr mich in meinen Prozessen bis hierhin ausgehalten, entbehrt und immer wieder aufgebaut habt. Der größte Dank geht an meinen Papa. Ohne Dich wäre es nicht möglich gewesen, mich so zu öffnen. Meine Ziele und Timelines hätte ich ohne Dich niemals halten können. Danke an meine Oma Leni, dass Du nie aufgegeben und mir immer eine Sicherheit gegeben hast. Danke an Christoph, dass Du meinen Mut gehalten hast. Danke an Stefan für Deine lebenslange Loyalität. Danke an Julia Meyer-Berhorn, dass Du meine Gedanken und Gefühle immer wieder eingefangen und so kreativ unterstrichen hast. Danke Dolf Schäffel für Deinen Mut, Deine Exzellenz und Deine Geradlinigkeit. Danke an Michaela Schütz, Dr. Ralf Niemann und Dr. Barbara Schinzel für mein „zweites Zuhause im Park" und mein schamloses „Unter-uns-größenwahnsinnig fühlen-dürfen" mit Euch;-) Danke Julia, Ulli und Tanya, dass unsere Nuss und unser Ensemble so ausgesprochen ansprechend wirken kann. Danke an Dominik Wiest und Gunther Brodhecker für die spontan zauberhafte Dreh-Session. Danke an Janet Goede und Claudia Orth, dass Ihr mich auf meinen Wegen so vertrauensvoll unterstützt habt und ich mit Euch wirklich alles teilen kann. Danke Damian Binger, Gisela Michalowski und Albrecht Ulmer für unsere legendären Aktionen und magischen Momente. Danke Susanne Freund, Antje Scholz und Christina Reich für Euer tiefes Verständnis, Eure ehrlichen Reflexionen, offenen Impulse und Euer Vertrauen in unsere Kooperation. Danke Günter Rupp für unser gemeinsames systemisches Verständnis. Danke an Stefan Schultz für unsere besondere Wellenlänge aus Struktur und Chaos. Danke an Sophia Rieckhof und Johanna Kummetat für Ihre Geduld und Anteilnahme. Danke an Christian Lorenz für Deine omnyvers-psychoedukative Hilfe. Danke an Georg Schomerus und Sven Speerforck für Eure genialen Modelle. Danke an Gallus Bischof und Marc Walter für Eure fachliche Empathie und das gefühlt jahrelange geduldige Mitlesen. Danke an Eva Hoch, Annette Binder und alle Peers und Profis, die sich aktiv in Deutschland für die Entstigmatisierung von Alkoholabhängigkeit mit Herzblut einsetzen. Es sind mittlerweile so viele Mitstreiter:innen, bitte seht es mir nach, nicht alle einzeln neben Nathalie Stüben zu nennen. Ein besonderes Danke an Wiebke Lorenz für Deinen Überfall und unsere besonderen Verbindungen. Danke an Bea Heger, Lisa Smit, Babette Müllerschön für einen gemeinsamen Spirit und Euer empathisches Empowerment in Münsterlingen. Danke an alle Teams und Verbündeten bei NACOA Deutschland e. V., FASD Deutschland e. V., OAMN, den Guttemplern und Movendi International. Danke an Frank Lindemann und Maik Dünnbier für Eure grandiose internationale Arbeit. Danke an alle, deren Namen ich hier aufgrund gefährlicher Unvollständigkeit, Diskretion und möglicher Missinterpretationen nicht aufzähle, die sich aber hoffentlich alle angesprochen fühlen. Danke an alle Menschen, die mein Leben mit mir verbracht haben. Ohne Euch alle gäbe es dieses Buch in dieser Form nicht.

Inhaltsverzeichnis

1 Die Entstehungsgeschichte von GERTY NUSS

1.1 Motivation und Antrieb

Es kommt mir noch immer wie ein kleines Wunder vor, dass Sie gerade ein Fachbuch von mir in Ihren Händen halten, in dem auch noch so ein wertschätzendes Geleitwort zu meiner Person steht.

Danke, dass Sie entschieden haben, sich dem Thema Stigma und Alkoholabhängigkeit aus meinen Perspektiven zu öffnen. Es erfüllt mich mit großer Dankbarkeit und Demut, Ihnen von meiner GERTY NUSS und Ihrer Entstehungsgeschichte in diesem Werk ausführlich erzählen zu dürfen. Es ehrt mich im Namen meiner verstorbenen Mama, dass es die kleine GERTY direkt im ersten Anlauf auf das Cover eines Fachbuchs eines so renommierten Verlags geschafft hat.

Im Oktober 2023 hatte ich zum Andenken an meine Mama zehn Jahre nach ihrem Tod (2013) meine Marke GERTY NUSS zur Entstigmatisierung von Alkoholproblemen im Familien-, Therapie- und Berufsalltag eingeführt. Begonnen habe ich mit der Reflexion meines eigenen Alkoholkonsums im Umgang mit meinen Belastungen zum Ende der Corona-Pandemie während des Kriegsausbruchs in Europa. Meine Mama Gerti schenkte mir 1979 mit jungen Jahren (im Alter von 20) ein wundervolles Leben. Sie starb viel zu früh mit bereits 54 Jahren an den Folgen ihrer Alkoholabhängigkeit. Gerti war kurz vor ihrem Tod voller Selbstverachtung nach lebenslangen emotionalen Qualen, die ich erst seit wenigen Jahren durch meinen eigenen offenen Umgang mit meinen früheren Alkoholproblemen wirklich zu begreifen vermag. Seitdem ich selbst alkoholfrei lebe (29.6.2022),

Ergänzende Information Die elektronische Version dieses Kapitels enthält Zusatzmaterial, auf das über folgenden Link zugegriffen werden kann [https://doi.org/10.1007/978-3-662-71271-9_1].

C. Schürmann, *Empathie und Empowerment bei Alkoholabhängigkeit*,
https://doi.org/10.1007/978-3-662-71271-9_1

glaube ich wieder an Wunder und darf sie immer wieder im Alltag erleben. Ich lernte erst in einem alkoholfreien Leben meine Grundbedürfnisse selbstbestimmt zu achten und schaffe es immer öfter, mir selbst und anderen Menschen gegenüber möglichst unvoreingenommen und respektvoll zu begegnen. Meine Mama Gerti konnte das sehr gut, unvoreingenommen sein und anderen Menschen mit Respekt begegnen. Gehässigkeit war in ihrer Anwesenheit nie zu spüren. Sie war ein fürsorglicher und stets hilfsbereiter Mensch. Gerti nahm sich oft zurück, besonders dann, wenn Alkohol wieder die Kontrolle in ihrem Leben übernahm. Als ich noch klein und meine Mama sehr jung war, hatte ich allerdings oft das Gefühl, dass es vordergründig um Gerti und um ihre Bedürfnisse anstatt um mich oder um die Bedürfnisse unsere Familie ging. Heute bewerte ich meine Erinnerungen und Urteile über meine Mama und mich nach selbst erlebten Alkoholproblemen und reflektierten Stigmaerfahrungen anders. Seitdem ich verstanden habe, was Stigmatisierung in unserem Leben mit Alkohol bedeutet hat, öffnete sich mir mit Blick auf unsere Gesellschaft ein völlig neues Bild von Alkohol, Beziehungen, Verhalten und Emotionen. Es gibt Eigenschaften, die habe ich von meiner Mama übernommen. Zum Beispiel Begeisterungsfähigkeit für Kommunikation, Hilfsbereitschaft und Impulsivität für soziale Gerechtigkeit sowie Hartnäckigkeit für gute Ideen. Es gibt Verhaltensweisen, die hatten sich in meiner Familie transgenerational eingeschliffen. Dazu zähle ich beispielsweise ein hohes Maß an Verantwortungs- und Pflichtbewusstsein. Auch wenn sich meine Mama aufgrund ihrer Erkrankung nicht immer um ihre Verpflichtungen kümmern konnte, so schwand das Bewusstsein für ihre eigentlichen Werte und ihre Verantwortung und die damit verbundenen Schuldgefühle besonders in ihrer belasteten Mutterrolle nie. Und es gibt Charakterzüge an mir, die haben weder etwas mit Fritz, meinem Vater, noch mit Gerti, meiner Mama oder ihren jeweiligen Familien zu tun. Einiges von meinem heutigen alkoholfreien und selbständigen Selbst bin einfach ich, Carolin. Auf dem Weg zu meinem heutigen ICH habe ich einige Ereignisse, Reflexionen und Erkenntnisse durchlebt, mit denen ich hoffentlich auch Ihnen die ein oder andere offene Frage oder Unsicherheit im Umgang mit Alkoholabhängigkeit und Stigma aus Sicht von Betroffenen und Mitbetroffenen beantworten kann. Mein persönlicher Antrieb, mit GERTY NUSS Alkoholabhängigkeit in Familien und sozialen Beziehungen zu entstigmatisieren, wurzelt in folgender Frage:

> Was hätte meine Mama gebraucht, um Hilfe annehmen und heute noch mit mir leben zu können?

Antwort: Selbstachtung

Meine Mama litt als Trennungskind in den 1960er-Jahren und als „Tochter eines Spielers" von klein auf unter Selbststigmatisierung und verletzten Selbstwertgefühlen, während sich ihre Alkoholabhängigkeit über viele Jahre ohne psychotherapeutische Hilfestellungen oder Therapie in den 1980er-1990er-Jahren chronifizierte. Anfang der 2000er litt sie bereits an einer fortgeschrittenen Leberzirrhose. Aufgrund einer stark belasteten

Selbst- und Fremdwahrnehmung konnte sie sich selbst als Kind, Heranwachsende und sehr junge Mama nicht würdevoll und unvoreingenommen begegnen. Mama konnte sich häufig wenig positiv erleben. Allein zurückgezogen mit ihren Tieren fühlte sie sich hingegen weniger unwohl. Zuletzt isolierte sie sich komplett, bis Alkohol ihr Leben frühzeitig beendete.

Ich glaube, dass vielen Menschen unter uns nicht bewusst ist, wie stark ihre alltäglichen Wahrnehmungen, Emotionen und Bedürfnisse durch die normative Kultivierung von Alkohol über Generationen geprägt wurden. Wir lernen bereits als Heranwachsende, wie wir unsere Emotionen und Stress mit Alkohol-, Zucker- oder Medienkonsum ritualisiert regulieren können. Inwieweit unsere gesellschaftlich vorgegebenen Entlastungsrituale uns langfristig selbst schädigen, ist den meisten Menschen unter uns nicht gerne bewusst.

Zu den Grundbedürfnissen eines jeden Menschen gehören physiologische Bedürfnisse wie Wassertrinken, Sauerstoff und Schlaf. Entsprechend sind Durst und Schlafentzug weit verbreitete Foltermethoden. Ein weiteres menschliches Grundbedürfnis ist Schutz vor Gefahren und Sicherheit im Leben. Dazu kommen emotionale Bedürfnisse wie Liebe, Zugehörigkeit oder soziale Verbindungen. Zu den psychologischen Grundbedürfnissen zählen Anerkennung, Selbstachtung, Respekt, persönliches Wachstum, Kreativität und Selbstbestimmung. Die Erfüllung all dieser Grundbedürfnisse ist für Menschen lebensnotwendig. Sprache und Kommunikation sind dabei soziale Hilfsmittel, die uns zur Bedürfnisbefriedigung zur Verfügung stehen. Mit Sprache können wir uns verständigen. Über Kommunikation teilen wir unsere Bedürfnisse mit und können sie bei Bedarf mit Hilfe anderer Menschen erfüllen. Ebenso kann es individuell förderlich für ein Grundbedürfnis sein, sich gewissen Menschen nicht mitzuteilen oder sich von anderen zu distanzieren. Auch Distanz ist eine Form von Kommunikation. Mit Ruhe tun wir uns mitunter untereinander schwer. Und aktuell diskutieren wir viel darüber, welche unserer individuellen und gesellschaftlichen Bedürfnisse am meisten in Gefahr sind. Wir streiten heute viel darüber, wie tolerant und intolerant wir mit welchen Menschen oder Generationen und welcher Art von Kommunikation wann sein dürfen oder eben besser nicht.

Ich habe erlebt, wie stark Kommunikation meine Werte, mein Empfinden und meine Gesundheit in verschiedenen Lebensphasen und Lebenswelten bis heute geprägt hat. Meine eigenen Qualen durch Stigmaerfahrungen sowie meine Selbst**ent**stigmatisierung durch positive Kommunikation treiben mich bis heute an, Verantwortliche und Mitbetroffene in suchtbelasteten Beziehungen zu motivieren, sich im Therapiealltag, privaten Umfeld und Berufsleben immer wieder untereinander zu öffnen. In meinem früheren Leben übernahm Alkohol viele Funktionen, die sich an meinen Grundbedürfnissen ausrichteten. Meine unerfüllten Selbstwertgefühle übernahmen häufig mein Denken und Fühlen. Damit wir uns selbstbestimmter bei Stress regulieren oder Stress präventiv bewältigen können, hilft es, uns unsere Werte und Ziele im Alltag klarer vor Augen zu halten. Für einen kurzen Check Ihrer Eigenmotivation im Umgang mit Alkoholabhängigkeit können Sie im Springer-Link zu diesem Fachbuch ein Arbeitsblatt („Eigenmotivation") testen.

„Motivation"

Reflexion:

Mangelnde Selbstachtung ist im Fall Deutschland ein historisch gewachsenes strukturelles Problem. Unser Alltag ist von Leistung, Konsum und Kommunikation über soziale Vergleiche und gegenseitigen Bewertungen aufgrund normativer Verhaltensvorstellungen bestimmt, die noch sehr von traditionellen Rollenbildern und sozialer Wertigkeit über Verantwortung und Leistung geprägt sind. Im Umgang mit Menschen in Abhängigkeit zu Alkohol ist es wichtig, dass wir uns diesen Kontext stets vor Augen führen. Entwickeln Menschen unter uns eine emotionale, psychische oder körperliche Abhängigkeit von Alkohol, dann ist das keine persönliche Schuld, sondern das Ergebnis kultureller Prägung.

Impuls:

Eine wesentliche Motivation sollte es im Umgang mit alkoholkranken Menschen und ihrem Umfeld sein, ihre negative Selbstwahrnehmung und persönlichen Schuldgefühle zu mindern. Menschen, die von Alkoholkonsum abhängig geworden sind, sind lediglich Symptomtragende einer gesellschaftlichen Dysfunktionalität, von der wir alle mitbetroffen sind. In all unseren Rollen.

1.2 Toleranz und respektvolle Fürsorge zwischen Selbstschutz und Empathie

Ein Universitätsprofessor für empirische Demokratieforschung an der Universität Mannheim, Prof. Richard Traunmüller, setzt sich mit dem Konzept der Toleranz wie folgt auseinander:

Wenn wir Intolerante tolerieren, werden wir intolerant.
Wenn wir intolerant den Intoleranten gegenüber werden, sind wir intolerant.[1]

Im Kontext von Stigmatisierung bei Konsumstörungen spricht mich das Paradoxon in Bezug auf meine eigene Toleranz an. Wo stehen Sie eigentlich zwischen politisch legalisiertem Drogenkonsum, wirtschaftlich kontrolliertem Alkoholkonsum oder wissenschaftlich geförderten Abstinenzangeboten? Was tolerieren Sie und was empfinden Sie als unangemessen?

Ich sehe es heute so: Wenn wir Alkoholkonsum unreflektiert tolerieren, wird die Klarheit und Kraft der Selbstbestimmung für Nüchternheit getrübt. Das ist für mich keine Frage, sondern Fakt. Ich kann das bei mir selbst sehr deutlich beobachten. Ein nüchternes Leben kann ab dem Moment eine Erlösung werden, sobald ich die Entscheidung selbstbestimmt und freiwillig getroffen habe, abstinent leben zu wollen. Oft ist der Erkenntnisweg bis zur

[1] https://www.sowi.uni-mannheim.de/fakultaet/presseinformation-und-newsroom/pressespiegel-und-kontakt/, zuletzt aufgerufen am 26.11.2025

Entscheidung lange, uneinsichtig und schwer. Sobald wir einmal entschieden haben, uns auf den Weg machen und unsere Erkenntnisse ehrlich reflektieren zu wollen, sind wir in unserer Haltung stärker auf der selbstwertigen Seite. Diese Erkenntnis und das Bewusstsein für unsere nüchterne Selbstwertigkeit bleibt, egal was wir mit ihr machen und welche Entscheidungen wir im Umgang mit Konsum generell treffen. Der absolute Vorteil der Nüchternheit ist, dass wir uns seltener heimlich Haltungsfragen gegenüber unserer eigenen Werte stellen müssen. Und, dass wir in jedem nüchternen Moment uns selbst am stärksten vertrauen können. Meine Alkoholfreiheit wurde zum Automatismus, weil sie meine Identität und Grundhaltung zu meinem Leben wurde. Aufgrund meines emotional anspruchsvollen Lebens und meiner langjährigen Konditionierung kann ich mich noch nicht in Bezug auf alle externen Hilfsmittel so emotional unabhängig freisprechen wie gegenüber Alkohol. Ich habe also noch nicht zu allen erlernten und gewohnten Bewältigungsstrategien eine finale Entscheidung getroffen, wie ich langfristig mit ihnen umgehen möchte. Wie stark ich die Weltlage oder meine persönlichen Herausforderungen in Zukunft als „Ausrede" für manche Lustgewinnung oder Unlustvermeidung mit möglichen Gesundheitsrisiken nutzen werde, um mich in manchen Entscheidungssituationen von meiner Eigenverantwortung zu entlasten oder gar selbst zu täuschen, das wird sich zeigen. Ich habe mir für meine Recovery versprochen, ehrlich und respektvoll fürsorgend mit mir selbst zu bleiben.

Ich beobachte auch, dass, wenn wir legal kontrollierten und kultivierten Konsum zu stark in offenen sozialen Räumen stigmatisieren, unsere Nüchternheit und damit unser klares, kraftvolles Selbst an Empathie für die Menschen verliert, die das Empowerment nicht haben, gerade abstinent oder nüchtern leben zu wollen. Bewerten wir individuellen Konsumwunsch je nach sozialer Rolle, Persönlichkeit, Beziehung zu uns, sichtbarer Erkrankungslast, sozialer Funktionalität oder Substanzbeschaffenheit und kultureller Normativierung eigentlich unterschiedlich? Tun wir das, um unser Selbst individuell und situativ unterschiedlich zu schützen? Je nach eigener Haltung zu Konsum oder Abstinenz und je nach persönlich gewohnter Lustgewinn oder Unlustvermeidung? Wer könnte aktuell zum Beispiel viel oder wenig Lust auf GERTY NUSS haben? Das kommt wohl darauf an, wo wir wie wahrgenommen und bewertet werden. Wird vielleicht genau an der diametralen Bedeutung im Umgang mit Abhängigkeit zwischen *kontrolliertem Konsum/Medikation/Substitution* und *Abstinenz/Nüchternheit/Prävention/Selbstheilung* die Dynamik sozialer Verantwortung bei Peers, Profis und Angehörigen im Spannungsfeld zwischen Empathie und Selbstschutz am deutlichsten? Wann leben wir Toleranz und wann nutzen wir Stigma als Fachkräfte, Angehörige und Betroffene? Es kommt wohl wie immer darauf an. Beginnt Konsum oder Kommunikation uns und anderen über einen beobachtbaren und gemeinsam beschreibbaren Zeitraum zu schaden oder außer Kontrolle zu geraten, dann sollte sich jedes System, das in einem sozialen Verhältnis zueinandersteht, auf einen gemeinsamen Umgang mit diesem Fall verständigen. Wenn beispielsweise in einer Familie oder in einem Team bekannt ist, dass legale Drogen offen konsumiert werden wollen, wäre es für das soziale System hilfreich, Konsumregeln wertneutral zu beschreiben und für mögliche Risiken Maßnahmen und Handlungsempfehlungen definieren zu können.

Beispiele

Fiktives Beispiel 1:
Ein Familienvater trinkt alkoholhaltiges Bier am Spielfeldrand, während sein Sohn Fußball spielt.

Fiktives Beispiel 2:
Ein CEO feiert Abschied und lädt die Belegschaft zu hochwertigen Cocktails auch mit Alkohol ein.

Fiktives Beispiel 3:
Eine Lehrkraft raucht auf dem Schulgelände. ◄

Ich habe zu diesen Szenarien eine eindeutige Empfehlung. Ich bin der Meinung, dass Suchtmittelkonsum eine private Handlung ist und im öffentlichen Ausleben einer Vorbildrolle als Fach- oder Führungskraft nicht vor Anvertrauten aktiv ausgelebt werden sollte. Auch und besonders nicht in der Gegenwart von Menschen, für die wir Verantwortung tragen. Entsprechend wäre meine Empfehlung für Vereinsrichtlinien, Betriebsvereinbarungen oder Schulhausregelungen wie folgt: **Stärkung einer drogenfreien und selbstfürsorgenden Umgebung und Kultur,** die Familien und Arbeitsgemeinschaften in ihrer sozialen Gesundheit aktiv unterstützen.

Die Frage bei unterschiedlichen Peer- und Recovery-Ansätzen ist also, wo wir uns im Zusammenleben auf der Achse zwischen Selbstschutz und Empathie begegnen. Wie können wir anderen etwas Gutes tun, ohne uns selbst zu schaden? Oder wie tun wir uns selbst etwas Gutes, ohne dabei unserem Umfeld zu schaden? Mein bester Freund und Geschäftspartner Stefan Schenk hat mich zu der Darstellung **„Respektvolle Fürsorge“ (Abb.** 1.1) inspiriert. Wir haben beide nahestehende Menschen in unserem Leben frühzeitig verloren, die mit ihren Abhängigkeitserkrankungen nie einen richtigen Zugang zu professioneller Hilfe fanden. Wir haben beide festgestellt, dass auch wir als Angehörige, durch vielleicht gut gemeinte und manchmal hilflose Versuche, Fehler im Umgang mit Betroffenen machten. Auch wir sind als Angehörige und Freunde selbst abhängig geworden.

Gut gemeinte Ratschläge im Umgang mit möglicher Alkoholabhängigkeit kennen wir alle. Wie hilflos uns diese Konsumstörung oft verzweifelnd und beschämend voller Schuldgefühle als Betroffene und Mitbetroffene zurücklässt, dazu fehlen uns oft die richtigen Worte.

Mit **Abb.** 1.1 möchten wir veranschaulichen, wie die Konzepte Selbstschutz und Empathie im Kontext von „Beziehungen“ oder „sozialer Verantwortung“ austariert werden

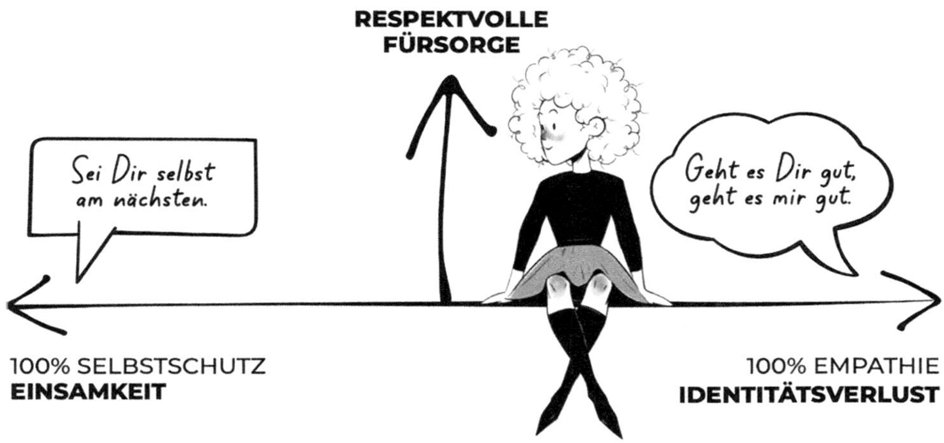

Abb. 1.1 Respektvolle Fürsorge

können. Achten wir nur auf unsere Bedürfnisse und gehen wir wenig auf die Belange unserer Mitmenschen ein, riskieren wir, einsam zu werden. Richten wir uns nur nach den Bedürfnissen anderer Menschen, verlieren wir uns selbst und unsere Identität aus den Augen. Menschen, die verdeckt unter einer Alkoholabhängigkeit leiden, versuchen ihr Selbst vor Abwertung zu schützen und fühlen sich dort sicher, wo sie keine Negativbewertung befürchten.

Reflexion

„Richtig alkoholkranken Menschen ist nicht mehr zu helfen. Sie müssen sich selbst überlassen werden, damit sie aus ihrem Fehlverhalten lernen und darüber zu einer Krankheitseinsicht gelangen können."

Diese Annahme hatte in meinem Leben zur Folge, dass ich meine Mama „im Stich ließ" und ihre Erkrankung immer wieder verdrängte. Ich befand mich von klein auf immer wieder in einem Gewissenskonflikt aus Selbstschutz und Empathie. Ich wusste nicht, wie ein respektvoller Umgang mit meiner Mama und eine respektvolle Selbstfürsorge für mich aussehen sollte. Gleichzeitig wurde ich immer wieder gefragt, wie der Kontakt mit meiner Mama wann warum wie ist. Die Treffen mit meiner Oma Leni empfand ich daher als Kind und Heranwachsende häufig anstrengend und unangenehm. Oft kam ich mir vor wie in einem Verhör, selten konnte ich ihre Art von Fürsorge zulassen. Ich fühlte mich als Person selten respektiert. Mittlerweile kann ich ihre Gefühle, Motivation und Ängste hinter den Gesprächssituationen von damals und heute besser verstehen. Sie sorgte sich um ihre Tochter, um unsere Verbindung und darum, dass „aus mir mal was Anständiges wird". Gleichzeitig lösten ihre Fragen bei mir regelmäßig das Gefühl aus, nie wirklich anständig sein zu können. Noch heute spüre ich ihre Skepsis, wie sie in unserem gemeinsamen TV-

Beitrag am Ende der Sendung deutlich wird.[2] Auch wenn ich es heute kognitiv anders fassen kann, neige ich noch dazu, auf Fragen von Leni Oma, die auf Verantwortung, Leistung oder Anpassung abzielen, emotional mit Blockade zu reagieren.

- **Wertigkeit durch Verantwortung:** Wann habe ich mich das letzte Mal um dies oder jenes gekümmert?
- **Wertigkeit durch Leistung:** Wie sehen unsere Noten, Titel, eigenständiges Einkommen oder mein sozialer Status aus?
- **Wertigkeit durch angepasstes oder sozial erwünschtes Verhalten:** Wie gut kann ich mich anpassen oder gut verkaufen?

Um in Beziehung **respektvolle Fürsorge** geben oder zulassen zu können, benötigt es eigentlich fern von Leistungsbewertung eher offene Fragestellungen:

- Wie fühlst Du Dich?
- Was beschäftigt Dich?
- Was tut Dir gut?
- Was brauchst Du?

Mein eigenes Scheitern im verantwortungsvollen Umgang mit Alkohol leugnete ich oder spielte ich oft herunter. Deshalb hat Oma Lenis Skepsis mir gegenüber auch Gründe. Lange konnte ich mir selbst nicht erlauben, mir Hilfe für meine eigenen Probleme mit Alkohol zu nehmen, weil ich sie nicht als behandelbare Symptome wahrnehmen konnte. Ich dachte, Mama und ich hätten unsere Probleme durch unser emotionales Wesen selbst verschuldet. Mir kam nie der Gedanke, dass wir durch soziale Dynamiken oder aus gesundheitlichen Gründen emotional belastet sein könnten. Ich konnte lange in meinem Leben nur Selbstwertigkeit und emotionale Sicherheit empfinden, wenn ich mein Umfeld "anständig" zufriedenstellen konnte. Richtig sicher fühlte ich mich meistens dann, wenn ich eine klare Absolution von Respektspersonen erhielt.

Ist Ihnen in meinen Schilderungen von eben aufgefallen, dass ich als Kind einer alkoholerkrankten Mutter schreibe, dass ich sie „im Stich gelassen habe“? Durfte ich sie als ihr einziges Kind im Stich lassen? Ist es moralisch vertretbar, dass ich sie als erwachsenes Kind mit meiner „beruflichen Stellung“ und meinen sozialen Ressourcen nicht wenigstens einmal ernsthaft zu retten versucht habe? Es gab Phasen, da spürte ich, wie schlecht es ihr ging und konnte mit dem Gefühl nicht umgehen. Und es gab Phasen, da erlebte ich, wie gut es ihr ging und konnte mit diesen Gefühlen auch nicht wirklich gut umgehen. Überhaupt erlebte ich oft unterschiedliche Gefühle verschiedener Menschen, für die ich mich verantwortlich fühlte, obwohl ich sie nicht verstehen konnte. Ich hatte Angst, dass, wenn ich Mama aufrichtig Hilfe anbiete, ich es dennoch nicht schaffen könnte. Viel-

[2] https://www.zdf.de/video/reportagen/wie-lange-kannst-du-den-schein-noch-wahren-100/kannst-du-alkoholsucht-vererben-100

leicht hatte ich zu viel Angst, dass ich ein noch schlimmeres Bild von ihr oder mir selbst bekommen könnte? Wenn es ihr richtig gut ging, schämte ich mich für mein Misstrauen ihr gegenüber. Auch ich war voller Skepsis meiner Mama und mir selbst gegenüber. Ich fühlte mich in Gertis und Lenis Gegenwart häufig unsicher und unwohl. Einmal, weil mich meine kontroversen und negativen Gefühle emotional überforderten. Zudem störte ich mich an ihrem Verhalten, wofür ich mich auch manchmal schämte. Zwischendurch verabscheute ich es, wenn andere Menschen zu ausufernd abfällig über meine Mama oder meine Oma sprachen. Und schließlich entlastete es mich auch manchmal oder fühlte sich wie eine Entschuldigung für mein eigenes Verhalten an, wenn Leni oder Gerti kritisiert oder abwertend über sie gesprochen wurde.

Im Springer-Link finden Sie ein Arbeitsblatt („Grundbedürfnisse“) zur Reflexion respektvoller Fürsorge.

„Respektvolle Fürsorge“

Reflexion:

Handlungen in unseren sozialen Rollen haben nicht nur für uns selbst, sondern auch für andere Menschen in unseren sozialen Räumen oder in Beziehung zu uns eine Bedeutung und Funktion. Respektvolle Fürsorge im Umgang mit alkoholkranken oder alkoholbelasteten Menschen kann uns miteinander besonders gut gelingen, wenn wir unsere eigenen Grundbedürfnisse im Blick halten und aktiv untereinander abgleichen.

Impuls:

Je klarer Sie sich Ihrer eigenen Bedürfnisse und Emotionen bewusst sind, desto leichter wird es Ihnen fallen, mit Menschen in Ihrem Umfeld empathisch und selbstschützend umzugehen.

1.3 In Beziehung mit Alkohol: Manipuliert von Scham- und Schuldgefühlen

Für eine respektvolle Fürsorge unter uns bedarf es einer Beziehungsebene. Damit meine ich eine zwischenmenschliche Verbindung, die eine gemeinsame Basis findet, um einander verstehen und Vertrauen aufbauen zu können. Zu dieser letzten Reflexion inspirierte mich Christian Lorenz kurz vor Manuskriptabgabe während einer finalen Psychoedukation *„on the run“*.

In Beziehung zu der Person, die ich heute bin, stehe ich selbst noch nicht sattelfest. Wie also können andere Menschen sicher in Beziehung zu mir kommen, während ich mich stetig in meinen verschiedenen Rollen unterschiedlich weiterentwickle? Können wir uns alle vielleicht immer wieder neu kennenlernen? Uns selbst und andere? Bleibt bei zu schneller Veränderung Authentizität auf der Strecke? Was ist eine „zu schnelle“ Veränderung eigentlich? Geltungs- oder Größenwahn? Oder ist „schnelle Veränderung“ genau das Empowerment und genau der Meter Empathie mehr, den ehrlich reflektierte Kollektive miteinander unterstützend schaffen können? Im Kontakt mit meinen engsten Vertrauten stelle ich seit nun über drei Jahren meinen Aggregatzustand immer wieder neu fest und lerne mich in vertrauensvollen Interaktionen immer besser kennen. Die meisten dieser Menschen kennen meinen Kern seit vielen Jahren und erlebten mich schon sehr unterschiedlich. Sie stehen bis heute freiwillig, bedingungslos und wertfrei zu mir. Innerhalb dieses Kreises ist es mir möglich, mit mir selbst immer wieder neu und positiv in Beziehung zu gelangen. Anders als meine Mama Gerti, die zu wenig von diesen Beziehungen pflegen und erleben konnte, weil sie diese „(hochwertige) Art von Menschen" mit sich und ihren Widrigkeiten nicht belasten wollte.

In Beziehung waren Gerti und ich unsicher und gehemmt von Scham- und Schuldgefühlen

Ich hatte 1999 mein Abitur geschafft, „studierte Politikwissenschaften auf Diplom" voller Stolz und Ehrfurcht vor Wissenschaft und Theorie in Erlangen. Ich wohnte und arbeitete in Nürnberg. Ich war frische Genossin, Schröder-Anhängerin und hatte ein eigenes Auto. Zuvor fuhr ich einige Jahre eine eigene Vespa. Weniger cool hergemacht und ohne Seitenständer wie bei den anderen coolen Mädels und Jungs, aber dafür umso mehr geliebt, mein „Speedy" in olivgrün. Neben dem Studium arbeitete ich in der Marktforschung, in der Gastronomie und als Aerobic-Trainerin. Meinen ersten Job hatte ich außerhalb meiner Familie mit 13 Jahren im örtlichen Supermarkt oder machte Inventur bei OBI. Mit ca. 9 Jahren arbeitete ich schon in Mamas Laden mit. Ich habe es immer geliebt, zu arbeiten und gebraucht zu werden. In der Arbeit war Mama auch gut drauf und herzlich wie immer. Anders als bei mir zu Hause, da war sie oft niedergeschlagen und kraftlos. Ich höre den skeptischen Unterton und sehe die bedeutungsschwangeren Blicke bis heute in meinem Umfeld ganz genau, als wäre es gestern gewesen. *„Politik? Wie willst Du damit denn Geld verdienen?"* Personen in meinem Umfeld haben bis heute zu meinen Tätigkeiten, Interessen und Talenten unterschiedliche Gefühle, Meinungen und Einschätzungen. Viele Meinungen sind auch positiv, wertfrei oder neutral mir gegenüber. Meinem eigenen System war egal, was andere wirklich von mir denken. Mein System wollte, dass ich dem Bild von mir entspreche, das ich durch Erwartungen anderer Menschen in mich selbst hineinprojizierte. Meine Mama Gerti war zum Beispiel am meisten stolz auf mich, wenn ich mich selbst sinnvoll mit mir selbst beschäftigen konnte.

Ich lebte über 40 Jahre lang ein Leben, in dem ich emotional davon abhängig war, wie gut ich verantwortungsvoll funktionierte und was ich leistete. Ich gewann und verlor, war erfolgreich und scheiterte. So wie Millionen andere Menschen das tun. Somit ist das, was ich reflektiere, denke und fühle, für viele Menschen vermutlich ganz normal und nachvollziehbar. 2025 erlebte ich mit über 45 Jahren im Zusammenleben mit meinem Papa und meiner Oma Leni immer noch Momente, die ich mit ihnen bereits vor 20, 30 oder 40 Jahren auf nahezu selbe Weise durchlebt hatte. Diese Momente bergen hin und wieder ebenso skeptische Blicke oder besondere Untertöne. Solche Situationen können in unserem Alltag wie Sprengstoff hochgehen oder ein tiefes wärmendes Gefühl auslösen.

Anfang der 2000er war Gerti vermutlich (noch) nicht (lange) trocken und ich nicht hochgradig von Alkohol abhängig. Ich war gerade emotional stabil. Eigene Wohnung, eigenes Studium, eigene Jobs. Ich sah nach meinen Vorstellungen gut aus und war körperlich fit. Mama erhielt in der Zeit die Diagnose ihrer Leberzirrhose und wusste, wenn sie weiter Alkohol trinkt, würde sie bald sterben. Sie sah in der Zeit noch nicht wieder so gut aus wie ein paar Jahre später, als sie länger stabil ohne Alkohol auskam. Wir setzen uns nun gedanklich in eine schön gemachte Stube bei angenehmem Licht. Der Rest des Hauses sieht anders aus, wirkt kalt und riecht auch nicht so angenehm wegen der „Viecher". Ich sitze meiner Mama gegenüber. Sie ist hektisch und wirkt nervös. Dabei ist Mama bemüht, locker rüberzukommen. Ich empfinde Mitleid, einen kleinen Schauer im Nacken und das Brennen in der Kehle, welches sich heute noch in Gedanken an früher oder in ihrer Gegenwart damals fast automatisch einstellt(e). Ihre Unruhe überträgt sich auf mich. Als ich jung war, interessierte mich in diesen kurzen Momenten mit ihr eigentlich nur, wie viel in dem Umschlag ist, den sie mir gleich geben wird. Mindestens genauso stark interessierte mich, wann ich endlich wieder nach Hause fahren konnte. Heute liebe ich die Zeit mit ihr im Rückblick und freue mich über jede Erinnerung, die kommt. Auch wenn sie schmerzhaft sind, geben sie mir ein Stück Würde und Wahrhaftigkeit für mein Leben zurück. Damals hasste ich diese Unsicherheit zwischen uns und übertrug meine negativen Gefühle zu dieser Situation auf uns als Personen. Fragte sie mich nach meinem Studium, hatte ich immer das Vorurteil im Kopf, sie fragt nur aus Höflichkeit. Ich nahm an, sie dachte, mein Studium wäre nur eine Spinnerei. Ich unterstellte ihr, dass sie mich nicht ernst nahm und gleichzeitig wertete ich sie als zu dumm ab, überhaupt begreifen zu können, welch große Taten mir noch bevorstehen sollten. Ich hatte außerdem das Gefühl, dass sie befürchtete, ich würde mein Studium nicht abschließen und würde dann einen ähnlich schlechten Fluchtweg über ähnlich fragwürdige Kerle wie sie wählen. Wenn wir uns hilf- und wortlos gegenübersaßen, standen immer mehrere riesengroße Elefanten unserer Familien mit im Raum. An unseren Rollen hingen so viele unerfüllte Erwartungen. An unseren Personen hafteten so viele Narrative Dritter, wenn wir uns unter uns vertrauen wollten. So viel Scham, Schuldgefühle und emotionale Qualen schnürten uns so oft die Kehlen zu und ließen uns wie aufgeschreckte Hühner gackern oder wie taube Kätzchen nebeneinanderher trapsen, ohne uns nähern zu können. Entweder gingen wir nicht an den Hörer, schrieben nicht zurück oder begegneten uns nicht nüchtern. Oder wir schwiegen, oder wir schrieen uns an. Oder wir redeten über alles andere, Hauptsache nicht über uns. Ich glaube, soweit ich mich erinnere, war ich vor allem diejenige, die oft nicht mit ihr „über uns" reden wollte oder konnte, wenn Gerti es anbot oder auf ihre Art versuchte. Sie hat sich, wenn sie konnte, immer sehr viel Mühe mit ihren Mitmenschen gegeben und konnte sich für andere aufopfern.

Reflexionen

„Du musst Dich mehr um Deine Mutter kümmern, so verhält man sich nicht als Tochter."
„Pfeiff auf Deine Mutter, Du kannst ihr nicht helfen!"
„Carolin ist wie Du. Schau, was Du mit Deinem Alkohol angerichtet hast."
„Du bekommst eine Schlampe aus dem Dorf, aber niemals das Dorf aus einer Schlampe."

Vielleicht versuchte ich mich auch auf materielle Dinge wie einen Umschlag mit Geld im Gespräch mit meiner Mama zu konzentrieren, weil es so einfacher zu denken und übersichtlicher zum Fühlen war. Dazu gab es auch klare Verhaltensregeln, die bei Geldgeschenken meistens für alle gleichermaßen galten. Wenn Mama mir Geld gab, hatte ich gelernt, mich anständig zu bedanken. Also höflich und respektvoll „Danke" zu sagen. Ich glaube, sie hatte in diesen Momenten das Gefühl, mir zeigen zu können, dass sie für mich verlässlich da ist. Und, dass ich mir mit ihrer Hilfe ohne ihr Beisein eine Freude machen kann. Indem ich mir „etwas Schönes kaufe ..."

Es ist alles also halb so schlimm, kein Drama, wir haben alles unter Kontrolle, wenn wir konsumieren können... Andere Themen mit Mama anzusprechen oder länger Zeit miteinander zu verbringen war meistens heikel. Wir gerieten oft in kürzester Zeit aneinander. Manchmal provozierte ich es auch, um einfach Dampf ablassen zu können.

In der Zeit, als wir mehr Kontakt hatten (2004–2009), war Mama laut Angaben von Oma Leni „trocken". Mein Papa hat dazu eine andere Meinung und Beobachtung. Ich bin mir selbst nicht sicher. Für mich spielt es heute keine große Rolle mehr, wann sie warum wie viel getrunken hat oder wie lange sie wirklich „trocken" war. Ich habe dazu keinen Bewertungsmaßstab mehr, außer tiefstem Mitgefühl und Respekt für ihr Leben. Meine Mama beschrieb ihre letzte „trockene Zeit" mit ihrem letzten Mann ihrer Mama Leni gegenüber als die schönste Zeit nach unserer Familienzeit. Ich mag den Begriff „trocken" nicht. Nach all den Jahren der Sprachlosigkeit, manipulierten Narrativen, Täuschungen, Ausreden und Bewertungen unserer Personen und Leben geht es mir heute nur noch darum, herauszufinden, was anderen Menschen in ähnlichen Situationen heute helfen kann und meiner Mama und mir damals fehlte. Mich interessiert, warum Gerti und ich uns zwischen 1979 und 2013 wie verhalten haben – nicht, um uns von unserer Verantwortung zu entbinden, unsere eigenen Entscheidungen oder Handlungen anderer Menschen in unserem Umfeld zu bewerten. Sondern ich möchte für Sie herausarbeiten, was Gerti und ich im Kontakt miteinander als Mutter und Tochter oder im Kontakt mit professionellen Helfenden eigentlich gebraucht hätten, um uns besser verstehen und jede für sich emotional stabiler leben zu können. Spätestens als es meiner Mama auch aus der Ferne sichtlich schlechter ging, hätte ich doch als erwachsene Tochter mit entsprechenden Karrieretiteln und Leistungsnachweisen aktiver werden müssen? Wieso leisten wir das alles in unserem Leben eigentlich, wenn uns währenddessen unsere Familien und eigenen Leben und Werte wegbrechen? Ich erinnere mich an Emails aus den Jahren 2010–2012, als ich mein neues Leben in Köln lebte. Diesen Account konnte ich leider nicht mehr wiederherstellen. Ich konnte damals in ihren Emails lesen, dass sie nicht nüchtern war und ich ahnte, dass sie sich damals damit in Lebensgefahr begab. Habe ich es einfach in Kauf genommen, dass sie sterben könnte, ohne das so bewusst im Kopf zu haben? Vielleicht im Unterbewusstsein und zumindest heute in meiner Aufarbeitung beschäftigen mich diese Gedanken. Ich erinnere mich, dass Gerti oft nebenbei fallen ließ, dass sie dieses oder jenes nicht mehr erleben würde und ich sagte immer, sie solle aufhören, das zu sagen. Ich wollte es weder hören noch glauben, geschweige denn spüren.

Meine Mama stellte den Abgrund und Tod mit Alkohol dar. Das konnte ich genau dann nicht an mich ranlassen, als ich genau das glaubte und spürte, was der „geile Scheiß in der Werbung“ mit Alkohol versprach. „Dazugehören“ und eine „geile Zeit“ waren für mich ohne Alkohol nicht vorstellbar. Ich hatte mir ein unabhängiges und „geiles Leben“ aufgebaut und wollte nicht schon wieder wegen Mama mein Leben krank oder falsch finden oder mich schon wieder in Frage stellen müssen. Ich hatte meine Pankreatitis überwunden und einen kontrollierten Umgang mit Alkohol im Alltag gefunden, mit dem ich wieder einwandfrei funktionierte.

In der Zeit, als Mama „trocken wurde“, wurde ich langsam emotional abhängig von meinen Lebensverdrängungs- und Lebensbewältigungsmustern. Bereits früh in meinem Leben spürte ich die Leere und fehlende Bodenhaftung in mir, wenn ich nicht leistete, liebte oder feierte. Als es Mama Jahre später sichtlich schlechter ging und ich schon emotional abhängig war, steckten in meinem Unterbewusstsein schon lange Zeit Scham- und Schuldgefühle in Bezug auf meine eigene Stress- und Alkoholbelastung. Eine stärkere Konfrontation mit der Alkoholerkrankung meiner Mama hätte für mich damals auch bedeutet, mich intensiver mit meinen Problemen auseinandersetzen zu müssen, was ich damals auf keinen Fall zulassen wollte. Ich denke nicht mehr in Schuld, aber ich fühle sie noch im Inneren meines Systems, wenn ich Gerti und mein Leben für Sie so offen wie jetzt reflektiere.

„In Beziehung zu Alkohol“

Reflexion:

Je länger und intensiver Menschen ihre freie Zeit mit Alkoholtrinken verbringen, desto größer wird der Stellenwert von Alkohol für die Alltagsgestaltung, Identität und emotionale Regulierung.

Impuls:

Ein Umgang mit Alkoholabhängigkeit bedeutet gleichzeitig eine Auseinandersetzung mit der Persönlichkeit, dem Privat- und Intimleben sowie der Würde eines Menschen. Bevor Sie mit einer Person mit Alkoholproblemen sprechen oder arbeiten, nehmen Sie bitte eine wertschätzende Haltung ein und üben sich stets in Rücksichtnahme. Unerwünschtes Verhalten ist Teil der Symptomatik von Alkoholerkrankungen und sagt nichts über den Charakter der erkrankten Person aus.

1.4 Selbstschuld bei Alkoholabhängigkeit in Deutschland

Meine Mama starb an ihrer Alkoholabhängigkeit im Alter von 54 Jahren frühzeitig, psychotherapeutisch unbehandelt und sprachlos, nachdem sie zurückgezogen unter emotionalen Strapazen lange in Isolation lebte. Erst knapp ein Jahrzehnt nach ihrem

Tod beendete auch ich meine vermeintlich kultivierte, mehr oder weniger heimliche problematische Trinkkarriere und meine identitätsschädigende Selbststigmatisierung als „Tochter einer Alki".

Als ich mich im Sommer 2022 nach Lektüre von Nathalie Stübens erstem Buch „Ohne Alkohol: Die beste Entscheidung meines Lebens" freiwillig für ein alkoholfreies Leben entschied, beschloss ich ebenso direkt und konsequent, das Stigma „Abhängigkeit als persönliche Schwäche" in meinem Umfeld aufzulösen. Für diese Mission konnte ich über die Reflexion meiner Beziehung zu meiner Mama Gerti und meiner Oma Leni besser verstehen lernen, wie verdeckte Störungen oder offene Diagnosen und damit verbundene Begleiterscheinungen wie Selbststigmatisierung über Generationen auf uns einwirkten. Leni, Gerti und ich schafften es nie, uns gemeinsam als Familie professionelle Hilfe zu nehmen. Wie viel tragen wir daran selbst Schuld? Leni-Oma berichtete, dass Gerti auf ihre Besuche bei Selbsthilfegruppen in problematischen Konsumphasen ablehnend reagierte. Leni hatte den Eindruck, Gerti fühlte sich dadurch von ihr vorgeführt. Wenn Mama über einen längeren Zeitraum nüchtern war, war sie auch in der Lage, mit ihrer Mutter offen über ihre Alkoholerkrankung zu sprechen.

Trotz des großen Leids, das Alkohol in Mamas und meinen Leben verursachte, reflektierte ich erst nach einer knapp 30-jährigen kultivierten Alkoholkonsumstörung viel meines theoretischen und praktischen Wissens als Markenstrategin und Sozialwirtin. Meine Interessensschwerpunkte waren bis zu meiner Kommunikationskarriere neben strategischer Markenführung, Soziologie, Gesundheitswirtschaft, Gesundheitsmanagement sowie Arbeitsrecht. Alle meine früheren Lieblingsdisziplinen (auch und besonders mein Geschichtsleistungskurs, meine Leidenschaft für Glücks- und Kartenspiele sowie für Ballsportarten) halfen mir, verschiedene Erklärungsansätze für die strukturelle Alkoholkonsumstörung in Deutschland und Europa besser verstehen zu lernen. So war es für mich nach kurzer und intensiver Zeit der Recherche, Analyse und Selbstreflexion nahezu selbstverständlich, dass ich mich in all meinen Rollen für die Entstigmatisierung von alkoholabhängigen Beziehungen und Systemen im deutschsprachigen Raum persönlich einsetzen möchte. Die Frage, die bis zu meiner eigenen Alkoholunabhängigkeit als unausgesprochene Selbstverurteilung heimlich im Raum stand: *Wie konnten Gerti und ich als Kinder von suchtbelasteten Elternteilen selbst in die gleichen Muster geraten?*

> „Kinder aus suchbelasteten Familien haben ein 6fach höheres Risiko selbst suchtkrank zu werden" (Klein, 2001a).

Kinder unbehandelter suchterkrankter Eltern sind einem besonders hohen Erkrankungsrisiko ausgesetzt. Durch die Leugnung der Familienproblematik haben sie einen schlechteren Zugang zu Hilfsangeboten und sind über einen längeren Zeitraum widrigen Erfahrungen ausgesetzt.

Abhängige erwachsene Kinder von alkoholbelasteten Eltern zeichnen sich im Vergleich zu Abhängigen ohne elterliche Abhängigkeit durch folgende Merkmale aus:

- Früherer Trinkbeginn
- Früherer erster Vollrausch
- Entwicklung von psychosozialen Problemen durch das Trinken
- Jüngeres Alter beim ersten Suchen nach therapeutischer Hilfe

Quellen:

1. Alford et al., 1991; Klein & Zobel, 1999; Penick et al., 1978
2. Klein & Zobek, 1999; McKenna & Pickens, 1981
3. Fulton & Yates, 1990; Hesselbrock et al., 1982; Svanum & McAdoo, 1991
4. Alford et al., 1991; Hesselbrock et al., 1982

Auch über die Forschungsarbeit von Prof. Michael Klein ist es mir möglich zu verstehen, warum ich mich wie als Heranwachsende gefühlt und verhalten habe. Es hilft mir, meine Scham- und Schuldgefühle abbauen zu können. Ich habe das Schweigen und Stigma durchbrechen und mir viel früher als meine Mama professionelle Hilfe nehmen können. Das ist eine positive Entwicklung. Ein gemeinsamer roter Faden ist allerdings auch, dass wir beide zu lange davon überzeugt waren, unsere Probleme mit Alkohol seien selbstverschuldet. Heute ist mir klar, dass mich diese transgenerationale Dynamik von klein auf unterbewusst und unausgesprochen in meiner Persönlichkeitsentwicklung belastete. Die Selbststigmatisierung und die übernommenen Bewältigungsmechanismen problematisierten sich im Laufe unserer Lebensgeschichte zunehmend gegenseitig in einer negativen Dynamik. Ich dachte, ich sei im Grunde sogar noch „willensschwächer" und „charakterloser" als meine Mama oder sie als ihr Vater. Als mindestens dritte Generation und noch dazu als Gesundheitsprofi hätte ich es wirklich früher besser wissen können. Meinen Sie nicht?

Als ich mich immer wieder dabei beobachtete, wie ich selbst aufgestellte Trinkregeln durchbrach und mich dabei täuschte, interpretierte ich den bis dahin lebenslang negativ belegten Vergleich „Du bist wie Deine Mutter" als so gut wie bestätigt. Meine problematische Phase mit Alkohol war bei weitem nicht „so wie bei meiner Mama". Dennoch war diese Phase zu sehr von Selbstabwertung und Selbstverurteilung gekennzeichnet, unter der meine Identität emotional fast zu zerbrechen drohte. Aber eben nur fast. Er hat mich nicht gebrochen wie meine Mutter. Aber er hat mich einen Blick in ihren Abgrund und den vieler weiterer Konsument:innen und deren Angehöriger blicken lassen. Jede:r hat und hatte seine persönliche Art und Weise „zu trinken". Das „Trinken" war meine soziale Wohlfühlzone und Teil meiner erfolgreichsten und intimsten Identität. Das „Trinken" schadete mir lange, bevor ich es mir richtig bewusst machen konnte.

Selbstreflexion
Musste ich mich gefühlt einmal komplett aufgeben, um mich selbst finden und heilen zu können?

Die immer stärker werdenden unerwünschten Nebenwirkungen dieses Produkts (Zellgifts), die wir als Premiumkundinnen oder Mittrinkende erfahren, ebenso wie diese Qualen der Scham und Selbstverachtung sind schwere Körper- und Seelenverletzungen. Mitverursacht durch die Alkoholindustrie. Beihilfe zu lebenslangen Qualen leisten transgenerationales Gattungsmarketing in der deutschen Tourismus-, Kultur-, Freizeit- und Unterhaltungswirtschaft, verstärkt seit den 1960er-Jahren. Aus dieser Zeit ist jedenfalls bekannt, dass die Alkohollobby bewusst Politik, Kultur und historisch gewachsene Industrien und Landwirtschaft für ihre wirtschaftlichen Ziele instrumentalisiert und einsetzt. Der Deutsche Brauer-Bund wurde am 1. April 1949 neu gegründet und machte sich mit Rechts-, Agrar-, Steuer-, Zoll- und Verkehrsausschüssen für die entsprechenden wirtschaftspolitischen Agenden stark. Das Wirtschaftswachstum trieb den Pro-Kopf-Bierkonsum von 35,6 Litern 1950 bis zur „Bestmarke" von 145,9 l/Jahr im Jahr 1980. 1955 war der erste Film über die Bierproduktion im deutschen Fernsehen zu sehen. Einen relevanten Einfluss auf das Wachstum hatte auch die ab 1967 vom Deutschen Brauer-Bund initiierte Bier-Gemeinschaftswerbung. Also nicht markenbezogen, sondern das Bier allein stand im Vordergrund. Die Kampagne wurde gemeinsam von den Verbandsmitgliedern bezahl. 2026 sitzt der Präsident des Deutschen Brauer-Bundes im Entscheidungsgremium des Deutschen Werberats und kürt den Bundeslandwirtschaftsminister zum Bierbotschaftert.[3]

Lange hatte ich in meiner Zeit mit Alkohol in Schuld gedacht und mich mit negativen Gedanken und Gefühlen herumgeschlagen. Ich verurteilte mich selbst für meine negativen Empfindungen und Erlebnisse mit Alkohol. Meine guten Gefühle und Momente mit Alkohol schrieb ich ihm oder den mittrinkenden Menschen um mich herum zu. Meinen Stress und meine Gefühle mit Alkohol zu regulieren, erschien mir trotz der Erfahrung mit meiner Mama als „normal". Das tat ja schließlich jede:r. Seitdem ich die Strategien der Alkohollobby durchblicke, weigere ich mich, weiter in einseitiger Schuld zu denken, wenn es um meine Familie und um Alkoholprobleme geht. Meine Oma Leni, meine Mama Gerti und ich haben uns lange genug geschämt und schuldig gefühlt. Die Scham darf nun die Seite wechseln. Raus aus den Familien in die Politik und Wirtschaft. Diese Schuldfrage darf am besten über ein „AlkG" und eine neue Gesetzgebung für den Umgang mit Alkohol inkl. eines Alkoholwerbeverbots aufgelöst werden. Für ein Alkoholwerbeverbot konnten wir zur COA-Aktionswoche im Februar 2026 in kürzester Zeit über 100.000 Unterschriften auf WeAct, der Petitions-Plattform von Campact e. V. generieren.

Ich möchte mein Leben, solange ich noch kann, als Geschenk ehren und es nicht weiter nur mithilfe von Suchtmitteln aushalten oder nur als besonders durch Drogenkonsum erleben müssen. Ich dachte früher: „Das Leben ist nun mal so." Oder: „Ich kann es nicht anders." Heute weiß ich, dass es möglich ist, alles zu ändern. Nicht erst, wenn wir „groß" oder von konkreter Lebensgefahr per Diagnose bedroht sind oder irgendeinen Titel tragen. Auch wenn sich das für Sie brutal oder anmaßend anhören mag, möchte ich dennoch offen schreiben, was ich denke. Nach meinen persönlichen Erfahrungen ist ein Leben, dessen

[3] https://brauwelt.com/de/themen/sudhaus/642929-160-jahre-fachverlag-hans-carl---160-jahre-bierge%C2%ADschichte,-teil-3-1945-bis-1989 (Günther Thömmes/ BRAUWELT 53, 2021, S. 42–46)

Freude und Entspannung maßgeblich und unreflektiert von Alkohol oder anderen Suchtmitteln als Stressbewältigung abhängt, individueller Selbstbetrug. Hervorgerufen durch kulturimmanentes transgenerationales Suchtmittelmarketing. Was die Alkohollobby intensiv seit den 1960er betreibt, macht die Zuckerindustrie in ähnlicher Weise und versuchte nun auch die Cannabisindustrie. Einige Jugendliche und Kinder berichten uns davon, dass Cannabis „aus medizinischen Gründen" in ihrem Umfeld verwendet wird. Natürlich greift die Kommunikation der cannabinoiden Marketingoffensiven leider besonders bei Jugendlichen. Seit der Teillegalisierung ist der Konsum unter Jugendlichen in Deutschland nicht signifikant gestiegen. Dennoch möchte ich vor einer Verharmlosung der Droge aufgrund von verwässertem medizinischen Labeling warnen.

Im Gegensatz zum „Kiffen" gilt vor allem kultiviertes Alkoholtrinken in Europa noch immer flächendeckend als sozial anerkanntes Ritual in allen gesellschaftlichen Bereichen. In allen Lebenswelten und Etagen, über alle Parteien und Regionen ist Alkoholtrinken emotional mit unzähligen Narrativen („Storytelling") kulturell positiv aufgeladen und machtpolitisch sowie biologisch verankert.

„Die Verbindung zu der Brauerei X oder zur Winzerei Y hat lange Tradition, das können wir nicht einfach ändern." – Das ist ein typisches Argument, wenn wir darüber diskutieren, lokale Veranstaltungen für Familien und Kinder vielleicht auch mal komplett alkoholfrei zu organisieren.

„Ich weiß nicht, wie ich sonst in Stimmung kommen soll." – Eine ehrliche Einsicht zum Feierabend oder zur nüchtern oft gequälten Zweisamkeit am Wochenende?

Leider werden diese Beobachtungen und Eingeständnisse noch viel zu selten unter Kulturschaffenden, Familien und Paaren offen angesprochen.

Reflexion:
Muss Alkohol wirklich so oft zwischen uns dabei sein?
Welchen Stellenwert hat Alkohol kulturell, privat und intim in Ihrem Leben?

Obwohl ich mein persönliches Risiko für Alkoholabhängigkeit als Jugendliche kannte, weil mir das ständig zu den alkoholhaltigen Getränken als mahnender Appell mit unter die Nase gehalten wurde, trank ich dennoch oder vielleicht genau deswegen schon früh in meinem Leben viel und gerne Alkohol. Eine Art Rebellion?

„Du weißt, dass Du aufpassen musst."

Ja doch, ich weiß... !!!

Ich wollte natürlich allen beweisen, dass ich es draufhabe und viel besser aufpassen kann als Mama. Je mehr ich vertrug und je mehr ich leistete, desto stärker konnte ich mein Verantwortungsbewusstsein und meine Vernunft im Umgang mit Alkohol zur Schau stellen. Auch, weil Alkoholtrinken früher eine der beliebtesten Gemeinschaftshandlungen und ich eine „Besondere-Momente-Jägerin" war, kam ich immer und immer wieder mit ihm in Kontakt. Viele Menschen hatten viel Freude, mit mir Alkohol zu trinken, gute Gespräche zu führen und später Spaß zu haben. Meinen ersten Alkoholrausch empfand ich ähnlich wie meinen ersten Zungenkuss. Als Kind naturgemäß angsteinflößend, ein bisschen eklig und schließlich, nach einer ersten Gewöhnung, überwältigend. Es war schwer, genug davon zu bekommen, wenn es einmal anfing, richtig Spaß zu machen. Oder? Können Sie sich noch daran erinnern, wie „süchtig" „Knutschen" in jungen Jahren machen konnte? Ich möchte Ihnen mit der Frage nicht zu nahe treten und hoffe, Sie schwelgen gerade in positiven Empfindungen mit mir. Und nicht in Wehmut oder Ekel. Nach ein paar Schlucken wurden die Küsse sinnlicher. Ich konnte mich einfacher zurücklehnen und schneller fallen lassen. Irgendwann ging das ohne schwerer oder ich brauchte mehr für dieselben Gefühle.

Was passiert mit heranwachsenden Menschen, wenn sie für Drogen, Leistungsanforderungen oder Liebesrausch eigentlich noch gar nicht reif genug sind, aber ständig damit in verführerischen Kontakt geraten? Trotz unangenehmer Gefühle wie Scham, verbinden manche Menschen fehlende Gefühle der Nähe oder des Vertrauens, eine unerfüllte Leere und Sehnsucht dahinter? Ein Unbehagen, ein Kribbeln, eine Angst und irgendwie Verlangen nach Nähe im gleichen Moment? Nähe und Sicherheit fühlte ich vor allem dann, wenn ich mich zugehörig fühlte und anderen beweisen konnte, dass ich mindestens mithalten, wenn nicht sogar immer wieder noch einen draufsetzen konnte.

„Diese Leute, die immer noch einen draufsetzen müssen und ihre Grenzen nicht achten ..."

Solange Alkoholtrinken nicht als sozial schädlich, sondern als sozial erwünscht in unserer privaten und öffentlichen Gemeinschaft kulturell ritualisiert bleibt, fallen Menschen, die offen Probleme mit Alkohol haben, aus unserer Normvorstellung, stören unsere Wohlfühlzone und werden oft unausgesprochen mit Stigma belegt. Gerade dort, wo es (verdeckte) Betroffenheit gibt. Obwohl ich merkte, dass mir mein Alkoholkonsum nicht guttat, trank ich doch immer wieder (mit). Ich wollte mich nicht mehr schämen müssen. Und ein unvernünftiges, verantwortungsloses, schwaches oder krankes Bild wollte ich schon gleich dreimal nicht abgeben. Alkoholtrinken war auch bei mir lange Zeit mit keinem Drama belegt, als es mir viele Jahre einfach „normal" ging. Ich hatte bereits verschiedene stabile Phasen mit Alkohol durchlebt und hatte ihn immer wieder im Zaum halten können. Nie hatte ich in dem Ausmaß wie meine Mama die Kontrolle verloren, aber ich hatte begonnen, es zu spüren.

Es sollte für Ihre Bewertung überhaupt keine Rolle spielen, „wie viel ich eigentlich wann warum trank". Es gab Phasen, da habe ich eine Flasche Wein nicht gespürt und es gab Phasen, da war ich nach einem Schluck Sekt schon gut angeschwipst. Es gab Phasen, die würde ich heute als regelmäßig berauscht beschreiben, in denen ich damals nicht viel merkte. Es kommt immer darauf an, wer was wann warum bewertet und was wir mit der Wertung und Kommunikation darüber bei wem bezwecken möchten. Von „illegalen Drogen" hielt und halte ich mich bis heute konsequent fern, weil mir klar ist, dass ich auf Substanzen, die meine Leistung oder meine Selbstwertgefühle pushen, emotional intensiv reagiere. Ich ließ sehr lange die Finger von Drogen, weil ich damit eine akute Suchtgefahr verband. Nikotinabhängigkeit wertete ich erst als geerbtes Laster und Zeichen von Coolness und Freiheit. Bis ich über den neuen Umgang mit Tabak in der Öffentlichkeit verstand, wie selbstschädigend und unfrei es ist, zu rauchen. Ich machte mir erstmalig meine Nikotinabhängigkeit begreiflich.

Nach meinem längeren Krankenhausaufenthalt während meiner Pankreatitis 2010 schaffte ich es, bis 2018 keinen Tabak mehr zu rauchen. Eine Ausnahme war der Todesfall meiner Mama. Als wir ihr Haus 2013 ausräumten, zog ich einmal wieder und drehte sofort Kreise. Seit Juni 2022 lebe ich nicht nur alkoholfrei, sondern auch rauchfrei.

Für mich war Alkohol lange keine Droge, sondern ein wichtiger Teil meines Alltags und meiner Identität. An meinem kultivierten Umgang mit ihm konnte ich mir meine Unabhängigkeit und Trotzkraft am schönsten selbst vorgaukeln. Durch Alkohol wurde nur meine Mama richtig krank. Sie war eine Ausnahme, weil sie schlechte Startbedingungen hatte und falsche Entscheidungen traf, die sie „nicht mehr gutmachen konnte". Mama sagte oft: *„Das, was ich Dir und Deinem Vater angetan habe, kann ich nie wiedergutmachen."* Dieser Satz klang in meinen Ohren oft so wie: *„Ich habe jede Strafe verdient."* Vielleicht interpretiere ich das auch nur hinein, weil ich in Beobachtung ihres Lebens oft das Gefühl hatte, sie würde sich selbst quälen und sich fast freiwillig von Worten und Taten anderer Menschen quälen lassen.

Obwohl ich Alkohol auch früh in meinem Leben als Feind kennenlernte, wollte ich so schnell es geht, dass er auch mein Freund sein kann, wie bei den anderen. So konnte ich an seiner Seite zeigen, wie stark, cool und besonders ich sein kann. Er war in meinen schönsten, schlimmsten und intimsten Momenten bei und ein Teil von mir. Er lotete aus, wie ich funktionierte. Nicht, weil ich ihm als Konsumentin, Fan oder Freundin wichtig war, sondern weil er herausfinden wollte, wann ich warum wie viel mehr von ihm haben und von mir hergeben wollte.

Nicht ohne Grund widme ich ein Teilkapitel der Schuldfrage unserer Alkoholabhängigkeit.

Die Repräsentativerhebung in Abb. 1.2 („Alkoholabhängige sind selbst schuld") zeigt, dass Alkoholabhängigkeit in Deutschland überwiegend als selbst verschuldet wahrgenommen wird. Da hat die Alkohollobby sozusagen „ganze Arbeit geleistet". Ich habe das selbst lange Zeit genau so empfunden. Bei Drogen oder bei legalen Suchtmitteln wie Nikotin sind die Substanzen selbst schuld, dass wir als Konsument:innen abhängig werden.

Beim Konsum von Kulturgütern wie Alkohol, Genussmitteln wie Zucker oder vermeintlich harmlosen Glücksspielen wie Candy Crush sind Konsument:innen selbst für die Kontrolle über ihren Konsum verantwortlich. Damit tragen bei Kontrollverlust einzelne Kunden selbst Schuld, wenn ihnen der Konsum schadet. Oder was meinen Sie, wie sieht das der Deutsche Werberat?

Seitdem klar ist, dass Alkoholkonsum nicht erst schädlich wirken kann, wenn Konsument:innen „selbstverschuldet" Missbrauch tätigen, sondern bereits wenige Tropfen Alkohol oder auch sehr kultivierter und exquisiter Alkoholkonsum zum falschen Zeitpunkt fatale Lebensfolgen wie FASD, Brustkrebs oder Demenz mit sich bringen kann – seitdem hören wir weiter von Menschen, die ihr Leben mit Alkoholtrinken verbringen möchten: „Das

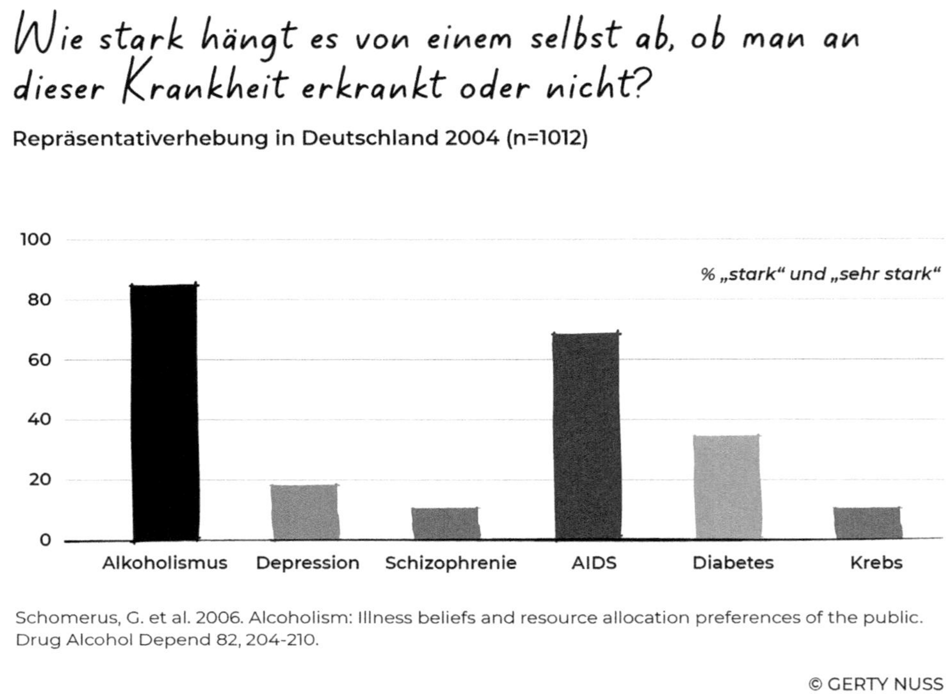

Abb. 1.2 Alkoholabhängige sind selbst schuld

ganze Leben ist ein einziges Risiko, also gönne ich mir meinen Rausch, Risiko hin oder her." Ich finde, das ist auch das gute Recht eines jeden einzelnen Menschen, sich privat frei für Drogenkonsum entscheiden zu dürfen. Es ist aber auch ein öffentliches Recht einer jeden Person, ihre Konsumentscheidung auf ehrlichen Informationen ohne emotionale Manipulation eines Wirtschaftszweiges treffen zu dürfen.

Ich kann das Argument „Recht auf Rausch" gut nachvollziehen und bewerte den Wunsch nach Rausch nicht negativ. Ich trage im Kampf gegen Stigma nicht die Rolle, ein nüchternes oder suchtfreies Leben verkaufen zu wollen. Dafür fehlt mir die Authentizität, weil ich zwar seit über drei Jahren alkoholfrei, aber noch nicht gänzlich frei von meinen alten Belastungen und emotionalen Abhängigkeiten lebe. Ich weiß, wie selbsterniedrigend und strapaziös ein Leben mit Schuldgefühlen und wie hilfreich ehrliche Aufklärung und offene Erlebnisberichte über negative Wirkungen von Alkohol für Betroffene und Mitbetroffene sein können. Die Frage nach Schuld hat mich in meinem Leben nie weit gebracht und mir die Beziehung zu meiner Mama gekostet.

„Selbstschuld bei Alkoholabhängigkeit"

Reflexion:

Schuld an einer Alkoholabhängigkeit kann niemals ausschließlich auf einem Individuum innerhalb einer Familie oder eines Systems lasten. Schuld sollte in einer Mitbetroffenheit und Mitverantwortung unserer Gesellschaft aufgelöst werden, damit sich alkoholabhängige Menschen in Beziehungen ohne Urteil und Bewertung offener begegnen können. Alkoholabhängigkeit ist ein systemisches Problem und meist eine chronische Erkrankung, die durch Einflussnahme der Alkoholwerbung und gesellschaftlicher Normen verursacht wird. Deshalb braucht es für eine würdige Behandlung Millionen Alkoholerkrankter und durch Alkoholkonsum chronisch Mitbelasteter oder Erkrankter eine gesetzliche Veränderung, um der Normalisierung des Alkoholkonsums und den damit verbundenen Problemen entgegenzuwirken. Wichtig für einen angemessenen Umgang mit Alkoholproblemen ist eine persönliche Bewusstwerdung, die Dynamik innerhalb betroffener Beziehungen und Systeme sowie die Notwendigkeit gesellschaftlicher Veränderungen zu verstehen. Die Weitergabe von Selbststigmatisierung und Sprachlosigkeit bei psychischen Problemen und Alkoholerkrankungen kann zu frühzeitigen Todesfällen aufgrund mangelnder professioneller Hilfestellung führen.

Impuls:

Sie können jederzeit positiv für alkoholerkrankte Menschen wirken, selbst wenn sie nicht aktiv mit ihnen zusammenarbeiten, indem sie das Narrativ der Industrie über individuellen „Alkoholmissbrauch" einfach nicht weiter mittragen. Sprechen Sie bitte nicht verharmlosend über Alkohol und auch nicht negativ wertend über alkoholkranke Menschen.

1.5 Selbstabwertung bei alkoholabhängigen Erlebnissen und Narrativen

Zu Alkoholproblemen hörte und teilte ich so viele bewertende, verharmlosende oder beschämende Narrative „unter uns" in diversen Rollen und Lebensphasen, zu denen ich mich selbst als Anekdote auf keinen Fall jemals in dieser Art und Weise einreihen wollte. Über mich wurde vermutlich auch viel „unter uns" geredet. Aber ich war (zumindest nicht in meinem Einsichtsbereich) offiziell nie eine *„Alki"* oder *„Schnapsdrossel"* wie meine Mama.

„Carolin kommt sehr nach ihrer Mutter (und ist natürlich auch ganz anders)."

Häufig denken wir über uns selbst noch schlechter als andere überhaupt über „unsereins" sprechen können. Besonders in den Momenten, in denen wir vor unserer eigenen Alkoholabhängigkeit am meisten Angst haben. Deswegen sprechen wir gelegentlich mit einem alkoholhaltigen Getränk in der Hand auch abwertend über andere Probleme, um von uns abzulenken oder uns selbst aufzuwerten. Und besonders negativ urteilen manche Personen über Menschen mit Alkoholproblemen, wenn sie bereits selbst Negativerfahrungen mit Alkohol als Heranwachsende unfreiwillig durchleben mussten.

„Mein Vater war auch so ein verkappter Alki und leugnete es auch noch bis zuletzt", können Wutausbrüche von selbst verdeckt alkoholabhängigen erwachsenen Söhnen und Vätern sein.

Unfälle, Verletzungen, Erniedrigungen oder Gewalt unter Alkoholeinfluss schreiben wir individuellem Fehlverhalten einzelner Personen zu. Auf Makroebene pauschalisierte ich als jugendliche Sporttrinkerin auf internationalen Spaßturnieren: „Engländerinnen haben sich (anders als ich) nicht im Griff, weil sie so unerfahren mit Alkohol sind." Solche Erlebnisse und Sprüche konnten durchaus vorkommen. Nicht selten gehörte ich auch zu denen, die nur leicht (weil vernünftig/verantwortungsbewusst) angetrunken dabei waren und andere im Vollrausch beobachten konnten. Wenn ich im nüchternen oder leicht angeschwipsten Zustand andere Menschen stark alkoholisiert unter Kontrollverlust beobachten musste, irritierten mich meine Gefühle während meiner Beobachtungen. Mich konnte das ängstlich und aggressiv machen, oder auch beruhigen.

„Es gibt so viele Leute, die ein viel größeres Problem haben als ich."

Das war überhaupt immer mein Hauptargument, mir keine Hilfe zu suchen. Ich fand meistens Menschen um mich, denen es schlechter als mir ging. Jedenfalls war für mich nie der Alkohol selbst an irgendetwas schuld, was mich verletzte oder unserem Umfeld schadete. Entweder war es die Person dahinter oder ich schob dem Alkoholpegel und dem Rauschzustand die Schuld für irgendwelche „Schandtaten" zu. In den Kulturkreisen, in denen ich mich befand, konnte ich die Gefahren von Alkohol als Zellgift und toxische Droge also nicht deutlich erkennen. In der deutschsprachigen DACH-Region und in meinem Fall speziell in Bayern, im Rheinland, im Pinzgau, in Hamburg oder Berlin, wo ich überwiegend sozialisiert wurde, erlebte ich mein WIR und JETZT in meinen emotionalsten und erfolgreichsten Momenten meistens mit Alkohol. Mein Leben mit Alkohol war einfach auch „hammergeil". Auch das gehört zu meiner Wahrheit.

Heute kann ich die Mutterrolle von Gerti und meine Scham- und Schuldgefühle als Tochter durch neue Reflexionen entlasten. Ich glaube, meine Mama hat nicht greifen können, welchen positiven Unterschied sie in meinem Leben hätte machen können. Sie spürte sich nicht als positive Ressource zu mir als Mutter, sondern als Belastung und Bedrohung. Sie traute sich nicht zu, die Mutter sein zu können, die sie sich für mich wünschte. Ich glaube, als ich klein und sie durch den frühen Verlust ihres Vaters emotional sehr belastet war, hat sie meine Bedürfnisse von sich selbst weggehalten und darauf vertraut, dass mein Vater oder meine Oma gut für mich sorgen würden. Wenn sie meine Belange nicht gerade verdrängte, dann projizierte sie in anderen Momenten zu sehr ihre eigenen vermeintlichen Schwächen als Angst, Schuld oder Verantwortung in mich hinein. Oder sie zog sich zurück, weil sie mich mit ihren Sehnsüchten und emotionalen Belastungen nicht konfrontieren wollte.

Gertis Verhaltensweisen als Heranwachsende und junge Mutter wurden in ihrem Umfeld weniger als Traumafolge, Bewältigungsversuch, Belastung oder Erkrankungssymptom, sondern vordergründig als persönliche Dynamik ihres unvernünftigen Wesens und angeborenen Makels definiert und gebetsmühlenartig kommuniziert. „Typisch Gertrud." Ähnlich war auch bei mir irgendwann vieles „typisch".

Auch in der Marktforschung und im Marketing arbeitete ich als „studierte Sozialwirtin" viel mit Typisierung. Heute betrachte ich Stereotype mit Skepsis und sehe sie als Hemmschuh für persönliche Entwicklung und gesellschaftliches Wachstum. Gerade in der Alkoholwerbung wurde bisher viel mit stereotypen kultivierten Trinkmomenten gearbeitet und dem nach besonderen Momenten strebenden Selbstverständnis von minderjährigen Heranwachsenden. Unser natürlicher Lebensdurst wurde über Generationen für wirtschaftliche und machtpolitische Zwecke missbraucht.

Kinder übernehmen (typische) negative Selbstbilder, wenn sie in ihrem Umfeld mit (typischen) Zuschreibungen konfrontiert werden. Gerti und ich, wir stigmatisierten uns sogar selbst in dynamischer Art und Weise. Wir bewerteten sowohl jede für sich als auch uns gegenseitig als fehlerhafte und charakterschwache Exemplare.

Nicht alle Menschen, die dauerhaft Probleme mit Alkohol über Generationen miterleben, schaffen es, sich emotional sicher und mental stabil zu fühlen (Abb. 1.3). Niederschwellige Gesprächsangebote und frühe Hilfen sind aus meiner Sicht die wichtigsten Impulse, Signale und Anker, die wir immer wieder im Alltag setzen können. Auch dog-

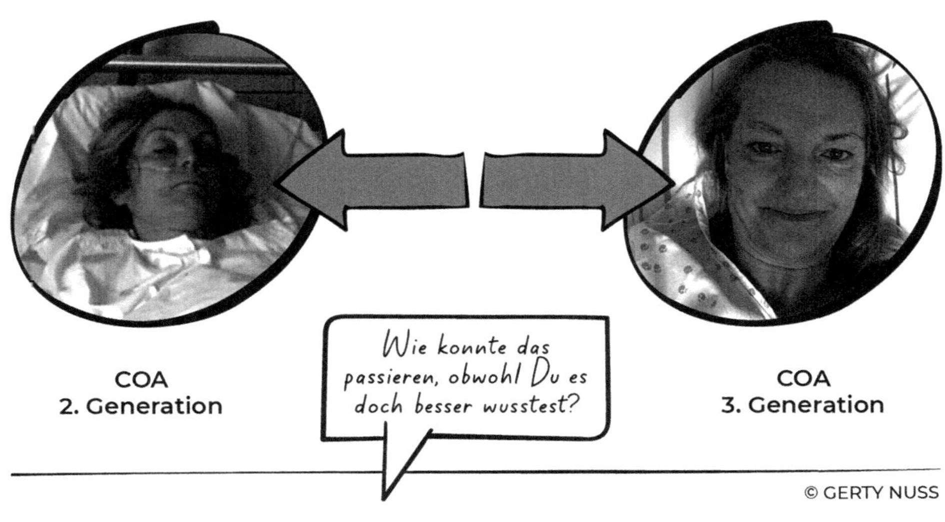

Abb. 1.3 Transgenerationale Selbstabwertung: Wir haben keine Hilfe verdient

matischer Abstinenzanspruch kann für den Therapiezugang bei chronischer Alkoholabhängigkeit, wie sie meine Mama unbehandelt entwickelte, ein Leben mit der Erkrankung belasten und Psychotherapien unerreichbar erscheinen lassen.

„Mir ist eh nicht mehr zu helfen", hörte ich Gerti oft genug sagen oder denken – ohne den Bedeutungshorizont, wie ich ihn heute sehe, damals überreißen zu können.

„Selbstabwertung"

Reflexion:

Wir müssen als Betroffene und Mitbetroffene von transgenerational chronischen Alkoholerkrankungen nicht nur die Kernsymptomatik Kontrollverlust und eine schwere körperliche sowie mentale und soziale Krankheitslast, sondern auch eine hochgradig emotionale Krankheitslast mit Scham- und Schuldgefühle in uns selbst überwinden, bis wir Hilfe in unseren Systemen überhaupt annehmen können.

Impuls:

Egal wie stark Sie selbst von Symptomen einer alkoholerkrankten Person belastet werden, unterlassen Sie es bitte im Umgang, alkoholerkrankte Menschen abzuwerten. Versuchen Sie, wertschätzend in Kontakt zu kommen oder zu bleiben. Oder, wenn die Interaktion für Sie zu belastend wird, die Situation möglichst ohne weitere negative Erlebnisse für die Betroffenen zügig aufzulösen.

1.6 Das Peer-Assistance-Team mit GERTY NUSS

Mama und ich erkannten weder unsere gemeinsame Hilfsbedürftigkeit, noch unsere gemeinsamen Chancen, weil wir uns selbst verurteilten und missachteten. Aus dieser Reflexion heraus entstand die Motivation für unser Team, anderen Menschen in ähnlichen Situationen über die Offenbarung unseres Erfahrungswissens einen frühen Zugang zu einem stigmafreien Umgang mit Abhängigkeit zu legen. Da wir die meiste Zeit als sozial abhängige Gemeinschaft in Familien, in Kitas, an Schulen, am Arbeitsplatz, in Gesundheits- oder Pflegeeinrichtungen in verschiedenen sozialen Rollen und gesellschaftlichen Funktionen interagieren, haben wir unsere Angebote auf diese sozialen Räume ausgerichtet.

Mit unseren trialogischen Hilfestellungen für suchtgefährdete und bereits belastete Beziehungen und Systeme möchte ich dem Leben und Sterben meiner Mama Gerti den Sinn und Wert post mortem beimessen, den sie zu Lebzeiten leider nicht selbstwürdig erfahren durfte. Trialogisch bedeutet, dass wir in geschützten Räumen und sozialen Beziehungen als dritte Personen den Austausch und Umgang zwischen Betroffenen (Indexpersonen mit Abhängigkeitsproblem, Person 1) und Mitbetroffenen (aktiv Helfende, Person 2) als Peers und Profis kommunikativ fördern. Unsere Angebote richten sich an Fachkräfte, Angehörige und Bezugspersonen aus dem sozialen Umfeld, wie zum Beispiel Führungskräfte und Personalverantwortliche.

Wir bieten Unterstützung für Fach- und Führungskräfte an, insbesondere...

1. im Umgang mit Erfahrungstragenden, Kolleg:innen, Patient:innen und Klient:innen im offenen Therapie-, Beratungs- oder Arbeitsalltag,
2. im Umgang mit Unternehmen und Mitarbeitenden, die unter einer verdeckten oder unbehandelten Abhängigkeitserkrankung leiden,
3. im Umgang mit Familien, die unter einer verdeckten oder unbehandelten Abhängigkeitserkrankung leiden.

Mit unserer Arbeit möchten wir suchtbelasteten Beziehungen ihre Selbstwertigkeit und Selbstwirksamkeit in stigmafreien Räumen eröffnen, um alkoholkranken Menschen und ihrem Umfeld die Würde zurückzuholen, die ihnen Alkohol in unserer Gesellschaft genommen hat.

Mithilfe unserer Illustrationen (Abb. 1.4) versuchen wir verschiedenen Rollen und schwierigen Situationen mit besonderer Würde zu begegnen und die Schwere der Themen über positive Bildsprache zu erleichtern. Unsere Visualisierungen möchten emotionale Komplexität reduzieren und zu gegenseitiger Annäherung und Verständigung anregen. Aus meiner Mama GERTI wurde die Figur GERTY mit Y als kleine Abwandlung vom Original. Meine Mama trug ihr Leben lang keine kurzen Röcke, weil sie sich für ihre knochigen

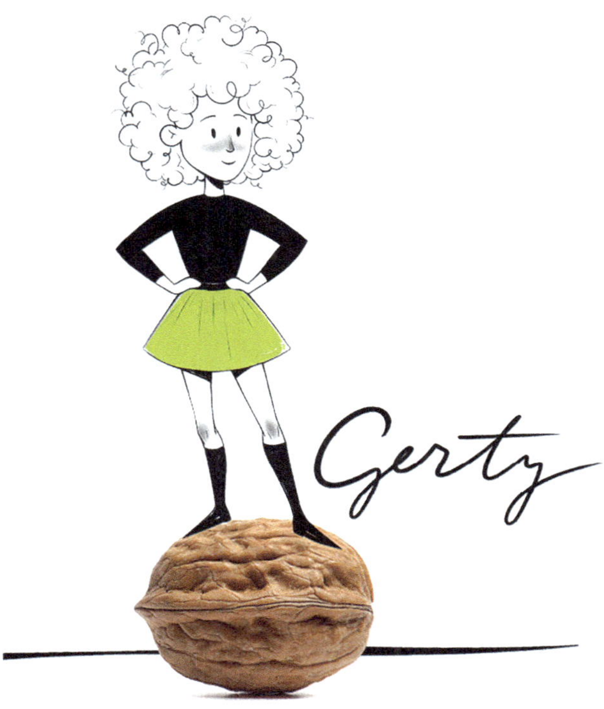

Abb. 1.4 GERTY

Beine und eckigen Knie zu sehr schämte. Ich zeichne heute ein Bild meiner Mama, dass ihr sicher nicht vollständig gerecht werden kann. Meine Schilderungen zu Gerti sind eine Ansammlung aus verschiedenen Rollenerfahrungen, die Leni, Fritz und ich mit meiner Mama zu Lebzeiten gemacht, interpretiert oder selbst in der Retrospektive reflektiert haben. Meine Erfahrungen als selbststigmatisierte Tochter von Gerti kann ich erst, seitdem ich selbst alkoholfrei in neue Lebensrollen geschlüpft bin, besser verstehen und heute neu und anders für mich und meine Familie auflösen. Mit GERTY NUSS und unserem Rollenspiel-Ensemble (Abb. 1.5) möchten wir den Beweis antreten, dass Peer-gestützte **Selbstoffenbarung** (Selbst-)Stigmatisierung in belasteten Systemen nachhaltig auflösen helfen kann.

Die Nuss bekam unsere GERTY aus vielerlei Gründen als Markenname an ihre Seite gestellt. Die Walnuss sieht aufgeschnitten aus wie das menschliche Gehirn. Diese visuelle Metapher hat mich besonders angesprochen. Den ersten Schritt auf meinem Weg zu meiner Alkoholfreiheit startete ich lange vor Nathalie Stübens Programm mit der Lektüre des Buchs „Denken heilt!“ von Dr. Albert Kitzler. Darin geht es um den Zusammenhang von Denken, Wohlbefinden und antiken Lehren. Das zentrale Anliegen früher Philosophen war, *den*

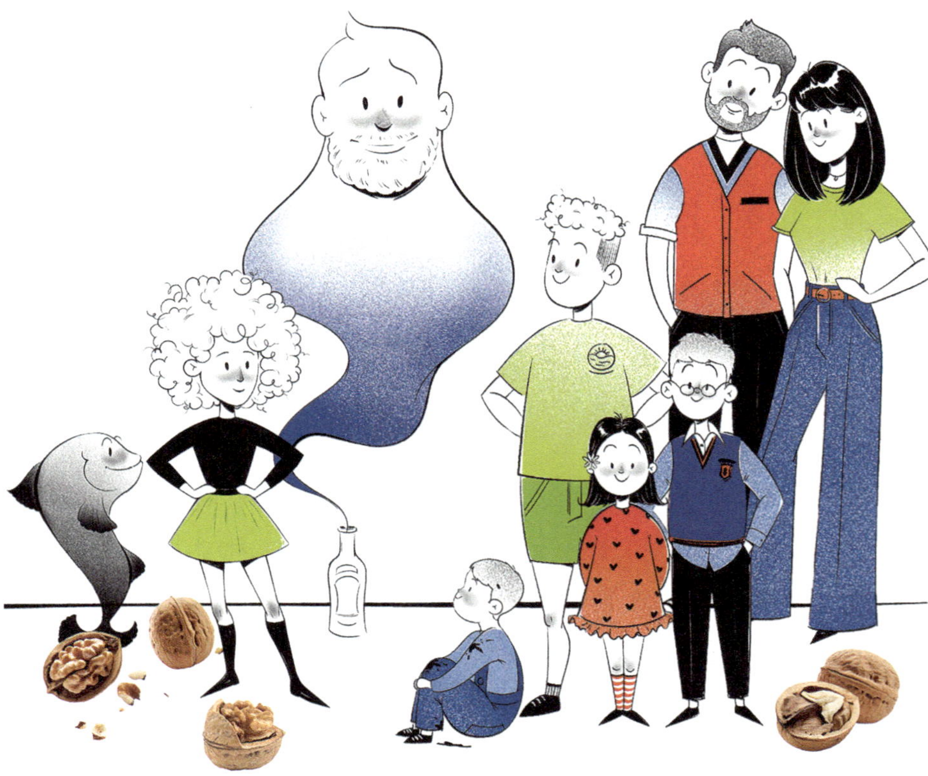

Abb. 1.5 Das GERTY NUSS Ensemble

Seelenhaushalt in Ordnung zu bringen. Die Befreiung von meinen emotionalen Belastungen und unerwünschten Verhaltensweisen begann auch bei mir mit einem „Umdenken“ über Alkohol, meine Beziehungen zu Menschen und mich. Vom Umdenken kam ich zu einer klareren Kommunikation und darüber zu einer positiven Haltungen zu meinem Leben. Positives Denken macht mich gegen Alltagsbelastungen widerstandsfähiger und hilft mir, meine Werte bewusst zu leben.[4] Mir hat Umdenken besonders in meiner Beziehung zu Alkohol sehr geholfen, mich für immer von ihm zu lösen und meinen eigenen Selbstwert aus mir heraus ohne Leistung und Interaktion fühlen zu lernen. Neben dieser philosophischen Herleitung hat die Walnuss einfach auch eine schöne Form, eine harte Schale und einen gesunden Kern mit vielen Nährstoffen. Die Nuss ist reich an Omega-3-Fettsäuren, Antioxidantien, Vitaminen und Mineralstoffen und gibt uns auf natürliche Weise Energie. Eine weitere Assoziation zur Nuss kommt daher, dass meine Mama Gerti morgens Schnaps trank, als ich ein Kind war. Daher mied ich als Erwachsene im Laufe der Zeit hochprozentige Getränke, mit Ausnahme des „Nuss-Schnaps“, der mir in ganz besonderen Momenten munden sollte. Die romantische Komponente unseres Nusselixiers verbirgt sich hinter meinen privaten Erfahrungen mit einem Nussbaum seit August 2020 und unserem ersten Treffen in einer Mondnacht am Höllensteinsee. Dieser besondere Nussbaum hat mich auf meinem Weg zu meinem alkoholfreien Leben und zu entstigmatisierenden Reflexionen für Lehrkräfte, Kinder und Eltern unterstützt. Schließlich war uns als Gründungsteam ebenfalls bewusst, dass offene Alkoholprävention und ein stigmafreier Umgang mit der strukturellen Alkoholabhängigkeit in Deutschland politisch eine harte Nuss zu knacken ist.

So wurde GERTY NUSS zu Beginn unserer Gründungsphase als Marke im deutschen Marken- und Patentamt eingetragen. Wir sind eine der Nummern auf Statistiken seit der Pandemie, mit denen Politiker:innen gerne derzeit die Wachstums- und Innovationskraft in Deutschland medial hochhalten wollen. Ich engagiere mich als sog. Generation X dem Stereotyp nach eben auch gerne. Ich leiste gerne einen sinnvollen Mehrwert für unsere Gesellschaft und muss dafür nicht mal gesehen oder gefeiert werden. Wir sind es im Jahr 2026 als nun sehr erfahrene Mittelalte und noch wirkungsfähige Erwachsene unseren Boomer- und Nachkriegsvorfahren ebenso wie unseren Nachwachsenden schuldig, unsere Erfahrungen und unser Wissen bestmöglich für andere, die nicht mehr wirken können, einzusetzen. So sehe ich das jedenfalls, dank meiner Prägung. Ich finde, wir dürfen trotz generationsübergreifender Fails immer wieder an uns selbst glauben und uns offen selbst lieben lernen. Auch und besonders ohne Alkohol.

GERTY NUSS möchte als **Peer-Assistance-Team** *Alkoholfreiheit im Familien-, Therapie-, Schul-, und Berufsalltag stigmafrei erlebbar machen* und in suchtbelasteten Familien- und Arbeitsumfeldern (Selbst-)Stigmatisierung abbauen helfen. Als „Peers“ verstehen wir Menschen mit Abhängigkeitserfahrungen, die mit ihren Erlebnissen beginnen, offen und selbstfürsorgend ehrlich umzugehen. Mit unserer „Peer Assistance“ helfen wir insbesondere Fachkräften und Angehörigen in verschiedenen begleitenden Settings, Stigma und Selbststigmatisierung *kommunikativ* gemeinsam mit Betroffenen und Mitbe-

[4] https://www.youtube.com/watch?v=vgAGVZIE6Zo

troffenen abzubauen. Auch für Ihr eigenes Privat- oder Berufsleben können Sie vielleicht die ein oder andere Reflexions- und Kommunikationshilfe in unseren Angeboten für sich selbst entdecken. Aufgrund meiner persönlichen Erfahrungen und der Betroffenheit meiner Mama Gerti sowie der umfassenden gesellschaftlichen Mitbetroffenheit von Millionen Menschen und derer Angehörigen, legen wir den Fokus in diesem Fachbuch auf *Alkoholabhängigkeit* als sozial schädlichste Systemerkrankung In unseren Präventionsangeboten für Unternehmen, Schulen, Kitas und andere Institutionen thematisieren wir jede Form psychischer Erkrankungen inkl. Internetnutzungsstörungen, Neurodivergenzen sowie weitere psychoedukativ relevante Aspekte mentaler Gesundheit.

Ziel unserer Arbeit ist es, Empathie und Empowerment *während des Umgangs mit offener oder verdeckter Abhängigkeit im Familien- und Arbeitsalltag* zu fördern, um Stigma und Selbststigmatisierung frühzeitig in unserer Kommunikation zu vermeiden oder gemeinsam in (trialogischen) Gesprächen aufzulösen. Bevor ich mich in die Lage versetzen konnte, unser Peer-Assistance-Program in einem interdisziplinären Team zu entwickeln, durchlief ich selbst einige Lebensphasen, in denen ich ziemlich unreflektiert viele Lernschlaufen drehte. Es dauerte einige Erfahrungen, bis ich begreifen konnte, welchem Systemfehler meine Mama und ich wie weitere Millionen Mitbetroffene in Europa zum Opfer gefallen sind.

„Ich werde niemals im Marketing oder in irgendeinem Konzern arbeiten“, posaunte ich 2006 noch als Studentin der Sozialwissenschaften gegenüber einem „Wiesn-Schatten“, der erfolgreich in einem deutschen Großkonzern in Bayern arbeitete. „Wiesn-Schatten“ war vor über 20 Jahren eine bayerische Bezeichnung für eine flüchtige Bekanntschaft auf einem kulturstiftenden Event in München, das bislang meistens zum Ende der Erntezeit im Oktober stattfand. Die Formulierung leitete sich aus dem Begriff „Kurschatten“ ab, der eine heimliche, mindestens romantische Bekanntschaft während eines längeren Kuraufenthalts bezeichnet. Ich wollte mich jeher sinnstiftend für unsere Gesellschaft einbringen und stand den sog. *„Werbefuzzis“* früher schon recht skeptisch gegenüber. Also studierte ich erst Politik- und dann Sozialwissenschaften, weil ich unbedingt etwas sozial Sinnvolles mit meiner Arbeitszeit anfangen wollte. BWL und Marketing mied ich während meiner kompletten Ausbildungszeit wie der Teufel das Weihwasser. Bis ich dann über meine freiberuflichen Promotions-, Moderations- und Interviewjobs neben dem Studium plötzlich auch im Pharmabereich kommerzielles Blut während der Zielgruppenanalysen und qualitativen Marktforschung leckte. Kreative und gutaussehende Ideen, mit denen ein Mädel vom Lande für Gesundheitsthemen strahlen und dabei richtig clever wirken konnte, war gefundenes Fressen für meine Seele. Ich liebe bis heute meine auch kommerziell motivierte Tätigkeit als Strategin für gesunde Kommunikation, weil ich die Arbeit mit „Healthcare Professionals“ (HCPs) schon lange schätze. Bis heute fühle ich mich dort gut aufgehoben, wo ich nutzenbringende Hilfen für erkrankte Menschen kommunikativ unterstützen kann. 2022 fand ich als kreative Kraft strategisch neue Wege. Ich begann wieder zu Tanzen. Ich ging mit meinen Erfahrungen in die Öffentlichkeit. Meine Leidenschaft für Soziales mündete 2023 in meinem Engagement als Selbstbetroffene und Mitbetroffene

und als alkoholpolitische Aktivistin. Mit meiner professionellen Arbeit als Peer bringe ich in einem unterstützenden Netzwerk seit 2024 entstigmatisierende Hilfestellung zwischen Profis, Helfenden, Angehörigen und Patient:innen zusammen. Denn neben der Motivation, Angehörige und Fachkräfte bei Alkoholabhängigkeit von Stigma und Fehlurteilen zu befreien, möchten wir Sie auch als Profis in all Ihren Rollen dabei unterstützen, an den neuralgischen Stellen Probleme früher offen anzusprechen. So ist es auch ein Ziel unseres Wirkens, einen offeneren Umgang im Leistungs- und Hilfesystem durch Ihre Fachexpertise und unsere Betroffenenerfahrungen zu fördern. So mündet meine Kommunikationsarbeit 2025 über unser Peer-Assistance-Team in diese erfahrungsbasierte Wissensgrundlage, die Sie nun als mein erstes Fachbuch ab Sommer 2026 in Ihren Händen halten können. Ich kann es noch kaum fassen, dass mir das gemeinsam mit unserem Team wirklich gelungen ist.

GERTY NUSS basiert, wie bereits skizziert, auf **kollektiver LIVED EXPERIENCE.** Das bedeutet, es umfasst selbst erlebte Erfahrungen als Betroffene von Stigma und Alkoholabhängigkeit genauso wie miterlebte Erfahrungen als Angehörige von Alkoholerkrankungen. In vielen unserer Reflexionsübungen, Gesprächssimulationen und Rollenspielen werden Erfahrungen von Peers und Profis transgenerational und transsektoral weitergegeben. Oder (wie in meinem persönlichen Fall) gleiche Erfahrungen, die ich in verschiedenen Rollen wiederholend erlebte, entsprechend „omnyvers" reflektiert. Ich stelle Ihnen in diesem Buch vor, wie ich mich als „Tochter einer Alkoholikerin" auf den Weg machte, das Stigma „Alkoholabhängigkeit als Persönlichkeitsschwäche" zu durchdringen und aufzubrechen.

Team, Netzwerk, Kooperationen & Unterstützende

Viele unserer kooperierenden Peers und Profis sind wie ich COAs („Children of Addicts", gemeint als erwachsene Kinder aus suchtbelasteten Familien). Andere von uns sind allein durch ihre Berufsrollen regelmäßig als Angehörige im Arbeitsalltag von Alkoholabhängigkeit mitbetroffen. Die Erfahrungen, die ich in meiner Familie mit Gerti machte, konnten mit denen anderer Peers und Profis in weiteren Rollen abgeglichen und in einige Reflexionsübungen sowie Kommunikationstrainings für den Abbau von (Selbst-)Stigma ausgearbeitet werden. In unseren Interventionen steckt also sehr viel interpersonelles Erfahrungswissen von vielen unterschiedlichen Menschen, nicht nur von mir selbst.

Stefan Schenk blickt als Peer auf eine langjährige problematische Konsumerfahrung legaler Suchtmittel zurück und verlor vor wenigen Jahren seinen besten Freund. Stefan hat mit seiner ausgeprägten Sensibilität einen besonderen Zugang zu Personen, die in beruflichen und privaten Rollen überkompensierendes Verhalten zeigen. Er bereichert das Team mit seiner positiven und einfühlsamen Kommunikationsweise und seiner breiten Berufserfahrung in Branchen, die stark von Suchtproblemen am Arbeitsplatz gekennzeichnet sind (u. a. Vertrieb, Baugewerbe, DJing und Gastronomie). Mit Stefans feinem Gespür für Körpersprache, Symbolik und weitreichenden Erfahrungen in maskulin geprägten Kommunikationssystemen, erreichen wir Menschen, die Sie als Fachkräfte und Profis oft viel zu spät das erste Mal antreffen. Häufig haben sich Menschen, die verdeckt an Alkoholabhängigkeit leiden, schon sehr oft in privaten oder beruflichen Beziehungen wehgetan, gegenseitig belastet oder mehrfach ihrem sozialen Umfeld geschadet, bis sie es wagen, sich Helfenden gegenüber offen und ehrlich in Erstgesprächen zu öffnen. Da also Betroffene und Mitbetroffene von psychischen Erkrankungen wegen Stigma oder mangelnder sozialer und emotionaler Kommunikationskompetenz häufig zu spät im Hilfesystem erkenntlich werden, braucht es Profis in sozialen und wirtschaftlichen Systemen, die ein Bewusstsein für Mitbetroffenheit und Beziehung als Chance und Lösung begreifen helfen. Hier kommen unsere Profis als Partner:innen ins Spiel, die mit uns als Team in verschiedenen Berufsrollen, Funktionen, Kulturen und Branchen Reflexions- und Verständigungshilfen anbieten. Unser Kernteam besteht aus Expert:innen mit einer breiten Range vom Bauprofi, über gelernte Pflege- bis hin zu ehemaligen Führungskräften aus Großunternehmen.

Eine Führungskraft, die mich in meinem Berufsleben besonders stark beeindruckte, **Michaela Schütz**, begleitete meinen Berufsweg seit den ersten Jahren im sog. „Disch-Haus" in Köln. Erst waren wir junge Berufsanfängerinnen, Quereinsteigerinnen und Kolleginnen. Dann war ich ihr eine kurze Zeit „vorgesetzt" und später sie mir. Ich finde, Ela hat diesen Job wesentlich besser als ich gemacht. Ohne die Unterstützung meiner ehemaligen Arbeitgebenden wäre ich heute nicht in der Lage, Ihnen meine Erfahrungen als Führungs- und Arbeitskraft darstellen zu können. Als wir im Team mit **Stefan Schultz** beim Dreh zu unserem BPAM (Betriebliches Peer Assistance Management) im Mai 2025 gemeinsam offen unsere Erfahrungen reflektierten, wurde mir wieder bewusst, wie außergewöhnlich unterstützend und vertrauensvoll mein Arbeitsumfeld war und wie sehr sie mir geholfen haben, in ein unabhängiges und selbstbestimmtes Leben finden zu können. Danke an dieser Stelle besonders an **Dr. Ralf Niemann**, **Dolf Schäffel** und **Michaela Schütz**.

Janet Goede bildet als erfahrene Heilpraktikerin für Psychotherapie mit ihrer Praxis-Denkweise ein unterstützendes Fundament für unser Team. Sie begleitet Klient:innen mit psychischen Belastungen und hat sich als mitbetroffene Peer im Team auf Traumabehandlung mit Hypnose und EMDR spezialisiert. Mit Stefan Schenk und Janet Goede kooperieren im Team mit GERTY NUSS Stefan Schultz und Antje Scholz. **Stefan Schultz** ist systemischer Organisationsberater, Mediator und Psychologe. Er kommt selbst ursprünglich aus dem Pflegeberuf und weiß, was Menschen in diesem Umfeld bewegt. Stefan kennt den Arbeitsalltag vieler Fach- und Führungskräfte in sozialen Berufen aus Eigenerfahrung und begleitet Organisationen als Organisationsentwicklungs- und BGM- sowie BEM-Profi.

Antje Scholz ist Wirtschaftspsychologin (M.Sc.), Heilpraktikerin für Psychotherapie und zertifizierter systemischer Coach. Sie begleitet Führungskräfte im Hochleistungssektor in intensiver 1:1 Arbeit. Alkohol ist, neben vielen anderen dysfunktionalen Verhaltensweisen, der Hauptschwerpunkt von Antjes Arbeit. Sie berät Unternehmen, die sich auf den Weg machen möchten, alkoholfreie Arbeitgeber zu werden.

Weil wir als Team Hilfestellungen für Situationen anbieten, die äußerst unangenehm sein können und Angebote für Menschen entwickeln, die diese qua Problemstellung nicht einfach annehmen können (Stigma / mangelndes Krankheitsverständnis), kommt unserem kreativen Team eine besondere Bedeutung zu. Wir verfolgen nämlich den Anspruch, dass es Spaß machen darf und sogar soll, sich mit Alkoholabhängigkeit und psychischen Belastungen offen auseinanderzusetzen. Und auch wir, die regelmäßig mit schweren Themen konfrontiert sind, freuen uns, mit positiven und ansprechenden Materialien arbeiten zu dürfen, die **Julia Meyer-Berhorn**, **Tanya Chulkova** und **Ulli** für uns gestalten. Julia hat ein unverwechselbares Feingefühl für positives Kommunikationsdesign. Es brauchte bei uns beiden schon immer weniger Worte, lebensnahe Ideen gemeinsam zu visualisieren. Julia und unser Team verbindet seit sehr vielen Jahren ein tiefes Verständnis für emotionale Hemmnisse und gesundheitsfördernde Lösungen im Umgang mit anspruchsvollen Erkrankungsbildern. Julia verantwortet seit Gründung das Corporate Design von GERTY NUSS. Tanya ist Ukrainerin und arbeitet als erfolgreiche Illustratorin für den Fashion-Bereich in London. Tanya erweckte Gerty, Hayka und unser Familien-Ensemble um Ivan, Valeria und Ilse als variables Illustrations-Set für unsere Kindergeschichten, Rollenspiele und Reflexionsübungen 2023 zum Leben. Hayka (ukrainisch „Nuss"), unser Flaschengeist, der sich mit Gertys Hilfe zum Freigeist entwickeln durfte, stammt wie Ivan und Valeria aus der Ukraine. Neben indikationsrelevanten Themen wie Stigma und Sprachlosigkeit und autobiographisch fiktionalisierten Elementen aus unseren Leben, war uns von Anbeginn wichtig, auch politische und kulturelle Rahmenbedingungen als Gestaltungselemente aufzugreifen. Die dritte Kreative im Verbund ist Ulli, die mich auch als betroffene Mutter und pädagogische Fachkraft in Recovery mit ihren Stigma-Erfahrungen als Patientin im stationären Setting unterstützt und CARA (Haykas verschollene Tochter) illustrierte. CARA wird aufgrund ihrer komplexen Belastungen stärker in der erwachsenen Welt als in der Kinderwelt im Einsatz sein und wir heißen sie mit Veröffentlichung dieses Buches in unserem Team herzlich willkommen (Abb. 1.6).

Herzlich willkommen fühlte ich mich besonders im Kontakt mit **Susanne Freund**. Sie unterstützt unser Team als Anlaufstelle für Angehörige aus dysfunktionalen und suchtbelasteten Familien. Susanne ist Selbsthilfebeauftragte am Bezirkskrankenhaus Bayreuth. In ihrem Aufgabenfeld als Ansprechpartnerin für Angehörige wird sie nahezu täglich mit Verhalten in sozialen Systemen konfrontiert, welche Alkohol- und Drogenmissbrauchskarrieren systemisch begünstigen können. Auch Susanne ist mitbetroffene Peer und hat einen besonderen Zugang zu Systemmitgliedern, die miteinander unter Selbstwertverletzungen und Persönlichkeitsstörungen leiden.

Aufgrund weitreichender stigmatisierender Selbsterfahrungen verbindet das Team um GERTY NUSS die Leidenschaft, zwischenmenschliche Beziehungen in Fürsorge- und Leistungssystemen in den Fokus zu setzen. Mit breiter Methodenkenntnis und tiefem Indikationsverständnis helfen wir in der DACH-Region belasteten Systemen dabei, einen leichteren Umgang mit Abhängigkeiten zu finden und Dysfunktionen als Gemeinschaft aufzulösen, damit sich Betroffene und Mitbetroffene im Kontakt freier entfalten und funktional sowie wertschöpfend miteinander wirken können.

Zusätzlich zu den eben vorgestellten Kräften, die täglich mit mir arbeiten, bereichern ebenso kooperierende Expert:innen aus Wissenschaft und Selbstvertretung das Buch mit

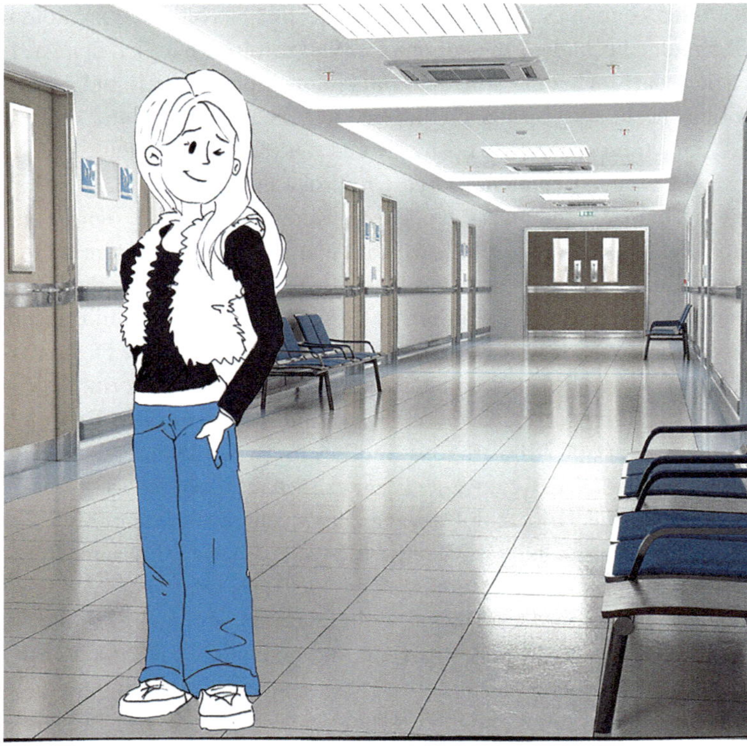

Abb. 1.6 Herzlich willkommen, CARA!

ihren Erfahrungen und Wissen. Mit **Sophia Rieckhof** stehe ich in Kontakt, seitdem ich mich intensiver mit Stigma beschäftige. Frau Rieckhof begleitet mich als ehemaliges Teammitglied von Georg Schomerus mit viel Empathie für unsere Arbeitsweise von Anfang an bei der Entwicklung unserer Interventionen. Gemeinsam thematisieren wir in Kap. 4 den Kreislauf aus belastenden Kindheitserfahrungen, Stigma und Sprachlosigkeit zwischen Generationen.

An der Seite von **Christina Reich** outete ich mich während der COA-Aktionswoche „Schluss mit dem Stigma" im Februar 2023 das erste Mal in der Öffentlichkeit als COA („Child of Addict") und sprach offen über meine eigenen Probleme mit Alkohol als alleinerziehende Mama. Seit 2023 bin ich aktives Mitglied bei NACOA Deutschland e. V., dem Interessenverband für Kinder aus suchtbelasteten Familien und seit Herbst 2024 gemeinsam mit Carsten Gahlen Regionalsprecherin für Bayern. Christina ist NACOA-Vorstand, Mutmentorin, Coach und Gesundheitsmanagerin. Sie verfolgt das Ziel, erwachsene Kinder aus suchtbelasteten Familien (COAs) auf ihrem Weg zu einem selbstbestimmten, gesunden Leben zu begleiten – im privaten wie im beruflichen Kontext. Besonders spannend ist dabei, dass viele COAs in helfenden, sozialen oder pädagogischen Berufen arbeiten. Durch ihre Prägung, Verantwortung zu übernehmen, zu retten, zu helfen und für andere da zu sein, wählen sie häufig genau die Rollen, die sie schon früh in ihrer Herkunftsfamilie tragen mussten. Christina unterstützt gerade in diesem Arbeitsfeld mit viel Feingefühl und Fachwissen. Denn für Menschen, die beruflich mit anderen Menschen arbeiten, ist die eigene innere Stabilität maßgeblich für eine gesunde und professionelle Begleitung. Als Gründerin von Mensch.(S)sucht.Bindung bringt sie ihre persönliche Geschichte, ihre langjährige Coaching-Erfahrung und einen ganzheitlichen Beratungsansatz mit, der mich als COA-Gründerin stets sehr bereichert.

Auf meiner persönlichen Reise von „Lived Experience" zur „Engaged Experience" nahm **Christian Lorenz** immer wieder eine tragende Rolle ein. In intensiver Psychoedukationsarbeit half mir Christian, meine gelebten Erfahrungen (Lived Experience) für Sie in aktivierende Erfahrungserweiterung (Engaged Experience) zu transferieren. Ein bedeutendes Pfund für die Weiterentwicklung unseres Peer-Assistance-Angebots brachte also auch die Schweiz mit der Forel Klinik bzw. in Person von Christian Lorenz mit ein. Nach unserem ersten Kennenlernen auf dem interdisziplinären Kongress für Suchtmedizin in München im Juli 2024, erhielt ich eine Psychoedukation über 6 Sessions. So konnte ich unsere Konzepte und Interventionen weiter formen und festigen. In der Psychoedukation mit Christian kam ich wieder stärker in Verbindung mit meinen Wurzeln und ging dazu über, weiter zu meinen Traumafolgestörungen zu recherchieren. Auch das oft im Dialog und Trialog mit Profis, um Bodenhaftung behalten und alle Emotionen regulieren zu können.

Also kam ich 2022 über **Nathalie Stüben** und die Auflösung meiner Alkoholkonsumstörung, über meine Selbststigmatisierung und die Forschungsarbeit von Georg Schomerus und Team 2023 wieder zurück zu meinen Traumafolgestörungen, die ich bereits seit 2021 erkennen und bearbeiten konnte. 2024 und 2025 durchlebte ich weitere Folgen meiner kPTBS und erfuhr weiter viel Wissenswertes in meiner Weiterbildung zur Suchtberatung bei der **ALH-Akademie** in Köln. Mit dieser geballten kognitiven, emotionalen und vertrauensvollen Unterstützung traute ich mir dann auch im Kontakt mit Susanne Freund (Bayreuth) und **Marc Walter** (Zürich) zu, das Themenspektrum um Selbstwertverletzungen mit weiteren Peers und Profis für Betroffene und Mitbetroffene in Korrelation zu Alkoholkonsumstörungen und Selbststigmatisierung aufzugreifen.

Unter **„ENGAGED EXPERIENCE"** verstehe ich als Peer die Vermittlung meiner professionell reflektierten Erfahrungen. Durch den Abbau unserer eigenen Fassaden können wir für weitere Betroffene, Mitbetroffene und Fachkräfte einen aktivierenden Zugang legen, sich untereinander ehrlicher zu öffnen. Aufgrund meiner persönlichen Erlebnisse sehe ich mich in der Lage, nicht nur in meinem Leben, sondern auch im Leben anderer Betroffener und Mitbetroffener die transgenerationale Transmission von Folgestörungen mit kommunikativer Sensibilisierung frühzeitig zu reduzieren oder sogar aufhalten zu helfen.

Weitere Expert:innen und Profis, mit denen ich vertrauensvoll kooperiere, möchte ich schließlich chronologisch analog zu meiner Erfahrungsreise erwähnen. Dass ich den folgenden Expert:innen persönlich begegnete, resultiert hauptsächlich aus meiner Neugier, **Stigmafreiheit** im Umgang mit Abhängigkeit erfahren zu wollen.

- **Georg Schomerus** – Stigmafreiheit in der Forschung
- **Albrecht Ulmer** – Stigmafreiheit in der medizinischen Behandlung
- **Gallus Bischof – S**tigmafreiheit aus Sicht von Angehörigen
- **Günter Rupp** – Stigmafreiheit aus systemischer Familiensicht
- **Christian Lorenz** – Stigmafreiheit aus Sicht therapeutischer Hilfe
- **Marc Walter** – Stigmafreiheit aus Sicht verletzter Selbstwerte
- **Eva Hoch** – Stigmafreiheit in der professionellen Selbstvertretung

Herzlichen Dank für all Eure Unterstützung und Euer besonders empathisches Engagement.

„Peer-Assistance-Program"

Jede unserer Interventionen baut unabhängig von Zielgruppe und Format auf derselben Methodik auf und setzt sich aus 5 Modulen zusammen.

1. **SENSE:** Sensibilisierung über die Offenbarung von rollenübergreifenden Peer--Erfahrungen in verschiedenen Lebenswelten, sozialen Bereichen und Alltagssituationen
2. **SCIENCE:** Wissenschaftliche Grundlagen und Psychoedukation
3. **SELF:** (Selbst-)Reflexionsübungen und Rollenspiele
4. **SAY:** Gesprächssimulationen und Kommunikationstrainings
5. **SET:** Vereinbarungen, Leitfäden, Aktionspläne und Kultur

Diese Module funktionieren für Kinder ebenso wie für CEOs, sind für kurze Impulse (10 min), interaktive Workshops (4 h) oder Fortbildungsreihen (3 Tage) gleichermaßen geeignet. Die besondere Stärke unserer Arbeit liegt in der Perspektivenöffnung und Verknüpfung von rollenübergreifenden Reflexionsebenen mit wissenschaftlichen Erklärungsmodellen und direkt kommunikativen Lösungsansätzen (im Monolog, Dialog & Trialog). Über den gemeinsamen Abbau von Schamgefühlen und Vorurteilen im offenen Erfahrungsaustausch mit unserem GERTY NUSS Team gelangen Angehörige, Fach- und Führungskräfte im geführten Perspektivwechsel zu mehr Sicherheit im Umgang mit Abhängigkeitsproblemen und positiver Kommunikation.

Literatur

https://www.sowi.uni-mannheim.de/fakultaet/presseinformation-und-newsroom/pressespiegel-und-kontakt/, zuletzt aufgerufen am 26.11.2025

https://www.zdf.de/video/reportagen/wie-lange-kannst-du-den-schein-noch-wahren-100/kannst-du-alkoholsucht-vererben-100

https://brauwelt.com/de/themen/sudhaus/642929-160-jahre-fachverlag-hans-carl---160-jahre-bierge%C2%ADschichte,-teil-3-1945-bis-1989 (Günther Thömmes/ BRAUWELT 53, 2021, S. 42–46)

https://www.youtube.com/watch?v=vgAGVZIE6Zo

Alford, G. S., Jouriles, E.N. & Jackson, S.C.(1991). Differences and similarities in the development of drinking behavior between alcoholic offspring of alcoholics and alcoholic offspring of non-alcoholics. AddictiveBehaviors,16,341–347.

Fulton, A.I. & Yates, W.R. (1990). Adult children of alcoholics- a valid diagnostic group? TheJournal of Nervousand Mental Disease, 178, 505–509.

Hesselbrock, V.M., Stabenau, J.R., Hesselbrock, M.N., Meyer, R.E., Babor, T.F. (1982). The nature of alcoholism in patients with different family histories for alcoholism. Progress in Neuro-Psychopharmacology and Biological Psychiatry, 6, 607–614.

Klein, M. & Zobel, M. (1999). Kinder in suchtbelasteten Familien – Psychologische Suchtforschung unter transgenerationaler und ätiologischer Perspektive (S. 244–257). In Fachverband Sucht (Hrsg.), Suchtbehandlung, Entscheidungen und Notwendigkeiten. Geesthacht: Neuland.

McKenna, T. & Pickens, R. (1981). Alcoholic children of alcoholics. Journal of Studies on Alcohol, 42,1021–1029.

Penick, E.C., Read, M.R., Crowley, P.A. & Powell, B.J.(1978). Differentiation of alcoholics by family history. Journal of Studies on Alcohol, 39, 1944–1948.

Schomerus, G. et al. 2006. Alcoholism: Illness beliefs and resource allocation preferences of the public. Drug Alcohol Depend 82, 204–210.

Svanum, S. et al. Parental alcoholism: An examination of male and female alcoholics intreatment. *Journal of Studieson Alcohol* **52**, 127–132 (1991).

Stigma und Sprachlosigkeit: Alkoholabhängigkeit als geerbter Makel

2

2.1 Selbststigmatisierung im Spannungsfeld zwischen Verantwortung und Kultur

Viele Menschen erleben in Deutschland lange Zeit unbewusst emotionale, mentale und körperliche Qualen durch Alkohol, bis sie es schaffen, sich von der Selbstverurteilung und dem tief verankerten Stigma des „verantwortungslosen Trinkens" zu befreien. Seit Jahrzehnten werden für diese Schuld-Umkehr-Manipulation jährlich Milliarden Euro (u. a. Steuergelder) in Kommunikation und Lobbyarbeit investiert, die das Alkoholtrinken in unserer Kultur im Alltag normativieren und für besondere soziale Momente sogar glorifizieren und entsprechend Alkoholkonsum positiv aufladen soll. Gerade seit der Nachkriegszeit, dem Wirtschaftswunder und dem Aufstieg des deutschen Fußballs als nationale Symbolplattform wurden berauschende Getränke für Geselligkeit, Zugehörigkeit, Freundschaft, Liebe, Erfolge sowie Niederlagen oder Kummer in kommerziellen Settings immer wieder aktiv gespielt.

Unser Umgang mit Glücksspiel und Alkohol zeigt ebenfalls, wie Konsum in kulturelle Routinen wie Volksfeste und über soziale Gewohnheiten und Vorlieben wie Fußball unsere Werte und Identität über Generationen geprägt hat. Systematisch werden über Werbung und Kulturmarketing unsere lebensnotwendigen sozialen Grundbedürfnisse wie Zugehörigkeit, emotionale Regulierung und Stressbewältigung kommunikativ zugunsten alkoholhaltiger Freizeitroutinen manipuliert. Das Feierabendbier hat System. Haben Sie schon einmal versucht, eine Routine nach 30 Jahren abzuschaffen und neue nachhaltig zu etablieren?

C. Schürmann, *Empathie und Empowerment bei Alkoholabhängigkeit*,
https://doi.org/10.1007/978-3-662-71271-9_2

Routinen zu etablieren oder zu verändern ist für manche Menschen Schweinsarbeit. Für andere Menschen wurde es zu Lebzeiten nie möglich, so eine Selbstwirksamkeit und Selbstkontrolle positiv und frei erleben zu können.

Erwachsene Männer berichten mir davon, dass sie, wenn sie ins Stadion gehen und sich ihren Schal umhängen, eigentlich nur Zugehörigkeit, Liebe und Stressabbau (am besten schamlos und unschuldig) in Gemeinschaft, Freundschaft oder vertrauter Zweisamkeit erleben wollen. Als ein männlich gelesener Erwachsener nach meiner Intervention das nächste Mal die Flasche Bier fast automatisch mit auf den Weg zum Stadion nehmen wollte, hielt er inne und fragte sich, *warum er dieses alkoholhaltige Bier jetzt eigentlich auf dem Weg mit seinen Freunden mitnehmen muss.* Mission erfüllt. Ein Umdenken hat begonnen. Eine selbstwirksame, Neugierde stärkende und Mut gebende Erkenntnis ist erwachsen.

Ich meinte früher, Walnüsse schmecken mir nicht. Als ich sie nach längerer Zeit wieder versuchte, realisierte ich, dass ich Walnüsse eigentlich gerne mag. Sogar frisch und unmanipuliert. So kann sich das auch mit alkoholfreiem Bier oder mit Wasser auf dem Weg zum Stadion anfühlen. Wenn wir unseren Freunden klar in die Augen sehen, den Moment echt wahrnehmen und nüchtern genießen können. Eines der erhebendsten Gefühle, die ich bereits spüren durfte. Wir können kultig feiern und uns verantwortungsvoll an unserem Leben berauschen, ohne Alkohol zu trinken und Drogen zu nehmen. Ich sehe es als meine persönliche Verantwortung durch meine gelebten Rollenerfahrungen, einen alkoholfreien Familien- und Arbeitsalltag in Deutschland öffentlich anstreben zu wollen. In diesem Spannungsfeld bewege ich mich zwischen Selbstzweifeln und Größenwahn, zwischen kultureller Prägung und Eigenverantwortung, wie viele Personen, die sich 2026 noch freilebend auf unserem Erdball befinden und verrückt genug sind, versuchen zu wollen, ihre Umwelt zu retten.

„Zwischen Verantwortung und Kultur"

Selbstreflexion zur Selbstverantwortung bei Alkoholabhängigkeit:

Kann ich nicht (mehr) kultig mit Alkohol feiern, bin nicht ich als Person, sondern die Substanz in meiner Hand schuld, dass ich gerade keine positive Emotion (mehr) mit mir selbst haben kann. Ich habe es selbst in der Hand, mir zu erlauben, mich aus mir heraus positiv fühlen zu dürfen. Ohne Leistung, ohne Konsum. Schaffe ich das nicht alleine, ist es meine Verantwortung, Hilfe und Unterstützung anzunehmen.

Impuls:

Beginnt eine Person in Ihrem Umfeld, Ihnen und anderen Menschen in Ihrem Umfeld unter Alkoholeinfluss zu schaden, liegt eine Chance darin, das zu bemerken und respektvoll anzusprechen. Allerdings zum richtigen Zeitpunkt, um eine weitere Demütigung oder Entwürdigung zu vermeiden.

2.1.1 Bier, Sekt und Wein als identitätsstiftende Kulturelemente einer aufstrebenden Gesellschaft

Bier gilt laut Wikipedia weltweit als **Identifikationsmerkmal** und wesentlicher Bestandteil deutscher Kultur. Manche Menschen sehen Bier als „flüssiges Brot" an oder sehen im Wein das „Blut Christi" symbolisiert. Alkoholhaltige Produkte, die nicht als gesundheitsschädlich gekennzeichnet sind, stellen allerdings eines der größten vermeidbaren volkswirtschaftlichen Risiken dar. Die wirtschaftspolitische Arbeit der Alkohollobby und ihre manipulative Kommunikation fördern sozialen Machtmissbrauch, der auf kommerzieller Nutzung einer Droge beruht. Dadurch sind wir ständig im Familien- und Berufsalltag mit kommunikativer Manipulation konfrontiert, die jährlich unzählig viele neue chronische und mentale Erkrankungen mit hohem Pflegebedarf im Alter oder frühzeitigen Todesfällen arbeitsfähiger und kriegstauglicher Ressourcen bedeutet.

Das Deutsche Krebsforschungszentrum (DKFZ) der Helmholtz-Gemeinschaft berichtet auf seiner Website im Mai 2023:

„Die Hersteller lassen sich ihre Werbung einiges kosten, im Jahr 2020 waren es 477 Mio. €. Dass sich das lohnt, zeigen die Absatzzahlen: 93,6 Mio. Hektoliter alkoholische Getränke wurden 2020 in Deutschland verkauft. Werbung wirkt – auch auf Jugendliche. Das belegen internationale Studien. Werbung für alkoholische Getränke fördert den Einstieg von Jugendlichen in den Alkoholkonsum. Bei denjenigen, die bereits trinken, erhöht Werbung die Trinkmenge und fördert riskanten Konsum und Rauschtrinken. In Deutschland gibt nach aktuellen Erhebungen fast ein Drittel der 12- bis 17-Jährigen an, in den letzten 30 Tagen Alkohol getrunken zu haben. Fast jeder zehnte Jugendliche ab 16 Jahren trinkt mehr als ein oder zwei alkoholische Getränke am Tag. Unter den 16- bis 17-Jährigen hat sich jeder Vierte bis Fünfte in den letzten 30 Tagen einen Rausch angetrunken – also bei einer Gelegenheit mehr als vier bis fünf alkoholische Getränke konsumiert."[1]

Bier und Wein sind Teil unseres kulturellen Erbes und unserer alltäglichen Umgebung im Familien- und Berufsalltag, spätestens wenn wir in Supermärkten einkaufen gehen. Wir sehen Wein als edles Getränk zu einem besonderen Essen, als Lifestyle, als Symbol, als Ritual, als Kulturerbe, als Geschenk, als Dekoration oder als Liebeserklärung. Alkoholhaltiger Wein scheint in Deutschland ein unbedenkliches Genussmittel für besondere Momente in anmutigen und edlen Flaschen und Gläsern zu sein. Unsere sozialen Räume, unsere Symbolik und Sprache sowie privaten Gemeinschaftsrituale sind voll davon. Weihnachten ist Glühwein.

[1] https://www.dkfz.de/aktuelles/pressemitteilungen/detail/alkohol-mehrheit-der-deutschen-fuer-werbeverbot-und-hoeheres-mindestabgabealter, zuletzt aufgerufen am 8.12.2025.

„Bier und Braukunst wird weltweit als Identifikationsmerkmal und wesentlicher Bestandteil deutscher Kultur angesehen, auch wenn in vielen anderen Ländern ebenfalls Bier gebraut wird“,[2] heißt es weiter bei Wikipedia. Während Alkohol als sozialer Booster Gemeinschaft schafft, auch wenn sich Mensch nicht riechen kann, kann er auch zur Selbstzerstörung verleiten.

Fußball verbindet selbst im Krieg und besonders in Krisenzeiten. Fußball hat das Bild von Männlichkeit und Geselligkeit lange Zeit in Assoziation mit Biertrinken beeinflusst. „Binge Drinking“ (Rauschtrinken) wird in sozialen Gemeinschaften häufig relativiert. Patriarchale Machtstrukturen werden in manchen Kulturkreisen einfach hingenommen, oder einmal im Jahr zum Weltfrauentag halbherzig kritisiert. Solange es noch nicht weh tut, schlägt der Puls für echte Veränderung nicht hoch genug.

„Der Mensch ist ein Gewohnheitstier.“

Alkoholtrinken gehört gewöhnlich immer dann dazu, wenn es uns in Gemeinschaft gut gehen soll, wir *„pure Lebensfreude“* erleben wollen. Da wir uns mit regelmäßigen Alkoholritualen in unserem Alltag lange identifizieren, geraten wir in eine Art Identitätskrise beim Gedanken, uns von Alkohol im Alltag entwöhnen oder gar für immer trennen zu müssen. „Kontrollverlust“, „Sucht“ oder „missbräuchlicher Konsum“ wird oft auf individuelle Schwächen bzw. auf „fehlerhaftes Verhalten“ oder „verantwortungslose Charakterzüge“ verurteilend reduziert. Das ist eine gefährliche Vereinfachung einer komplexen Störung, die mit vielen verschiedenen Komorbiditäten transgenerational zusammenhängen kann. Sucht stellt in Deutschland für viele Menschen ein **identitätsdurchdringendes Stigma** dar. Freundschaften, Arbeits- und politische Beziehungen und vor allem Kinder und Familien leiden über Generationen unter dem Stigma, das „alkoholkrank“ mit „im Leben versagt“ vor unserem inneren Auge und eigenen Empfinden in uns gleichsetzt. Zumindest war das in meinem Wertesystem als Tochter einer Alkoholikerin lange so verankert. Über Jahrhunderte hinweg war – und ist in großen Teilen noch in meinen Kulturkreisen – ein respektables Leben in Deutschland eng mit einem verantwortungsbewussten Umgang mit Alkohol verbunden. Besonders in Bayern oder im Rheinland.

Kurz vor Fertigstellung meines Manuskripts bekomme ich eine Nachricht von einem Heranwachsenden aus meinem Umfeld übermittelt. Darauf ist ein Foto von einem Schild, das von einer Gesellschaft für Öffentlichkeitsarbeit aufgestellt wird. Auf dem Schild steht:

- *„Bayerisches Bier – Einzig in der Welt. Bayerisches Bier – TRADITION & BRAUKUNST*

Kaum ein anderes Lebensmittel ist so eng mit Bayern verbunden, wie das Bier. Es ist ein einzigartiges Kulturgut, steht für gelebte Tradition und bayerische Lebensart. Die Aus-

[2] https://de.wikipedia.org/wiki/Bier, zuletzt aufgerufen am 26.6.2025.

stellung rund ums Bayerische Bier gibt einen Einblick in die jahrhundertealte Brautradition Bayerns. Sie beleuchtet die Bedeutung des Bayerischen Reinheitsgebots, das seit 1518 höchste Bierqualität sichert, sowie die Rolle der vier natürlichen Zutaten: Wasser, Malz, Hopfen und Hefe. Zudem wird gezeigt, warum „Bayerisches Bier" europaweit als geografische Angabe geschützt ist."

So viel Pathos und kein Wort über Alkohol. Ich lese in dem Text heute automatisch „alkoholfreies Bier" mit. Und Sie? Früher, als ich noch Alkohol trank, hätte ich bei „Bayerischem Bier" allerdings nicht automatisch alkoholfrei gelesen und vor allem wäre ich damals nicht so emotional unbefangen gewesen wie heute. Alkoholabhängige Menschen lesen solche Texte anders als alkoholunabhängige Menschen – vermute ich.

„Kultur und Identität mit Bier und Wein"

Reflexion:

Sich gegen die Verharmlosung und Verherrlichung alkoholhaltiger Getränke auszusprechen, heißt nicht, Bier und Wein schlecht reden zu müssen. Kulturelles Brauchtum ist eine wichtige Komponente sozialen Friedens und hilft uns als Orientierung für unsere Identität.

Impuls:

Wenn Sie gerne Bier, Wein, Sekt oder Spirituosen trinken und in Gesellschaft anbieten, bieten sie einfach alkoholfreie Varianten mit an. Es gibt mittlerweile fast jedes alkoholhaltige Kultgetränk auch alkoholfrei.

2.1.2 Alkoholunabängig war in Deutschland bislang niemand von Geburt an

Mich beschäftigt nach wie vor der Gedanke, dass seit spätestens 1988 offiziell bekannt ist, wie schädlich Alkohol wirkt. Dennoch erreichte mich in Deutschland erst 2022 eine echte Aufklärung über Alkohol, weil Nathalie Stüben so mutig war, ihre Geschichte öffentlich zu erzählen. Nicht erst seit 1988 sind Millionen Menschen manipuliert, gestorben, erkrankt, geschlagen, missbraucht, traumatisiert, misshandelt, belogen, betrogen und verunfallt worden – allein wegen Alkohol, ohne dass mir das in diesem Ausmaß bewusst war. Zwischen 1988 bis zu ihrem frühzeitigen Tod 2013 mit 54 Jahren hat meine Mama Gerti die Schuld an ihrer Alkoholerkrankung alleine unter emotionalen Qualen getragen und ist in Isolation an Stigma voller Selbstverachtung daran verstorben. Ich war nur in ihren letzten Lebenstagen hautnah dabei und habe ihren Schmerz gespürt, ohne damals die richtigen Worte für sie und die richtigen Gedanken und Gefühle für mich zu finden. Auch das erklärt vielleicht meinen intensiven Mitteilungsbedarf bis heute. Meine Mama hätte nicht so früh auf diese Weise sterben und ich nicht so viele vermeidbare Erlebnisse und Gesundheitsrisiken heute in mir tragen müssen. Für viele Menschen, die unter einer Alkoholabhängigkeit leiden, entsteht bereits beim ersten Gedanken an eine eigene mögliche Betroffenheit direkt ein unwohles Gefühl bis Panik. Die meisten Alkoholtrinkenden unter uns wurden seit Mitte des letzten Jahrhunderts bereits in jungen Jahren über erste familiäre, soziale oder lokale Anlässe und Riten an Alkohol durch Menschen aus ihrem nächsten Umfeld herangeführt. Den allermeisten von uns schmeckte der erste Schluck Alkohol genauso wenig wie der erste Zug von einer Zigarette. Meistens beginnen wir Suchtmittel zu konsumieren, weil wir anderen Menschen gefallen oder Handlungen nachahmen wollen oder einfach neugierig sind. In der Jugend steht es uns sogar gesellschaftlich eher zu, uns auszuprobieren, Grenzen zu testen und unvernünftig zu sein. Rausch gehört in der Jugend noch eher zu einem positiven Selbst- und Fremdbild als in anderen Lebensphasen. Jedenfalls früher, zu der Zeit, als ich jung war. Je älter wir mit einem Rausch in der Öffentlichkeit wahrgenommen werden, desto mehr ungefragte Bewertungen ernten wir bei auffälligem, beispielsweise betrunkenem Verhalten. Verkörpern Alkoholtrinkende in erwachsene Rollen Vorbildfunktionen und erhalten soziale Verantwortung, wird der gesellschaftliche Anspruch an Selbstkontrolle höher und Selbsturteile bei Kontrollverlust wiegen plötzlich schwerer. Sobald wir Alkoholtrinken als festes und regelmäßiges Ritual unserer erwachsenen Rollen etablieren und Alkohol nicht nur selten außerhalb unseres Alltags flüchtig begegnen, beginnt im Prinzip ein anfänglich unmerkliches Kräftemessen zwischen Vernunft, Entlastung und Rauschlust.

Als Tochter einer Alkoholikerin wurde mir von klein auf bewusst gemacht, dass ich ein gewisses „Potenzial" in mir trage – also mied ich jede „harte" („gefährliche") Droge. Das erwähnte ich schon. Alkohol konnte ich hingegen trotz der leidvollen Erfahrungen mit meiner Mama aufgrund der normativen Kultivierung in meinem Umfeld nicht als die Droge erkennen, wie ich sie heute erst nach über 40 Lebensjahren verstehen lerne. Ich entwickelte früh den Denkfehler, dass Menschen legalen Drogen wie Zucker, Koffein, Nikotin, Alkohol oder Cannabis mit genügend Achtsamkeit, Willenskraft, Disziplin und Charakterstärke unbedarft begegnen können.

„Außerdem darf ja jeder Mensch ein Laster haben", hörte ich immer wieder von verschiedenen Stimmen und sah meinen Eltern jahrelang nicht nur bei Alkoholproblemen, sondern auch beim echten Genießen und harmlosen Qualmen zu. Ich wuchs in einem Tabakladen auf, arbeitete in der Gastro und später in der Werbung und war davon überzeugt, dass nichts in Deutschland beworben oder verkauft werden darf, was Menschen wirklich sicher krank machen oder stark schädigen könnte, solange sie beim Konsum aufpassen. So war für mich zu lange Zeit meine Mutter selbst an ihrer Alkoholerkrankung schuld und nicht etwa die zellgiftige Droge, die frei verkäuflich überall an jeder Ecke zu jeder Uhrzeit bereits Kindern über kulturellen Missbrauch aufgedrängt wird.

Beginnen wir als Erwachsene uns während genüsslicher Feierabende über die Zeit an unseren geliebten Feierabendwein oder unser lieb gewonnenes Feierabendbier zu gewöhnen, stellen wir uns insgeheim immer häufiger die Frage, ob unser Konsum noch „normal" und „verantwortlich" ist. Rückblickend meine ich, dass, wenn wir beginnen, uns diese

Frage heimlich selbst zu stellen, wir die Antwort eigentlich schon kennen, aber eben nicht gerne mit ihr selbstfürsorgend umgehen wollen. Einfach, weil ein Leben ohne Alkohol große Anstrengung und starke Veränderung in Deutschland bedeutet, zu der wir uns bei stetig wachsenden Belastungen immer weniger aufraffen können. Der entscheidende Vorteil eines alkoholfreien Lebens ist den meisten alkoholtrinkenden Menschen unbekannt, da sie selten die Chance hatten, diese Lebensweise frei und unproblematisch länger als ein paar Ausnahmetage von der Regel zu erfahren. Auch wenn das heute nicht mehr den Anschein macht, hat es mich zu Beginn extrem viel Überwindung gekostet, mir selbst und anderen gegenüber meine Alkoholkonsumstörung ehrlich und vollumfänglich einzugestehen. Erst als ich meine „Denkblockaden" sowie meine selbststigmatisierenden Glaubenssätze miteinander auflösen konnte, war es mir möglich, auch mein Konsumverhalten auf meine Werte und Normen neu auszurichten.

„Alkoholunabhängig von Geburt an"

Reflexion:

Mit einer selbstbestimmten Vorstellung davon, wer Sie sind, welche Werte und Ziele Sie leben und wer Sie sein möchten, können Sie Ihre Kommunikation und Verhaltensweisen in Bezug auf sich selbst und Ihren Umgang mit Alkohol aktiv verändern. Ein Mindestkonsens für Alkoholunabhängigkeit unter uns könnte ein alkoholfreier Kinderalltag sein.

Impuls:

Sprechen Sie positiv über persönliche Ziele und wägen Sie aktiv Wertevorstellungen mit Alkohol im Beisein von Kindern ab.

2.1.3 Stigma kann krank machen und töten

Auf diesem Weg ist mir als Kommunikationsprofi auch direkt aufgefallen, dass Kommunikation, die auf mich einwirkt, einen sehr großen Beitrag innerhalb meiner Lebensreise leistet – inklusive meiner Selbstgespräche. In meinem Leben mit Alkohol hatten negative Gedanken immer mehr Spielraum als positive Gedanken. Negative Gedanken lösen negative Gefühle aus. Negative Gefühle können unsere Wahrnehmung verzerren oder impulsive Handlungen auslösen, die uns und anderen nicht guttun. Oder sie können Veränderungen und Entscheidungen hemmen, die uns oder anderen guttun könnten. Negative Gedanken fördern einen defensiven, abwertenden und aggressiven Kommunikationsstil.

Neue Aktivitäten können unsere Denkweise positiv verändern. Körperliche Aktivitäten können nicht nur zu positiven Gedanken, sondern auch zu positiven Emotionen anregen. Nach meiner Erfahrung können wir, egal wo wir bei diesem psychosozialen Veränderungs-

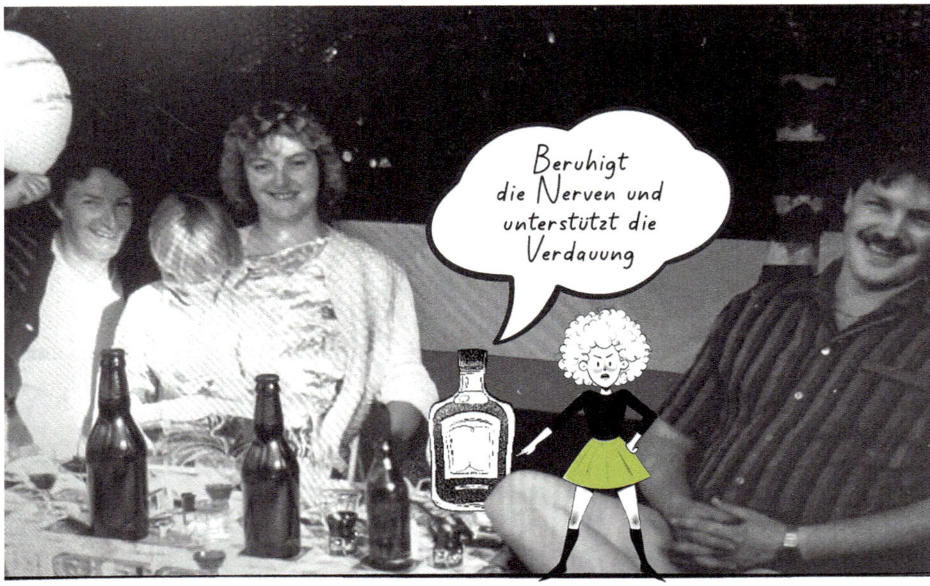

Abb. 2.1 Familie Mitte der 1980er-Jahre, v.l.n.r. Leni-Oma, Carolin, Gerti, Fritz

prozess ansetzen, immer wieder neu und anders anfangen und sollten, solange wir atmen, niemals aufhören, mit positivem Denken anzufangen.

Als ich beruflich in die Prävention und das Suchthilfesystem mit eingestiegen bin, hatte ich Stigma als eigenständiges und zentrales Phänomen direkt in den Fokus unserer Analysen gestellt. Plötzlich begegnete mir das Thema Stigma ständig und überall.

Reflexion
Unsere Selbststigmatisierung war das stärkste Hemmnis für meine Oma, meine Mutter und mich, gemeinsam professionelle Unterstützung zu erhalten.

Leni (*1938), Gerti (1959–2013) und ich (*1979) waren und sind Frauen, die eigentlich überhaupt nicht auf den Kopf oder den Mund gefallen sind. Wir sind eigentlich auch vom Naturell her überhaupt nicht introvertiert oder schüchtern. Wir tanzen alle drei sehr gerne. Ansonsten sind wir durchaus eigenständige Persönlichkeiten, unterschiedlich in unserem Wesen und unterschiedlich sozial geprägt worden (Abb. 2.1).

Meine Mama und weitere Menschen in unserem Umfeld könnten heute vielleicht noch leben, hätten wir unseren Wissensstand zu Alkohol und Stigma schon früher gehabt.

Viele Menschen könnten heute ein geringeres Gesundheitsrisiko in sich tragen, hätten sie sich für ihren „unkultivierten“ Umgang mit Alkohol nicht heimlich schämen müssen.

Das Gesundheitsrisiko wäre unter uns schon alleine dadurch in der Rente geringer, hätten wir nicht so regelmäßig mit Alkohol Feierabend gemacht. Wir haben das teuerste Gesundheitssystem und dennoch mit vielen chronischen Zivilisationskrankheiten zu kämpfen. Selbstfürsorge hatte in unserer Nachkriegsmentalität keine Priorität. Meiner Erfahrung nach hat die Scham und Selbststigmatisierung, die aufgrund der Moralisierung in unserer Gesellschaft verhältnismäßig stark wirkt, ein großes pathologisches Potenzial, den gesundheitsschädlichen Konsum während der Problemerkenntnis bei Betroffenen noch zusätzlich negativ zu verstärken.

Infobox „Stigma tötet"

Reflexion:

Stigma, Sprachbarrieren, Schuld- und Schamgefühle im Kontext mit Negativerfahrungen mit Alkohol sind bei vielen Menschen zusätzlich auslösende Motivatoren für weiteren problematischen Alkoholkonsum zu gesellschaftlichen, geschäftlichen, privaten oder intimen Ereignissen. Einfach gesagt: Sobald wir unseren Konsum als problematisch stigmatisieren und uns selbst dafür verurteilen, neigen wir dazu, noch mehr unkontrolliert zu konsumieren und tendenziell weniger gerne ehrlich darüber zu sprechen.

Impuls:

Kritisieren Sie bitte niemals alkoholkranke Menschen für Ihren Alkoholkonsum. Sie würden Krebspatient:innen ja auch nicht für die Anzahl ihrer Metastasen rügen.

2.1.4 Stigma und Recovery in Deutschland nach 30 Jahren kultivierter Trinkkarriere

Bis Sommer 2022 war mir persönlich nicht wirklich klar, unter welchen Lasten Mama und ich eigentlich litten und wie groß die Chance gewesen wäre, über professionelle Hilfe und empathische Unterstützung Gertis Leben zu entlasten und ggf. sogar freiwillig zu verlängern.

Manchen unter uns fällt es heute noch sehr schwer, sich Probleme mit Alkohol einzugestehen, ohne sich selbst abzuwerten oder Angst zu haben, dass sie Menschen in ihrem Umfeld abwerten. Obwohl es immer mehr hoffnungsstiftende Aktivitäten und offene Kommunikation zu Stigma und Alkohol im deutschsprachigen Raum seit ein paar Jahren zu bemerken gibt, greift der kulturelle Kult um Alkoholtrinken besonders innerhalb der älteren Generation noch sehr. Ich selbst outete mich das erste Mal zu meiner Alkoholkonsumstörung öffentlich während der COA-Aktionswoche 2023 „Schluss mit dem Stigma" und möchte aus dem folgenden Jahr weitere erfolgreiche Beispiele nennen, die helfen, Stigma unter Menschen mit Suchtbelastungen abzubauen.

Angefangen im Februar 2024 mit der erfolgreichsten COA-Aktionswoche seit dem 20-jährigen Bestehen von NACOA Deutschland e.V., unserem Interessenverband für Kinder aus suchtbelasteten Familien. Mit der bundesweiten Kampagne „Wir sind Millionen“, erreichten wir Rekordzahlen im Social Media, generierten diverse PR- sowie TV-Beiträge, und landeten mit unserer Aktion sogar über einen Kurzausschnitt und eine Bundestagsdebatte in der Tagesschau. Weiter zeigten sich starke entstigmatisierende Positionen über das Manifest zur Entstigmatisierung von Suchterkrankungen der DG-Sucht im November 2024 bis hin zur SodaKlub Podcastfolge #173 mit Prof. Georg Schomerus im Dezember 2024. Unter anderem aus diesem Interview haben Mia Gatow und Mika Döring, zwei der ersten Aktivistinnen der Alkoholfreibewegung in Deutschland neben Nathalie Stüben, ebenfalls wichtige Zusammenhänge zwischen Alkoholabhängigkeit und Stigma auf ihrer Website Ende 2024 neu dargestellt, aus denen ich Ihnen gerne einen Ausschnitt zur Verfügung stellen möchte:

„Der Begriff Stigma bedeutet wörtlich »Brandzeichen« oder »Merkmal«. Doch es handelt sich dabei nicht um ein Objekt, sondern um einen sozialen Vorgang, der auf Zuschreibungen, Abgrenzungen und Herabwürdigungen beruht. Der Soziologe Erving Goffman, der in den 1960er Jahren ein wegweisendes Werk zu diesem Thema verfasst hat, beschreibt ein Stigma als Mittel, um »Besonderheiten oder negative Aspekte des moralischen Zustands des betroffenen Individuums offenzulegen«. Alkoholabhängigkeit zählt zu den am stärksten stigmatisierten psychischen Erkrankungen. Betroffene werden häufig als Alkoholiker:innen etikettiert, als ob sie sich fundamental von sogenannten »normalen Konsument:innen« unterscheiden würden. Oft wird ihnen die Verantwortung für ihr Leiden zugewiesen, und es wird ihnen ein »schlechter Charakter« unterstellt. Diese Stigmatisierung führt unter anderem zu gesellschaftlicher Ausgrenzung und Herabwürdigung, auch im Gesundheitswesen, sowie zu einer schlechteren Finanzierung von Unterstützungsangeboten. Personen mit Abhängigkeitserkrankungen sehen sich gezwungen, ihre Probleme geheim zu halten oder zu verharmlosen, um nicht mit erwarteten oder bereits erfahrenen Diskriminierungen konfrontiert zu werden.“[3]

Im Januar 2025 gründeten mit Mika Döring einige weitere engagierte Peers und Profis gemeinsam den Verein Recovery Deutschland e.V., um Menschen in Recovery zu unterstützen und Diskriminierung von Suchterkrankten über die Sichtbarkeit von Genesung in der Öffentlichkeit abzubauen. Am 27. September 2025 wurde der erste Recovery Walk in Leipzig organisiert, bei dem rund 700 Menschen für die Sichtbarkeit ihrer Genesung gemeinsam durch die Straßen zogen. Es war ein wundervolles Gefühl, gemeinsam mit vielen Verbündeten mitlaufen und sich von einer gemeinsamen Mission so getragen fühlen zu können.

„Recovery Walks sind öffentliche Veranstaltungen, organisiert von Menschen mit Suchtgeschichte, bei denen Betroffene, Angehörige, Fachleute und Interessierte zusammen-

[3] https://www.sodaklub.com/stigma zuletzt abgerufen am 29.12.2024.

kommen, um sich zu vernetzen, Genesung zu feiern, Mut zu stiften und Stigmatisierung abzubauen. In Schottland sind die Recovery Walks mittlerweile ein wichtiger Bestandteil der Suchthilfe und Ausdruck einer lebendigen Recovery-Community", so die Initiator:innen auf ihrer Website.[4]

Im Zuge des Deutschen Suchtkongresses 2025 in Berlin wurde das Manifest zur Entstigmatisierung von Suchterkrankungen über die Kampagne „Open Hearts – Open Minds" weiterverbreitet. In der Stellungnahme der DG-Sucht finden sich dazu weitere Hintergrundinformationen:

„Im Oktober 2023 entstand die Arbeitsgruppe Entstigmatisierung der DG-Sucht. Ihre Gründungsmitglieder sind Prof. Dr. Hans-Jürgen Rumpf, Prof. Dr. Anne Koopmann, Dr. Anja Bischof, Dr. Annette Binder und Prof. Dr. Eva Hoch. Hinzu kamen die renommierten Stigma-Forscher Prof. Dr. Georg Schomerus und Dr. Sven Speerforck. Ziel der Arbeitsgruppe ist, das Bewusstsein für stigmatisierende Einstellungen in der Gesellschaft, in der Behandlung von und der Forschung zu Menschen mit Suchterkrankungen zu schärfen und mit öffentlichkeitswirksamen Maßnahmen und Kampagnen gegen Vorurteile anzukämpfen."[5]

Mich hatte neben all der tollen Initiativen zur Entstigmatisierung von Suchterkrankungen auch ein Beitrag von Prof. Dr. med. Martin Schäfer (Direktor der Klinik für Psychiatrie, Psychotherapie, Psychosomatik & Suchtmedizin) sehr angesprochen, der davon berichtete, dass die DGBS trialogisch organisiert sei. Das lässt für 2026 hoffen, dass Peers und Angehörige weiter institutionell anerkannt und ihre Leistungen weiter so angemessen honoriert werden können. Eine wichtige Entwicklung für strukturelle Entstigmatisierung im Profibereich.

Initiativen wie „Open Hearts – Open Minds" sind 2025 deshalb immer noch notwendig, da in unserer Gesellschaft besonders seit den 1960er-Jahren jährlich Milliarden an finanziellen Mitteln in Kulturveranstaltungen und Kommunikation investiert wurden, um alkoholhaltiges Bier als Volksgetränk und Feierabendritual ebenso wie alkoholhaltigen Wein als Weltkulturerbe und Genussveredelung fest in unseren Berufs- und Familienalltag emotional zu verankern. Auch im Kontext medizinischer Fachtagungen und Kongresse ist kultivierter Alkoholkonsum ein normales abendliches Gemeinschaftsritual.

Über die normative Kultivierung von Alkoholkonsum werden Alkoholprobleme unter uns bei ersten Anzeichen verharmlost und bei später folgendem Kontrollverlust stigmatisiert und von gemeinschaftlichen kultivierten Trinkmomenten lieber ferngehalten. Alkoholprobleme können deshalb bis heute in vielen Gesellschaften und Familien nicht rechtzeitig als Warnsignale oder Erkrankungssymptome erkannt und professionell behandelt werden.

[4] https://www.recoverydeutschland.org/recovery-walk, zuletzt aufgerufen am 25.11.2025.

[5] https://www.dg-sucht.de/stellungnahmen/ag-entstigmatisierung, zuletzt aufgerufen am 25.11.2025.

Als ich begann, mit Hilfe von EMDR-Therapie meine Traumafolgestörungen zu bearbeiten, bekam ich eine erste Vorahnung, wie belastend negative Gedanken und wie gefährlich eine langanhaltende Selbststigmatisierung für die geistige, emotionale und körperliche Gesundheit sein können. Anhand meiner Erfahrungen als Tochter von Gerti werde ich Ihnen die transgenerationalen Zusammenhänge zwischen Abhängigkeitserkrankungen, Traumafolgestörungen und Selbststigmatisierung in Korrelation mit problematischen Stressbewältigungsstrategien in den folgenden Kapiteln noch genauer darstellen können.

„Ich konnte nun mal nicht aus meiner Haut“, würde Gerti vielleicht an dieser Stelle sagen.

Das war eine typische Floskel von ihr.

„Gerti ist so“ und *„Mama kann man nicht mehr ändern“* sind Sätze, die ich dann irgendwann selbst wiederholte.

Ich hatte Mama in mir aufgegeben und ich kann mich nicht mehr genau erinnern, wann und wieso. Vermutlich gab es zu viele Aktionen, die mich zutiefst verunsichert haben. Ich hatte mit Gerti nie Momente wie „Du wolltest doch nicht trinken“ in der Zeit, als wir noch richtig als Familie zusammenlebten. Ich war 14, als sich meine Eltern scheiden ließen. Als ich in das Alter kam, in dem Kinder anfangen zu begreifen, was Alkoholkonsum ist und was Alkoholtrinken mit Menschen macht, da war Mama schon so schwer erkrankt, dass wir über den Punkt „Konsumkontrolle“ im Familienalltag längst hinaus waren. Mama flüchtete in ein Umfeld, in dem sie ihre Scham- und Schuldgefühle weiter verdrängen konnte. Papa und ich zogen noch Monate, nachdem sie ausgezogen war, kleine Underberg-, Dornkaat- oder Jägermeister-Fläschchen aus Geheimverstecken in Schuh-, Küchen-, oder Schlafzimmerschränken heraus. Erst später, als ich bereits ein Teenager war und ich sie nicht mehr besuchen und kaum noch mit ihr telefonieren wollte, da wurde ich manchmal sehr aggressiv ihr gegenüber. Wenn ich hörte, dass sie am Telefon diesen Zungenschlag hatte, kippte direkt meine Stimmung. Diesen Zungenschlag höre ich heute noch gut und deutlich. Ich empfand es als Abwertung meiner Person, wenn sie in meiner Anwesenheit alkoholisiert war. Heute sehe und bewerte ich unser beider Verhalten von damals anders. Ich verurteile uns nicht mehr für unsere Verhaltensweisen als Mutter und Kind, seitdem mir die Lasten und die Tragweite transgenerationaler Suchterkrankungen bewusst werden konnten. Allerdings beschäftigen mich noch immer die Ideologien, Stigmatisierung und politische Verantwortungslosigkeit, die sich hinter meiner Trinkkarriere verbergen.

„Stigma und Recovery“

Reflexion:

Abhängigkeit und Alkoholerkrankungen sind komplexe Erkrankungsbilder, die sehr unterschiedliche Verläufe einnehmen können. Es gibt viel Typisches und Untypisches bei Alkoholabhängigkeit zu beobachten.

Impuls:
Verzichten Sie bitte deshalb darauf, verschiedene Wege in der Recovery mit persönlichen Empfindungen zu kommentieren. Es steht niemandem zu, den Erkrankungsverlauf eines Menschen zu bewerten.

2.1.5 Stigma und Ideologiekontroversen rund um Alkoholabhängigkeit

Stigma kann nach verschiedenen Betrachtungsebenen aufgeschlüsselt werden. Wir haben uns bisher ausführlich mit der moralischen Komponente von Stigma auseinandergesetzt. Das moralische Stigma bezieht sich auf Vorurteile und negative Einstellungen gegenüber Menschen mit Alkoholabhängigkeit. Es entsteht aus der Annahme, dass Alkoholprobleme Ausdruck persönlicher Schwäche oder ein Zeichen für persönliches Versagen ist. Das strukturelle Stigma bezieht sich auf institutionelle Diskriminierung, die den Zugang zu Hilfe und Unterstützung erschweren. Das moralische und strukturelle Stigma in Bezug auf alkoholerkrankte Menschen und ihre Angehörigen hat verschiedene Auswirkungen. Medizinische Fachkräfte könnten bei der Begleitung und Behandlung von Betroffenen und Mitbetroffenen weniger motiviert und sorgfältig arbeiten. Dafür kann es unterschiedliche Gründe geben. Ein Grund könnte sein, dass sie nicht an einen positiven Verlauf oder an Genesung glauben. Oder, dass sie alkoholabhängigen Betroffenen weniger vertrauen als anderen psychisch erkrankten Patient:innen.

Welche strukturellen Barrieren und moralischen Vorbehalte fallen Ihnen gegenüber Alkoholerkrankten noch ein? Woran denken Sie spontan?

Zum strukturellen Stigma gehört aus meiner Sicht auch der ideologische Diskurs, mit dem sich die wissenschaftliche und therapeutische Arbeit rund um Abhängigkeitserkrankungen seit vielen Jahren befasst. Auch diesen Diskurs wollten wir frühzeitig in unsere Überlegungen zu unseren Entstigmatisierungsansätzen mit aufnehmen. Auf der einen Seite gibt es verschiedene Fachleute und ehemals Betroffene von Alkoholkonsumstörungen, die Abstinenz als einzig nachhaltige Lösungsstrategie für ein suchtfreies Leben propagieren und in Teilen die Meinung vertreten, dass Alkoholabhängigkeit keine chronische, sondern eine heilbare Erkrankung ist.

Auf der anderen Seite gibt es Verfechter:innen des „kontrollierten Konsums" und in Teilen die Haltung, dass Sucht eine chronische Erkrankung ist, die sich nicht gänzlich heilen lässt und deren Symptome bei chronifizierten und lang verdeckt unbehandelten Verläufen nur schwer zu lindern oder zu überwinden sind. Ich persönlich würde mit meinem heutigen Erfahrungs- und Erkenntnisstand als selbst Betroffene einer „kultivierten Alkoholkonsumstörung" und als Mitbetroffene einer chronifizierten Alkoholabhängigkeit heute feststellen, dass beide Einschätzungen als Recovery-Ansätze stigmafrei beobachtbar sind. Wir können für beide Sichtweisen immer wieder lebende und verstorbene Beispiele finden, deren Erleben jeweilige Hypothesen sowohl bestätigen als auch verwerfen können.

Wir befürworten als Team individuelle zieloffenen Behandlungsansätze bei Abhängigkeitserkrankungen. Hauptsache, wir kommen und bleiben in einem vertrauensvollen, wertschätzenden und offenen Austausch miteinander. Und im Kontext von Therapie nehme ich gerne Christian Lorenz' Haltung auf und spreche gerne wie er von „Beziehung".

Je nachdem, welche Haltung Mediziner:innen, Therapeut:innen und Betroffene in diesem Kontinuum für sich einnehmen, also ob Alkoholabhängigkeit für sie heilbar oder nicht heilbar ist, denken und verhalten sie sich im Umgang mit Alkoholerkrankungen möglicherweise unterschiedlich. Auch das strukturelle Stigma hat Einfluss darauf, wie Menschen mit Konsummittelgebrauchsstörungen Hilfe erhalten. In Deutschland erfahren Menschen, die unter einer Alkoholabhängigkeit leiden, meistens erst dann eine stigmafreie Ansprache, würdige medizinische Grund- oder Akutversorgung sowie psychotherapeutische Therapie, wenn sie eine eindeutige und kontrollierte Krankheitseinsicht aufzeigen und nachweislich während der Beziehungs- und Therapiearbeit nüchtern sind. Sowohl Erkrankungsverdrängung und Scham als auch Kontrollverlust sind allerdings Kernsymptome der Erkrankung. Bei Alkoholabhängigkeit stellen also die Kernsymptome im Prinzip gleichzeitig die zentralen Behandlungsbarrieren dar. Ursachen, die Abhängigkeitserkrankungen auslösen oder fördern, lassen sich mit hoher Wahrscheinlichkeit nur dann erfolgreich behandeln, wenn wir mit Betroffenen und Mitbetroffenen unabhängig von der emotionalen Bindung zu der jeweiligen Substanz und unabhängig von Konsumauswirkungen und Rauschzuständen, also vor allem auch ohne Suchtdruck in einem weitestgehend entspannten und nüchternen Zustand ohne externe Einflussfaktoren zusammenkommen können. Gleichzeitig sind Menschen, die ihr bisheriges Leben unter ständigem Drogeneinfluss mit einer stoffgebundenen Abhängigkeitserkrankung lebten, oft nicht in der Lage, für den zeitlichen Bedarf der therapeutischen Maßnahmen oder zum Zeitpunkt einer festgestellten Hilfsbedürftigkeit eine absolute Abstinenz zu erzielen oder stabil abstinent während der Behandlungen und in der Nachsorge zu bleiben. Oder im eigenständigen Alltag eine Abstinenz als selbstbestimmte Freiheit aufrechtzuhalten. Viele Menschen, die ihre Abhängigkeit begreifen konnten, sind noch lange nicht frei, auch wenn sie ihre Erkrankung in diversen Momenten zuvor als hohen Leidensdruck erkannt haben. Bei einigen Abhängigkeitserkrankungen und besonders bei chronischen Verläufen mit hoher Organschädigung kann auch Substitution oder medizinische Langzeitbehandlungen die Lebensqualität positiv unterstützen. Wie das gelingen kann, das hat Dr. Albrecht Ulmer in „Alkoholabhängigkeit anders behandeln? Ansätze zu neuen Hoffnungen" 2021 vorgestellt.[6]

[6] Quelle: Ulmer A (2021) Alkoholabhängigkeit anders behandeln? Ansätze zu neuen Hoffnungen. Tredition-Verlag, Hamburg, ISBN 9783347383807 https://shop.tredition.com/booktitle/Alkoholabhängigkeit_anders_behandeln/W-1_163860

Reflexion
Bei keiner anderen Erkrankung erhalten Menschen erst nach Überwindung ihrer Kernsymptome, sondern für die Überwindung der Krankheitssymptome medizinische und therapeutische Hilfen.

Erschwerend kommt hinzu, dass viele an Alkoholabhängigkeit erkrankte Menschen und oft auch ihre Mitbetroffenen unbemerkt so starke Selbstwertverletzungen, Scham und Schuldgefühle durchlebt haben, dass sie kaum in der Lage sind, sich oder anderen Menschen so zu vertrauen, um effektiv therapeutisch mitarbeiten zu können. Hinzu kommt, dass einige suchterkrankte Menschen oft an weiteren Erkrankungen mit relevantem Behandlungsbedarf leiden. Eine Suchtklinik in Münsterlingen (Schweiz) konzipierte ein neues Modell zur integrativen Behandlung von abhängigkeitserkrankten Menschen, welches ich Ihnen als Best-Case-Behandlungsansatz in Abschn. 4.3.4 noch genauer vorstellen werde.

Der Behandlungsplan für Menschen mit stoffgebundenen Abhängigkeitserkrankungen sieht in Deutschland (stark vereinfacht) wie folgt aus und setzt nach der Entgiftung eine Abstinenz mindestens bis zur Aufnahme der Rehabilitation voraus. Zwischen Entgiftung (stationärer oder kalter Entzug) und Start der Entwöhnungstherapie kann sich je nach Patientengeschichte ein großes Vakuum und eine kritische Phase auftun. Das Risiko ist hoch, zwischen den Behandlungsphasen oder währenddessen zu konsumieren, da abhängigkeitserkrankte Menschen in dieser Phase noch nicht (wie der Name schon sagt) entwöhnt sind.

1. Erstberatung (Diagnose)
2. Entgiftung (Detoxifikation, bis zu 14 Tage je nach Schweregrad)
3. Rehabilitation (Entwöhnungstherapie, 3–6 Monate)
4. Stabilisierung und Nachsorge (Recovery, bestenfalls lebenslang)

„Stigma und Ideologien"
Reflexion:
Ist Alkoholabhängigkeit und Sucht heilbar oder nicht? Darauf gibt es oft keine einfache und eindeutige Antwort. Darüber diskutieren Fachkräfte sowie Peers kontrovers. Sind alkoholkranke Menschen nach zum Beispiel 10 Jahren Abstinenz bereits „geheilt"? Oder sicher „stabil"? Oder mindestens mal „trocken"?

Impuls:
Überlassen Sie es bitte den Betroffenen selbst, wie sie sich fühlen und sich selbst bewerten wollen. Fremde Bewertungen und Kategorien stigmatisieren meistens mehr, als dass sie langfristig motivieren.

2.1.6 Sind wir nicht alle irgendwie abhängig?

„Das ist doch nicht normal!“ – Diese Aussage hörte ich oft in Bezug auf Trinkmengen oder andere Verhaltensmuster. Nicht unbedingt in Bezug auf meine Konsummuster oder weil Mama oder ich ständig mit unserem Trinkverhalten negativ auffielen. Sie trank wie ich eher verdeckt. Sondern, wir hören oft um uns „Das ist doch nicht normal!“ als impulsive, leicht unsichere Aussage, weil Menschen ihr eigenes Verhalten gerne als normal für sich legalisieren und moralisieren. Wenn wir einmal untereinander oder miteinander entgleisen, ist das jedes Mal eine Ausnahme oder einer besonderen Gelegenheit und Feierlichkeit geschuldet. Wir reden vor allem dann viel über Verhaltensweisen und Konsummuster, wenn wir selbst eine Unsicherheit in uns tragen. Wenn es Menschen nicht so oft um Alkohol ginge, müssten wir auch nicht mehr so viel über Alkohol sprechen. Wir könnten sogar Bier und Wein oder Gin ohne Alkohol trinken und müssten gar nicht mehr über ihn sprechen, wenn wir gemeinsam Trinken, oder?

Ich habe den eben skizzierten Behandlungspfad für Alkoholabhängigkeit bis heute nie auf diese Weise als Angehörige oder Erfahrungstragende durchlaufen. Aufgrund meiner vielzähligen „normalen“ Vorerfahrungen und Selbststigmatisierung als „Tochter einer Alkoholikerin“ war es mir lange nicht möglich, Mamas Abhängigkeit und meine eigene Traumafolge- und Alkoholkonsumstörung als behandelbar jeweils richtig begreifen zu können. Auf einer NACOA Fachtagung erfuhr ich 2024, dass die menschliche Psyche wenige Traumata gut überwinden kann und die meisten Menschen in ihrem Leben irgendwann eine überschaubare Anzahl an leichteren und schwereren Traumata erleben und bewältigen müssen. Besonders Menschen, die mit psychisch erkrankten Menschen aufwachsen und zusammenleben, sind selbst häufig stark und häufig unbemerkt und unbehandelt belastet.

Typisch für unbehandelte generationsübergreifende Belastungen ist eine fehlende Gefahren- oder Problemwahrnehmung, weil *viele Dynamiken, in die wir hineinwachsen oder die wir uns gegenseitig im Laufe der Zeit fast schon gewöhnlich antun,* häufig unreflektiert weitergeben werden. Als normative Bewältigungsstrategie werden Verhaltensweisen abgeschaut, Probleme verdrängt oder geleugnet und darüber Selbst- und Fremdschädigung unter Mitmenschen als system- oder charaktertypische (unveränderbare) Dynamiken relativiert oder sogar als Lebensweise normalisiert. Innerhalb dysfunktionaler Systeme wuchern unzählige Traumata, die oft nie richtig zur Sprache kommen oder durch manipulative Narrative, Selbst- und Fremdtäuschungen sowie Lügen bagatellisiert werden.

Christina Reich beschreibt in einem gemeinsamen Gespräch Trauma wie folgt:

Das Wort Trauma kommt aus dem Griechischen und bedeutet „Wunde“. Es ist keine Schwäche, sondern eine Überlebensreaktion. Wenn etwas zu überwältigend war, spaltet sich ein Teil von uns ab, friert Gefühle ein, schützt uns, damit wir weitermachen können. Trauma fragmentiert Teile der Persönlichkeit. Ein Teil geht in den Schmerz, ein anderer Teil spaltet sich ab, um weiterzumachen. Diese Fragmentierung rettet uns im Moment, hinterlässt aber später das Gefühl: „Ich bin nicht ganz.“

Da ich neben meiner „instabilen Mama" Gerti einen stabilen Papa Fritz mit fürsorgender Familie, einen sehr umsorgenden Freundeskreis und ein später aufmerksames Arbeitsumfeld im Alltag um mich hatte, dachte ich über 40 Jahre, es steht mir gar nicht zu, meine für mich normal und selbstverschuldet erscheinenden Negativerfahrungen als ernst zu nehmende Vernachlässigung und Missbrauch mit Traumafolgestörungen und behandelbaren Symptomen anzuerkennen. Da meine Selbstwertgefühle von kleinstem Kindesalter an stark belastet waren und mein System es gewohnt war, mich automatisch anzupassen, verstehe ich erst seit sehr kurzes Zeit, was mir wirklich in welchem Ausmaß in all meinen Rollen widerfahren ist und was das für meine mentale und emotionale Gesundheit heute noch bedeutet.

Als ich klein war, hatte mein Papa mit meiner Mama, ihrem Laden, seiner Arbeit, seinen Eltern und mir genug um die Ohren. Da war ich froh, dass es uns trotz allem so gut ging. Immer wenn ich mich leer und verloren fühlte, bezog ich meine negativen Gefühle und Empfindungen auf mein eigenes Unvermögen, aus mir heraus einfach zufrieden sein zu können. Ich dachte, ich dürfe nicht so anspruchsvoll sein und mich nicht so anstellen. Ich konnte meine Gefühle oft nicht richtig deuten. Auch später als Jugendliche und junge Frau fehlte mir jedes Bewusstsein für die Traumata, die ich immer wieder miterlebte.

Heute weiß ich von Christina: *„Trauma vergeht nicht einfach mit der Zeit. Auch wenn wir uns nicht erinnern, der Körper erinnert. Ein lauter Knall. Eine erhobene Stimme. Ein Blick. Und plötzlich rast das Herz, die Muskeln spannen sich, das Nervensystem schreit: „Gefahr!" Obwohl heute niemand da ist, der uns bedroht. Trigger sind gespeicherte Überlebenssignale, keine Übertreibung."*

Erst seit wenigen Jahren beginnt unsere Leistungsgesellschaft, sich mit den Herausforderungen emotionaler und mentaler Gesundheit aktiv auseinanderzusetzen. Früh in meinem Leben begann ich, meine Gefühle zu verdrängen, mich abzulenken, mich über Leistung zu spüren und zu definieren oder meine Gefühle mit Arbeit und legalen Suchtmitteln zu regulieren. Besonders Familientreffen mit meiner Mama Gerti und Oma Leni fand ich als kleines Kind schon sehr anstrengend. Wenn ich die Dynamik ihrer Gefühle und Kommunikation wahrnehmen musste, war ich stets verunsichert, weil ich nicht richtig verstehen konnte, was um mich passierte. Von klein auf dachte und spürte ich, irgendwas stimmt nicht. Ich dachte, besonders Mama und ich seien einfach „zu emotional". Doch in Wahrheit waren unsere Gefühle normal während wir in erkrankten Beziehungssystemen unserer suchtbelasteten Elternteile und ihren Angehörigen einfach ums Überleben unserer Seelen kämpften. Wie zäh, verantwortungsbewusst und willensstark Mama und ich eigentlich sind und waren, wurde mir in den letzten Tagen erst richtig bewusst, als ich auf unserem Dachboden alte Briefe und Tagebücher aus unseren früheren Leben fand.

Erst knapp ein Jahr nachdem wir mit meiner Traumabehandlung begannen, fühlte ich mich stabil genug, mich auch offen und mit aller Konsequenz meiner Alkoholkonsumstörung und meinen abhängigen Denk- und Verhaltensweisen zu stellen. Mit Hilfe des Programms von Nathalie Stüben wurde ich in 30 Tagen alkoholfrei und bin es seit Juni 2022 geblieben. Meine Lebenserfahrungen mit Alkohol haben mich so stark traumatisiert, dass ich mir heute nicht vorstellen kann, mich diesem Gift jemals wieder freiwillig auszuliefern. Wenn wir uns kurz an den Behandlungspfad erinnern: Den Ansatz „erst Nüchternheit und Abstinenz, dann therapeutische Hilfe" kann ich für mich als „nicht zutreffend" festhalten.

„Sind wir alle abhängig?"
Reflexion:
Als soziale Wesen sind wir das tatsächlich. Jeder Mensch ist von irgendetwas emotional abhängig und nahezu alle Menschen durchlaufen in ihrem Leben mindestens ein Trauma.

Impuls:
Ob Abhängigkeiten oder Traumaerfahrungen zu chronischen Erkrankungen führen, hängt meistens von den Ressourcen einer Person und ihrem Umfeld ab. Fühlen Sie sich also bitte suchtkrankten Menschen gegenüber niemals überlegen. Sie können heute nicht wissen, was Ihnen noch alles widerfahren wird.

2.2 Politik im Spannungsfeld zwischen Verantwortung und Kultur

Viele Menschen haben sich in Deutschland schon auf den Weg gemacht, alkoholfreier zu leben. Zur Freude der Alkoholfreibewegung und zum Pech für die Alkohollobby bin nicht nur ich 2022 aus meinem kultivierten Alkoholdelirium erwacht, sondern auch einige bereits sehr engagierte Peers vor mir. Nathalie Stübens umfangreiche Aufklärung über die Risiken und Gefahren von Alkohol sowie ihre OAMN-Community und Videos halfen mir, alkoholfrei zu werden. Durch ihre Vorarbeit konnte ich Alkohol endlich als das erkennen, was er ist. Anders als bei Nikotin und illegalen Drogen war es mir lange nicht möglich, hinter der kultivierten Alkoholfassade seine Risiken und Täuschungen zu begreifen.

All den Menschen, die in der Sucht- und Selbsthilfe, in der wissenschaftlichen, medizinischen und therapeutischen Arbeit in all den Jahren im Angesicht der verheerenden öffentlichen Fehlinformation durch Industrie und Alkohollobby über Jahrzehnte immer wieder all ihr Verständnis und Hingabe für Menschen, die durch Alkohol geschädigt werden, aufbringen konnten, bin ich unendlich dankbar. Ein besonderes Danke an dieser Stelle möchte ich an meinen Weggefährten bei den Guttemplern, Frank Lindemann, richten.

2.2.1 Anerkennung entstigmatisierender Lichtblicke

2024 war ein besonderes Jahr für das alkoholpolitische Entwicklungsland Deutschland, da sich noch nie so viele verschiedene Betroffene, Expert:innen und Medien gemeinsam gegen die deutsche Gesetzeslage und gegen den öffentlichen Umgang mit Alkohol gestellt hatten.

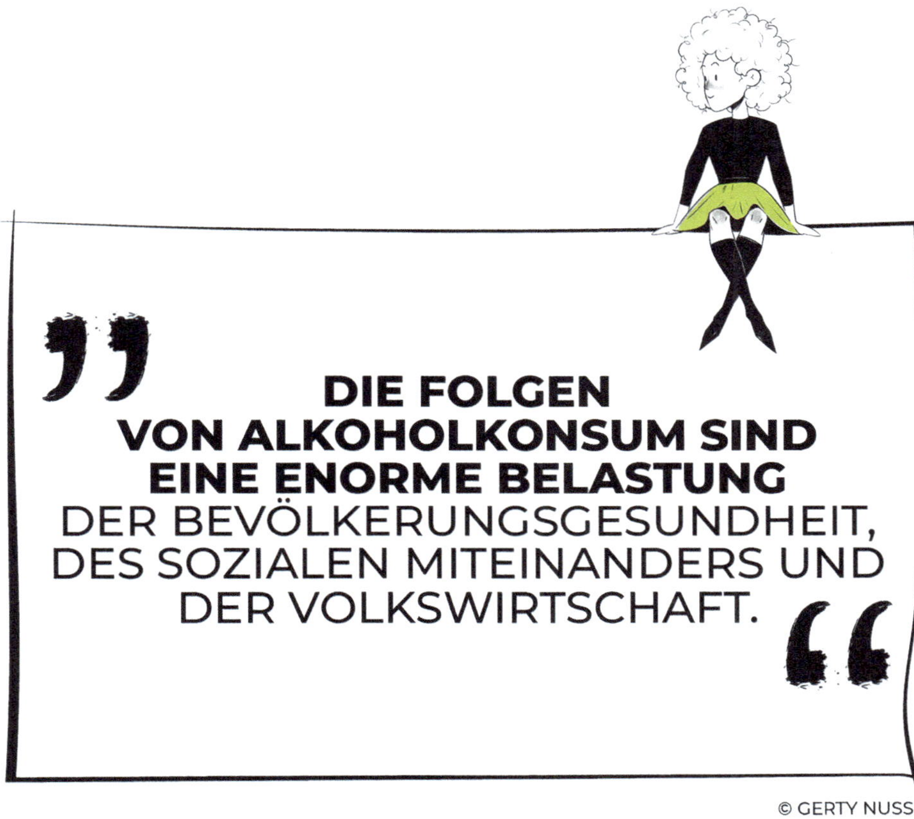

Abb. 2.2 Position der DHS, BÄK, BPtK, DGPPN und DG-Sucht (https://www.bundesaerztekammer de/fileadmin/user_upload/BAEK/Politik/Programme-Positionen/Positionspapier_Strukturelle_Praevention_der_Folgen_des_Alkoholkonsums_END.pdf zuletzt aufgerufen am 31.12.2024)

Für mich persönlich war das Papier dieser hochkarätigen Interessensgemeinschaft seit dem letzten Memorandum der DHS im Oktober 2023[7] zu einem *neuen Umgang mit Alkohol* (dem weltweit gefährlichsten Suchtmittel / der zellgiftigen kommerzialisierten Volksdroge) vielleicht der Tropfen, der an weiteren politischen Stellen einen Kipppunkt zum Umdenken bringen konnte (Abb. 2.2). Beispielsweise hat die DGE (Deutsche Gesellschaft für Ernährung) daraufhin im August 2024 ein weiteres Positionspapier formuliert, welches von vielen weiteren Multiplkator:innen wie der ARD aufgegriffen wurde. Darin empfiehlt die DGE, komplett auf alkoholische Getränke zu verzichten. Zeitgleich strahlte die „heute-

[7] https://www.dhs.de/fileadmin/user_upload/WK_der_DHS__Empfehlungen_zum_Umgang_mit_Alkohol.pdf zuletzt aufgerufen am 31.12.2024.

Show" des ZDF ein bemerkenswertes und sehr gut recherchiertes Special zu Alkohol aus.[8] Im „Dry January" 2025 konnten weitere sehr gute Aufklärungsformate im öffentlich-rechtlichen Rundfunk ausgestrahlt werden. Darunter der Dreiteiler „Dirty Little Secrets – Warum wir immer weiter trinken" oder „Hirschhausen und die Macht des Alkohols", beide abrufbar in der ADR-Mediathek. @production: Fußnote 8: Bitte trennen Sie die beiden Beiträge in den Fußnoten.[9]

Die internationalen politischen Entwicklungen seit dem Jahreswechsel 2024/25 schmälern zwar meine Zuversicht, wie ich sie zum Zeitpunkt der benannten Veröffentlichungen im Sommer noch 2024 empfand. Aber meine Hoffnung stirbt weiter zuletzt mit mir gemeinsam. Noch bin ich quietschfidel und frohen Mutes. Auch wenn im Wahlkampf 2024/205 zur Bundestagswahl keine demokratische Partei Alkoholprävention konkret als Thema aufgegriffen hat, so gab mir als COA der gemeinsame Antrag (20/12089)[10] der Fraktionen von SPD, CDU/CSU, Bündnis 90/Die Grünen und FDP Hoffnung. Der Antrag verfolgt das Ziel, Familien mit psychischen Erkrankungen besser zu unterstützen und konnte Anfang 2025 beschlossen werden. Der Antrag stieß zu Recht bei Sachverständigen auf großen Zuspruch. Das wurde während der öffentlichen Anhörung des Familienausschusses am Mittwochnachmittag des 18.12.2024 deutlich.[11] In einer Beschlussempfehlung vom 29.1.2025 ist nachzulesen, wie wichtig es ist, die Situation von Kindern in suchtbelasteten Familien mit weiteren Maßnahmen zu verbessern.[12]

„Politische Lichtblicke"

Reflexion:

Die normative Kultivierung von Alkohol wird in unserer Gesellschaft von der nachwachsenden Generation zunehmend in Frage gestellt. Gleichzeitig herrschen unter uns Spaltungstendenzen und viel öffentliche parteipolitische Kontroversen darüber, wie viel Kontrolle der Staat über private Konsumentscheidungen ausüben darf.

Impuls:

Egal zu welchem politischen Lager und zu welchem Konsumtyp Sie persönlich gehören – Kindern vorzuleben, dass es im Erwachsenenleben viele Alternativen der Erholung zum Feierabendbier gibt, ist ein sinnvoller gemeinsamer Konsens.

[8] https://www.zdf.de/comedy/heute-show/heute-show-spezial-vom-23-august-2024-100.html zuletzt aufgerufen am 31.12.2024.

[9] https://www.ardmediathek.de/serie/dirty-little-secrets-warum-wir-immer-weiter-trinken/staffel-1/Y3JpZDovL2JyLmRlL2Jyb2FkY2FzdFNlcmllcy9GMjAyNFdPMDIwNjI3QTA/1 / https://www.ardmediathek.de/video/hirschhausen/hirschhausen-und-die-macht-des-alkohols/wdr/Y3JpZDovL3dkci5kZS9CZW10cmFnLXNvcGhvcmEtNGJmYTgwNTYtMjFlOC00O-DUzLTkxMWUtNWRkZjFkZTdjMjY2 zuletzt aufgerufen am 29.01.2025.

2.2.2 Stigma und Einsamkeit werden durch Wirtschaftspolitik verschärft

Das Stigma gegenüber alkoholerkrankten Menschen wirkt in Deutschland deshalb so nachhaltig, weil die Alkohollobby von unserer Politik, Wirtschaftsverbänden und Entscheidungstragenden unserer Leistungsgesellschaft uneingeschränkt hofiert und mit Privilegien ausgestattet wird wie sonst kein Wirtschaftszweig. Überall, wo Geschäftliches großgeschrieben oder groß gefeiert wird, ist Alkohol automatisch frei verfügbar, visuell unterstützend oder kommunikativ veranstaltend dabei. Haben Sie sich schon einmal aufmerksam auf der Business-Social-Media-Plattform LinkedIn Posts zu Networking-Veranstaltungen durchgelesen? Dort fanden sich bis 2025 noch viele Schnappschüsse, Raketen- und Alkohol-Emojis für besondere Erfolge von besonderen Menschen. Aber auch dort lässt die öffentliche Selbstbeweihräucherung mit Alkohol unter jungen Nachwuchskräften nach. Es scheint nicht mehr wirklich in Mode zu sein, zu „saufen". Dennoch: Überall, wo Menschenmassen-Magneten wirken, versucht Alkohol weiter dabei zu sein und zu wirken. Mir begegnen noch immer Wochenend- oder Urlaubsbilder bei Social Media, auf dem nicht auch mindestens ein „Gönn mir"- oder „Habe ich mir verdient"-Moment mit Alkohol abgebildet ist. Meistens begegnen mir solche Beiträge von vermeintlich erfolgreichen oder glücklichen Menschen und schlimmstenfalls (ehemals) einflussreichen Menschen, die für viele weitere Menschen als kulturelles oder soziales Vorbild fungieren. Je älter wir werden, desto lieber zeigen wir Porträtaufnahmen von Flaschen als von uns? Warum machen „wir" sowas? Weil wir diese „Wir genießen gemeinsam"-Momente und Szenerien seit Jahrzehnten von der Alkoholwerbung in die Birne geballert bekamen und wir von klein auf dummerweise gelernt haben, dass es sich mit Alkohol besonders gut anfühlt, sich gut zu fühlen. Und es mit Unterstützung von Alkohol im Alltag ganz besonders erlernt und erarbeitet wurde, besonders zu sein.

Als soziale Wesen brauchen wir echte Verbindungen, um zu überleben. Wie negativ sich Einsamkeit auf unsere Gesundheit, sozialen Frieden und Leistungsbereitschaft auswirken, zeigen seit unserer kurzen Pandemieerfahrung immer mehr Untersuchungen. In Japan gibt es sogar ein eigenes Einsamkeitsministerium. Menschen können gemeinsam in einem Raum und gemeinsam in einem sozialen System wie Familie, Freundeskreis oder Arbeitsumfeld miteinander nebeneinander vereinsamen und sich isoliert fühlen. Nicht selten haben sie dabei einen Screen vor Augen – Fastfood, Snacks oder ein alkoholhaltiges Getränk in der Hand. Einsamkeit schlägt nicht unbedingt dann zu, wenn wir alleine sind, sondern wenn wir uns nicht verstanden, ausgegrenzt oder nicht geliebt fühlen. In meiner persönlichen Wahrnehmung leiden nicht wenige unter uns in industriellen und globalisier-

[10] https://dserver.bundestag.de/btd/20/120/2012089.pdf zuletzt aufgerufen am 31.12.2024.

[11] https://www.bundestag.de/presse/hib/kurzmeldungen-1034830 zuletzt aufgerufen am 31.12.2024.

[12] https://dserver.bundestag.de/btd/20/147/2014786.pdf, zuletzt aufgerufen am 25.11.2025.

ten Gesellschaften an unbemerkten Selbstwertverletzungen und sind aufgrund eines mangelnden Selbstwertes häufig nicht mehr in der Lage, sich selbst aus eigenen Mitteln ohne externe Reize oder Konsum in einen wohlbefindlichen Zustand zu versetzen.

Wäre ich für eine Alkoholmarke als kreative Kommunikationsstrategin beauftragt worden, den Alkoholkonsum (verantwortungsbewusst!) weiter anzuregen, hätte ich womöglich mit meinem heutigen Wissensstand und meinem damaligen Siegeswillen in Pitches für eine Alkoholmarke Werbeaussagen kreieren lassen, die den eigenen Selbstwert in einer trinkaffinen Gemeinschaftssituation über Identifikation und Zugehörigkeit zu alkoholhaltigen Getränken wie Bier und Wein positiv stärken würde.

Moment mal... das machen ja kreative Werbestrateg:innen bereits seit Jahren.

Natürlich bin nicht nur ich mit außerordentlichem Talent in unserer Kommunikationswirtschaft gesegnet worden, sondern viele weitere Kreativdirektor:innen und Strateg:innen ebenso. Jahr für Jahr gewinnen wir als Teams, die Tag und Nacht zusammenhalten, Preise für wirkungsvolle (Alkohol-)Werbung. Manche von uns geraten durch berufliche Erfahrungen auch privat unter Drogeneinfluss gemeinsam mit ihren Arbeitgebenden, während sie sich öffentlichkeitswirksam feiern. Auch diese möglichen sozialen Abhängigkeiten sind nichts, wofür sich einzelne Arbeitgebende selbst schämen oder von anderen verurteilt werden sollten. Es war und ist in weiten Teilen unserer Gesellschaft noch völlig normal, im öffentlichen und beruflichen Kontext gemeinsam alkoholhaltige Getränke außerhalb der Arbeitszeit zu konsumieren.

Zur aktuellen Klima-, Sicherheits- und Wirtschaftskrise erleben wir eine kulturelle Empörungs- und Umbruchphase. Die multifaktorielle Weltkrise und hybride Kriegsführung manipuliert uns seit Jahren schleichend mit zerstörerischer Propaganda. Eine KI-angetriebene kommerzialisierte Kommunikationsflut lässt uns darüber immer weniger Raum für freie und selbstaktive Denkprozesse. In meinen Bubbles nehme ich viel Anstrengung, Zweifel, persönlichen Frust und gesellschaftliche Enttäuschung wahr. Viele unserer Mitmenschen haben sich in diverseste ausdifferenzierte Lager aufgesplittet und gegeneinander verhärtet. Viele sind traumatisiert, verletzt, frustriert oder einfach überfordert und verängstigt. Kein gutes Gesamtklima, um gemeinsam große Aktionen oder nachhaltige Veränderungen konstruktiv herbeiführen zu können? Nicht nur auf Mikroebene breitet sich ein Ohnmachtsgefühl aus, sondern auch auf nationaler und internationaler Ebene. Täglich bis wöchentlich werden wir von Politik, Medien und Wirtschaft mit Hiobsbotschaften konfrontiert und einem Sprach- und Kommunikationsniveau ausgesetzt, das (Selbst-)Hass unter uns normalisiert, gegensätzliche Lagerbildung verstärkt und Hetze befeuert. Populismus in Zeiten komplexer, schwer überwindbarer politischer und gesamtgesellschaftlicher multifaktorieller Krisen.

Nach meinem persönlichen Empfinden gibt es in der heutigen Zeit nicht mehr viele Menschen ohne mentale Belastungen, Ängste oder Sorgen. Weltweit leiden mehr als 1 Mrd. Menschen unter einer psychischen Störung, über 350 Mio. an Angststörungen und nur 9 % der Weltbevölkerung werden mit ihren mentalen Problemen angemessen versorgt.[13] Wir sind mit zunehmenden Ohnmachtsgefühlen und Ohnmachtserfahrungen konfrontiert. Müssen wir davon ausgehen, dass es in Zukunft nicht weniger Traumafolgestörungen und Abhängigkeitserkrankungen geben wird, sofern wir uns nicht „einfach" bewusst werden, was wir unabhängig und selbstbestimmt in Gemeinschaft und Beziehung für uns selbst positiv verändern könnten?

„Stigma, Einsamkeit und politische Verantwortung"

Reflexion:

Unser Wohlstand baute bis heute größtenteils auf dem Konsum und dem Export von Konsumgütern auf. Unsere sozialen Sicherungssysteme sollten bislang über wirtschaftliches Wachstum stabilisiert werden. Den demographischen Wandel sahen wir bisher kommen, entwickelten allerdings noch nicht genug sozialverträgliche Lösungen.

Impuls:

Menschen vereinsamen oft, wenn sie aufgrund auffälligen Verhaltens über einen längeren Zeitraum ausgegrenzt werden. Ursprung auffälligen Verhaltens ist nicht selten eine Dysfunktion aus Belastung und Entlastung oder fehlende emotionale Regulierung. Alkoholabhängige Menschen sind meistens emotional hochgradig verunsichert oder belastet. Ausgrenzung führt oft zur Einsamkeit, die zusätzlich negativ auf den Erkrankungsverlauf einwirkt. Wenn Sie also persönlich an die Grenzen Ihrer Belastung im Umgang mit Alkoholerkrankungen geraten, dann sehen Sie es als Ihre persönliche politische Verantwortung als Fachkräfte, Führungskräfte oder Angehörige, weitere Unterstützungsmöglichkeiten zu aktivieren.

2.2.3 Mangelnde Vorstellungskraft für Alkoholfreiheit

Es kann ein Szenario sein, dass sich unsere mentalen Zustände, demokratische Sicherheit und sozialer Frieden weiter destabilisieren. Es kann aber auch ein viel positiveres Bild von der Zukunft geben. Das, was wir glauben, erleben wir. Und andersherum: Wir vertrauen in das, was wir erleben. Aufmerksamkeit, Empathie, Intuition und positive Vorstellungskraft ist bei mir dann am besten, wenn es mir nüchtern gut geht bzw. andersherum. Bin ich in mir ausgeglichen, sicher und ruhend, habe ich weniger Angst und vergleiche weniger. Nur, wer mit sich und seiner Umwelt in echter und ehrlicher Verbindung ist, kann sich wirklich posi-

[13] https://www.dw.com/de/who-ueber-eine-milliarde-menschen-sind-psychisch-krank-depression-angst-gesundheit-adhs-autismus/a-73866682, zuletzt aufgerufen am 28.11.2025.

tiv und unvoreingenommen auf sich selbst und andere Menschen einlassen. Zumindest erlebe ich das an mir persönlich so, wenn ich mir erlaube, dass es mir einfach gut geht. Ich für mich, ohne irgendwas dazu. Kein Gedanke, kein anderer Mensch, keine Beschäftigung und kein Mittel. Einfach so frei atmen, fühlen und denken (versus „mich aushalten müssen"), ohne Ablenkung, Verstärkung oder Betäubung. Wenn das gut geht, dann geht es mir gut und dann kann ich mit anderen Menschen aufmerksam und empathisch umgehen.

Ein Leben ohne Alkohol schien für mich lange im wahrsten Sinne des Wortes unvorstellbar. Das lag daran, dass Alkohol als verlässlicher Stresskiller und verantwortungsvoller Genuss tief in unserem kulturellen Erleben seit Generationen verwurzelt ist. Meine alkoholerkrankte Mama erschien mir als beschämende Ausnahme und ein genussvolles Leben mit Alkohol war mein „Normal". Gleichzeitig baute ich ein Stigma in mir auf, dass unkontrolliert trinkende Menschen einfach schwach und verantwortungslos seien. Ich sah auch für mich persönlich lange keinen Ausweg aus diesem Identitäts-Dilemma. Ein Leben ohne Alkohol schien für mich genauso undenkbar, wie die Erkenntnis, ein ebenso verantwortungsloser Mensch wie Mama zu sein. In unserer Gesellschaft stehen die weit verbreitete Akzeptanz und Ritualisierung von Alkohol im Widerspruch zu dem negativen Bild von Menschen mit Alkoholerkrankungen, die sich angeblich weniger gut im Griff haben können. Es braucht umfassende Informationen von Bundesbehörden und anderen tragenden Räumen, welche die sozialen und gesundheitlichen Risiken und Schäden des Alkohols deutlicher und klarer herausstellen. Alkoholtrinken darf nicht mehr als Kult und normale, harmlose, erwachsene Gemeinschaftshandlung dargestellt werden, nachdem wir die Folgen für unsere Gesundheit und unser Sozialleben kennen und unter uns mittlerweile so deutlich in unserem Familien- und Berufsalltag erleben.

STIGMA, das habe ich nun verstanden, hat meine Mama Gerti getötet und viele emotionale Schäden in unserem Umfeld über Generationen hinterlassen. Stigmafrei, respektvoll und wertschätzend im sozialen Miteinander könnten wir soziale Gerechtigkeit, psychische Gesundheit, positive Kommunikation, nachhaltige Selbstfürsorge, diversifiziertes Empowerment und chancengleiche Bildung verbessern. Sind wir vorurteilsfrei und unvoreingenommen, können wir offener und fairer miteinander umgehen. Diskriminieren wir uns weniger, geben wir uns gegenseitig mehr Chancen. Akzeptieren wir uns in unserer Besonderheit und Individualität, können wir für andere eine unterstützende Haltung einnehmen. Wertschätzen wir uns ohne Vergleiche oder Leistungsnachweise, fühlen wir uns als Mensch einfach so zugehörig. Das fühlt man gerade dort, wo viele Menschen zusammenhalten und Gastfreundschaft großgeschrieben ist. Um Menschen unabhängig von persönlichen Hintergründen oder belasteten Umständen in einem Raum miteinander einbeziehen zu können, bedarf es einer ehrlichen und offenen Kommunikation, die auf Respekt beruht. Inklusion gelingt immer dann besonders gut, wenn empathische Menschen sich ohne Einfluss von persönlichen Meinungen neutral auf die Gefühle und Perspektiven anderer einlassen können. In solchen stigmafreien sozialen Räumen erfahren wir Selbstakzeptanz durch gemeinschaftliche positive Selbstwahrnehmung, die wiederum unser eigenes

Wohlbefinden fördert. Nur wer sich selbst spürt und wohl fühlt, kann die eigene Stimme so für andere stärken, dass es einer Gemeinschaft dienlich ist. Das klingt jetzt sehr pathetisch, aber ich glaube an diese Erfahrung und Erkenntnis. Ich habe das selbst so erlebt. Ich habe den Unterschied erlebt, wie es ist, mit und ohne Stigma in mir und um mich herum zu leben.

Da immer mehr Menschen von sozialen und existenziellen Problemen heimgesucht werden und weil viele Menschen keinen direkten Zugang zu selbstaktiven gesunden Stressbewältigungsstrategien finden, fühlen sie sich tendenziell unwohl. Personen, die mit sich und ihrer Umwelt unglücklich sind, bedienen sich oft an selbstwertschädigenden Vergleichen und stigmatisierender Sprache. Deshalb funktionieren Reality-TV-Formate und Social Media heute auch so gut.

Wie soll ein Mensch Abstand von Alkohol als Universalproblemlöser finden oder positiv im Alltag kommunizieren können, wenn um uns herum jegliche Sprache und Kultur von staatstragenden Respektspersonen negativ zu entgleisen scheint und Politiker:innen aller Parteien weiterhin bei gesellschaftlichen Anlässen Bierkrüge und Weingläser in die Kamera halten?

Wenn politische Gläser und Krüger alkoholfrei gefüllt sind, dann oft noch überwiegend für die breite Öffentlichkeit verdeckt.

Was wäre das für ein Signal, wenn ein:e bayerische:r Politiker:in und Bierzeltredner:in öffentlich zugeben würde, Alkohol gar nicht gut zu finden? Was würde passieren, wenn ein:e Politiker:in im Bundeswahlkampf als großes Wahlgeschenk Alkoholfreiheit im Körbchen hätte? Zumindest läutete Judith Gerlach (Gesundheitsministerin in Bayern) Anfang und Ende 2025 auf LinkedIn den Dry January in Franken federführend ein und setzte sich im Bundesrat für die Abschaffung des „begleiteten Trinkens" ein. Regelmäßiger Alkoholkonsum und manipulative Kommunikation können Selbstvertrauen, Vertrauen untereinander und Vertrauen in staatliche Institutionen beeinträchtigen.

Die Alkoholindustrie muss als einzige Industrie in Deutschland ihre Etiketten nicht mal mit Inhaltsangaben versehen, geschweige denn ihre alkoholhaltigen Produkte mit Risikohinweisen kennzeichnen. Dabei haben mittlerweile fast alle namhaften Institutionen wie die WHO oder genannte nationale Fachgesellschaften wie die DGE auf Basis wissenschaftlich unumstrittener Fakten sehr deutlich herausgestellt, dass es keinen verantwortungsvollen, risikoarmen, unbedenklichen oder gesunden Alkoholkonsum gibt. Auch nicht, wenn er in Papier umwickelt oder mit erlesenen Kräutern angereichert oder mit einem BIO-Siegel versehen ist. Gift ist Gift. Die Dosis spielt bei dem Zellgift Alkohol hinsichtlich sozialer Schädigung weniger eine Rolle als die jahrtausendalte normative Kultivierung, kommerzielle Verherrlichung und 24/7-Verfügbarkeit dieser Volksdroge.

Mit all diesen wirtschaftspolitischen Hilfestellungen wurde Alkoholtrinken zur niederschwelligen Bewältigungsstrategie Nummer eins. Via Fußballstadien, Tankstellen, Kioskkultur und per Discounter wurde Biertrinken in unserem Berufs- und Familienalltag als emotional wichtiger Bestandteil sozialisiert. Medien, Politik und Wirtschaft und sogar unsere Suchtfachgesellschaften kultivieren Alkoholtrinken noch immer als normales Feierabendritual. Da freut sich ganz besonders die Kreativagentur, die für den Claim

(„Kleines Ritual unter Freunden") auch noch die OMR und die Fanta 4 gewinnen konnten. Wie gut macht sich so ein Espresso Herbtini an einer Bar, wenn Peers vielleicht mal im Trialog mit Profis und Angehörigen über zukünftige Entstigmatisierungsstrategien sprechen möchten?

Ich habe schon Einladungen zum Abendessen ausgeschlagen, nachdem mir der Alkohol zu tief nach meinem eigenen Vortrag auf einer Fachveranstaltung ungefragt in die Nase kroch. Ich brenne natürlich darauf, mehr mit Führungskräften aus dem Profibereich zu sprechen. Auch mit denen, die Drogen offen in ihren Berufsrollen konsumieren. Ich habe grundsätzlich nichts dagegen, wenn während eines Gesprächs mit mir Drogen konsumiert werden oder Gesprächspartner:innen während Gesprächen mit mir nicht nüchtern sind. Zu Beginn meiner Alkoholfreiheit dachte ich, das würde nicht mehr für mich gehen. Heute, über 3 Jahre später, kann ich souveräner mit konsumierenden Menschen umgehen. Gleichzeitig empfinde ich es als sehr angenehm, wenn in meiner Anwesenheit kein Alkohol getrunken wird. Ich bevorzuge diese Gefühle und diese Situationen. Bei Profis denke ich eher an ihre institutionelle Verantwortung (und ihre damit verbundene alkoholpolitische Bedeutung als Fachgesellschaften), der sie im Umgang mit Alkohol vielleicht auch Peers gegenüber gerecht werden wollen. Entweder wir öffnen auf Kongressen bewusst Konsumräume für alle Substanzen oder wir entscheiden uns für komplett konsumfreie Begegnungsstätten als Expert:innen während unseres Fachaustauschs im Trialog auf Augenhöhe. Oder wie sehen Sie das?

Unsere drogenbasierte Genusskultur und harmlos daherkommende Stressbewältigung mit „Bierchen oder Weinchen zum Feierabend" und unser Joker „Schnäpschen" für besonders fettes Essen, haben wir uns über alle Gesellschaftsschichten hinweg bis heute erhalten. Wir haben es als Gesellschaft noch nicht geschafft, uns von unserer transgenerationalen kulturellen Alkoholabhängigkeit freizuschwimmen. Wir empören uns lieber alle miteinander am liebsten PR-relevant und medienwirksam über Autor:innen wie Caroline Wahl und ihr berührendes Werk „22 Bahnen". Menschen wie Caroline machen deswegen einen so bedeutenden Unterschied, weil sie Unsicherheiten anderer Menschen ansprechen und damit Energie erzeugen. Auch ich musste selbst viele Bahnen ziehen, bis ich mich so unabhängig von Emotionen und Reaktionen anderer Menschen gut fühlen und intuitiv kommunizieren konnte, ohne Ängste oder ein schlechtes Gewissen gegenüber Rollen, Systemen und Personen zu entwickeln, die mir wichtig sind.

„Alkoholfreiheit vorstellbar"

Reflexion:

Alkoholfreiheit ist für viele Menschen zum Zeitpunkt der Offenlegung von Alkoholproblemen ein abstraktes Konzept mit wenig Selbsterfahrung und kann schnell zur Überforderung führen.

Impuls:
Sie dürfen gerne eigene positive Erfahrungen ohne Alkohol thematisieren. Grundsätzlich sollte allerdings im stigmafreien Umgang mit alkoholkranken Menschen das Konsumverhalten nicht im Vordergrund Ihrer Gespräche stehen, wenn Sie beim Abbau von Scham und Schuldgefühlen aktiv mitwirken möchten, außer die betroffene Person wünscht das von sich aus.

2.2.4 Noch immer keine ehrliche Katerstimmung bei der Alkohollobby?

Keine andere Branche ist mit ihrer Lobbyarbeit und keine andere Droge ist mit ihren Kartellen so identitär und stabil in allen wichtigen sozialen, kulturellen und wirtschaftspolitischen Machstrukturen in Deutschland integriert wie die Alkohollobby. Das ist meine persönliche Meinung. Ich habe dazu keine Beweise, nur Beobachtungen und Gefühle.

„Darauf erstmal einen Schnaps."

Stöhnte schon die Großmutter beim Räuber Hotzenplotz, wenn etwas zu passieren drohte, was schwer für Kasperl oder Seppel zu beeinflussen schien. Beim Löwenzahn mit Peter Lustig und „Die Reise ins Abenteuer" reichten schon weniger aufregende Momente beispielsweise, um erwachsene Handlungen wie selbstverständlich von alkoholischen Getränken begleitet medial für Kinder und Familien aufzubereiten.[14] Peter Lustigs Film „Die Reise ins Abenteuer" ist ein typisches Beispiel für ein an Kinder gerichtetes Medium, das Alkoholtrinken zur Darstellung erwachsener Rollen in verschiedensten sozialen und emotionalen Funktionen als selbstverständliche Tätigkeit überrepräsentativ darstellt.

Wie das Tempotaschentuch bei Schnupfen oder Kummer oder das Kuchenessen und Würstchenschnappen bei Kindergeburtstagen ist Alkoholtrinken leider noch immer eine erwartete Handlung unter Erwachsenen, wenn sie stimmungsvoll aufeinandertreffen wollen. Ergänzend kann ich Ende November 2025 noch diesen wertvollen und gut recherchierten öffentlich-rechtlichen Beitrag aus der Sendung „QUER" mit Christoph Süss beim Bayerischen Rundfunk als Referenz beitragen: https://youtu.be/LIJHEZuCb34?si=ggxbxmViDLNr7Npe.

Alkoholtrinken war in meinen Augen sehr lange völlig normal und vor allem nahm mir die kultivierte Normativierung des alltäglichen Alkoholtrinkens in meinen Lebenswelten regelmäßig meine eigenen Ängste, ich könnte durch mein Trinkverhalten wie meine Mama Gerti enden. Menschen um mich hatten es alle überwiegend im Griff, so wie ich. Natürlich phasenweise mal besser und mal schlechter, aber nie griff ich morgens zur Schnapsflasche.

[14] https://www.youtube.com/watch?v=wlL2GUy6wF4 zuletzt aufgerufen am 31.12.2024.

Diese etwas unreflektierte Wahrnehmung hatte den Effekt, dass ich mich im Umfeld von kultivierten Trinker:innen aufgewertet, zugehörig und verstanden fühlte. Egal mit wem ich oder wir zusammentrafen, nach zwei bis drei Gläsern Wein wollte und konnte ich nahezu jede Person lieb haben, wenn sie sich meinen Vorstellungen entsprechend verhielt.

Als Kind machten mich Bilder, wie Peter Lustig mit einem Freund und einem Glas Wein in der Hand im Liegestuhl entspannt, manchmal auch traurig. Besonders dann, wenn ich meine Mama vermisste. Es stimmte mich wehmütig, dass sie gerade nicht genauso unbedarft wie Peter mit seinem Freund im Liegestuhl in meiner Nähe ihr Leben mit einer guten Freundin mit nur einem Glas Wein (oder maximal zwei) genießen konnte. Dafür gab es später viele andere positive Beispiele in meinem Leben, die stark und erfolgreich waren und, obwohl sie regelmäßig tranken, offenbar kein Problem mit ihrem Alkoholkonsum hatten. Viele sprachen so unbedarft über Alkohol, dass Alkohol, nachdem Mama aus meinem Alltag verschwand, für mich das Normalste der Welt wurde. Gott, war ich froh! Und Gott, hatte ich Spaß! Ich meine das ehrlich, ohne Häme.

Je mehr ich um mich herum Menschen erlebte, die ohne offensichtlichen Kontrollverlust gut mit Alkohol funktionierten, desto mehr schob ich das Alkoholproblem als persönliches Versagen meiner Mutter in die Schuhe. Späßchen mit und über Alkohol klangen in meinen Ohren ulkig. Sie lösten immer schnell eigene Zweifel während oder nach starken Katererscheinungen. Die negativen Folgen verschwanden dadurch zwar nicht, sie fühlten sich aber weniger emotional und weniger belastend an. Je mehr sich unter uns ohne negative Wertung von ihren Katern erzählten, desto weniger schlecht fühlte ich mich selbst damit.

„Katerstimmung" nutzen wir allgemein als alternativen Begriff für harmloses und diffuses „Unwohlsein". Im übertragenen Sinne verwenden wir den Begriff sogar als Melancholie oder Niedergeschlagenheit, die nach einem emotionalen Hoch oder einem Vergnügen auftritt. Am Beispiel, wie wir „Katerstimmung" als harmlose Begrifflichkeit in unserer Alltagssprache verwenden, wird deutlich, wie vermessen und gefährlich unser kultivierter oder sozialisierter Kommunikationsstil für das rechtzeitige Erkennen, die Diagnose und das Verstehen von Alkoholerkrankungen durch Sprache und Kommunikation ist. Ein sogenannter „Kater" entsteht als Folge von Dehydratation, Elektrolytungleichgewicht und Entzündungsreaktionen im Körper nach übermäßigem Konsum einer zellgiftigen Droge. Diese körperlichen Symptome werden oft als „harmlos" oder „normal" im Rahmen des Feierns dargestellt und unterschätzen die tatsächlich schädlichen Auswirkungen des Alkohols auf unseren Geist und unseren Körper.

Durch mein langjähriges Berufsleben als gesundheitsaffine Sozialwirtin, qualitative Marktforscherin und kreative Marketingstrategin kenne ich so ziemlich jede chronische und weit verbreitete Zivilisationserkrankung, inklusive ihrer Risikofaktoren und Symptombilder, gegen die es Therapien gibt. Glauben Sie, mir wäre irgendwann während meiner Karriere einmal bewusst geworden, wie schädlich Alkohol eigentlich für mich und alle Menschen ist? Nicht nur für uns „Alki-Kinder" (COAs)?

Dass Zigarettenrauchen Krebs nicht nur theoretisch, sondern auch sichtbar und im echten Leben auslösen kann, das erfuhr ich irgendwann über verschiedene Wege und Erlebniswelten. Erstens starben Menschen um mich herum frühzeitig an Krebserkrankungen. Das passiert also wirklich und in manchen Fällen könnte es auch einen Zusammenhang zu Tabakkonsum gegeben haben. Das waren alles ehrenwerte und respektable Menschen, über die junge Menschen nicht urteilen sollten, auch wenn sich ihr Verhalten vielleicht manchmal ein wenig unmoralisch zeigte. Wir kritisieren keine Respektspersonen für gesundheitsschädliches Verhalten. Wir lassen Helmut Schmidts Nikotinsucht als Teil seines Charakters und Teil seiner Legendenbildung neutral bis positiv stehen. Das gehört sich so.

Wie oft hörte ich: *„Schau Dir den Schmidt an, der ist auch über 90 Jahre alt geworden, obwohl, oder sogar weil, er „Kettenraucher" war ..."*

Beim Suchtmittel Nikotin übernahm irgendwann auch die deutsche Politik ihre Verantwortung.

Erst durch gesetzliche Maßnahmen gelang es, effektiv auch unsere kulturelle Wahrnehmung zu Tabakrauchen und Nikotinkonsum nachhaltig zu verändern. Und erst durch die Bewusstmachung der Gesundheitsrisiken schaffte ich es 2010 erstmalig nach meiner Pankreatitis clean zu werden, nachdem ich meine erste Zigarette mit 12 Jahren qualmte und ab 16 Jahren überall, auch zu Hause, uneingeschränkt rauchen durfte. Ich rauchte in der Uni und in meinen früheren Büros, während meiner Lern- und Arbeitszeit. Das war völlig normal.

Das erste Gesetz zur Änderung des Tabakgesetzes (seit 2006 in Kraft) war ein wichtiger Schritt, um strengere Sponsoring- und Werberegulierungen für Nikotinprodukte auf den Weg zu bringen. Die demokratische Willensbildung dazu entstand aus einer Kombination von wissenschaftlichen Erkenntnissen über die Gesundheitsrisiken des Rauchens, einer öffentlichen Gesundheitsbewegung und konkreten Informationen über die Praktiken der Tabakindustrie aus eigenen Kreisen (mit Hilfe sog. „Whistleblower"). Bereits in den 1960er- und 1970er-Jahren wurden umfassende Studien veröffentlicht, die die gesundheitlichen Auswirkungen des Rauchens klar belegten, einschließlich einer Verbindung zu Krebs, Herzkrankheiten und anderen schweren Erkrankungen. Die Forschung initiierte ein wachsendes Bewusstsein und Besorgnis über die Gefahren des Nikotinkonsums. Mit dem wachsenden Verständnis für die Risiken des Rauchens begannen öffentliche Gesundheitsorganisationen und Nichtregierungsorganisationen, verstärkt für Anti-Raucher-Kampagnen und strengere Vorschriften zu kämpfen. Dies führte zu politischem Druck und Gesetzesinitiativen in vielen Ländern. Whistleblower, darunter einige ehemalige Mitarbeitende der Tabakindustrie, trugen entscheidend zur Enthüllung der Praktiken der Branche bei. Verschiedene Personen berichteten über interne Dokumente, die zeigten, dass die Tabakunternehmen über die schädlichen Auswirkungen ihrer Produkte informiert waren und deren Gefahren bewusst herunterspielten. Solche skandalösen Informationen sensibilisierten die Öffentlichkeit und die Regierungen dafür, wie die Tabakindustrie wissenschaftliche Ergebnisse manipulierte oder ignorierte und aggressive Marketingstrategien gegen junge Menschen einsetzte. Gerichtsverfahren, insbesondere in den USA, führten zu bedeutenden Entschädigungen und den Offenlegungen von internen Dokumenten, die die über Jahre hinweg geführten Taktiken der Tabakindustrie bestätigten. Das „Master Settlement Agreement" von 1998 zum Beispiel führte zu strengeren Werbebeschränkungen. Diese Faktoren führten auch in weiteren Ländern zur Verabschiedung strenger Werbe- und Verkaufsregulierungen für Tabakprodukte. Dazu gehören unter anderem Einschränkungen in der Werbung, die Einführung von Warnhinweisen auf Verpackungen und das Verbot von Werbung, die sich gezielt an Jugendliche richtet.[15]

„Katerstimmung bei der Alkohollobby"
Reflexion:
Stellen Sie sich vor, Ihr privates und berufliches Leben sowie Ihre soziale Existenz hängen vom Image oder Umsatz der Alkoholindustrie ab. Stellen Sie sich vor, Ihre Familie hat seit Generationen Freude am eigenen Weingut oder an der eigenen Brauerei oder an einem internationalen Spirituosengeschäft. Politische Agitationen, die Ihr Lebenswerk zu gefährden drohen, würden Ihnen vermutlich Angst machen.

Impuls:
Auch wenn Betroffene und Mitbetroffene viel Leid durch die Lobbyarbeit der Alkoholindustrie erfahren, ist niemandem von uns geholfen, einzelnen Persönlichkeiten und Interessenverbänden mutmaßlich zu schaden und sie persönlich zu stigmatisieren. Versuchen Sie stets in konstruktiven Austausch mit Vertreter:innen anderer Interessen zu gelangen und für ein gemeinsames Verständnis zu werben.

2.2.5 Petition für einen neuen Umgang mit Alkohol: Alkoholwerbeverbot

Leider sind trotz ähnlich zu vermutenden Hintergründen und trotz einer aktiven weltweiten Bewegung aktuell nicht die gleichen Erfolgschancen für eine neue Gesetzgebung im Umgang mit Alkohol in Deutschland zu erwarten. Im September 2025 erfuhren wir, dass der Bundeslandwirtschaftsminister für 2026 eine Million Steuergelder zur Förderung einer Werbekampagne für den Deutschen Wein zugesagt bekommen sollte. Über meine früheren Kontakte erfuhr ich in einem geschützten Gespräch mit Insidern 2023, dass die Spirituosenindustrie mit den Miniaturspirituosen und Menschen, die krank sind, wissentlich den meisten Umsatz generiert und deshalb nicht gerne auf diese kleinen Drogenformate im Kassenbereich verzichtet. Dokumente dazu liegen mir (noch) nicht vor. Und ich halte mich an den Schutz vertrauensvoller Quellen. Bevor ich das Manuskript zu diesem Buch final abgegeben habe, hatte ich im Vorfeld eine Petition gestartet, Alkoholwerbung zu verbieten. Bis zum 26. Februar 2026 konnten 103.187 Unterschriften auf der WeAct Petitionsplattform von Campact e.V. für ein Alkoholwerbeverbot gesammelt wer-

[15] https://www.dkfz.de/de/krebspraevention/Lexikon/M/Master-Settlement-Agreement.html zuletzt aufgerufen am 31.12.2024.

den (Quelle: https://weact.campact.de/petitions/alkohol-werbung-verbieten). Wir sind gespannt, wie viele Stimmen noch dazukommen und welche politischen Entscheidungstragenden sich der Thematik in Zukunft in welcher Art und Weise annehmen werden.

Anders als bei Nikotin Ende der 1990er sind womöglich heute noch viel mehr Entscheidungstragende emotional von Alkohol abhängig, und anders als bei Tabakrauchen hat Alkoholtrinken viel mehr kulturell-historische Funktionen und Identitätsstiftung für breite Teile unserer Wirtschaft, Politik und des Breitensports sowie für unsere Kreativ- und Kulturszene. Deutschlands Exportschlager und Identifikationsmagnet am Weltmarkt waren nun mal sehr lange Autos und Alkohol. Bundesländer wie Bayern hängen mit ihrer DNA, Wirtschaft und Identifikation so stark am Bier, dass viele meinen, eher heute sofort sterben zu wollen, wenn sie kein Bier mehr trinken könnten, als länger alkoholfrei leben zu dürfen. Vor allem die ältere ländliche Bevölkerung scheint in weiten Teilen Abstinenz eher als persönliche Bestrafung, denn als Erlösung zu sehen.

Wenn die wüssten und einmal bewusst über einen längeren Lebenszeitraum erleben könnten, wie schön es sich ohne Alkohol, besonders in Bayern, leben lässt ...

2.2.6 Das „Alcohol Policy Playbook" der WHO

Während bis vor wenigen Jahren noch fragwürdige Aussagen in medizinischen Fachkreisen auf als Fortbildungsveranstaltungen getarnten Werbeveranstaltungen für Mediziner:innen kursierten, dass moderater Alkoholkonsum sogar gesundheitsförderliche Auswirkungen haben könnte, so haben wir 2024 trotz aller politischen Rückschritte noch weitere erfreuliche Meilensteine auf internationaler Ebene zur Stärkung der Alkoholprävention miterleben dürfen.

Das international anerkannte **„Alcohol Policy Playbook"** zieht weite Kreise und zielt darauf ab, umsetzbare Lösungen für einen weltweiten Standard zeitgemäßer Alkoholpolitik verständlich zu machen. Das Strategiepapier beinhaltet einen praxisbezogenen Maßnahmenplan, der darauf ausgelegt ist, die öffentliche Gesundheit politisch zu fördern. Es richtet sich an politische Entscheidungstragende und Fachleute im Gesundheitswesen und bietet Antworten auf zentrale Fragen zur Wirkung von Alkohol und der Wirksamkeit bestimmter Politiken. Die Kernpolitiken umfassen Preisgestaltung und Besteuerung von Alkohol, Verfügbarkeitskontrollen, Werbeeinschränkungen und Etikettierungsrichtlinien. Das Playbook vergleicht die Sichtweisen der Alkoholindustrie mit wissenschaftlichen Erkenntnissen und empirischen Ländermodellerfahrungen, um zu verdeutlichen, wann alkoholbezogene Themen kommerziell geframt werden. Eine höhere Besteuerung von Alkohol wird als eine der effektivsten Strategien zur Reduzierung des Konsums und der damit verbundenen gesundheitlichen Schäden angesehen. Beschränkungen der Verkaufsstunden und der Dichte von Verkaufsstellen können erhebliche Vorteile für die öffentliche Gesundheit bringen. Werbung für Alkohol richtet sich oft gezielt an einsame, emotional belastete oder stark gestresste Menschen, was zu einem erhöhten Risiko für stressbewältigenden oder selbstwertstärkenden Alkoholmissbrauch führt. Die Kennzeichnung von Alkoholprodukten mit klaren Gesundheitswarnungen kann das Bewusstsein für die Risiken des Alkoholkonsums steigern und schwerwiegende Folgen verringern.

Mit diesem neuen internationalen Standard wäre es eigentlich ein Leichtes für Politiker:innen in Europa und insbesondere in Deutschland, diese Ansätze innerhalb ihrer Alkoholpolitik zu priorisieren, um den schädlichen Einfluss der Alkoholindustrie auf die öffentliche Gesundheit zu minimieren. Ich bleibe hoffnungsvoll, dass wir auch in Deutschland das Potenzial eines alkoholfreien Familien- und Berufslebens 2026 und darüber hinaus noch weiter ausschöpfen können.[16]

„Alkoholpolitik"

Reflexion:

Die strukturelle Alkoholabhängigkeit ist in Deutschland eine komplexe Thematik. Wir haben uns zum Ziel gesetzt, für die Entstigmatisierung von alkoholkranken Menschen und der Normalisierung von Alkoholtrinken in unserer gemeinsamen Öffentlichkeit entgegenzuwirken. Zu sinnvollen Maßnahmen für eine präventive Alkoholpolitik, die in anderen Ländern bereits Erfolge zeigen, gehören auch höhere Steuern oder überhaupt die Einführung von Steuern auf alkoholhaltige Getränke. Die Weinsteuer in Deutschland beträgt aktuell 0 €.

Impuls:

Selbst für gut aufgeklärte Kinder und Heranwachsende bleiben emotionale und kognitive Irritationen weiter bestehen, solange unser öffentlicher Kommunikationsraum voll von Suchtmittelmarketing und Werbebildern mit verharmlosendem Drogenkonsum bleibt.

2.2.7 Manipulierte Sprachbarrieren und hohes Alkoholkonsumniveau in Europa

Der letzte Hoffnungsschimmer, den ich vor dem Ende unseres Manuskripts in unserer Community gesehen habe, war ein Beitrag von Dr. med. Simone Koch auf LinkedIn. Sie verweist auf eine neue Studie im BMJ (2025), die auf Daten von 559.000 Menschen über bis zu 12 Jahre und 2,4 Mio. genetischen Datensätzen basiert. Die Ergebnisse zeigen, dass selbst Menschen, die genetisch als „robuster" gesehen werden und Alkohol besser abbauen, ein höheres Demenzrisiko haben, wenn sie mehr Alkohol konsumieren. „Je mehr Alkohol, desto schneller verliert das Gehirn Struktur und Funktion", so Simone Koch. Weiter weist die Ärztin darauf hin, dass Menschen, die später dement wurden, ihren Alko-

[16] https://iris.who.int/bitstream/handle/10665/379378/WHO-EURO-2024-5624-45389-64949-eng.pdf?sequence=2 zuletzt aufgerufen am 31.12.2024.

holkonsum oft schon Jahre vor der Diagnose reduzierten, was die Aussagen vieler älterer Studien bisher verfälscht hatten. So entstand durch frühere ungünstige Studiensettings nach Angaben von Koch der Mythos, „leichtes Trinken“ sei gesund.[17]

Ich möchte nicht zu den Schwarzmalerinnen gehören, aber haben Sie sich schon vor ihrem inneren Auge vorgestellt, was demographisch in den 2030er-Jahren in Deutschland auf uns und unser Pflegesystem zukommen wird? Eine sehr lange anhaltende gesellschaftliche „Katerstimmung“?

Neuste Studien und Metaanalysen von u. a. Nathalie Stüben bestätigen 2024 erneut, was Ralf Hüllinghorst bereits vor Jahrzehnten als Hypothese formulierte: Die Alkoholindustrie erwirtschaftet mehr als 50 % ihres Umsatzes mit riskantem bis hochriskantem Konsum auf Kosten menschlichen Leids.

Im Abstract heißt es wörtlich: „Trotz offenkundigem Konflikt zwischen staatlichen Public Health-Zielen und wirtschaftlichen Zielen von Alkoholherstellenden inszenieren sich diese als Präventionspartner der Politik, indem sie nicht-evidenzbasierte Lösungen wie Selbstregulation in Werbung und Marketing durchsetzen, schwere Trinker:innen als das eigentliche Problem darstellen und als Lösung einen verantwortungsvollen Konsum propagieren.“[18]

Über bewusst überblendende Postulate wie einem angeblich weit verbreiteten „verantwortungsvollen Umgang“ mit dem schädlichsten Suchtmittel,[19] an dem jährlich weltweit mehr als 3 Mio. Menschen sterben, manifestiert die Alkoholindustrie ein selbstzerstörendes Stigma, dass Menschen in unserer Gesellschaft bei Kontrollverlust nicht offen darüber sprechen lässt, wie schlecht es ihnen mit Alkohol geht. Diese durch normative Kultivierung verursachten Scham- und Schuldgefühle hindern Menschen mit Alkoholproblemen daran, frühzeitig, offen und aktiv Hilfe für ihre Leiden mit Alkohol einzufordern. Kommunikation, die zur Aktivierung des Alkoholtrinkens eingesetzt wird, richtet sich meistens gezielt an emotionale Grundbedürfnisse. Dazu zählen das „Wir-Gefühl“, Identität, soziale Orientierung, Tradition als Sicherheit und Kommunikation, die emotional verbindet. Zudem manipuliert Alkoholwerbung unsere Bedürfnisse nach Zugehörigkeit und Stressabbau.

Weltweit sterben jedes Jahr 3 Mio. Menschen durch Alkohol.
209 Mio. Menschen sind abhängig von Alkohol und weitere 200 Mio. Menschen trinken Alkohol in problematischem Ausmaß.[20]

[17] (Quelle: https://www.linkedin.com/posts/drsimonekoch_nach-meinem-letzten-post-%C3%BCber-alkohol-haben-activity-7391090384279576577-Jbzz?utm_source=share&utm_medium=member_desktop&rcm=ACoAACP3H2kBRkFRzscOgOeMPZVS3WRXD098mbA).

[18] https://www.thieme-connect.com/products/ejournals/html/10.1055/s-0044-1790409 zuletzt aufgerufen am 31.12.2024.

[19] https://www.thelancet.com/journals/lancet/article/PIIS0140-6736(11)60194-3/fulltext zuletzt aufgerufen am 31.12.2024.

[20] https://www.who.int/news-room/fact-sheets/detail/alcohol, zuletzt aufgerufen am 1.1.2025.

Da kaum ein Mensch bei Betroffenheit offen und ehrlich über den problematischen Umgang mit Alkohol spricht, halten wir uns miteinander und gegenseitig häufig einfach zum Narren, ohne das mit schlechter Absicht zu wollen. Bei öffentlichen Veranstaltungen und gesellschaftlichen Anlässen tun wir alle so, als sei Alkohol harmlos, während um uns reihenweise Menschen stillschweigend ihr Leben mit Alkohol nur schwer nüchtern gut ertragen.

„Wine Moms", die im Social Media ihre emotionale Abhängigkeit von Alkohol im Spannungsfeld mit nüchtern scheinbar nicht auszuhaltenden Strapazen durch Kinder und Familie als Parodie meinen humorvoll darstellen zu müssen, spielen diesen manipulativen Mechanismen leider auch noch in die Hände. Sie sind genau die kulturelle Reflexionsbühne, die Alkohol als neckische Unterstützung und Identifikation zu ihren benachbarten Leidensgenossinnen in ihrer Überlastung halten soll. Statt unser Leben so zu gestalten, dass wir nicht ständig fremdbestimmt über unsere Grenzen gehen müssen, nehmen wir uns einfach schnelle FMCGs für diese Grenzgänge. Leicht verfügbare Stresskiller wie Zucker, Alkohol oder Lifestylekonsumimpulse in individuell lebensstilgerechter Aufmachung dürfen unser Leistungsstreben entlasten. Spüren wir, dass uns Konsum nicht guttut, zweifeln wir automatisiert an uns selbst statt beispielsweise an einem Zellgift oder einem anderen Produkt. Marken erscheinen uns oft hochwertiger als wir uns selbst? Warum funktioniert dieser selbstschädigende Mechanismus aus Leistung und Konsum seit Generationen innerhalb unserer Systeme? Weil viele von uns in verschiedensten Lebenswelten und Sozialmilieus von Geburt an zum Konsum als normaler erwachsener Stressbewältigung und zum Alkoholtrinken als Routinehandlung „hin erzogen" wurden. Fußball verbindet weltweit ebenso sprachlos wie Bier.

„Sprachbarrieren & Hochkonsum"

Reflexion:

Viele Menschen verlangen sich selbst ab, eine Droge verantwortungsvoll konsumieren oder den Konsum anderer Menschen aushalten zu müssen. Viele Menschen fühlen sich persönlich schwach und schuldig, wenn sie spüren, wie sehr sie Alkohol schädigt. Menschen schämen sich jahrelang für Alkoholprobleme ohne darüber zu sprechen und konsumieren Alkohol oft trotz Leidensdruck unter enormen Gesundheitsrisiken und Belastungen. Einige versuchen unter uns kontrolliert weiter beim gemeinsamen Alkoholtrinken mitzumachen und nicht negativ aufzufallen, um in ausgelassenen Gesellschaften unauffällig zugehörig bleiben zu können.

Impuls:

Konsument:innen glauben an Werbeversprechen, trauen ihrer eigenen Wahrnehmung nicht und sammeln oft ein langes Leben lang unreflektiert und sprachlos Negativerfahrungen, die ihren Selbstwert verletzen, anstatt eine tief verwurzelte Verbindung zu Alkohol zu hinterfragen.

Was glauben Sie?

2.2.8 Alkoholkult kostet uns zu viel Substanz

Die wissenschaftliche Gesamtstudienlage macht deutlich, dass jede Form von Alkoholkonsum zu langfristigen Gesundheitsschäden, psychischen Problemen und Abhängigkeit führen kann. Im bereits erwähnten Positionspapier der DHS (Deutsche Hauptstelle für Suchtfragen), der Bundesärztekammer und weiteren Fachgesellschaften ist die gesundheitliche Belastung wie folgt auf den Punkt gebracht:

„In Deutschland wird übermäßig viel Alkohol getrunken. Mit 10,6 Liter Reinalkohol pro Kopf liegt der Alkoholkonsum hierzulande zwei Liter über dem durchschnittlichen Konsum in den Ländern der OECD (OECD, 2022). Das hohe Konsumniveau belastet die Gesundheit einzelner Personen und die gesamte Bevölkerungsgesundheit. Mehr als 200 Erkrankungen sind durch Alkoholkonsum mitverursacht, jedes Glas zu viel erhöht die Risiken (DHS, 2023). Bei 9 Mio. Personen in Deutschland liegt ein problematischer Konsum vor (Rauschert et al., 2022). 2016 wurden hierzulande 62.000 Todesfälle gezählt, die ausschließlich auf Alkohol zurückzuführen sind (John et al., 2022). Die direkten und indirekten Kosten des Alkoholkonsums in Deutschland belaufen sich auf über 57 Mrd. € (Effertz, 2020).“[21]

Die vermeintlich harmlosen und ungefährlichen „Leiden“ eines Katers werden oft nicht im Kontext ihrer ernsthaften Risiken betrachtet. Jede Form der Kommunikation um, mit und über Alkohol verharmlost ihn als grundsätzlich netten Gesellen, der nur unangenehm wird, wenn Mensch es mit ihm übertreibt. Weiß man ihn edel und besonders zu genießen, dann tut er uns und anderen angeblich gut. Aber eben nur, solange keine:r von uns weitererzählt, dass er im regelmäßigen Umgang eigentlich immer irgendwie irgendwann irgendwo bei irgendwem unangenehm wird oder richtig gemein werden kann. Er macht einen Zombie aus jedem noch so wertgeschätzten Menschen, der mit ihm eine Beziehung eingeht. Bei manchen nur wenige Male und dann nie wieder und bei ganz Wenigen hat er grundsätzlich keine Chance zu punkten.

BZgA-Daten von November 2024

„Der regelmäßige Alkoholkonsum unter Jugendlichen und jungen Erwachsenen ist im Jahr 2023 zwar deutlich geringer als noch vor 20 Jahren, stagniert aber seit einigen Jahren auf einem ähnlichen Niveau. Das zeigen die aktuellen Studiendaten der Bundeszentrale für gesundheitliche Aufklärung (BZgA). Besonders besorgniserregend ist, dass das sogenannte Rauschtrinken – nach einem vorübergehenden Rückgang während der Corona-Pandemie – wieder deutlich zugenommen hat und inzwischen das Vor-Corona-Niveau erreicht.“[22]

[21] https://www.dhs.de/fileadmin/user_upload/Positionspapier_-_Strukturelle_Prävention_der_Folgen_des_Alkoholkonsums__3_.pdf zuletzt aufgerufen am 31.12.2024.

[22] (Quelle: https://www.bioeg.de/aktuelles/2024-11-04-neue-bzga-daten-zum-alkoholkonsum-12-bis-25-jaehriger-rauschtrinken-bei-jugendlichen-steigt-auf-vor-corona-niveau/)

Besonders in der Werbung und Popkultur wird Alkohol häufig als Teil einer geselligen, lockeren und genussvollen Lebensweise propagiert. Auch für mich waren Antialkoholiker früher Spießer und Langweiler. Die negativen Konsequenzen des Alkoholkonsums werden oft einfach weggewischt. Als wären sie nur ausnahmsweise da. Gesellschaftlich gewinnen wir so den Eindruck, dass Katererscheinungen normale, akzeptable und unbedenkliche Nebenwirkungen für den Genuss von Alkohol sind.

Trinken Sie noch regelmäßig Alkohol? Sind Ihnen die gesundheitlichen Risiken, die damit verbunden sind, bewusst? Welchen Mehrwert glauben Sie, liefert Ihnen Alkoholkonsum, den Sie nüchtern nicht glauben erhalten zu können? Wozu nehmen Sie Alkohol zu sich? In welchen Momenten fällt es Ihnen besonders schwer, Alkoholkonsum zu vermeiden oder zu reduzieren? Ist der Benefit, den Alkohol Ihnen gibt, das Risiko auf Ihr Leben und Ihre Beziehungen wert?

Ich brauchte tatsächlich auch niederschwellig einige wissenschaftliche Fakten und Erlebnisberichte anderer Betroffener, um das folgend zitierte Gedankengut aus meiner hochmütigen Zeit unter Alkoholeinfluss nicht nur anders denken, sondern auch anders fühlen zu können:

Selbstreflexion

Noch vor 20 Jahren als heranwachsender „Karrieremensch“ vertraute ich stärker in Aussagen eines „hochkarätigen“ Werberats als in die Aussagen meiner „gescheiterten“ Mutter oder meiner „herzlosen“ Oma.

Manchmal schäme ich mich noch für den Hochmut und die Aufgeblasenheit, die ich in meinem jungen Alkoholleben zeitweise meiner Mama und Oma gegenüber an den Tag legen konnte. Waren diese Gedanken und Gefühle vielleicht normale Reaktionen auf das, was ich erlebte? Ich war gekränkt und (ohne das früher wertneutral bewusst reflektieren zu können) von meiner Herkunftsfamilie vernachlässigt, während sie versuchte, nach besten Wissen und Gewissen mit unseren familiären Herausforderungen und ihren jeweiligen eigenen Belastungen zurecht zu kommen. Auch das ist ein Stück weit „normal“ und kann in den besten Familien vorkommen.

Titel, Statussymbole und gepflegte Outfits sollten mich lange Zeit als Gegenentwurf zum Dasein, dass mir meine „gescheiterte“ Mutter bot, beeindrucken. Mir war nicht bewusst, wie stark mir meine damalige Identität und unbemerkte Traumatisierung gesundheitlich, emotional und sozial schadete. Hätte ich mein Wissen von heute bereits vor 10, 20 oder 30 Jahren haben können (ich bin heute 46 Jahre jung), hätte ich definitiv mein Risiko rechtzeitig präventiv minimieren können, in meiner Lebensphase über 50 chronisch krank zu sein oder frühzeitig chronisch krank zu werden. Nathalie Stübens Kommunikation und die weiterer Peers hätten bei mir auch schon vor 20 oder 30 Jahren gut wirken können. Da bin ich mir heute sehr sicher. Ich sehe an Menschen in meinem Umfeld, die jung sind, wie positiv ehrliche und offene peer-erfahrene Aufklärung über Alkohol (selbst von älteren Menschen) wirken kann.

Ich habe schon einige vermeidbare frühzeitige Todesfälle miterlebt. Ich bin eine verantwortungsbewusste und leistungstragende Angehörige aus einer traumatisierten und suchtbelasteten Familie. Seitdem ich mich regelmäßig mit Verdachtsmomenten im Sinne der Prävention konfrontiert sehe, habe ich gelernt, positiv damit umzugehen. Ich habe gefühlt das Leben mehrerer Menschen parallel geführt und so viel erlebt, was einige Menschen vermutlich niemals werden erleben können. Und dafür bin ich aus tiefstem Herzen dankbar. Mir selbst und meiner Familie gegenüber. Ich habe womöglich kein größeres Gesundheitsrisiko als Sie gerade. Ich habe nur eine neue Art, mit meinem Leben, meinem Bewusstsein und meinen Gefühlen umzugehen. Ich bin heute überwiegend im Hier und Jetzt, zuversichtlich, angstfrei und dankbar. Sonst würde ich diese omnyverse Entwicklung gar nicht aushalten und in dieser Dynamik dokumentieren können. Mein neues Verantwortungsgefühl entspringt aus meinen natürlichen Werten und hält mich selbstfürsorgend stabil im Leben. Ich bin 46 Jahre alt und war also schon in sehr vielen Krebsvorsorgeuntersuchungen und Krebsbehandlungen als Angehörige mit verschiedenen Generationen chronischer Volkskrankheiten dabei und kenne die emotionalen und psychischen Strapazen dahinter in verschiedenen Rollen. Mit Gestationsdiabetes Insulin spritzend fühlte ich mich in Nippes als werdende Mutter schon ein wenig schuldig, dass meine Bauchspeicheldrüse bereits so angeschlagen war. Für meine Entbindungen mit Kaiserschnitten und technischer Stilloptimierung mit Stillhütchen schämte ich mich unter all diesen bewunderten „Urinstinktmüttern". Mütter und unsere Kommunikation untereinander haben das Potenzial Leben zu retten oder uns emotional völlig zu demoralisieren – in Frauenkliniken ebenso wie in Krabbelgruppen. Ich hatte Glück mit meinen Krabbelgruppen und Pech bei meinen Entbindungen.

Auch wenn es der natürliche Lauf der Dinge ist, können frühe Todesfälle von Eltern, wie ich es bei Gerti und Georg und mir und Gerti erlebt habe, unbemerkt Traumata weiterverursachen und gesundheitsschädliches Bewältigungsverhalten auslösen, wenn sie nicht professionell behandelt werden. Ich dachte, mein Umgang mit dem Leben und Sterben von Gerti und die emotionale Ausgestaltung meines Lebens sei „normal" für Menschen wie mich. Ich dachte, der ständige innere Druck und die Unruhe wegen mangelnder Akzeptanzgefühle, traurig zu sein wegen Verlusterfahrungen, Angst vor weiteren Verlusten und Trennungen oder Ausgrenzungserfahrungen wegen Selbstschutz seien normal, so wie ich es für mich erlebte. Ich hörte früher als Kind bei vielen Irritationen und Ungerechtigkeitsempfinden in meinem Umfeld, in Medien und der Öffentlichkeit viele Menschen empört über schuldhaftes Verhalten sprechen. Die 1990er und 2000er lebten von öffentlicher Empörung in Talkshows und privater Entgleisung in Formaten wie „Big Brother" oder „Frauentausch". Heute verstehe ich, dass meine Denkansätze und meine persönliche Entwicklung auch gesellschaftlich manipuliert waren und mich zu fremdgeleiteten Emotionen und Handlungen beeinflussten. Mich genauso wie einen Großteil unserer Bevölkerung.

Selbstreflexion
Ich hätte mich mit einer weniger manipulierten Aufklärung zu Alkoholkonsum definitiv bereits vor 10, vor 20 oder sogar vor 30 Jahren anders verhalten. Vor 30 Jahren bin ich gerade 16 Jahre alt geworden und durfte offiziell überall frei Alkohol trinken. Das hatte ich definitiv gefeiert und es kommt mir als Erlebnis und Empfinden an manchen Tagen gar nicht so weit weg vor. Mein erhöhtes Erkrankungsrisiko, meine emotionale und meine mentale Zusatzbelastung als Resultat meiner Angehörigenrolle in einer suchtbelasteten Gesellschaft – diese „Kosten" rechne ich der Alkohollobby persönlich an.

Und nicht nur das. Georgs und Gertis schwere organischen Erkrankungen konnten ebenso nicht verhindert oder frühzeitig behandelt werden. Sie fühlten sich schuldig und in unserer Gesellschaft minderwertig. Sie kümmerten sich ungern um ihre eigene Pflege und Gesundheit. Neben ihrem Bewusstsein für Selbstfürsorge fehlten Ihnen genauso wie Gerti und mir oft das richtige Bewusstsein und die richtigen Worte für ihre Erlebnisse, Missbrauchserfahrungen und Symptome. Es fehlte ihnen die emotionale Stabilität, offen und ehrlich über ihre Bedürfnisse zu sprechen und Hilfe zu erhalten. Meine Mama war eine sehr intelligente, liebenswürdige, lebensfrohe und ansehnliche Frau. Am Ende hieß es zu oft: „Sie hat sich einfach totgesoffen" – als ob sie das selbst verschuldet hätte.

Stilvolles Alkoholtrinken gehörte zu den Besonderheiten, mit denen ich als junge Heranwachsende gerne meine Identität schmückte und mich zum Feierabend für die vielen Leistungen und Erfolge selbst belohnen wollte. Ich liebe meine Arbeit noch heute. *„Ich kann nun mal nicht aus meiner Haut"*, würde Gerti sagen, denke ich mir gerade. Ich rede mir mein Arbeitspensum oft schön und weiß das auch. Jedenfalls passte die Haltung des Deutschen Werberats zum gesellschaftlich anerkannten Alkoholkonsum perfekt zu meinem persönlichen Idealbild von früher. Der Deutsche Werberat meint nämlich nach wie vor, dass „die meisten Menschen in Deutschland alkoholhaltige Getränke verantwortungsvoll konsumieren, ohne dadurch sich selbst oder andere zu schädigen".[23]

Wenn die das sagen, dann kann das nicht schlecht für mich sein, denn ich bin genauso stark und nicht weniger wichtig wie andere Werberäte. Nachdem ich immer nur abends und lange Zeit nicht alltäglich, sondern kontrolliert Rotwein trank und morgens nicht zitterte oder Schnaps benötigte wie Gerti, tat ich sehr lange nach außen so, als ob ich mich

[23] https://werberat.de/wp-content/uploads/2024/09/dwr_flyer_alkoholregeln_2024_updated.pdf, zuletzt aufgerufen am 27.2.2025.

unbekümmert und verantwortungsvoll mit Weintrinken und guten Gesprächen ab und zu nur abends ehrenwert entspannen konnte. Obwohl ich schon länger spürte, dass ich mehr trank, als ich es eigentlich selbst gut fand.

Tun Sie sich selbst auch schwer, nüchtern Stress abzubauen und ohne Alkohol in eine entspannte Stimmung zu kommen oder richtig offen über Sexualität oder Gefühle zu sprechen?

Als Teil einer schillernden Kommunikationswelt war es mir natürlich wichtig, möglichst verantwortungsvoll einem positiven Image kultiviert zu entsprechen. Meine Vorstellung von „nicht verantwortungsvollem Trinken" beruhte leider auf einer sehr eingeschränkten und höchst riskanten Sichtweise. Mein eigenes Alarmsystem sprach verspätet an. In Krisen oder stressigen Phasen mal mehr Alkohol zu trinken und Katererscheinungen regelmäßig in Kauf nehmen, war für mich bis zu meiner freiwilligen Abstinenz irgendwie auch über viele Phasen der Auf und Abs in meinem Leben völlig normal. Als ich allerdings merkte, dass ich, trotz guter Gespräche und neuer positiver Energien um mich herum, nicht so einfach wie gewünscht aus meinen alten Mustern herauskam, fiel mir immer stärker auf, welch absurden Stellenwert Alkohol in meinem emotionalen System über die Zeit wieder eingenommen hatte. Nachdem ich nach meiner Pankreatitis mit Anfang 30 bereits befürchtete, wie meine Mama ein größeres Alkoholproblem als andere Menschen zu entwickeln, ging ich sehr lange sehr vorsichtig mit Alkohol um. Überhaupt fokussierte ich mich sehr stark auf meine Karriere und stellte meine Leistungsfähigkeit für mich selbst oft an erste Stelle. Nachdem ich mich durch Christophs zusätzlich wertschätzenden Spiegel seit August 2020 auch wieder in meiner privaten Rolle positiver dabei beobachten konnte, weniger Verlangen nach Alkohol spüren zu wollen, weckte das erste neue Lebensgeister in mir. Mit der Zeit beobachtete ich aber, dass es mir nicht gut gelingen sollte, komplett darauf zu „verzichten". Im respektvollen Austausch mit Christoph und unterstützenden Programmen von OAMN.jetzt traute ich mich schließlich, nach und nach den Gedanken im Kopf zuzulassen, dass auch ich emotional von Alkohol abhängig geworden war. Ohne mich mit dieser Einsicht und Angst weiter selbst zu erniedrigen.

Selbstreflexion

Seitdem ich meine Abhängigkeit ohne Selbstabwertung denken, fühlen und aussprechen konnte, ging es mir so viel besser. Das war gefühlt die größte Hürde und ist bis heute die größte Erleichterung für meine Recovery. Meine eigene Selbstentstigmatisierung war für mich der wichtigste Schritt zu meiner emotionalen Unabhängigkeit von Alkohol.

Je mehr Verantwortung mich in meinen Rollen, gleichzeitig gepusht von Alkoholkonsum, begleitete, desto größer wurde meine innere Diskrepanz und mein innerer Druck, ein Bild von mir nach außen zu bestätigen, das ich selbst eigentlich gar nicht bin. Gleichzeitig entsprach dieses Bild den gewohnten Erwartungen an mein Verhalten sowie meiner Identität. Und es war ein Bild von mir, dass ich mit vielen Menschen teilte, mit denen ich schon lange verbunden war.

„Alkoholkult kostet Substanz"

Reflexion:

Alkohol schädigt nicht nur die, die ihn trinken, sondern wirkt sich auch auf das soziale Umfeld und die Gesellschaft insgesamt aus. Mitbetroffene finden sich in nahezu allen Lebensbereichen, beispielsweise in der Familie, am Arbeitsplatz, im Straßenverkehr oder bei Freizeitaktivitäten.

Impuls:

Sprechen Sie offen über die Belastungen, die Sie in Ihrem Umfeld mit Alkoholkonsum beobachten. Scham und Schuldgefühle kosten uns noch mehr Substanz als das Trinken an sich.

2.2.9 Der politische Handlungsdruck wächst enorm

Soweit ich mich erinnere, habe ich nie strategische Kommunikation für Alkoholmarken entwickelt.

Da ich aber seit der Jahrtausendwende als qualitative Marktforscherin und dann später als kreative Strategin nicht wenige Positionierungen für alte und neue Marken auf Basis von bis dahin unerfüllten Zielgruppenbedürfnissen erarbeitet hatte, mutmaße ich heute, dass es Marktforschungsberichte oder Strategiepapiere im Umfeld der Alkoholindustrie und nahestehenden Kommunikationsprofis geben könnte, die sich mit verletzten Selbstwerten oder mangelnden Zugehörigkeitsgefühlen von potentiellen Alkoholkund:innen auseinandergesetzt haben könnten.

Wenn dem so ist und wenn es da irgendwo Papiere oder Files gibt, dann versteht bitte richtig, womit ihr es da wirtschaftspolitisch zu tun habt. Das sind Papiere, die als kommunikative Werkzeuge den Tod meiner Mutter und weitere Millionen unterversorgte Alkoholerkrankungen wissentlich mit begünstigt und eine gesellschaftspolitische Bedeutung haben. Zumindest ist das meine persönliche Meinung als geschädigte Angehörige. Ich habe kein Diplom in Politik oder Medienrecht abgeschlossen, lediglich mein soziales Empfinden lässt mich diese Anspielungen formulieren.

Ich bin einen schillernden und schmerzhaften Weg mit Alkohol bis hierhin gegangen und habe das Leben mit meiner Mama an Alkohol verloren. Meine Erfahrungen mit Alkohol wünsche ich niemandem. Die guten Erfahrungen, die Alkohol mit mir machte, gehen auf meine Kappe.

Ich wünsche mir, dass es noch mehr Menschen geben wird, die viel früher als ich einen gesünderen Abstand zu Alkohol finden können, vor allem, was seine soziale Funktion für unserer kulturelle Freizeitgestaltung angeht. Aus diesen Gründen freue ich mich weiter über alle konsolidierten Aktivitäten und Stimmen aus unserer Gesellschaft wie die der

DGE, die auf die Risiken unserer gesellschaftlichen Verharmlosung von Alkohol immer wieder faktenbasiert hinweisen und vor unbedenklichem Umgang mit Alkohol öffentlichkeitswirksam warnen können.[24]

Ich frage mich häufig, wie ich meinen Umgang mit meiner Traumabewältigung und meine langjährige Alkoholkonsumstörung hätte frühzeitiger positiv verändern können, wenn ich zum Beispiel 2014 in der Gynäkologiepraxis neben einem FASD-Poster eine entsprechende Risikowarnung der DGE oder des RKI über Alkoholkonsum im Allgemeinen gesehen hätte? Ich möchte behaupten, dass ich bei entsprechend frühzeitiger Aufklärung über die Risiken von Alkohol für insbesondere Frauen (wie ich sie über Nathalie Stüben seit 2022 regelmäßig erfahre) nach dem Versterben meiner eigenen Mutter an Leberzirrhose, mein Trinkverhalten nach ihrem Tod 2013 hätte früher ändern können. Entsprechend hätte ich mir jahrelangen schädlichen Konsum gespart und hätte heute eine geringere gesundheitliche Belastung in mir.

Selbstreflexion
Ich fühle mich heute als COA stellvertretend für weitere Millionen Kinder von der deutschen Alkohollobby in gewisser Weise sozial betrogen und emotional manipuliert bis missbraucht.

Vielleicht mag das in Ihren Ohren gerade ein wenig („hysterisch"?) übertrieben, „zu emotional" oder dramatisch klingen. Ich denke allerdings, ich kann das nicht oft und deutlich genug formulieren. Nicht unbedingt nur für meine persönliche und therapeutische Aufarbeitung, sondern vor allem für all die Millionen (erwachsenen) Kinder unter uns, die diese Ungerechtigkeit nicht so deutlich formulieren, angstfrei benennen und weitergeben können wie ich in meiner jetzigen Situation kann.

Meine Einstellung und Entscheidungsfreiheit für einen sog. „verantwortungsvollen" Alkoholkonsum war in meiner Biographie definitiv von Geburt an und durch den Einfluss unserer Gesellschaft unverhältnismäßig gefährdet. Selbst wenn ich jeden Schluck Alkohol selbst verantworte (was ich auch tue), verantworte ich selbst nicht alleine mein mangelndes Risikobewusstsein. Die Verantwortung für das Risikobewusstsein von Konsum gefährlicher Güter tragen vor allem Produzent:innen, Vertreibende, sowie Verantwortliche für unser öffentliches Gesundheitsbewusstsein in Vorbildrollen.

Weil Millionen Menschen durch Alkohol qualvoll leben und qualvoll sterben, wird im benannten Positionspapier der DGE (6.6.2024) richtiger- und längst überfälligerweise gefordert:

[24] https://www.dge.de/wissenschaft/stellungnahmen-und-fachinformationen/positionen/alkohol/, zuletzt aufgerufen am 27.2.2025

1. Alkoholpreise müssen spürbar angehoben werden!
2. Die Verfügbarkeit alkoholischer Getränke muss eingeschränkt werden!
3. Werbung und Sponsoring muss reguliert werden!

Mein Lieblings-O-Ton aus dem Papier: *„Die Bundesregierung ist aufgefordert, ein vollständiges Werbeverbot für Alkohol umzusetzen. Außerdem sollten alle alkoholhaltigen Produkte mit großen, gut sichtbaren gesundheitsbezogenen Warnhinweisen versehen werden.“*

„Steigender politischer Handlungsbedarf“

Reflexion:

Wir halten also für den Moment fest, dass unsere Gesellschaft und wichtige wirtschaftspolitische Meinungsbildner:innen und Entscheidungsträger:innen in Deutschland seit Jahrzehnten wissentlich unterlassene Hilfeleistung gegenüber Millionen alkoholgeschädigten Menschen begehen.

Impuls:

Wenn das so wäre, wäre das nicht ein Skandal?

Literatur

https://www.dkfz.de/aktuelles/pressemitteilungen/detail/alkohol-mehrheit-der-deutschen-fuer-werbeverbot-und-hoeheres-mindestabgabealter, zuletzt aufgerufen am 8.12.2025

https://de.wikipedia.org/wiki/Bier, zuletzt aufgerufen am 26.6.2025

https://www.sodaklub.com/stigma zuletzt abgerufen am 29.12.2024

https://www.recoverydeutschland.org/recovery-walk, zuletzt aufgerufen am 25.11.2025

https://www.dg-sucht.de/stellungnahmen/ag-entstigmatisierung, zuletzt aufgerufen am 25.11.2025

https://www.bundesaerztekammer.de/fileadmin/user_upload/BAEK/Politik/Programme-Positionen/Positionspapier_Strukturelle_Praevention_der_Folgen_des_Alkoholkonsums_END.pdf zuletzt aufgerufen am 31.12.2024

https://www.dhs.de/fileadmin/user_upload/WK_der_DHS__Empfehlungen_zum_Umgang_mit_Alkohol.pdf zuletzt aufgerufen am 31.12.2024

https://www.zdf.de/comedy/heute-show/heute-show-spezial-vom-23-august-2024-100.html zuletzt aufgerufen am 31.12.2024

https://www.ardmediathek.de/serie/dirty-little-secrets-warum-wir-immer-weiter-trinken/staffel-1/Y3JpZDovL2JyLmRlL2Jyb2FkY2FzdFNlcmllcy9GMjAyNFdPMDIwNjI3QTA/1 / https://www.ardmediathek.de/video/hirschhausen/hirschhausen-und-die-macht-des-alkohols/wdr/Y3JpZDovL3dkci5kZS9CZW10cmFnLXNvcGhvcmEtNGJmYTgwNTYtMjFlOC00ODUzLTkxMWUtNWRkZjFkZTdjMjY2 zuletzt aufgerufen am 29.01.2025

https://dserver.bundestag.de/btd/20/120/2012089.pdf zuletzt aufgerufen am 31.12.2024

https://www.bundestag.de/presse/hib/kurzmeldungen-1034830 zuletzt aufgerufen am 31.12.2024

https://dserver.bundestag.de/btd/20/147/2014786.pdf, zuletzt aufgerufen am 25.11.2025

https://www.dw.com/de/who-ueber-eine-milliarde-menschen-sind-psychisch-krank-depression-angst-gesundheit-adhs-autismus/a-73866682, zuletzt aufgerufen am 28.11.2025

https://www.youtube.com/watch?v=wlL2GUy6wF4 zuletzt aufgerufen am 31.12.2024

https://youtu.be/LIJHEZuCb34?si=ggxbxmViDLNr7Npe.

https://www.dkfz.de/de/krebspraevention/Lexikon/M/Master-Settlement-Agreement.html zuletzt aufgerufen am 31.12.2024

https://www.linkedin.com/posts/drsimonekoch_nach-meinem-letzten-post-%C3%BCber-alkohol-haben-activity-7391090384279576577-Jbzz?utm_source=share&utm_medium=member_desktop&rcm=ACoAACP3H2kBRkFRzscOgOeMPZVS3WRXD098mbA), zuletzt aufgerufen am 31.1.2026

https://iris.who.int/bitstream/handle/10665/379378/WHO-EURO-2024-5624-45389-64949-eng.pdf?sequence=2 zuletzt aufgerufen am 31.12.2024

https://www.thieme-connect.com/products/ejournals/html/10.1055/s-0044-1790409 zuletzt aufgerufen am 31.12.2024

https://www.thelancet.com/journals/lancet/article/PIIS0140-6736(11)60194-3/fulltext zuletzt aufgerufen am 31.12.2024

https://www.who.int/news-room/fact-sheets/detail/alcohol, zuletzt aufgerufen am 1.1.2025

https://www.dhs.de/fileadmin/user_upload/Positionspapier_–_Strukturelle_Prävention_der_Folgen_des_Alkoholkonsums__3_.pdf zuletzt aufgerufen am 31.12.2024

https://www.bioeg.de/aktuelles/2024-11-04-neue-bzga-daten-zum-alkoholkonsum-12-bis-25-jaehriger-rauschtrinken-bei-jugendlichen-steigt-auf-vor-corona-niveau/, zuletzt aufgerufen am 31.01.2026

https://werberat.de/wp-content/uploads/2024/09/dwr_flyer_alkoholregeln_2024_updated.pdf, zuletzt aufgerufen am 27.2.2025

https://www.dge.de/wissenschaft/stellungnahmen-und-fachinformationen/positionen/alkohol/, zuletzt aufgerufen am 27.2.2025

Ulmer, A. (2021) Alkoholabhängigkeit anders behandeln? Ansätze zu neuen Hoffnungen. Tredition-Verlag, Hamburg, ISBN 9783347383807 https://shop.tredition.com/booktitle/Alkoholabhängigkeit_anders_behandeln/W-1_163860

Mein Leben als „Tochter einer Alki“

3

3.1 Wohlbehütet unter familiärer Erkrankungslast

Als Kind flüchtete ich mich häufig, besonders während langer Autofahrten mit meinen Eltern am Wochenende, in Tagträume (Abb. 3.1). Mit „Under Pressure“ von Queen auf maximaler Lautstärke im Walkman auf meinen Ohren konnte ich die Streitgespräche meiner Eltern ausblenden. Wenn die Musik richtig laut lief, konnte ich ziemlich sicher sein, dass keine schlimmen Wortfetzen zu mir durchdringen konnten. Ich hatte immer mal das Gefühl, dass meine Eltern Gerti und Fritz zwischendurch vergaßen, dass ich hinter ihnen im Auto dabei war. Besonders als Opa Georg krank wurde und meine Mama ihren Vater in seinen letzten Lebensmonaten begleitete, schien meine Mama außer ihren Gefühlen zu diesem Schicksal nicht mehr viel andere Emotionen fühlen oder wahrnehmen zu können.

Alle in unserem Umfeld beobachteten, wie Gerti sich emotional und physisch in der Fürsorge für ihren Vater forderte. Laut Zeugenaussagen aus dieser Zeit ließ ihr Vater auch nur noch seine Tochter Gerti und einen Pfleger, dem er vertraute, an sein Sterbebett. Georgs und Gertis Leben trennten sich, als sie im Grundschulalter war. Von ihrer Kindheit bis zu seiner tödlichen Erkrankung sahen sich die beiden meines Wissens so gut wie nie. Den Abend, als der Anruf zu seiner tödlichen Diagnose bei uns ankam, erinnere ich noch gut und habe vor meinem inneren Auge, wie Mama kurz die Beine wegsackten und sie sich gerade noch auf unser Telefonbänkchen im Flur setzen konnte.

Meinen Opa Georg mütterlicherseits hatte ich bis zu diesem Anruf nie wirklich kennengelernt. Ich sah ihn einmal auf einer Priesterweihe und erinnere mich, wie ich eine seiner ersten Wunden durch sein damals weißes verschwitztes Hemd angedeutet auf seinem Rücken sah. Da Mama erst kontaktiert wurde, als mein Opa sich schon mit schnellen Schritten dem palliativen Stadium seiner Hautkrebserkrankung näherte, durfte ich ihn nicht mehr oft mit besuchen. Die Tumore hatten bereits seinen kompletten Körper eingenommen.

C. Schürmann, *Empathie und Empowerment bei Alkoholabhängigkeit*,
https://doi.org/10.1007/978-3-662-71271-9_3

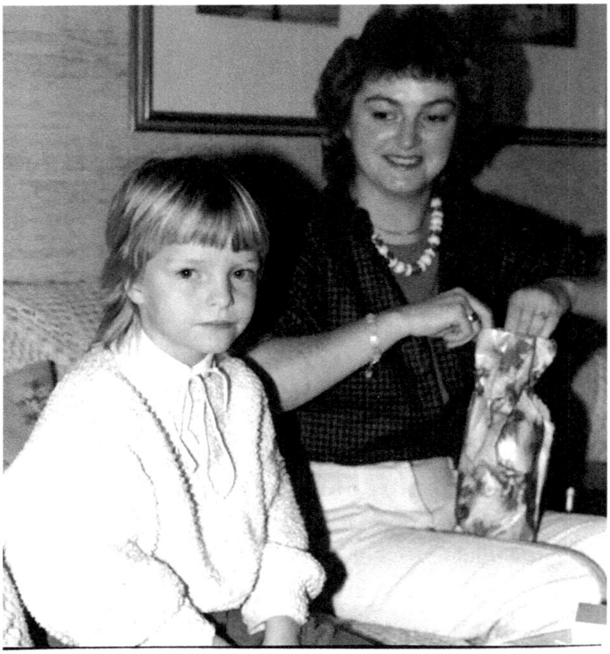

Abb. 3.1 Gerti und Carolin 1980er-Jahre

Irgendwann hatten sie nicht mehr genug gesunde Haut, um operieren zu können. Die Fotos der Klinik zum Endstadium fielen mir irgendwann in die Hände, als ich in Papas Büroschrank etwas für meinen Grundschulbedarf suchte.

Mama war ständig bei ihm und sichtlich in unterschiedlichsten Emotionen hin und her gerissen, die sie damals in den stundenlangen Gesprächen mit ihm durchlebte. Ich dachte mir als kleines Kind manchmal, weil ich eifersüchtig war: „Der hat das gar nicht verdient".

Gerti fuhr eine lange Zeit täglich von Mittelfranken in die Oberpfalz zu ihrem Vater ins Krankenhaus. Ich spüre heute noch ihren Schmerz und ihre Verzweiflung, wie sie um ihre verlorene Lebenszeit mit ihrem Papa bitterlich viele Abende lang weinte. Die verlorene Tochter in ihr schien grenzenlos traurig, fühlte sich alleine und scheinbar von ihrem Umfeld missverstanden. Die Hilfe von Angehörigen konnte mitunter auch zur zusätzlichen emotionalen Belastung für meine Mama werden. Und so saß sie oft abends im Schneidersitz mit dem Rücken zu uns vor ihrer Stereoanlage mit Kopfhörern auf dem Kopf am Boden und wankte mit ihrem Weißwein in der Hand hin und her. Sie hörte oft Neil Diamond und Simon and Garfunkel. Mit mir zusammen tanzte und twistete sie am liebsten zwischendurch zu der Mini-Platte, die sie mir damals schenkte: „Don't worry, be happy". Sorge Dich nicht, sei einfach fröhlich... Ich meine zu erinnern, dass auch mein Opa Georg – wie meine Mama Gerti – nie oder viel zu spät professionelle Hilfe für seine komorbiden Leiden erhielt. Ich interpretiere es heute so, dass er sich als „spielsüchtiger Gauner" ebenfalls abwertete und sich für seine gesundheitlichen Probleme alleine verantwortlich machte. Sobald wir die Schuldfrage für Erkrankungen in den Raum stellen, kann die Bereitschaft für medizinische Hilfe sinken.

Am liebsten stellte ich mir während der langweiligen stundenlangen Ausflüge alleine in meinen Gedanken versunken vor, dass mir irgendetwas fehlte und meine Eltern mit mir ins Krankenhaus müssten, in dem sich fürsorgende, klinisch saubere Profis in weißen Kitteln nur um mich kümmern würden. Ich stellte mir kein lebensbedrohliches Drama, sondern nur das Gefühl von Aufmerksamkeit, Ruhe und emotionaler Sicherheit für meine „kleinen Wehwehchen“ vor.

Meine ersten aktiven Erinnerungen, die Zusammenhänge herstellen können, beginnen eigentlich erst ab der 3. Schulklasse. Meine Erfahrungen im Kindergarten und den ersten beiden Schulklassen kann ich nur schemenhaft greifen. Ich erinnere, dass ich Anfang der 1980er Jahre als vorlaut und frech, aber auch als herzlich und hilfsbereit galt. Hauptsache Aufmerksamkeit (vermute ich heute).

> „Menschen werden vergessen, was du gesagt hast, sie werden vergessen, was du getan hast, aber sie werden niemals vergessen, wie du sie hast fühlen lassen.“ (Maya Angelou)

So geht es mir mit den schemenhaften Erinnerungen, die ich aus meiner frühen Kindheit mit Gerti in mir trage. Ich kann meine Gefühle als Kind heute klarer greifen und die Situationen heute mit meinem eigenen emotionalen Erfahrungswissen als Erwachsene für mich wesentlich besser emotional einordnen und ablegen als noch zu der Zeit, als ich selbst noch keine Mama war. Ausgewählte Erinnerungen, die sich bis heute in mir festgesetzt haben und die Selbststigmatisierung meiner Mama und mir veranschaulichen können, möchte ich Ihnen nun beschreiben.

„Leben mit dem Stigma ‚Tochter einer Alki'“

Reflexion:

Medizin und Pädagogik sind soziale Professionen, mit denen Heranwachsende als erstes außerhalb ihrer Familie in Kontakt kommen. Berufsrollen wie Kinderärzt:innen oder Erzieher:innen bilden zur Familie erste Erfahrungsstrukturen für Kinder in Kontakt mit ihrer Umwelt und ihrem Selbst. Die Kommunikationsbereitschaft und Kommunikationskompetenz unseres sozialen Umfelds kann maßgeblich darüber mitentscheiden, wie sich unser Leben gestaltet und entwickelt.

Impuls:

„Mit Ihren eigenen Worten haben Sie die Macht, das Leben anderer grundlegend zu verändern oder die Chance, es tiefgreifend zu beeinflussen. Nichts zwischen uns geschieht isoliert und ohne Grund.“

3.1.1 Ängste und Unsicherheiten in vorbelasteten Familien

Ich erinnere einen Abend, als meine Eltern Besuch von einem guten Freund meiner Mama hatten und ich im Wohnzimmer um sie herum alleine spielte. Mama betonte früher häufig, wie stolz sie auf mich ist, dass ich mich so vorbildlich stundenlang alleine beschäftigen konnte. Oma Leni berichtet hingegen heute noch, wie schwer es ihrer Tochter Gertrud als Kind fiel. Sich alleine über einen längeren Zeitraum mit sich selbst ruhig zu beschäftigen, während Oma Leni sich als frisch geschiedene Frau in Nürnberg in den 1960er Jahren im Beruf weiterbilden oder neue Sozialkontakte pflegen wollte, gelang Mama nicht so gut wie mir. Schon in frühester Kindheit wurden in meiner Familie immer wieder Vergleiche zwischen meiner Oma Leni, meiner Mama Gerti und mir gezogen.

Jedenfalls tauchte an diesem Abend bei meinem Spiel ein kleines rotes Rennauto auf, dass ganz offensichtlich nicht zu meinen Spielsachen gehörte. Ich hatte offenbar ein Spielzeug aus dem Kindergarten „mitgehen lassen" und hinter einer Lautsprecherbox im Wohnzimmer meiner Eltern versteckt. Warum auch immer. Meine Eltern waren nicht begeistert, als sie verstanden, dass ich etwas geklaut hatte. Vorneweg meine Mama, die sich immer als die strengere von beiden zeigte, wenn es ihr gut ging. Heißt, Mama war „strenger", wenn sie nicht gerade vom Alkohol gezeichnet war.

Zu der Situation mit dem kleinen roten Rennauto erinnere ich mich nicht mehr an viele Worte, aber ich erinnere mich an zwei Gefühle noch sehr stark: Angst und Scham. Ich schämte mich, dass ich so etwas tat und verstand gar nicht, warum das passieren konnte. Ich erinnere mich noch sehr konkret an das Gefühl, dass ich bereits als kleines Kind an mir zweifelte, weil ich in dem Moment, als das Spielzeugauto auftauchte, mich wirklich nicht mehr erinnern konnte, wie und warum das Auto dort gelandet war. Vielleicht war ich das gar nicht gewesen? Hatte das Auto vielleicht ein Spielkamerad und nicht ich dort versteckt?

Meine Mama verlangte mir ab, dass ich mich bei meiner „Kindergartentante" (so sagten wir damals) direkt und persönlich für den offensichtlichen Diebstahl entschuldige. Es war Winter und ich fühle den Weg zum Kindergarten am Morgen der Beichte als wäre es gestern gewesen: Ich hatte panische Angst, dass mich Tante Karin nicht mehr lieb haben würde. Und obwohl meine Mama mit ihrem warmen Pelzmantel mich sogar ausnahmsweise begleitete, fühlte ich, als ich mich an sie klammerte, keine Wärme oder Sicherheit. Ob ich aus der Situation gelernt habe, für meine Fehler aktiv und ehrlich einstehen zu können, weiß ich nicht. Ich weiß aber heute, dass, wenn Eltern emotional nicht zu oder hinter ihren Kindern stehen, sondern selbst stark verunsichert sind, sich Kinder schnell emotional verloren fühlen können. Und sich das Gefühl, in ihrem Umfeld nicht sicher und als Person „falsch" zu sein, sehr leicht einstellen kann.

Wenige Jahre später gab es eine ähnliche Situation.

Ich gehe gerade von der Grundschule nach Hause, da kommt mir meine Mama unerwartet auf dem Schulweg entgegen. Sie war sichtlich aufgebracht und ich verstand nicht, weshalb. Direkt hatte ich ein flaues Gefühl im Magen und mein Herzschlag steigerte sich. Es ging um Buntstifte, die ich angeblich einer Mitschülerin entwendet haben sollte. Ich galt besonders in der ersten und zweiten Klasse als vorlaut und gehörte zu den Kindern, die häufiger in der Ecke standen oder vor der Tür standen und die Klinke nach unten drücken mussten. Meine Mama war aufgebracht und ich hatte Angst. Als ich aber diesmal bemerkte, dass sie nicht wegen mir, sondern wegen der Mutter eines anderen Kindes, dass mich beschuldigte, so aufgeregt war, hatte ich ein bis dahin nahezu unbekanntes Gefühl meiner Mama gegenüber: Selbstsicherheit und Stolz. Ich konnte im ersten Moment gar nicht glauben, dass sich ihre Aufregung zu meinem Schutz und nicht zu einer Kritik an mir aufbaute und spürte ein inneres Feuerwerk der Erleichterung. Denn: Ich hatte meiner Mitschülerin wirklich keinen Stift geklaut. Wir hatten seinerzeit einen Laden mit Schreibwaren, Zeitschriften, Tabak und Lotto-Toto. Ich saß also an der Quelle. Ich hatte keinen unerfüllten Stiftebedarf und war auch sonst eigentlich (bis auf die Ausnahme im Kindergarten, wenn überhaupt?) nicht diebisch veranlagt. Es war damals offenbar naheliegend, im Klassenverband auch in meine Richtung zu schauen, wenn Irritationen und Unruhe in der Schule herrschten. Mama kam mir also an diesem Tag mit einer Hand voll neuester Stifte entgegen, drückte sie der Mutter der Mitschülerin in die Hand und ging mit mir schützend nach Hause. Das war ein richtig guter Tag.

„Ängste in belasteten Familien"

Reflexion:

Es kostet Aufmerksamkeit, Zeit, Kraft und Konzentration, Kindern täglich gesunde Routinen und Rahmenbedingungen anzubieten und vorzuleben, damit sich ihr Selbstwirksamkeitspotential zu einer stabilen Selbstfürsorge im Alter entwickeln kann. Es ist einfacher, nach der Schule auf die Frage „Kann ich fernsehen?" schnell „Ja" zu sagen und Ruhe für eigene Vorhaben am Nachmittag zu haben, als „Nein" zu sagen, ggf. zu diskutieren oder sogar gemeinsam mit Kindern freie Zeit ohne Bildschirme, Zucker oder Unterhaltungstechnik nach einem langen Arbeitstag aufzubringen, während ständig organisatorische Erledigungen um uns herum zusätzlich digital unsere Aufmerksamkeit fordern.

Impuls:

Nüchtern und unabhängig von Suchtmitteln inkl. Screens können Eltern ihre Fürsorgepflichten und emotionalen Ressourcen für ihre Kinder wesentlich besser aufbringen. Heute lebe ich über drei Jahre alkoholfrei und bemerke immer noch täglich, wie viel mehr Kraft und Zeit ich für meine Aufgaben und meine Verantwortung im Alltag habe, wenn ich ohne heimlichen Konsumdruck und damit verbundene Scham- und Schuldgefühle lebe.

3.1.2 Kontroverse Bewertungen im Leben mit Alkohol

Weniger gut waren meistens Zeugnistage oder Elternsprechabende. Meine Noten waren in der Grundschule sehr gut, mein Sozialverhalten aufgeweckt. Mein komplettes Selbsterleben und Sozialverhalten änderten sich in der Grundschule, als wir zur dritten Klasse einen neuen Klassenlehrer bekamen. Ich mochte ihn sehr und fühlte mich mit ihm in der Schule richtig wohl. Er gab mir häufig zusätzliche Aufgaben und telefonierte mit mir abends, als es mir während der Krise meiner Eltern emotional nicht gut ging. Mein Lehrer setzte sich vehement dafür ein, dass ich ab der fünften Klasse auf das Gymnasium wechseln durfte. Meine Mama hatte damals Sorge, dass ich das emotional nicht gut verkraften würde. Wie sich mein Schulerleben bis zum Abitur daraufhin gestaltete, erläutere ich Ihnen im nächsten Kapitel. An dieser Stelle möchte ich mit Ihnen reflektieren, wie stark Bewertungssituationen mein Selbstbild beeinflussten und wie sehr es mich irritierte, wenn meine Eltern nicht an mich glaubten. Schon als ich klein war, kamen Gefühle in mir hoch wie: „Was habe ich eigentlich an mir, dass die Leute um mich herum ständig über mich, meine Stärken und meine Schwächen so kontrovers diskutieren müssen? Und vor allem: Wieso werde ich in meinem sozialen Umfeld ständig mit meiner Mutter oder meinem Vater verglichen?"

Es zieht sich bis heute wie ein roter Faden durch mein Leben und es machte mich regelmäßig wütend, warum ich nie einfach ich selbst sein konnte. Nicht nur die Tochter von Fritz oder nur die Tochter von Gerti mit allen möglichen und unmöglichen Risiken und Potentialen in mir. In meinem Leben mit Alkohol war ich ständig verschiedenen Bewertungen ausgesetzt, was mein Leistungs- und Konsumverhalten und vor allem mein Verhalten hinsichtlich Selbstkontrolle und Verantwortung anbelangt. In meinem Leben ohne Alkohol spürte ich sehr schnell sehr konkret, wie entlastend ein Alltag ohne andauernde negative (Selbst-)Bewertungen sein kann. Gegenseitiges Empowerment kann uns dann gut gelingen, wenn im sozialen Miteinander die Würde jeder Person respektiert werden kann. Wird die Würde eines Menschen durch soziale Handlungen in einem Kollektiv unbemerkt verletzt, fehlte in den meisten Fällen bis zur „Entwürdigung" Empathie. Insofern ist es im Fall von (erwachsenen) Kindern, die aus suchtbelasteten Familien kommen, gesellschaftlich wenig empathisch, wenn sozial tragende Rollen im Hilfesystem, wie medizinische und pädagogische Fachkräfte, besonders in ihren Berufsrollen Alkoholtrinken als selbstverständliche und normale Handlung in sozialen Räumen ausführen, in denen (erwachsene) Kinder aus suchtbelasteten Familien von ihren beruflichen Rollen sozial und emotional abhängig sind. Verdeckt stammen Millionen (erwachsene) Menschen unter uns aus suchtbelasteten Familien. Offen trinken kultiviert alle (bis auf wenige Ausnahmen) zwischendurch mal ein kleines edles Schlückchen miteinander. Zwischen einem edel kultivierten Schlückchen bei Erstkontakt und dem sozialen Abgrund bei unbehandeltem Suchtverlauf stecken besonders zwei soziale Phänomene: Fehlurteile und Sprachlosigkeit.

Stigma On

„Noch deutlicher als in unseren Geschichtsbüchern festgehalten, können wir aktuell auf internationaler Ebene beobachten, wie das Recht Mächtiger über dem Recht der Vielfalt, Nächstenliebe und Menschlichkeit steht. Obwohl wir in einem perfekten System – unserer Natur – heranwachsen und uns sehr weit entwickelt haben, zerstören wir uns als soziales

System gegenseitig, anstatt miteinander zu gedeihen. Millionen von uns sind wenigen Menschen und ihrem persönlichem Kalkül ausgeliefert, nachdem wir einen langen Weg der Aufklärung in der Menschheitsgeschichte hinter uns gelassen hatten. Diese wenigen Menschen mit besonderen Kalkülen haben oft ihre Füße auf Gaspedalen, ihre Finger in Rechenzentren, auf Schaltflächen, an fremden Brüsten oder an eigenen Waffen. In Gedanken kreisen sie zumeist süchtig nach dem nächsten Kick, Schuss, Klick, Atemzug oder Schluck der Erleichterung. Mit einem Screen vor Augen und einem schnellen Blick in den Rückspiegel beobachten wir täglich in zu langen Bildschirmzeiten Wetteifernde um uns herum und verlieren uns zu oft in negativen Gedanken und Gefühlen. Millionen Menschen könnten 2026 weltweit den Eindruck gewinnen, dass wenige Vollidioten ihre und unser aller Lebensgrundlage gegen die Wand fahren. Oder, was meinen Sie? Sie denken vielleicht, Mensch darf heutzutage ja gar nichts mehr meinen oder sagen?"

Stigma Off

Haben Sie was gemerkt?

Ist Ihnen mein Zynismus und meine persönliche Wertung aufgefallen?

„Negative Kommunikation"

Reflexion:

Was meinen Sie, wann neigen wir am stärksten dazu, andere Menschen negativ oder pauschal zu bewerten oder gar abzuwerten?

Impuls:

Wenn wir uns selbst unsicher oder ohnmächtig fühlen und nach Orientierung suchen.

3.1.3 Tabus und Überforderung in jungen Elternrollen

Meine Großeltern, Tante und Onkel väterlicherseits lebten in einem Familienverbund nahe Nürnberg auf dem Land. Sie waren Soldaten an der Front und Landwirtinnen auf dem Feld, die den Krieg und die Landwirtschaft mit am Laufen halten sollten. Nach dem Krieg arbeitete Opa Georg, der Vater meines Vaters, noch zusätzlich in der dort ansässigen Tempo-Fabrik. Sie bestellten kleine Äcker, Wälder, Felder und einen kleinen Hof mit Kühen, Schweinen und Hühnern. Mein Papa ist 1957, meine Mama 1959 geboren. Ich kam 1979 zur Welt. Die Eltern meiner Eltern hatten harte Zeiten erlebt. Krieg und Hunger, aber auch örtliche Versorgungsstrukturen, Nachbarschaftshilfen und familiäre Verbundenheit. Mein Vater engagiert sich heute als junger Rentner wieder in der Nachbarschaftshilfe in dem Ort, in dem er und ich aufgewachsen sind. Papa kümmert sich um meine Oma und seine Schwiegermutter Leni. Meine Eltern sind Kinder einer Generation, die sich während und nach dem Krieg durch tägliche körperliche Arbeit selbst versorgten und mit Grundbesitz ihren Nachkommen sichere Startchancen ins Leben bieten konnten. Beide Familien

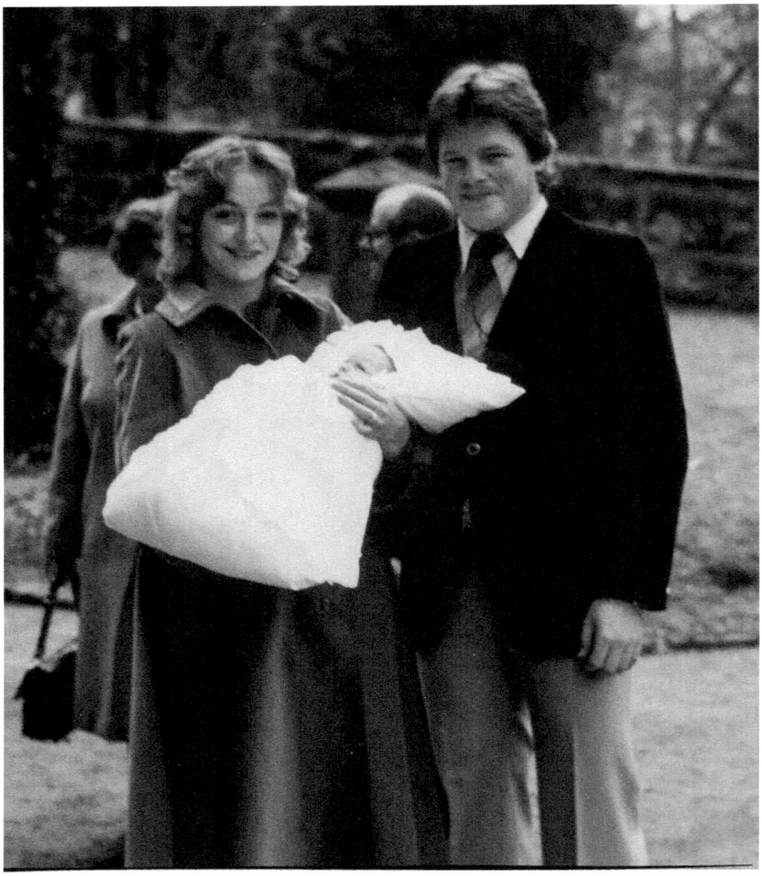

© GERTY NUSS

Abb. 3.2 Gerti und Fritz bei Carolins Taufe 1980

ermöglichten es meinen Eltern, eine Ausbildung zu machen. Studieren und höhere Schulen waren dann der ganze Stolz der Familie, der durch gemeinsame Familienleistung an meiner Person als erfolgreiche und unabhängige Karrierefrau aufgehen sollte.

Das Problem an der „Erfolgsgeschichte" ist bis heute die Protagonistin selbst. Die Art und Weise, wie Carolin studierte, arbeitete und lebte, wirkte auf manche Angehörige in meiner Familie wohl nie wirklich verlässlich. Bis heute spüre ich von meiner Oma Leni, ohne dass sie das böse meint, eine gewisse Skepsis meinem Verantwortungsbewusstsein gegenüber.

Meine Eltern waren sehr jung, als sie mich bekamen. Ich war ein absolutes Wunschkind (Abb. 3.2). Ärzte meinten damals, meine Mutter könne eigentlich keine Kinder bekommen. Zum Glück irrten sie sich. Und wie toll, dass ich mich durch das Narrativ meiner Mama manchmal wie ein kleines Wunder fühlen durfte, wenn ich an diese Geschichte von

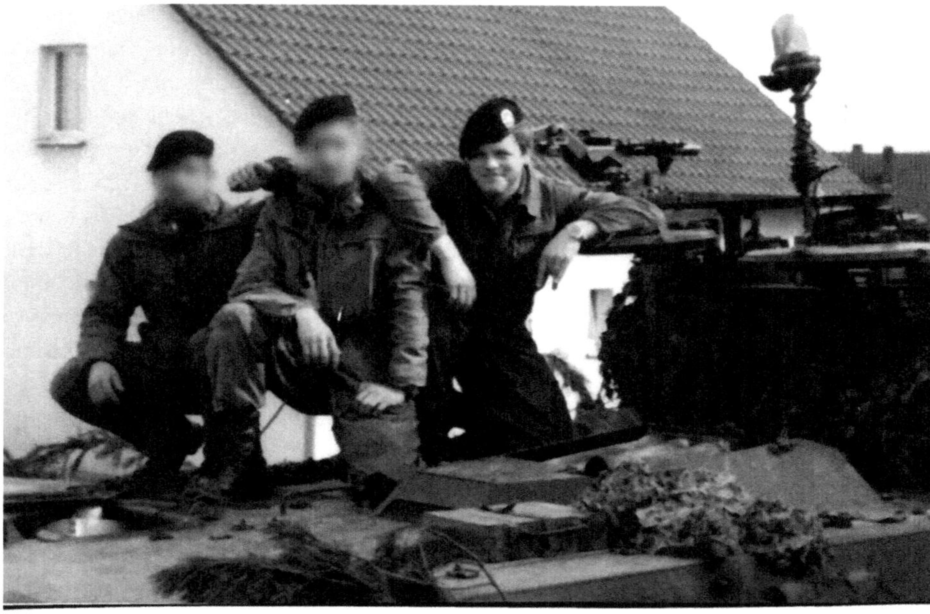

© GERTY NUSS

Abb. 3.3 Fritz bei der Bundeswehr 1978

ihr mit einem angenehmen Gefühl im Bauch denke. Gleichzeitig hatte ich auch oft ungute Gefühle im Bauch, da meine Eltern einen unterschiedlichen Umgang mit Emotionalität, Kommunikation und Sexualität hatten. Gerti und Fritz lernten sich als Auszubildende im Arbeitsumfeld kennen. Oma Leni (die Mutter meiner Mama) lernte meinen Papa Fritz einige Zeit als Fachkraft im Labor an. Meine Eltern schlossen beide erfolgreich ihre Ausbildungen ab und heirateten im Alter von 18 und 19 Jahren. Papa absolvierte seinen Wehrdienst und dann kam ich 1979 zur Welt. Mein Papa galt, seitdem ich auf der Welt bin und wohl schon zuvor, als „gute Seele" unserer Familie. Böse Zungen inklusive meiner Mama Gerti schimpften ihn „Softi". Papa ist ein fürsorglicher und hilfsbereiter Mensch und kann arbeiten wie ein Tier. Ich habe mir lange Zeit viel von ihm abgeschaut. Ich bin mit ihm groß geworden und lebe heute wieder zusammen mit ihm unter einem Dach. Es gibt ein paar Fotos aus der Zeit, als er bei der Bundeswehr war (Abb. 3.3).

Papa lächelte immer so verschmitzt spitzbübisch. Ich war beeindruckt von den Szenerien, wie mein Papa als junger Mann im oder auf den Panzern saß. Das gab mir ein gutes Gefühl. Ich spürte, dass Papa stark ist und ich fühlte immer, wie sehr er mich liebte. Papa erinnert sich noch heute gerne an seinen Wehrdienst. Er hatte Spaß mit seiner Truppe. Mein Papa ist so ein Typ, dass, wenn er in einer Gruppe dabei ist, fast egal in welcher, sich die Gruppe durch seine Anwesenheit oder sein Verhalten nicht gestört fühlen würde. Mein Papa ist aber auch so ein Typ, der stärker als seine Eltern auch anecken kann, wenn es gegen seine Werte geht. Ansonsten wirkt Fritz grundsätzlich angenehm. Typ Harmonie im Alltag.

Mein Papa kommt aus einem stabilen Elternhaus und wurde auch von seiner Tante und seinem Onkel sehr geschätzt und gesehen. Zwar verlangte ihm die Familie auch Pflichten und Aufmerksamkeit ab, aber sie waren alle füreinander da. Nie bedingungslos, aber verbindlich und aufrichtig. Mein Papa hat super Routinen und kann sich sehr gut mit vielen verschiedenen Dingen beschäftigen. Er ist mit seiner Mutter und seinem Vater groß geworden, hat einen super älteren Bruder mit toller Familie. Und Fritz hatte Paten, die keine Kinder bekommen konnten und ihn wie einen Ersatzsohn ansahen. Auch ich bin bis heute in der Familie meines Papas sehr verwöhnt worden. Auch und besonders mit immaterieller Aufmerksamkeit, die nichts mit Konsum zu tun hatte. Ich war selbst als Kind noch einmal die Woche (immer samstags) mit dem Badewasser von 4 verschiedenen Personen als Letzte in der Badewanne und liebte es, die langen schwarzen und später grauen dicken und festen Haare von unserer Tante zu bürsten und zu flechten. Sie legten mir immer heiße Bettpfannen unter die dicken weißen Federbetten und beteten jeden Abend mit mir. Jede ihr eigenes Gebet. Morgens war für mich der Heizstrahler auf der Küchenbank an und es gab heißen Kakao mit aufgetauten „Küchla zum Eindunken" (fränkische Mundart). Mein Papa und ich sind heute so, wie wir sind, weil wir trotz unserer Krisen mit Gerti immer die Liebe unserer Familie um uns herum hatten.

Was ich aber eigentlich für Sie an dieser Stelle reflektieren wollte: Papa hatte eine „Main Story" von der Bundeswehr. Kennen Sie auch solche Geschichten, die wir uns in Familien immer wieder als (legendäre) Anekdoten erzählen? Eine kurze davon war aus Papas Zeit beim Bund: „Ich hatte damals die beste und schlechteste Figur meines Lebens. Nach der ersten Hälfte war ich schlank und rank und meine Muskeln waren gut trainiert. Es ging mir richtig gut. In der zweiten Hälfte wurden wir kaum noch gefordert und begannen dann in den Gruppen um die Wette zu Trinken. Nach der zweiten Phase hatte ich mehr Kilos als jemals zuvor auf der Waage", erzählte mein Vater praktisch immer, wenn es auf dieses Thema zu sprechen kam.

Ich erinnere, dass auch sein Vater Georg (unser „Opa Schorsch") nach dem zweiten Weltkrieg ab einem gewissen Bier nur noch Russisch sprach und nur noch mit Hilfe von Angehörigen aus der Gaststätte ins Bett kam. Aber das waren nur Ausnahmen. Wir waren oft in Gaststätten, weil meine Oma dort in einer Küche arbeitete. Oma Marie war eine ausgezeichnete Köchin und Bäckerin und in unserem Umfeld dafür bekannt. Papa erbte ihre Leidenschaft und ihr Talent fürs Kochen und Backen.

Also, jedes andere Trinkverhalten in meiner Familie war immer irgendwie normal. Im Rahmen, wie man ihn damals definierte, und bei Weitem nicht so wie bei Gerti. Bis auf Gerti hielten sich bei uns alle an Normen, Werte und Regeln, wie wir es gelernt hatten. Vielleicht sogar manchmal noch besser als in den besten Familien, mit denen wir uns bislang vergleichen konnten.

Hören Sie meinen Zynismus und Sarkasmus?

Zum erwachsenen Leben gehörte es bislang in Deutschland, sich gegenüber dem Alkohol immer wieder gut behaupten zu können und mit ihm zusammen eine gute Zeit kultivieren zu können. Deshalb liebte ich es auch, im sicheren Rahmen mit meinem Papa gemütlich bei einem guten Rotwein gute Gespräche führen zu können und habe seiner Rolle bis heute diesbezüglich niemals Vorwürfe gemacht. Ich weiß, dass meine Eltern es eigentlich immer nur gut mit mir meinten und ich weiß heute, dass mich BEIDE sehr geliebt haben.

Die Lebensweise meiner Eltern war von vielen sozialen und emotionalen Abhängigkeiten geprägt. Sowohl meine Großeltern als auch mein Vater richteten all ihre Bedürfnisse nach dem Wohl der Familie aus. Solange die Familie zufrieden war, waren auch sie glücklich. Konflikte konnte mein Vater nur schwer ertragen. Die unterschiedlichen Bedürfnisse und Verhaltensweisen meiner Eltern belasteten also nicht nur ihre junge Beziehung, sondern beeinflussten auch das gesamte Familienumfeld. Unser soziales Umfeld wiederum hatte sehr genaue Vorstellungen davon, wie das Familienleben meiner Eltern abzulaufen hatte und kommentierte seine Erwartungen und Meinungen täglich in ihren Alltag mit hinein. Meine Eltern unterschieden sich stark in ihrer Emotionalität und Kommunikationsweise. Meine Mutter suchte außerhalb ihres Fürsorgesystems emotionalen Ausgleich, als ich „noch im Gehstall war", so ein typischer O-Ton zu dieser Zeit.

Unehrlichkeit, Untreue, eskalierende Streitigkeiten und sexuelle Missverständnisse waren präsente Themen, die in unangemessener Weise um mich herum ausgetragen wurden. Mich überforderten oder verwirrten sexualisierte oder gewaltvolle Kommunikation oder Erlebnisse in meiner Kindheit und ich fühlte mich oft unsicher oder hatte unbehagliche Gefühle. Durch die überpräsente Konfrontation mit von Alkohol beeinflusster Sexualität entwickelte ich eine Vorstellung, die sich durch meinen Alkoholkonsum und das mediale Einwirken in meinem Leben später noch negativ verstärkte und zu der ich heute erst seit kurzer Zeit ein klareres Verständnis habe.

„Tabus und Überforderung in Elternrollen"

Reflexion:

Menschen, die nicht gesehen werden, lernen nicht, sich selbst zu sehen. Menschen, die sich selbst nicht sehen, fällt es schwer, andere Menschen zu sehen. Menschen, mit denen nicht gesprochen wird, lernen nicht, (mit sich selbst) zu sprechen. Menschen, die selbst nicht sprechen können, fällt es schwer, mit anderen Menschen zu sprechen. Menschen, die nicht geachtet werden, lernen sich selbst nicht zu achten. Menschen, die sich selbst nicht achten, fällt es schwer, andere Menschen zu achten.

Impuls:

Elternrollen werden in unserer Gesellschaft grundsätzlich vorschnell bewertet und stark moralisiert. Alkoholkranke Eltern können oft nicht so für ihre Kinder da sein, wie sie wollen. Sie selbst tragen am meisten Schuldgefühle in sich. Vermeiden Sie es daher bitte, bei Eltern von schädlichem Verhalten zu sprechen. Es handelt sich meistens um unfreiwillige Belastungen oder Erkrankungen, wenn Eltern Schwierigkeiten im Umgang mit Ihren Kindern zeigen oder Gewalt anwenden.

3.1.4 Die Legende der Nuss lebt weiter

„Du bekommst vielleicht die Schlampe aus einem Dorf, aber niemals das Dorf aus einer Schlampe", waren Sprüche, die ich aus dem damaligen „kulturellen Zeitgeist" auf meine Mutter übertrug. War ich in meinen Augen als junges Mädchen alkoholisiert ein wenig wie eine „Schlampe", war ich dem Bild, das ich von meiner Mutter hatte, sehr nahe. In solchen Momenten fühlte ich mich auf absurde Weise, auch wenn ich mich schämte, gleichzeitig zu Hause und irgendwie verbunden. Es war ein surreales Gefühl von Zugehörigkeit. Als aufgeweckte und aufgeschlossene junge Persönlichkeit fokussierte ich mich immer wieder auf ähnliche Bezugspersonen außerhalb unseres Familiensystems. Während ich als Heranwachsende beobachten konnte, dass gerade die Menschen, die mich beeindruckten, einen scheinbar problemfreien Umgang mit Alkohol leben konnten, verstärkte sich das Bild meiner Mutter als Problemfall über die Zeit umso mehr. Ich habe erst im Alter von 42 Jahren in Deutschland begreifen können, dass nicht Menschen mit Alkoholproblemen pauschal ein Problem sind, sondern kultivierter Alkoholkonsum ein gesellschaftlich völlig unterschätztes Problem für uns Menschen darstellt. Und zwar ein gewaltiges Problem, das wissentlich systematisch von der Alkohollobby heruntergespielt und geleugnet wird. Wie wir es bereits ausführlich in den letzten Kapiteln dargestellt haben. Somit sind aus meiner Sicht sowohl die Alkohollobby als auch die Politik in Deutschland dafür mitverantwortlich, dass sich meine Mutter zu Tode getrunken und zu Tode geschämt hat. Auch tragen Lobbyist:innen Mitverantwortung an meinen seelischen Leiden und gesundheitlichen Risiken. Als Kind und Heranwachsende aus einer suchtbelasteten Familie war ich als traumatisierte Leistungstragende einem unnötigen Gesundheitsrisiko und fremdbestimmten kommerzialisierten Hemmnissen innerhalb meiner Persönlichkeitsentwicklung ausgesetzt, wodurch mir rechtzeitige Prävention oder frühe Inanspruchnahme von Hilfsmöglichkeiten verwehrt blieben. Die Konsequenzen meiner kPTBS und Alkoholkonsumstörung gehen leider auch ein bisschen mit auf Ihre Rechnung, wertgeschätzte Lobbyist:innen. Ich hoffe nach wie vor, dass auch meine persönlichen Erfahrungen nicht nur mir, sondern auch anderen Verantwortlichen in Deutschland helfen, sich entstigmatisieren und selbstwertig weiter entwickeln zu können. Wenn ich eines in meinem Leben mit Kommunikation und Alkohol eindrücklich erlebt habe, dann war es, dass Legendenbildung den Gemeinschaftsgeist, Werte und die Identität in einer Gesellschaft so nachhaltig stärkt, wie kaum eine andere kommunikative Manipulation. Welche Heldengeschichten zu Legenden werden und welche sich als Täuschungsversuch oder Betrug entpuppen, das hängt nicht nur von der Authentizität mancher Heldenfigur, sondern auch von der Funktionalität oder Dysfunktion eines sozialen Systems ab. Welche Heldengeschichten merklich Leben retten und welche Heldentaten sich in der Masse an Einzelschicksalen in universaler Bedeutungslosigkeit miteinander sinnhaft verbinden, das kann von Ihrer individuellen Vorstellungskraft abhängen.

Unter Legendenbildung verstehen wir in der Kommunikationstheorie auch in gewisser Weise Markenbildung. Eine Marke (wie GERTY NUSS zum Beispiel) kann ein Begriff, ein Name, ein Symbol, ein Design oder eine Kombination daraus darstellen. Marken werden genutzt, um eigene Angebote mit den Bedürfnissen anderer abzugleichen und dafür einen gemeinsamen Bedeutungsraum zu schaffen. Marken werden auch von Unternehmen im Marketing entwickelt, um ihre Produkte oder Dienstleistungen von anderen Unternehmen unterscheidbar zu machen. Ein Auto ist nicht gleich ein Auto und ein Bier ist nicht gleich ein Bier, da gibt es marktrelevante Unterschiede. Eine Marke kann dabei helfen, ein Produkt oder eine Dienstleistung zu identifizieren und von anderen abzuheben. Marken sollen den Wert, die Qualität und die Werte eines Unternehmens repräsentieren. Marken helfen sog. Verbraucher:innen, sich im Überfluss eines Marktes zurechtzufinden und die Auswahl zu erleichtern. Sie geben einem bestimmten Produkt oder einer Dienstleistung ein vertrautes Gesicht. Menschen vertrauen Marken, die sie kennen, schätzen Konsistenz und erwarten Qualität. Marken können also emotionale Bindungen schaffen, die sich aus persönlichen Erfahrungen, Werbung oder kulturellen Assoziationen ergeben. So freuen sich Marken wie Underberg oder Jägermeister seit Generationen über viel Liebe ihrer Verbraucher:innen – bis diese anfangen, unangenehm im Kontakt zu werden?

Marken sind dazu da, Kaufentscheidung zu erleichtern. In Zeiten von Zeitmangel und hoher Verfügbarkeit braucht es schnelle Kaufimpulse. Haben wir dann eine Marke gekauft, konsumieren und nutzen wir sie. Damit möchten wir unsere Identität, unseren Status oder unsere Lebensstile ausdrücken. Oder wir versuchen uns über Marken mit einer bestimmten Gruppe zu identifizieren. Gut funktionieren da bei jungen Heranwachsenden zum Beispiel auch Bayern München und Markenprodukte wie Fußballtrikots. Die Marken Bayern München und Paulaner standen sich früher beispielsweise auch sehr nahe. Marken wie Barbie und Ken oder Rossmann und DM sind in der Markenwelt eben auch irgendwie liiert, verwandt oder befreundet. Die Auswahl einer Marke kann Teil eines Selbstbewusstseins und sozialen Status sein. Am Beispiel von Walt Disney oder McDonald's können wir eindrücklich beobachten, wie stark etablierte Marken weltweit über Generationen eine treue Kundenbasis aufbauen können, sodass ihre Produkte immer wieder konsumiert werden wollen. Mein Jugendzimmer war in den 1990er Jahren voll von Dosen, Flaschen, Bierdeckeln und Schachteln diverser legaler Drogen und Marken. Ich liebte BigMac.

Legendenbildung ist eine Art kognitiver, emotionaler und kultureller Prozess, bei dem Geschichten, Ereignisse oder Personen in einer Gemeinschaft idealisiert oder romantisiert werden, um bestimmte Werte zu schaffen. Werden manipulierte oder idealisierte Narrative weitergegeben, können sie sich zu einer kollektiven Erinnerung oder Kultur verfestigen. Legendenbildung fördert Zusammenhalt und stärkt Menschen in schwierigen Zeiten. Marken neigen dazu, bestimmte Eigenschaften oder Verhaltensweisen zu glorifizieren, die als vorbildlich oder typisch für Legenden gelten sollen. Legendenbildung ist ein Mittel, um Gemeinschaftsgeist und Identität zu stärken, um Zusammenhalt zu fördern und darüber Menschen zu motivieren. Führen Legenden dazu, dass Menschen aufgrund ihres legendären Marketings Konsumentscheidungen treffen, die ihnen persönlich schaden, dann hat Marketing kulturell versagt. Meine Meinung.

Seitdem ich unabhängig von Alkohol lebe, bemerke ich immer wieder, welchen Unterschied es in unserer Wahrnehmung, unserem Empfinden und Verhalten macht, an welche Legenden wir glauben und an welche nicht. Heute erscheinen mir all die Trinksprüche, die überall in der Gegend rumhängen, nicht mehr amüsant, sondern lächerlich. Genauso habe ich gespürt, wie positiv und richtig Nathalie Stübens Legende auch als Marke wirken kann. Mit der besten Entscheidung ihres Lebens hat sie mir persönlich das größte Geschenk gemacht, das ich bis damals online erwerben konnte. Indem ich ihr Buch hören und mit ihrem Programm in ein alkoholfreies Leben gelangen konnte, wurde ihre Legende zu meinem ersten Rettungsanker. Nathalies Aufklärungsarbeit bewahrte mich davor, dass ich Gertis Legende einer „saufenden Mutter" weiterführe.

Vielleicht können es Menschen schaffen, sich und andere durch meine Legende und Arbeit weniger (selbst) zu stigmatisieren. Möglicherweise erreichen wir auch mit meiner Heldinnengeschichte Menschen, die sich mit meiner Marke GERTY NUSS identifizieren und gerne umgeben möchten.

Also arbeite ich an meiner persönlichen Legendenbildung und schildere Ihnen weitere Erlebnisse und Erinnerungen aus meinem Leben:

Kurz nach meiner legendären Zangengeburt (ich wurde offenbar schon von der ersten Sekunde meines Lebens an in die Mangel genommen), nahe des sagenumwobenen Monte Kaolinos in der Oberpfalz, kurz vor Weihnachten 1979, aber noch im Herbst, also vor der Winterzeit, landete ich wenige Wochen später mit meiner 20-jährigen Mama in emotional belasteten und wohlbehüteten ländlichen Familienverhältnissen. (Ich liebe Bandwurmsätze, falls es Ihnen noch nicht aufgefallen sein sollte und möchte diesen Satz an dieser Stelle sehr bewusst genau so stehen lassen.)

Schwuppdiwupp, da war ich. Ob meine Mama in einem Geburtsvorbereitungskurs war, wage ich zu bezweifeln. Da müsste ich bei Oma Leni bei Gelegenheit nochmal nachfragen. Ich weiß nur, dass die Geburt traumatisierend war und Gerti nicht stillen konnte. Neben der Bundeswehr-Story von Fritz kreiste auch immer wieder die Geschichte in meiner Familie, dass es ein Wunder sei, dass ich auf der Welt bin. Zunächst hieß es lange Zeit, meine Mama könne keine Kinder bekommen. Oder wenn, dann mit medizinischen Risiken. Zudem erzählten sich Angehörige immer wieder, wie schwierig meine Geburt war. Ich atmete nicht mehr, als ich auf die Welt kam. Eine beherzte Nonne hat mich Kopf über nach unten gehalten und mir stark auf mein Hinterteil geschlagen, sodass ich wieder zu atmen begann. Sie sagte sowas wie: „Du musstest Dich so sehr ins Leben kämpfen, nun kannst Du doch nicht direkt schon wieder gehen, mein Engel." Früher nannten sie mich als ganz kleines Kind oft „Bengerla". Das „B" stammte von „Bengel".

Meine Uroma Betty, Lenis Mutter und Gertis Lieblingsmensch, die sie mit großer Hingabe pflegte, war laut Aussage meiner Oma Leni einer der ersten Kaiserschnitte in einem bayerischen Krankenhaus zu Beginn des 20. Jahrhunderts gewesen. Meine Oma Leni traf angeblich Elvis Presley Ende der 1970er-Jahre zufällig in der Kneipe, die neben meinem Geburtskrankenhaus in der Nähe seiner Stationierung in Deutschland lag. Ob das wirklich stimmt, weiß ich nicht. Ich mag die Geschichte natürlich. Meine Oma Leni (*1938) war ein „heißer Feger", hieß es in meinen Kinderjahren ab einem gewissen Pegel von Gerti über sie. Zu meiner Geburt war sie gerade 41 Jahre alt. Meine „Omimi" (Uroma Betty) gerade mal Anfang 60. Oma Leni lernte meinen Opa Georg beim Tanzen kennen. Georg war ein begnadeter Tänzer, heißt es heute. Er war wohl auch ein „cleverer Typ" und

„verzockte sich leider zu oft beim Poker spielen“. Als die Abhängigkeitserkrankung meines Opas begann, auch die Familie meiner Oma Leni existenziell zu bedrohen, trennte sie sich „vernünftigerweise“ von ihm.

Ein paar Jahre vor meiner Geburt wurde im Heimatort meines Vaters die Scheune seiner Familie in eine Wohnung neben dem Wohnhaus meiner Großeltern väterlicherseits ausgebaut. Als ich auf die Welt kam, wurde der Bereich als Wohnung für meine Eltern und mich umgebaut. Unter uns ein Tabak- und Zeitschriftenladen, den meine Mama wenige Jahre später mit der Eröffnung einer Lottoannahmestelle übernehmen sollte. Angegliedert an einen Bauernhof mit privater Schweineschlachtung, freilaufenden Legehennen, zeitweise einem aufmüpfigen Hahn, den Schweinen Max und Moritz, einem Hofhund Arko und unserem zotteligen Neufundländer Clondo sowie den drei „nervig verrückten“ Katzen Bobby, Mandy und Lotti, lebte ich mit meinen Eltern eigentlich wohlbehütet. Zeitweise wohnten wir auch noch zusätzlich mit zwei Papageien und zwei Aquarien im Wohnzimmer und einer Wellensittichzucht im Dachboden zusammen. Wenn ich heute durch diese Wohnung und die entsprechende Räume gehe, stelle ich fest, wie viel größer mir unser Lebensraum als Kind vorkam. Unser Umfeld meinte oft: „Gerti ist immer so narrisch mit Tieren.“ Heute verstehe ich diese Wirkung, wenn ich mir dir Größe der Wohnung in Relation zu der Anzahl an Fellnasen und Federvieh vor Augen halte, mit denen wir unseren Lebensraum eine Zeit lang teilten. Damals nervte es mich, wenn andere meine Mama wie eine Verrückte darstellten. Das fühlte sich nämlich für mich als ihre Tochter sehr unangenehm an. Eine Mischung aus Fremdscham und schlechtem Gewissen, weil ich es manchmal ähnlich empfand.

Es stresste mich meistens, wenn Familie zu Besuch war. Zuvor die Aufregung und der Druck, alles in kürzester Zeit *„picobello sauber“* (O-Ton Gerti) machen zu müssen, wenn Oma Leni und ihre Familie anreiste. Mir missfiel sowohl die Unruhe als auch der Unterton im Vorfeld des Besuchs als auch die Hektik und der Stress, wenn der Besuch den ganzen Tag und Abend da war. Es flogen so viele Pfeile und Spitzen durch die Luft, die keiner sehen, aber ich spüren und nicht greifen konnte. Mama und Papa verhielten sich anders. Sie waren jedenfalls nicht mehr die Chefs und irgendwie hatte sich da oft in großer Runde keine:r mehr so richtig lieb. Ich verstand oft nicht, warum wir uns dann besuchen mussten. Und ich verstand vor allem nicht, warum ich da hin und manchmal sogar über Nacht bleiben musste, obwohl ich nicht wollte. Oft wachte ich dort in einem durchnässten Bett auf und schämte mich. Nirgends sonst nässte ich in ein Bett.

Dass ich als Baby plötzlich die Beinchen hochzog und nicht mehr in die Babywanne wollte, nachdem mich Oma Leni „schrubbte“, erzählte sich meine Familie gerne regelmäßig untereinander mit heiterem Gelächter. Ich konnte früher schon nicht wirklich mitlachen. Heute sehe ich es nicht mehr ganz so dramatisch und verstehe die Narrative von damals heute als Erwachsene anders. Ich kann meine Oma Leni heute voller Liebe und Wertschätzung in den Arm nehmen und dennoch ihr Verhalten vor über 40 Jahren reflektiert betrachten (Abb. 3.4).

Ich verbrachte einen Großteil meiner Lebenszeit als Kind auf Hundeplätzen, in Hundezwingern, bei Hunde- und Katzenzüchter:innen, auf Hundeausstellungen oder auf

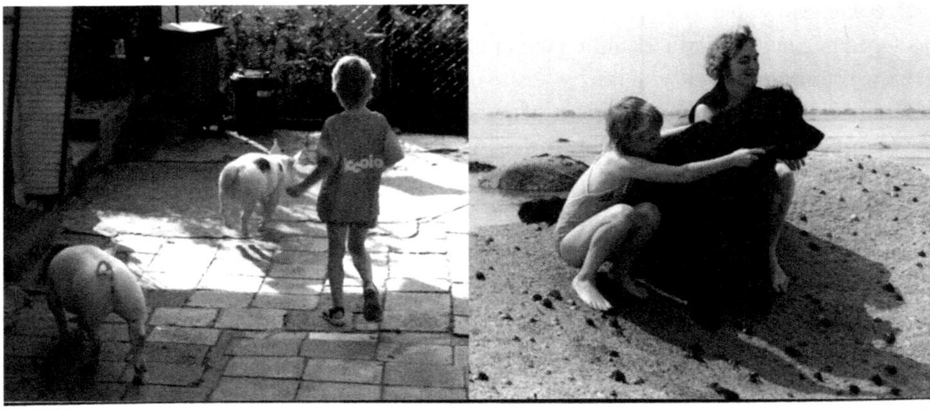

Abb. 3.4 Tierliebe

Hundetreffen. Ich war mal stundenlang als kleines Kind mit meiner Mama und ihrer Freundin bei einer Katzengeburt dabei und würde heute sagen, das war keine altersgerechte Erfahrung, es ängstigte mich. Vor dem ersten Recovery Walk in Deutschland, am 27. September 2025, ging ich in Leipzig zum Andenken an meine Mama Gerti im Katzentempel mit einer guten Bekannten frühstücken. Gerti züchtete Main-Coon-Katzen mit großer Hingabe und Liebe bis zu ihrem Lebensende. Da war sie voll in ihrer Mutterrolle und fühlte sich wohl.

Ich spielte nach Angaben meiner Oma und meiner Mama stundenlang mit meiner Henne Hannelore im Garten. Oder ich beschäftigte mich mit meinen Puppen und Katzen in meinem Kinderzimmer. Oder ich verkleidete die Tiere oder mich mit bestickten Vorhängen und Stoffen meiner Oma im Dachboden und tanzte durchs ganze Mehrgenerationenhaus. Ich hatte auch eine so wundervolle Kindheit und Jugend. Ich fühlte mich oft sehr geliebt.

Meine Henne Hannelore wurde wegen meiner Sonderbehandlung irgendwann in der Herde gemobbt, angegriffen und ausgegrenzt. So mutmaßten wir damals jedenfalls. Ich wählte Hannelore wegen ihres hellen Gefieders aus, als wir sie vom Hühnerhof in der Nähe holten. Bevor sie frühzeitig starb, sah man ihre Verletzungen, die ihr die anderen Hühner zugefügt hatten, deutlich an ihrem ausgerupften Gefieder und den Hackwunden am Kopf. Es war kein schöner Anblick mehr, sie zu sehen. Und ich schämte mich für meine plötzlich ablehnenden Gefühle dem Federvieh gegenüber. Ich dachte, ich bin falsch. Ich gab mir damals die Schuld an ihrem frühen und „qualvollen“ Tod. Ich dachte als Kind wirklich, meine egoistische Liebesbedürftigkeit hatte die Henne getötet.

Auch konnte ich als Kleinkind laut Erzählungen Angehöriger sehr wütend werden. Eine von wenigen Erinnerungen und Familiennarrativen aus dieser Zeit ist, dass ich mich auf den Küchenboden warf und mit dem Kopf auf den Boden schlug, „wenn ich meinen Willen nicht bekam“. Heute denke ich, dass unklare Rollen und emotionale Vernachlässigung meine Identitätsentwicklung als Kind beeinflusst haben könnten. Wenn sich Kinder in Räumen befinden, in denen unter Erwachsenen eine ständige unaufgelöste Dysfunktionalität wirkt, dann spüren Kinder das und verhalten sich entsprechend – je nach Kind – anders als erwartet oder anders als erwünscht. Oft mit Überanpassung oder lautem Widerstand.

Bei uns zu Hause war es vor allem den Älteren sehr wichtig, was die „Leute" im Ort erzählen. Besonders, wenn eine Familie lang eingesessen ist und einen Tabak- und Zeitschriftenladen mit Lotteriegeschäft im Ortskern hat. Wir waren eine Zeit lang regelmäßig in den umliegenden Gaststätten freitags zum Essen. Heute würde man „zum Networking" sagen. Häufig auch mit Kolleginnen und Freundinnen aus Mamas Laden, mit denen sie nicht nur arbeitete, sondern auch befreundet war und lange zusammensitzen konnte.

Nicht nur nach Feierabend, auch im Laden war immer was los. Es kamen ständig Leute vorbei, die im Hinterstübchen irgendwas von meiner Mama wollten. Ich holte mir meistens eine Lila Pause, Nussini oder eine Hand voll weißer Schaummäuse. Dazu schnappte ich mir ein „Bussi Bär"-Heft und verzog mich dann wieder schnell in mein Zimmer, um „Benjamin Blümchen" zu hören, mit meinen kaputten Barbies zu spielen oder „Hanni und Nanni" zu lesen. In den 1980er Jahren wurden auch ganz hochwertige Hefte und Sammelalben oder Fanartikel für Film- und Fernsehstars entwickelt. Einmal gab es alle Teile von „Sissi" als VHS-Kassetten und dazu umfangreiche Broschüren über Romy und ihre Mutter Magda Schneider. Mama und ich liebten es, gemeinsam Sissi-Filme oder Dr. Schiwago zu gucken. Mama und ich konnten uns mit Sissi und Lara gut identifizieren. Ihre Liebe zu Tieren und der Natur, ihr freches, selbstbewusstes und gleichzeitig so zerbrechliches Wesen und ihre Liebe zu ihrem Vater, der meiner Mama immer fehlte. Ich hatte im Gegenzug zu Gerti immer einen Papa, der für mich da war und sich um mich sorgte. Ich sah in den Filmen, wie schön und gepflegt Frauen sein konnten und wie selbstsicher Mamas mit ihren Töchtern umgehen können. Auch ich identifizierte mich ein bisschen mit Sissi, eher aber dann später mit Romy Schneider. Während meiner Studienzeit und als ich als Berufsanfängerin arbeitete, verglichen mich verschiedene Menschen optisch mit Romy Schneider. Das waren alles Personen, die mich wenig kannten und keine romantischen Absichten hegten. Mich machte das sehr verlegen und sehr stolz zugleich. Sie konnten ja nicht wissen, wie viel mir Sissi in meinem Leben bedeutete.

Selbstreflexion

Ich empfinde positive Gefühle anstrengender als negative. Ich glaube, die Anstrengung kommt daher, dass ich während meines positiven Empfindens parallel meistens kognitiv versuche zu prüfen, ob die Gefühle angemessen, normal oder natürlich sind. Negative Gefühle nehme ich unangestrengt, schon fast routiniert hin. Nach Problemen, Kritik oder Drama suche ich in meinem Hirn, wenn ich nicht gut auf mich aufpasse. Aber, bevor wir nun wieder unrealistische Gedanken wälzen, lassen Sie uns wieder gemeinsam tiefer in die 1980er-Jahre abtauchen.

Die Sissi-Fanartikel lagen in Mamas Laden neben den Groschenromanen und erotischen Zeitschriften. Den kompletten Lesestoff habe ich mir immer mal wieder heimlich gekrallt und intensiv studiert. Und natürlich hätte ich auch Kreuzworträtsel in Hülle und Fülle ausfüllen dürfen. Fand ich aber eher langweilig oder zu anstrengend. Mir fehlt bis heute grundlegende Allgemeinbildung, weil ich in den Klassen 5 bis 11 kaum Hausaufgaben erledigte. Erst im Erwachsenenalter bildete ich mich nach und nach in sehr spezifischen und meist gesundheits- und sozialbezogenen Themen weiter. Beim „Spiel des Wissens" verlor ich immer mit großem Abstand oder verlor schon die Nerven, bevor das Spielfeld aufgebaut oder das Spiel zu Ende war. Bei interaktiven Spielen hingegen, die Spontanität und Wortgewandtheit erforderten, wie „Tabu" und „Activity", konnte ich meine Stärken (bis auf Geduldsspiele, Malen oder Zeichnen) immer gut einbringen. Am liebsten spiele ich bis heute Schafkopf und die Siedler von Catan.

Selbstreflexion
Auch wenn Sie es sich vielleicht nicht direkt vorstellen können: Ich habe früh gelernt, verlieren zu können. Ich war in der Schule nie die Beste. Beim Handball auch eher Mittelfeld. Tolle Jungs bekam ich meistens erst nach harten Anstrengungen und in meinem Job war „Pitchen" über Jahre Tagesordnung. Da gewinnt man nicht jedes Mal, aber man lernt, professionell dazuzulernen. Also, was ich wirklich so sicher wie das Amen in der Kirche weiß: Wenn dieses Buch in ein paar Monaten nur 10 Personen lesen, bin ich heute schon überglücklich für die Ewigkeit. Ich habe mich selbst wiedergewonnen und seitdem nichts mehr im Außen zu verlieren.

In unserem Laden roch es stets verführerisch. Nach frischen Zeitungen und Zeitschriften oder nach dem frischen, glatten und glänzenden Verpackungspapier der 10er-Zigaretten-Stangen. Es duftete nach leckerem Pfeifentabak und Gummibärchen. Zur jährlichen Inventur war immer eine besondere Stimmung im Laden. Es waren viele Leute da. Erst leichte Anspannung, dann wildes Treiben und Zählen und später noch lustiges Feiern und gemeinsames Entspannen. Es ging mir in meiner Kindheit, in meiner Jugend und in meinem Leben insgesamt sehr oft auch sehr gut, mit sehr vielen lieben und besonderen Menschen um mich herum. Ich fühlte mich oft geliebt – dennoch nicht erfüllt. Und dachte deshalb, mit mir persönlich stimme etwas nicht. Ohne das immer bewusst im Kopf zu haben. Eher wie einen kleinen Stein im Schuh, den wir auch vergessen können, wenn wir von schönen Erlebnissen oder Gefühlen abgelenkt sind. Ich liebte mich beim Sport und in der Arbeit am meisten selbst.

Mama hatte „bereits, als ich noch nicht laufen konnte, Affären mit anderen Männern", hieß es später oft in diversen Narrativen über sie. Verschiedene Narrative über Gerti verselbständigten sich irgendwann in unserer Umgebung und ich kann nicht zu allen etwas sagen oder meinen, weil ich es einfach nicht wissen kann.

Was ich aber weiß: Zu einem Mann aus meiner frühsten Kindheit hatte meine Mutter bis zu ihrem letzten Atemzug eine besondere Beziehung und Verbindung. Zu diesem Freund brachte mich mein Vater gemeinsam mit meiner Mutter und meinem Laufstall im Auto und holte uns auch wieder ab. Dieser Mann begegnete mir und Mama immer sehr ruhig, besonnen und liebevoll. Er war auch der letzte Mensch, der meine Mama mit mir lebend sah. Sie waren bis zuletzt sehr eng miteinander verbunden, lebten aber nie ein gemeinsames Leben. Ich habe diese Beziehung immer als sehr positiv und gleichzeitig früher eine Weile als Bedrohung wahrgenommen, als sich meine Eltern oft stritten. Heute weiß ich, dass das nicht wirklich viel mit diesem Mann zu tun hatte.

Warum schreibe ich Ihnen das so genau? – Frage ich mich gerade selbst während der Texterstellung.

Vermutlich, weil ich damit rechtfertigen möchte, dass meine Mutter durchaus im Stande war, vertrauensvolle und funktionale Beziehungen zu leben. Sie war so oft auch wirklich sehr vernünftig.

All diese Narrative aus unserer Vergangenheit waren auch nur subjektive Interpretationen eines beobachtbaren Lebensausschnitts meiner Mama oder mir. Wenn ich mir mein Leben ansehe, spüre ich immer mehr Parallelen zwischen den Stärken meiner Mama und mir. Das macht mich für uns beide heute stolz. Und ich bin dankbar, dass ich dieses Gefühl so frei wahrnehmen, reflektieren und Ihnen nahezu live während meiner Aufarbeitung hier öffentlich in meiner Schreibtherapie vermitteln kann. Was wäre meine Mama stolz, wenn sie gerade fühlen könnte, wie stolz es mich macht, ihre Tochter sein zu dürfen.

„Legendenbildung"

Reflexion:

Alkoholerkrankungen bringen Millionen Horrorgeschichten mit sich, für die sich kranke Menschen zu ihrer Erkrankungslast noch zusätzlich schuldig fühlen und schämen müssen. Positive Geschichten über Menschen, die mit Alkoholabhängigkeit leben, werden noch viel zu wenige erzählt.

Impuls:

Helfen Sie mit und teilen Sie so viele ermutigende Geschichten über einen wertschätzenden und respektvollen Umgang mit Alkoholerkrankungen, wie Sie nur können. Überlegen Sie sich im Kontakt mit alkoholabhängigen Menschen, welche Erzählungen motivierend wirken können. Nehmen Sie gerne eigene Erfahrungen, Narrative von Personen wie mir oder erfinden Sie einfach in einem Gespräch eine Anekdote, wenn Sie Ihnen passend erscheint. Notlügen sind im Umgang mit Alkohol erlaubt, um Menschen in ihrer emotionalen Geißelung näher kommen zu können und Scham zu überwinden.

3.1.5 Unliebsame Anekdoten und Gewalt

Mama und Papa stritten in meiner frühen Kindheit ständig und sehr oft auch in meiner Gegenwart, besonders wegen diesem „Sex". Sie trennten sich auch, unter anderem, wegen diesem „Sex". Meine Mama machte meinem Papa schwere Vorwürfe und mein Papa machte meiner Mama schwere Vorwürfe, ohne dass sie sich jemals aufs Übelste vor mir beschimpften. Ich glaube, sie vergaßen einfach oft, wenn sie in Rage oder verzweifelt waren, dass ich auch da war. Sie hassten sich nie, sie litten miteinander, weil sie miteinander überfordert waren und keine passenden Hilfen für und um sich hatten. Nicht, weil unsere Familie nicht aufmerksam oder bemüht war, sondern weil sie viele Dynamiken nicht verstehen und begreifen konnten. Bis heute fällt es selbst mir schwer, das, was ich weiß und verstehe, immer wieder auch logisch in mein Denken, Fühlen und Handeln zu transferieren.

Die unterschiedlichen Bedürfnisse von Gerti und Fritz, meinen Eltern, waren aus meiner heutigen Sicht und nach Papas und Mamas Erzählungen für das System und die Gesellschaft, in die sie hineingeboren wurden, eigentlich völlig „normal". Wenn ich mir heute all die Genogramme von Menschen, die im 20. Jahrhundert zwischen 1900–1980 geboren wurden, ansehe, kann ich überall Spuren der Industrialisierung und der Weltkriege ablesen. Meine Familie hat für all die verschiedenen Jahrzehnte ganz typische Traumata in verschiedenen Rollen miterlebt und weitergegeben. Es fehlte meiner Familie nur an Räumen und Sicherheiten, diese Erfahrung, ihre Bedürfnisse, Gefühle und Gedanken so auszutauschen, dass sie in einen verständlichen und funktionalen Umgang miteinander finden konnten. Meine Eltern hatten unterschiedliche Vorerfahrungen, andere Vorstellungen zu ihrer Beziehung und waren in ihrem Wesen sowie Kommunikationsbedarf sehr verschieden. Mit meiner Oma Marie, der Mutter meines Vaters, hatte ich von klein auf oft sehr reflektierte Gespräche und ein großes Verständnis. Sie lebte immer nebenan und war eine sichere Anlaufstelle für mich. Zeitgleich hatten wir beide nicht in unseren Rollen die Zuschreibung, mehr aus unserem Verständnis füreinander und den Dynamiken in unserer Familie zu machen. Meine Oma hat mir immer sehr viel Liebe, Halt und eine wunderschöne Kindheit auf dem Land gegeben. Ich nannte sie auch immer „Oma", weil sie meine Oma war. Vor meiner Oma Leni hatte ich lange Zeit Angst oder negative Gefühle als Kind ihr gegenüber. Zum einen mochte ich ihre Art, mit mir oder mit Mama zu reden, und ihr Verhalten nicht; zum anderen übertrug meine Mama mal bewusst und mal unbewusst die negativen Gefühle und Gedanken ihrer Mutter gegenüber auf mich. Im Umgang mit ihrem Schwiegersohn Fritz ist Oma Leni bis heute ein verträglicher Mensch. Sie kann sich bis heute von verschiedenen Seiten zeigen, je nachdem, wie es ihr geht und ob sie gerade selbst Ängste oder Stigma plagen oder nicht.

Meine Mama Gerti wirkte auf mich als Kind oft eklig. Sie roch komisch, war nicht so gemütlich wie mein Papa beim Kuscheln, sondern knochig und unruhig. Ich fand ihre Art, wie sie ihren Körper bewegte oder wie sie sprach, oft abstoßend. An meine frühste

Kindheit habe ich nicht mehr viele Erinnerungen. Einige kommen schemenhaft zurück, seitdem ich meine Erfahrungen bewusst aufarbeite. Meine Oma (väterlicherseits) erzählte, dass Gerti mir gegenüber manchmal viel zu schnell „die Hand ausrutschte". Ich erinnere Mama insgesamt strenger als Papa. An Schläge im Alltag kann ich mich wenig konkret erinnern. An eine „Watschn" von meinem Papa erinnere ich mich, aber nicht mehr an den Grund. Ich empfinde diese Anekdote und verschwommene Erinnerung bis heute neutral.

Eine Anekdote, die Gerti immer wieder gerne erzählte, ist allerdings bis heute eindrücklich in meinem Gedächtnis und Gehörgang hängen geblieben:

Wir waren mit einem befreundeten Ehepaar in Italien, in der Nähe des Gardasees, im Urlaub. Ein Ferienhaus im Wald mit unseren Hunden, langen Wanderungen und langen Weinabenden mit Rommé-Spielen. Eine Zeit lang durften wir Kinder mitspielen. Als es spät wurde, verzogen wir uns in die Kinderzimmer. Im Stockbett machten wir eines Abends mit Süßigkeiten ein „Wettfuttern". Als wieder alle beim italienischen Abend mit Kartenspielen saßen, hatte ich quälende Bauchschmerzen und konnte nicht schlafen. Ich bekam Wickel, Tee etc. Aber ich hörte über Stunden nicht auf, zu jammern und „steigerte mich immer stärker in meine Schmerzen hinein" (O-Ton Gerti). Irgendwann verlor meine Mutter an diesem Abend die Nerven und knallte mir eine. So richtig. Sie beugte sich stehend über mich, als ich weinend im Bett lag und schlug mir mit voller Wucht ins Gesicht, sodass man den Abdruck noch länger sehen konnte. Damit hatte ich in diesem Moment überhaupt nicht gerechnet. Es kam wie aus dem Nichts. Ich hörte direkt auf zu jammern. Ich war schockiert.

Ich erinnere mich heute noch sehr deutlich an den Schmerz und vor allem an den Schock. Die Schelle hallte in der Nacht lange auf meinen Wangen und in meinem Gehörgang nach. Die Schmerzen im Bauch schienen allerdings wirklich weg zu sein. Es hatte also gewirkt, so wie sie sagte.

Im Nachhinein erzählte Gerti oft davon. Meine Mutter war der Ansicht, dass ich dazu neige, mich in Schmerzen hineinzusteigern und, dass „die Watschn die beste Medizin in diesem Augenblick war". Ich höre sie das heute noch sagen. Ich glaubte ihr. Auch, dass ich mir die Vehemenz der Schmerzen nur einbildete. Denn als sie mir die Übertreibung meiner Schmerzen zum Vorwurf machte, erinnerte ich meine damaligen heimlichen Tagträume, wenn wir mit dem Auto stundenlang umherfuhren.

„Vermutlich hatte sie Recht und ich bildete mir die Schmerzen nur ein", dachte ich irgendwann.

Erst im Nachhinein solcher Situationen erkenne ich heute Muster in unterschiedlichen Rollen zueinander. Ein Umgang mit unterschiedlichen Wirklichkeiten kann traumatisch wirken. Nicht selten trübt Alkohol Wahrnehmungen oder treibt Handlungen an, die wir sonst vielleicht unterlassen würden.

„Unliebsame Anekdoten und Gewalt"

Reflexion:

Menschen, die als Betroffene und Mitbetroffene von Alkoholerkrankungen gemeinsam verdeckt und unbehandelt abhängig von Alkohol leben, ohne die Belastungen für sich und ihre Beziehungen offen reflektieren zu können, erfahren oft über einen langen Lebenszeitraum eine Dysfunktionalität und Gewalt, die sie als Norm wahrnehmen und auf ihre Identität übertragen. In vielen alkoholkranken Familien werden selbstwertbelastende Anekdoten als negative Stereotype wiederholt („typisch für ...") und Gewalterfahrungen verdrängt oder verharmlost.

Impuls:

Es braucht viel Vertrauen und emotionale Sicherheit, bis sich Menschen zutrauen, offen über ihre Erfahrungen mit Alkohol zu sprechen. Wenn Menschen über Gewalterfahrungen berichten, vermeiden Sie am besten, die Erlebnisse konfrontativ zu rekonstruieren. Fragen Sie hingegen behutsam nach dem Kontext. Bei Hinweisen auf akute und aktuelle Gewalt bitte sofort Schutz- und Interventionspflichten wahrnehmen.

3.1.6 Unfälle mit Folgen

Irgendwann während meines Politikstudiums fuhr ich mit dem Auto und nicht wie sonst mit dem Fahrrad zur Uni nach Erlangen. Auf der Landstraße kam mir ein viel zu schneller Wagen bei einem Überholvorgang entgegen, der nur sehr knapp im Wald vor mir wieder einscheren konnte. Ich hatte lange an dem Tag noch Herzklopfen, mit Übelkeit zu kämpfen und ein flaues Gefühl im Magen.

Überhaupt schlug es mir früher meistens, wenn etwas Aufregendes oder Unangenehmes passierte, auf den Magen. Ich musste mich schon einige Male übergeben, wenn mich etwas zu stark aufregte. Obwohl ich es hasse, mich erbrechen zu müssen. Auch wenn ich zu viel Alkohol getrunken hatte, konnte ich mich so gut wie nie überwinden, das Getrunkene wieder hervorzuholen, um weiter machen zu können. Andere taten das.

Tatsächlich gab es in meinem Leben über die Jahre einige unerwartete Aufreger und Enttäuschungen. Ich wollte erst „leider" als Bewertung mit einfließen lassen und merkte dann während des Schreibens, dass das unangemessen meiner jetzigen Lebenssituation gegenüber wäre. Ich hatte unfassbar großes Glück, dass ich Ihnen so entspannt und offen Erinnerungen aus meiner Kindheit mit meinem heutigen Bewusstsein schildern kann. Ich meine heute, je komplexer die Gesamtsituation für meine Mutter wurde, desto mehr verlor sie sich in Scham- und Schuldgefühlen und desto mehr wehrte sie gutmütige Menschen um sich herum ab. Um mich herum gab es viele Leute, die von Auto- und Motorradunfällen berichteten, die sie selbst als Fahrer oder Beifahrer miterlebten. Freunde aus meinem nächsten Umfeld erlitten schwere Verkehrsunfälle. In der fränkischen Schweiz passierten viele Unfälle wegen Geschwindigkeitsüberschreitungen oder Alkohol am Steuer.

Irgendwann in dieser Zeit entwickelte ich die Sorge, ich könnte plötzlich oder frühzeitig durch einen Unfall sterben. Ich glaube, dieser Gedanke verfestigte sich nach unserem Unfall in der Fränkischen Schweiz, als meine Eltern mit mir Steine für den Garten besorgen wollten. Wir fuhren mit Papas neuem Kombi. Der roch noch so gut nach Neuanfertigung. Ich fühlte mich richtig gut auf der Rücksitzbank, die Stimmung war entspannt harmonisch. Ich saß rechts hinten. Da saß ich meistens, weil ich von da meinen Papa auf dem Fahrersitz im Blick hatte. Im Walkman lief vermutlich Queen. Auf einmal tat es einen riesen Schlag aus dem Nichts und meine Eltern schrien, vor allem meine Mama kreischte sehr laut und ich hatte das Gefühl, dass mein Papa gut reagieren konnte. Keine:r von uns war schwer verletzt. Nur ein paar blaue Flecken, Schrammen und Halswirbelschleudertraumata. Der Wagen Totalschaden. Wäre unser Hund im Kofferraum und ich auf der anderen Seite gesessen, hätten wir den Unfall womöglich nicht so heil überlebt. Denn der Fahrer hinter uns wollte überholen und knallte von hinten unserem Wagen in die linke Seite beim Linksabbiegen. Sein Wagen presste uns in den Graben gegenüber. Der Fahrer kam vom Feuerwehrfest, war schwer alkoholisiert und begann Fahrerflucht. Er wurde schnell festgenommen und gestand den Unfall. Ich weiß nicht mehr genau was, aber irgendwie veränderte dieser Unfall etwas in unserer Familie, jedenfalls für eine Weile.

Ich begann ab meinen 20er Lebensjahren jährlich Abschiedsbriefe an die Menschen zu schreiben, die mir jeweils in der Lebensphase nahestanden. Das tat ich meistens im November oder Dezember mit einer Flasche Rotwein und mit vielen Tränen der Rührung. Als ich alkoholfrei war und 2022 meinen Desktop aufräumte, löschte ich das letzte Testament, dass ich auf meinem Schreibtisch finden konnte, ungelesen. Heute bereue ich das ein wenig, aber ich verstehe meine damalige Motivation. Ich will im Hier und Jetzt leben und mich nicht zu vorbildlich auf meinen Tod vorbereiten.

Selbstreflexion

Früher schrieb ich in meinem jährlich aktualisierten Testament Abschiedsbriefen an wichtige Bezugspersonen in meinem Leben. Dort schrieb ich alles rein, was ich ihnen bis dahin zu Lebzeiten aus meiner Perspektive glaubte, in bisherigen Gesprächen nicht sagen oder offen und ehrlich vermitteln zu können. Ich glaube heute, diese Testamente waren keine Abschiedsbriefe im Sinne, dass ich sterben wollte. Dafür lebe und lebte ich zu gerne. Es war wie ein jährliches Tagebuch und eine Seelenreinigung zu Jahresende. Es war gut, dass ich das gemacht habe, um reflektiert bleiben zu können und meine eigenen Erlebnisse und Wahrnehmungen dokumentieren zu können. Ich sagte an einigen Stellen irgendwann gar nichts mehr, weil es zu oft immer dasselbe war. Ich hielt meine eigenen Gedanken und Gefühle einfach aus oder lenkte mich ab. Ich verhielt mich oft „vermeidend", weil ich Angst hatte, meine Beziehung zu manchen Menschen nachhaltig zu belasten oder weil ich sie eigentlich sogar schon längst hätte beenden müssen. Ich konnte früher meine wahren Gedanken und echten Gefühle nicht so gut zeigen, wie ich wollte. Aus Verlustangst schluckte ich sie oft herunter und schrieb sie mit Liebe, Wertschätzung und Wehmut in meine damaligen „Abschiedsbriefe". Heute würde ich sagen „Reinigungstexte".

Es gibt Tage, da schreibe und lese ich solche Zeilen gerne so offen und selbstbewusst über mich – wie hier in meinem Text. Und es gibt Tage, da nerve und überstrapaziere ich mich selbst emotional auf all meinen Ebenen und in all meinen Kommunikationsräumen. Die Kunst ist, sich mit respektvoller Fürsorge und Selbstreflexion aktiv immer weiterzuentwickeln und nicht in einer monologischen Selbstempathie-Flatrate zu sehr auf sich selbst gerichtet hängen zu bleiben. So denke ich jedenfalls heute, seitdem ich 3,5 Jahre aktiv in Recovery bin. Und deshalb müssen wir jetzt gemeinsam weiter durch – durch meine „Heldinnengeschichte", Sie und ich gemeinsam.

„Unfälle mit Folgen"

Reflexion:

Bei Unfällen unter Alkoholeinfluss werden Täter:innen schnell moralisch als verantwortungslos oder leichtsinnig bewertet. Alkoholisiertes Verhalten, welches zu Unfällen mit schwerwiegenden Folgen führen kann, wird eher als persönliche Schuld und nicht als Symptom einer schweren Erkrankung verstanden. Alkoholkranke Menschen können dann als „Gefährder:innen" stigmatisiert und sogar entmündigt werden, was eine gesellschaftliche Eingliederung zusätzlich erschwert.

Impuls:

Nehmen Sie im Kontakt mit alkoholerkrankten Menschen grundsätzlich eine nichtverurteilende Haltung ein. Erkennen Sie Schuldgefühle an, aber bestätigen Sie diese nicht aktiv. Helfen Sie, Emotionen zu verarbeiten und trennen Sie Schutzmaßnahmen und Verantwortung sachlich in Ihrer Kommunikation. Falls Betroffene rechtliche Konsequenzen erfahren, unterstützen Sie aktiv dabei, weitere Selbstentwertung zu vermeiden oder zu reduzieren.

3.1.7 Träume und Liebschaften als Kind

Neben meinen heldenhaften und dramatischen Tagträumen als Grundschulkind konnte ich schon früh Gefühle für andere Menschen entwickeln. Ich war in eine Wochenendbekanntschaft aus einem Ausflugshotel in Deutschland „verknallt". Ob Sie es mir glauben oder nicht, diese Geschichte fällt mir wirklich jetzt erst seit sehr langer Zeit wieder ein. Ich meine, er hieß James (oder ein anderer englischer Name), war 11 oder 12 Jahre alt und ich glaube, er kam aus der Nähe von Düsseldorf. Wir knutschten auf so einer alten Fernsehbank in einem Hotelstübchen. Den ersten Kuss gaben wir uns aber, glaube ich, auf dem Garderobenbänkchen vor dem Spiegel und hinter verschiedenen Jacken versteckt. Es roch nach Bratensauce, Fritteusenfett, Alkohol- und Zigarrenrauch. Nach James war irgendwie der Bann gebrochen und meine Schamgrenze zum Kuscheln bereits in der Grundschule überschritten. Das fühlte sich damals so gut an. Entsprechend war ich als Heranwachsende, wenn, dann stark verliebt. Ich war keine Fan von vielen, aber von schwer erreichbaren Eroberungen. Die wollte ich dann am liebsten direkt „für immer". Lange redete ich mir selbst ein, ich fände es langweilig, wenn jemand um mich werben würde. Heute empfinde ich das anders. Aber mein Liebes- und Intimleben als Erwachsene wird in diesem Buch kein Thema sein.

Als Kind fehlten mir zu Hause Authentizität, Sicherheit und echte emotionale Verfügbarkeit, obwohl ich umhegt, gut gepflegt und mit viel Liebe und Fürsorge meiner Familie umsorgt wurde. Ich kann mich allerdings an kaum bis wenig liebevolle Momente mit meiner Mama Gerti erinnern. Ich hatte immer das Gefühl, dass ich der schmerzhafte Spiegel ihrer Unzulänglichkeit im Alltag war. Das Gefühl habe ich heute manchmal noch, wenn ich Personen begegne. Langsam gewöhne ich mich daran, anderen Menschen nicht zu gefallen und diese mögliche Wirkung von mir persönlich wegzuhalten. Heute verstehe ich, dass sich Gertis negatives Selbstbild, ihre negativen Gefühle und Gedanken in mir als Person verstärken konnten. Und vermute, dass sie sich vielleicht deshalb häufig lieber mit anderen Menschen als mit mir beschäftigte. Heute verstehe ich: Ihre Distanz zu mir lag nicht an mir als Person, sondern das lag in meiner Rolle als ihre Tochter. Besonders als ich ganz klein war. Als ich größer und aktiv unfreundlich und herabwürdigend ihr gegenüber wurde, da hat sie sich kaum von mir abgewandt. Sie hatte es immer und immer wieder versucht, mit mir in Kontakt zu kommen oder zu bleiben, egal wie eklig ich ihr gegenüber war. Sie hat uns nie aufgegeben, aber ich sie irgendwann schon.

Ich hatte meiner Mama verziehen. Ich sah nie diese Schuld allein bei ihr, wie sie selbst, weil es mir persönlich auch immer gut ging und ich mir früh abgewöhnte, sie zu vermissen. Ich sah Gerti allerdings leider auch nicht mehr als meine Mama an, sondern wertete sie über die Jahre als auszugrenzende Person ab.

Ich bedauere bis heute zutiefst, dass mir diese möglichen positiven Gefühle mit Gerti zusammen als meine Mama genommen wurden. Dafür gebe ich hiermit der Alkoholindustrie und unserem Umgang als Gesellschaft mit alkoholkranken Menschen offiziell eine relevante Mitverantwortung.

Als sie ihren Alkoholkonsum nicht mehr kontrollieren konnte, hatte meine Mutter wohl auch das Gefühl, dass sie mir als Mensch schadet. Sie verhielt sich oft so, als ob sie sich emotional vor mir und mich vor ihr schützen wollte. Das Gefühl hatte ich sehr lange, ohne es mir wie heute so erklären zu können. Immer war eine unsichtbare Wand zwischen uns, die wir nie überwinden konnten.

„Träume und Liebschaften als Kind"

Reflexion:

Kinder in suchtbelasteten Familien übernehmen früh Verantwortung und entwickeln „überangepasste" Rollen. Diese „Frühreife" erhöht das Risiko, sexualisierte Grenzverletzungen nicht zu erkennen, zu tolerieren oder zu verschweigen. Dysfunktionale Familiensysteme, fehlende Aufsicht, Grenzenlosigkeit oder Machtungleichgewichte begünstigen sexuelle Überforderung. Gefühle wie Scham, Schuld und Loyalität verhindern bei Kindern bis ins hohe Erwachsenenalter Offenbarungen. Die Folgen sind oft gestörte Bindungen, verkürzte Kindheit, Probleme in der Entwicklung und späteren Beziehungen.

Impuls:

Achten Sie im Umgang mit Kindern aus suchtbelasteten Familien auf „Frühreife" und sehen Sie es als Warnsignal, Transparenz für das Kindeswohl in systemischen Analysen besprechbar zu machen. Kommunizieren Sie bitte ressourcenorientiert, ohne die Kinder- oder Elternrollen zu beurteilen.

3.1.8 Geerbte Glaubenssätze

Ich erbte eine große Portion Selbststigmatisierung aus der Nachkriegszeit. Von Geburt an wuchs ich mit Auswirkungen bierpolitischer Narrenfreiheit seit 1967 unter typischen Narrativen eines alkoholassoziierten Kulturmarketings in der fränkischen Landbevölkerung in Bayern und später in Nordrhein-Westfalen weiter heran. Unsere Identität in Franken (auch als spezielle Abspaltung von Bayern, wie Köln zu Düsseldorf) ist von klein auf daran geknüpft, dass wir seit Generationen aus der weltweit vielfältigsten Bierregion stammen. Darauf und auf unsere sportliche Gemeinschaftsleistung waren wir immer sehr stolz. Wir wurden von unserer örtlichen Freizeitwirtschaft unterstützt und gefeiert.

Öffentliches Erfolgsstreben und privater Alkoholkonsum, der sich seit den 1950er Jahren in Industrienationen auch in öffentlichen Bereichen, in der Politik, Medien, Wirtschaft und im Business ganz generell bis in die 1990er Jahre weit verbreitete, prägte mein persönliches Lust- und Leistungsverhalten maßgeblich. Wenn ich viel leistete, konnte ich mich gut fühlen, mir viel gönnen und wurde von anderen Menschen angesehen.

So prägten folgende Glaubenssätze und Selbststigmata über Jahrzehnte auch meine privaten und beruflichen Entscheidungen, bevor ich meine dysfunktionalen Abhängigkeiten und Traumafolgestörungen vollumfänglich begreifen und mit professioneller Unterstützung einen offenen Umgang damit finden konnte:

- **Glaubenssatz Nachkriegsgeneration:**
  „Wohlstand und Erfolg sind untrennbar mit kontinuierlichem Konsum verbunden."

Ich glaubte, dass Konsumsouveränität und Trendsetting notwendig sind, um ein erfülltes Leben zu führen und gesellschaftlich anerkannt zu werden (neueste Mode, bestes Restaurant ...).

- **Glaubenssatz mangelnder Selbstwert:**
  „Je besser ich mich anpasse, desto mehr werde ich akzeptiert und desto erfolgreicher kann ich sein."

Dieser Glaubenssatz führte dazu, dass ich mich nahezu automatisch an vorherrschende Werte und Rollenerwartungen in meinem sozialen Umfeld anpasste, um Zugehörigkeit zu erleben, obwohl mich dieses Verhaltensmuster innerlich immer stärker belastete. Mit ein bis zwei Gläsern Rotwein konnte ich eine gewisse Distanz zwischen mich und meine emotional erlebte Realität bringen. Ich entspannte mich, hielt negative Gedanken leichter aus und hatte das Gefühl, authentisch sein zu können.

- **Glaubenssatz Konsumkind: „Mit Konsum geht es mir besser als ohne."**

Ich war überzeugt, dass Konsum mein Wohlbefinden steigert und mir ein Gefühl von Befriedigung vermittelt. Als Stressbewältigung oder Entspannungshilfe. Als Statussymbol oder als Genussintensivierung. Ich redete mir ebenso ein, dass ich unter Konsum eine bessere Variante von mir wäre als nüchtern oder markenlos.

- **Glaubenssatz Geburtsfehler: „Der geerbte Makel."**

„Ich kann es halt nicht anders" oder „Ich habe es ja auch nie anders gelernt oder vorgelebt bekommen" waren weitere Glaubenssätze, auf die ich mich in „schwachen Momenten" gerne selbstbemitleidend zurückziehen konnte.

- **Glaubenssatz COA (Child of Addict): „Ich bin nicht verlässlich."**

Als Tochter einer Alkoholikerin hatte ich das Gefühl, noch mehr leisten zu müssen, damit ich oder andere wirklich an mich glauben können. Es schwang für mich immer mit, dass ich ja „trotz meiner Abstammung" nicht allzu schlecht geraten bin, und wenn ich ordentlich leiste, ich auch mitkonsumieren darf und als mindestens normal und verantwortungsbewusst bis ehrenwert angesehen werde.

- **Glaubenssatz erwachsene COA (Child of Addict): „Menschen, die zu viel Alkohol trinken, sind schwache Menschen."**

Für mich war meine Mama keine gute Mutter, weil sie zu viel trank. Ich verurteilte ihre Abhängigkeit und ihren Leidensdruck als überwiegend selbstverschuldete Charakterschwäche, statt ihrer Erkrankung mit Verständnis zu begegnen. Zudem machte ich meine

Oma Leni, die Mutter meiner Mama, insgeheim sehr lange für Gertis vermeintliche emotionale Instabilität alleine verantwortlich.

Reflexion „Moralisierung der Mutterrolle"
Wenn ein Kind nicht gut gerät, so kann ja nur die Mutter schuld sein, nicht wahr? Mütter sind in den meisten Fällen die meiste Zeit für das Kind verantwortlich und es ist ja schließlich auch ihre Pflicht, dafür zu sorgen, dass sich Kinder ordentlich entwickeln und anständig verhalten.

So in etwa die Haltung zu Müttern in meiner Kindheit und Jugend.

Ich bewertete meine Mutter nicht nur als schlechte Mutter, sondern interpretierte ihr Verhalten auch als Zeichen meiner Minderwertigkeit. Gertis Bedürfnis nach Konsum und Nähe zu anderen Menschen außerhalb unserer Familie verstand ich als Abwertung meiner Person. Als ob ich nicht wichtig und liebenswert genug wäre. Als ich älter wurde und mich selbst immer toller fand, stempelte ich Gerti irgendwann pauschal als schwachen Menschen und schlechte Mutter ab und distanzierte mich emotional von ihr. Erst nachdem Mama schon tot war und ich meine eigene Alkoholkonsumstörung überwunden hatte, konnte ich mich meinen Gefühlen als ihre Tochter wieder nähern und meine Verbindung zu meiner Mama positiv annehmen. Dazwischen hätte ich mich selbst, meine Werte und meine Wurzeln beinahe verloren.

Eine der größten emotionalen Hürden, über mein Alkoholproblem ehrlich und offen zu sprechen, war mein vernichtendes Selbstbild, das ich von meiner Mutter auf mich selbst übertrug. Bereits 2010 litt ich unter einer Pankreatitis und nahm mir vor, es danach nie wieder so weit kommen zu lassen. Nach meiner Nikotinentwöhnung im selben Jahr und meinen Schwangerschaften wenige Jahre später, fühlte ich mich viele Jahre sicher, dass ich meinen Alkoholkonsum im Griff hätte. Als ich später in diversen Rollen durch mehrere Krisen schlitterte, fand ich aufgrund vorhergenannter Glaubenssätze und Selbststigmata nicht direkt zielführende Hilfen, obwohl viele Angebote um mich in meinem Umfeld da waren und aktiv angeboten wurden. Mich quälten lange Zeit massive Schuldgefühle, Scham und Selbstzweifel, nachdem ich mein eigenes Alkoholproblem erkannt hatte.

Als ich mein Alkoholproblem verstand, wollte ich direkt wissen, weshalb ich all das, was ich heute weiß, nicht schon früher hätte auf diese Weise wissen bzw. in mir als Bewusstsein offen zulassen können? Ich vermute, das fragen sich nahezu alle Menschen, die mittlerweile in die Lage versetzt werden konnten, ihr Alkoholproblem ohne weitere Selbstabwertung richtig zu erkennen.

Hätte ich nicht schon früher in meinem Leben in bestimmten Situationen anders reagieren können?

Erst seitdem ich alkoholfrei lebe, habe ich das Gefühl, mich und das Leben richtig verstehen und annehmen zu können. Seither gehe ich Schritt für Schritt wieder auf mich selbst zu. Wenn ich mich nicht gerade selbstkritisch und entstigmatisierend mit meiner Abhängigkeit auseinandersetze, dann bin ich eigentlich eine recht ausgeglichene, selbstbewusste und lebenslustige Mitvierzigerin, die ihren Humor und ihre Selbstironie glücklicherweise nie so ganz verloren hat. Ich habe auch deshalb so gut bis heute überlebt, weil ich neben starken Ressourcen auch selbst eine ausschlaggebende Kraft und Ressource für mich und andere bin. Ich nehme mich selbst oft genug nicht so wichtig und vor allem nicht zu ernst. Dennoch tat ich schon immer in verschiedensten Systemen sehr wichtige und verantwortungsvolle Dinge. Von klein auf war ich auch Mamas geliebte Mausi. Mama nannte mich immer „Herzi-Goggi, Mausi-Drecki, Schnecki-Peppi" – selbst als ich erwachsen war.

Selbstreflexion

Wissen sie was? Ich erinnere gerade, wie ich diese Kosenamen schon einmal handschriftlich niederschrieb. Das muss in einem Tagebuch gewesen sein. Bevor Sie jetzt darüber nachdenken, ob ich Ihnen Auszüge aus meinen Kindertagebüchern vorstelle, kann ich das für dieses Buch direkt mit NEIN beantworten. Ich habe mich erst wenige Wochen vor Manuskriptabgabe an meine alten Umzugskartons und Erinnerungskisten getraut. Zur Verarbeitung dieser Fundstücke brauche ich noch meine Zeit.

Ich erinnere nämlich mittlerweile ziemlich klar, dass sowohl Gerti als auch ich schon immer gerne viel über unsere Emotionen geschrieben haben, weil wir uns oft missverstanden fühlten. Und beide jeher verunsicherte und mitteilungsbedürftige Wesen waren. Häufig schrieben wir lieber, als zu sprechen – aus Scham oder Schuldgefühlen, weil schon wieder irgendwas nicht passte oder schieflief. Sowenig wie Gerti eine perfekte Mama sein konnte, konnte ich ein perfektes Kind sein. Und das in Systemen und einem Zeitgeist um uns herum, die Perfektion als hohes Gut ansahen.

Vor wenigen Tagen, Ende Dezember 2025, räumten wir den alten Dachboden in meinem alten Elternhaus aus und fanden verloren geglaubte alte Fotos, Briefe und Tagebücher von Gerti und mir. 2026 werde ich also weitere Reflexionen meiner Erkundungsreise mit Ihnen teilen können.

„Geerbte Glaubenssätze"

Reflexion:

Glaubenssätze der Nachkriegsgeneration spiegeln verinnerlichte Unsicherheiten über Werte, Zugehörigkeit und Kontrollierbarkeit (Status, Anpassung, Abstammung) und legitimieren Konsum als Bewältigungsstrategie oder Identitätsstifter. Dadurch fördern sie Scham, Resignation oder Überkompensation (Leistungsdruck, Selbstentfremdung) und erschweren Einsicht sowie Hilfesuche, während alkoholkultivierende Narrative Stigma und moralische Zuschreibungen bei Alkoholerkrankten verfestigen.

Impuls:
Erkennen Sie die Bedürfnisse, die sich durch alte Glaubenssätze in Menschen verfestigt haben, zunächst an und bieten Sie dazu konkrete Bewältigungs- und Identitätsalternativen zu Alkohol. Arbeiten Sie mit kleinen, realisierbaren Schritten und psychoedukativen Informationen zur Alkoholerkrankung, die Betroffenen helfen, eigene neue Glaubenssätze zu finden und festigen.

3.2 Frühe Trinkkarriere und Belastungsproben in der Jugend

Apropos Erkundungsreise: Wir sind noch immer auf dem Weg herauszufinden, warum ich als „Tochter einer Alki" nicht schon früher als 2022 mit niederschwelligen, entstigmatisierenden Gesundheitsinformationen zu Alkohol hätte besser erreicht und in einem alkoholfreien Stressbewältigungsverhalten positiv unterstützt werden können.

Irgendwann in der weiterführenden Schule?
Beim Kinderarzt oder beim Hausarzt?
Über meine diversen Gynäkolog:innen?
Im Studium oder später im Business?

Ich hatte in meinen wichtigsten Lebensphasen immer eine sehr gute ärztliche und therapeutische Versorgung, ausgenommen meine Erfahrungen mit meinen Sectiones Caesareae. Wenn mir nicht frühzeitig professionell, medizinisch oder therapeutisch geholfen werden konnte, dann, weil mich meine Selbststigmatisierung zurückhielt, offen über meine eigentlichen Belastungen ehrlich zu sprechen. Und damit meine ich nicht unbedingt nur meine Probleme mit Alkohol (Abb. 3.5).

3.2.1 Identifikation und Aufklärung über Print und TV

Obwohl ich wohlbehütet und von vielen Freundschaften umgeben war, klärten mich, um ehrlich zu sein, das Dr.-Sommer-Team in der Bravo, das Fernsehformat Liebesgrüße aus der Lederhose und meine noch sehr jungen Eltern auf ihre Weise auf. Damals war SEX ein tabuisiertes, aber auch offen neckisches Thema in meinem Umfeld. Ich zog mir ab Mitte der 1990er die „Liebe, Sex und Zärtlichkeit"-Seite in der Mitte der Zeitschrift immer direkt zum Mittagessen nach der Schule rein, wenn sie frisch in unserem Laden angeliefert war.

Abb. 3.5 Styling in Mamas neuem Zuhause

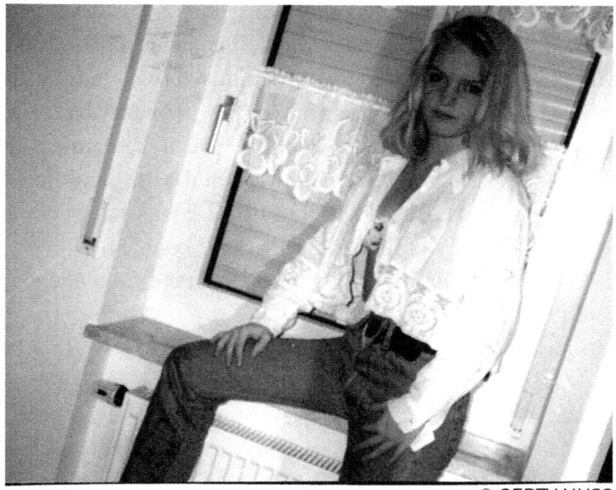

War das früher unser Instagrame?

Ich war jedenfalls bei allen Glücklichmacher:innen direkt an der Quelle. Von klein auf liebte ich Zeitschriften und neuste TV-Formate. Ich war dabei, als die ersten Folgen von „Lindenstraße" und „Gute Zeiten, schlechte Zeiten" oder die ersten Staffeln von „Big Brother" und „Deutschland sucht den Superstar" über unsere Flimmerkästen flimmerten. Dazu trafen wir uns zum Snacken, Trinken und um eine gute Zeit miteinander zu haben, während wir über die Menschen diskutierten, die begannen, sich im Fernsehen immer öfter öffentlich „zum Horst zu machen".

Kein Horst im übertragenen Sinn, sondern eine starke Persönlichkeit war Lana Kaiser. Ich war dabei, als Du Deutschland zutiefst berührt hast, Danke. Ich verehrte Loriot und liebte alles an der „Lindenstraße". Ebenso wie ich heute großer Fan von der Mediengestalt Jan Böhmermann und seinem Team von ZDF Magazin Royale bin. Ich sah mir in letzter Zeit auch Kubicki neben Gysi und Poschardt neben Precht bei YouTube an und komme mir vor wie damals in Erlangen auf dem Campus der FAU oder auf Marketingveranstaltungen. Ich fand andere Disziplinen und andere politische Meinungen mit aufgeblasenem Habitus schon immer schwer, emotional nüchtern oder „professionell" zu ertragen. Meint, ich war bislang wenig diplomatisch, dafür meistens ehrlich, wenn ich mit berüchtigten Persönlichkeiten diskutierte. Auch im Studium beschäftigte ich mich intensiv damit, warum mich Formate besonders faszinierten, in denen es um Scham und Skandale ging. Besonders mochte ich als Jugendliche Material, bei dem meine Gefühle kribbelten oder andere Menschen verantwortungsloser als ich schienen.

Frage

Wurde die fehlende positive Aufklärung über Selbstwert und Identität in unserer Nachkriegsgesellschaft als offenes Bedürfnis von Alkoholwerbebotschaften zwischen 1945 und 2025 bewusst angesprochen?

Über Drogen wie Alkohol oder einen selbstschützenden Umgang mit Emotionen und Sexualität, dazu fand ich in den Jugendzeitschriften und meinem Umfeld rückblickend keine Aufklärung, die meine Identitätsentwicklung in der nicht ganz unbelasteten Dynamik meiner privaten Erfahrungen mit meiner Mama Gerti und meinem Papa Fritz angemessen und fürsorgend begleitete. Dafür konsumierte ich viele spannende Foto-Love-Stories in meiner geliebten Bravo. Ich mache damit niemandem in meinem Umfeld einen Vorwurf. Meine Eltern und ihre Familie wussten es einfach nicht besser. Sie waren immer so liebenswert und fürsorgend, wie sie konnten.

Bei Wikipedia finde ich übrigens gerade folgenden Eintrag:

„So wurde beispielsweise die Ausgabe Nr. 21 vom 18. Mai 1995 indiziert, weil u. a. in dem Artikel Love & Sex Report ’95, *„sich eine 13jährige nackt ablichten und ausfragen lässt“. Eine weitere Indizierung einer Bravo aus dem Jahr 1994 mit dem Fotoroman* Im Bann des Teufels *(über eine rituelle Vergewaltigung durch Satanisten) scheiterte knapp.“*[1]

Erst vor Kurzem begann ich, die Hintergründe zu identitärer Einflussnahme des kulturellen Umfelds auf Minderjährige besser zu verstehen, und so springen wir nun zu einem Informationsabend von Pro Familia, den ich am 27. März 2025 unvorbereitet besuchte. Während ich dem Coach an diesem Abend aufmerksam zuhörte, erinnerte ich wieder verschiedene Erlebnisse aus meiner eigenen Kindheit und brachte diese aktiv zurück in mein Bewusstsein. Ich erinnerte mich auch an Serien, Filme und zwischenmenschliche Beziehungen, die ich unter 14 Jahren nicht nur konsumierte, sondern richtiggehend verschlang. Eine überfordernde Emotion war zum Beispiel die Beziehung zwischen Ralph und Meggie bei „Die Dornenvögel“. Die Dramaturgie dieser Produktion war für mich als Kind in dem Alter, als ich es sah, sehr ergreifend. Ich habe heute noch Gänsehaut, wenn ich die Filmmusik höre. Das erste Mal nach ewiger Zeit dachte ich nach dem Infoabend in der Schule über Richard Chamberlain nach und schrieb hier Ende März 2025 meine Erinnerungen dazu nieder. Am 29. März 2025 sah ich sein Bild im Fernsehen und hörte, dass der Schauspieler gestorben sei. Das war natürlich Zufall.

Spiritualität, der christliche Glaube und Magie, die mein Leben und das meines Umfelds immer wieder beschäftigten, hatten eine große Bedeutung für mich und meine Entwicklung. Die katholische und evangelische Kirche spielte in vielen Generationen meiner Familie und auch in meinem Leben immer wieder eine tragende Rolle. Als es Opa Georg (mütterlicherseits) Ende der 1980er Jahre so schlecht ging, ging ich öfter unter der Woche alleine in die katholische Kirche, neben der wir wohnten und betete für ihn. Sonntags war ich oft mit der Mama meines Vaters in unserer evangelischen Kirche und machte mein Abitur auf einer evangelischen Schule in Religion, zu der ich zur Kollegstufe Ende der 1990er Jahre wechselte. Mein Religionslehrer Herr Gutmann war für mich bis dahin eine sehr wichtige emotionale Stütze. Ebenso wie unser Pfarrer in der evangelischen Kirche,

[1] https://de.wikipedia.org/wiki/Bravo_(deutsche_Zeitschrift), zuletzt aufgerufen am 25.6.2025.

für den ich zum Abschied, als er unsere Gemeinde verließ, in Opas Werkstatt ein Holzkreuz baute.

Mein damaliger Pfarrer verließ unsere Gemeinde ungefähr zur gleichen Zeit, als Gerti mit einem alten Freund aus der Jugend in die Oberpfalz „durchbrannte" und meinen Papa und mich für immer verließ.

„Mambo Number 5" war 1999 der Sommerhit auf unserer Abiturfeier. Ich erinnere mich gerade wieder, dass ich am Ende der Feierlichkeiten stolz auf mich war. Nicht nur, weil ich das Abitur trotz meiner gymnasialen Horrorkariere mit 3,0 und guten Abiturnoten schaffte, sondern weil ich die Abiturfeier auch ohne alkoholbedingten Absturz mit gutem Gefühl und ohne große Belastungen in meinem Umfeld vernünftig mit aufrechtem Gang verlassen konnte.

Die Facharbeit für mein Abitur schrieb ich 1999 im Leistungskurs für Geschichte über Magda Goebbels. Meine Diplomarbeit im Fach Arbeitsrecht besprach ich 2009 als Sozialwirtin an der Friedrich-Alexander-Universität in Nürnberg in dem Büro, in dem auch Ludwig Erhard arbeitete. 1999–2002 studierte ich Politikwissenschaft und 2002–2009 Sozialwissenschaften. Meine Leidenschaft für soziale Analysen und Kommunikation entbrannte besonders, als ich kurzzeitig als Tutorin für Gruppendiskussionen über politische Wahlwerbung und TV-Dokumentationen wie „Bauer sucht Frau" auch empirisch aktiv werden konnte. Meine frühen nebenberuflichen Erfahrungen in der Pharmamarktforschung konnte ich am Lehrstuhl von Professor Schöffski für Gesundheitsmanagement und Gesundheitsmarketing besonders gut einbringen. Mein Faible für integrative und inklusive Versorgungssysteme zieht sich seit über 20 Jahren durch mein Wirken.

Ich suchte wie viele Menschen stets Bestätigung in meinem Heranwachsen. Ich meine aber auch, dass meine Suche und mein Bedürfnis nach Bestätigung häufig einen gesellschaftlich und sozial geprägten Ursprung hatten. Gerade ab meinem persönlichen Erleben, als ich früh begann, Alkohol trinken zu „dürfen". An dieser Stelle möchte ich nochmal deutlich zum Ausdruck bringen, dass ich weder meinen Eltern noch meiner Familie oder meinem sozialen Umfeld irgendeine Schuld an meinen emotionalen Belastungen oder an meinem Trinkverhalten als erlernte Stressbewältigung gebe.

Weil ich mittlerweile verstanden habe, dass meine Alkoholkonsumstörung in Kombination mit meiner besonderen Selbststigmatisierung „als Kind einer Alkoholikerin" von unserer kommerzialisierten Kultur über unsere alkoholaffine Gesellschaftspolitik eine sozial kopierte dysfunktionale Störungen war.

Mir wurde in unserer Gesellschaft als Lebensweltenbummlerin überall vermittelt, dass kultiviertes und verantwortungsbewusstes Alkoholtrinken nicht nur zum angesehenen und erfolgreichen Erwachsensein dazu gehört, sondern dass ein kontrollierter Umgang mit Alkohol in meinem Fall nochmal ein ganz besonderer Gradmesser meiner persönlichen Charakterstärke oder der verantwortlichen Fürsorgeleistung meines Umfelds darstellte. Ich fand das System lange Zeit auch mehr als okay. Sollte es mir gelingen, unter allen anderen ganz normal mitzutrinken und dabei erfolgreich zu werden, dann konnte ich meinem Lebensumfeld beweisen, dass ich nicht so schlecht wie meine Mutter geraten war. Im Zuge vieler Gespräche mit meinem Umfeld, verschiedener Selbstreflexionen und Therapiesitzungen wurde mir klar, dass diese Dynamik die Entwicklung meiner Selbstwertgefühle stark negativ beeinflusste. Gelang etwas in meinem Leben, interpretierte ich selbst das als Ergebnis besonderer Fürsorgeleistung meines Umfelds. Misslang etwas in meinem Leben, dann interpretierte ich, dass ich selbst eine falsche Entscheidung getroffen, mich falsch verhalten oder mich geirrt hatte. Diesen Mechanismus spüre ich heute noch tief in mir verwurzelt: Geht es mir gut, bin ich anderen Menschen sehr dankbar. Geht es mir schlecht, kritisiere ich mich selbst für diesen Umstand. Das kann als Haltung im gesunden Ausmaß sozial sinnstiftend sein. Gerät dieses Erleben ins Ungleichgewicht, leiden die Selbstwertgefühle und Personen neigen dazu, zu „übereifern".

Selbstreflexion
Als Fernsehkind sah ich zu früh eine zu breite Bandbreite an Erwachsenenformaten, die ich emotional nicht sicher verarbeiten konnte.

Ich war in den 1980er und 1990er Jahren ein Fernsehkind, das schon früh eine relativ große Bandbreite an Erwachsenenformaten und Erwachsenenunterhaltung konsumieren konnte. Mir standen in verschiedenen Wohnzimmern immer Türen offen und ich genoss die Geborgenheit während gemeinsamer Fernsehmomente sehr. Besonders wenn ich mit Mama und Papa „Wetten, dass..?" und „Glücksrad" und mit meiner Oma „Traumschiff" sehen konnte. Andere Formate sah ich heimlich.

Spätestens ab 16 Jahren wurde ich zu Hause im Prinzip wie eine Erwachsene, wenn auch nicht wirklich mündig (weil ja von Geburt an mit einem gewissen Risiko durch Gertis Abstammung ausgestattet), behandelt. Ich teilte mir, bis ich mit Anfang 20 Jahren bei meinem Papa auszog, mit ihm meine elterliche Wohnung neben meinen Großeltern und unserer Familie. Ich genoss die Zeit mit Papa und seiner Familie in meiner Jugend sehr und profitierte stets im Leben mit meinem Papa von vielen Freiheiten und seinem Vertrauen in mich. Ich bekam von ihm lange Zeit bedingungslos emotionale Sicherheit und wurde zu einer selbstständigen Person „herangezogen". Gab es größere Feiern bei uns im Umfeld, war ich mit hoher Wahrscheinlichkeit Mitgastgeberin und ich war eine gern gesehene Gästin, die fast immer bis zum Ende blieb und am nächsten Tag vorbildlich mit aufräumte. Ich hasste jedes Katergefühl am Morgen danach und war froh, wenn ich mich von diesen negativen Gefühlen mit anerkennendem Einsatz ablenken konnte. Meine frühe Mobilität durch meine vielen Nebenjobs, meinen Vespa-Führerschein sowie meine junge lokale Handballkarriere und ein großer Freundeskreis stärkten mich und überforderten mich ebenso häufig emotional. Meine naive Frühreifung in Kombination mit meiner selbstbewusst leistungsstarken und hübsch gemachten Identität neben meinem Papa als Abgrenzung zu meiner „verkommenen Säufermutter" – die überforderten mich emotional, ohne dass mir das richtig bewusst werden konnte. Alkohol half mir, mich, meinen Anspruch und meinen Lebensalltag emotional leichter nehmen zu können. So wie jeder Mensch das seinerzeit in meiner Wahrnehmung von damals ganz normal erlebte.

Selbstreflexion
Ich verstand meine emotionale Belastung lange nicht, weil ich stets auch wohl behütet wurde. Ich dachte: Du hast doch alles? Was stimmt nicht mit Dir?

In meiner harmonischen WG-Zeit mit Papa neben unserer liebevollen Familie wurde sich nach bestem Wissen um mich gekümmert und ich zu einer nach außen leistungsstark und verantwortungsbewusst wirkenden Persönlichkeit gefördert. Papa und ich teilten uns die Hausarbeit seit meinem 13. Lebensjahr. So war ich im Vergleich zu einigen Gleichaltrigen später sozial und emotional „gut entwickelt“. In einigen Bereichen, die allerdings weniger in sozialen und öffentlichen Interaktionen deutlich werden konnten, war ich hingegen emotional nicht so gut entwickelt.

In Beobachtung heutiger Sprache und Kultur, wurde mir in den letzten Monaten immer deutlicher, wie stark Kommunikation, Medien und darin vorgestellte Vorbildrollen, Selbstkonzepte und Handlungsmuster auf meine Verhaltensweisen in meinem jungen Leben manipulativ Einfluss nahmen. Einmal, weil ich einfach auch viele verschiedene Formate ohne Rücksicht auf Altersbeschränkungen konsumierte und zudem, weil ich unbewusst immer nach Rolemodels außerhalb meiner Familie sehr intensiv Ausschau hielt. Besonders emotional prägten mich in den 1990er-Jahren Serien wie „Lindenstraße“, „Die Dornenvögel“, ebenso wie „Fackeln im Sturm“, „Beverly Hills 90210“, „Sex and the City“ oder später „Sturm der Liebe“ und jedes Trash-TV-Format in meiner Hochleistungs- und Hochkonsumphase.

Das Leben und Sterben von Romy Schneider und Prinzessin Diana faszinierten mich ebenso stundenlang „vor der Glotze“ wie jede Spiel- oder Reality-Show. Ich bin mit „Herzblatt“, „Ich heirate deine Familie“, „Loriot“, „Otto“, „Die Supernasen“ und später „Tutti Frutti“, „RTL Samstag Nacht“, Harald Schmidt, Stefan Raab und der „Bully Parade“ groß geworden.

Für die Aufarbeitung des patriarchal geprägten Frauen- und Familienbilds im Kontext von instrumentalisiertem Leistungs- und Sozialverhalten mit kultiviertem Alkoholkonsum, was wir über Shows, Filme, Funk, Fernsehen, Internet und Arbeitswelten (maßgeblich durch kommerzielle Interessen geprägt) seit Jahrzehnten reproduziert bekommen, ließen sich wohl viele weitere Bücher schreiben bzw. wurden sicher schon viele sinnvolle Werke bis heute zu dieser spannenden Thematik verfasst. Wenn nicht, würde ich zu meiner Sozialisation und Kultivierung über das Medium Fernsehen und Internet gerne noch eine wissenschaftliche Arbeit schreiben, wäre ich 10 bis 15 Jahre jünger. Mit 46 Jahren reicht mir dieses Werk als Anfang und ggf. bereits als Ende meiner zweiten „Karriere“ als Autorin.

Selbstreflexion

Ich komme immer wieder zu dem Schluss, dass die Lebens-, Leistungs- und Konsumwelten, wie sie von Marketing und Medien zu kommerziellen Zwecken missbraucht werden, Millionen Menschen unnötig krank machen. Und, wie im Fall meiner Mama, durch emotionale Manipulation immer wieder in ihrer natürlichen konsumunabhängigen Persönlichkeitsentfaltung bedrängt haben. Mama stand voller Stolz in ihrem eigenen schillernden Showroom der Lustmittelindustrie umgeben von Rockern, die aussahen wie Marlboro Men als lebendig gewordene Legenden und Love Brands. Gerti hatte stets viel Freude, bis uns Alkohol immer wieder dazwischenkam. Sogar mittags konnte es plötzlich bei Gerti klingeln, weil Vertreter mit verführerischen Angeboten zu ihr ins Hinterstübchen auf ein Mittagspläuschchen wollten. Sagt Ihnen die Firma „Pahlgruber & Söhne" (Loriot) etwas?

„Identifikation und Aufklärung über Print und TV"

Reflexion:

Seitdem es Printmedien und Fernsehen gibt, wurde Alkoholkonsum als selbstverständlicher Bestandteil von Lebensstil, Erfolg und Vergnügen inszeniert. Oft glamourisiert und normativ dargestellt. Besonders Frauen wurden über Jahrzehnte sexualisiert und stereotypisiert, Alkohol dabei als Vergrößerer von Attraktivität oder Verführungskraft gezeigt, was missbräuchliche Rollenbilder und Schönfärberei von Risiko verhärtete. Solche medial verankerten Narrative trugen dazu bei, Konsum zu normalisieren und die Grenze zwischen sozialem Trinken und problematischem Gebrauch zu verwischen. Für Betroffene verschiedener Generationen bedeutet dies, dass Konsummuster und Scham- sowie Schuldgefühle generationenspezifisch geprägt sind und mediale Inszenierung die Einsicht in Probleme erschweren kann.

Impuls:

Nehmen Sie mediale Sozialisation ernst. Explorieren Sie mit Klient:innen, welche Vorbilder und Narrative ihren Konsum erklärbar machen, ohne zu moralisieren. Arbeiten Sie generationensensibel: bei Älteren über die Normalisierung durch Werbung und Film. Bei Jüngeren über die Influencer:innen und Social-Media-Dynamiken. Bieten Sie konkrete Alternativen zur sozialen Anerkennung.

3.2.2 Parentifizierung und übersteigertes Leistungsstreben

Neben dem medialen Einfluss in den 1990er-Jahren beeinflussten mich auch meine freundschaftlichen Verbindungen zu meinen Eltern Fritz und Gerti unterschiedlich. Meine Eltern sind und waren ja nur 20 Jahre älter als ich. Sind wir alleine unterwegs, werden mein Vater und ich nicht immer eindeutig als Vater-Tochter-Konstellation eingeordnet, sondern wurden schon häufiger für ein Paar gehalten. Egal ob im gemeinsamen Italienurlaub, als ich 14 Jahre alt war, oder während einer Ultraschalluntersuchung im Kölner Uniklinikum oder bei Fußballspielen seiner Enkelkinder. Ich weiß aber mittlerweile bei manchen Begleitpersonen auch nicht mehr genau, ob sie Eltern, Geschwister oder Großeltern sind. Die Zeiten haben sich geändert und ich habe ein wenig den Bezug zum Alter verloren, seitdem ich selbst stärker Richtung 50 blicke.

Da Papa und ich heute wieder als Wohngemeinschaft im Arbeitsalltag zusammenleben, wird mein Papa leicht mal als Vater meiner Kinder oder als mein Partner wahrgenommen. Unser loyales und freundschaftliches Verhältnis ist bis heute eine wichtige Ressource in meinem Leben. Parallel dazu wirkte sich gleicher Effekt in der Beziehung zu meiner Mutter Gerti weniger förderlich, sondern eher schädlich als Kind auf mich aus. Mama hatte eine intensive, wenn auch ambivalente Beziehung zu ihrer Mutter und sie pflegte wenige langjährige Freundschaften, je nachdem wie es ihr ging. Gerti sprach mit mir wenig in ihrer Mutterrolle, sondern eher auf freundschaftlicher Ebene oder wie eine ältere Schwester. Das tat sie, nicht weil ihr freundschaftliche Beziehungen fehlten, sondern weil wir beide keine guten Gespräche führen konnten, sobald sie ihre Mutterrolle zu stark einnahm. Mir war gegenüber meiner Mutter stets wichtig, dass sie mich ernst nahm und ich mochte es, wenn sie mich eher wie eine Erwachsene behandelte.

Als ich in der Pubertät war und Gerti mit Plüschtieren zu meinen Handballspielen überschwänglich in die Umkleide überraschend hereinkam, wo sonst keine Eltern vorm Aufwärmen hinkommen durften, da hätte ich ihr die Diddl-Maus am liebsten ins Gesicht gedroschen. Ich schrie sie vor allen anderen an, warf sie aus der Kabine und knallte die Umkleidetür wieder zu. Im selben Moment war ich geschockt über meine heftige Reaktion. Sie tat mir in diesem Moment so unendlich leid. Es berührt mich heute ebenfalls sehr, mir vorzustellen, wie verletzend das für sie gewesen sein musste. Direkt nach diesem Schmerz folgte damals meine Wut über mich selbst, dass ich mich so verhalten hatte. Meinen Ärger schob ich gleich wieder Richtung Mama. Sie war an allem Schuld. Auch daran, dass ich so ein Ekel sein konnte. Obwohl sich ein Teil in mir so sehr freute, dass sie da war, übernahm meine Wut und meine Scham. Ein großer Teil in mir heute möchte sie damals einfach gerne mit der Diddl-Maus in den Arm genommen haben. Heute umarme ich Mama und mich oft gedanklich, wenn es mir gut geht. Früher fühlte ich oft unkontrolliert viel Wut und Schmerz, wenn ich sie sah und fühlte mich in ihrer Anwesenheit vor anderen Kindern auch immer weniger wert. Für diese Gefühle hasste ich abwechselnd sie und mich selbst gleichzeitig.

Eine andere Situation, die für Gerti und mich in der Öffentlichkeit sehr unangenehm war, ereignete sich ebenfalls im Zusammenhang mit meinen Hobbys: Ich stand in meiner Jugend vor einigen Weggabelungen, bei denen ich in meinem heutigen Genogramm sehr viele Wege „mit Alkohol" markiere und meine kurzen gestrichelten Wege „ohne Alkohol" leider nie zu Ende verfolgte. Beispielsweise musste ich mich zwischen Tanzen und Handball entscheiden. Da Handball das größere Zugehörigkeitspotential ausstrahlte, brach ich meine „Tanzkarriere" ab, bevor sie beginnen konnte.

Merken Sie was?

Ich reflektiere nicht in „Hobby", sondern „Karriere". Auch das ein emotionales Relikt aus meiner Jugend. Aber, um auch zu Ihnen, nicht nur zu mir ehrlich zu sein: Ein emotional relevanter Anteil in mir ist noch immer leistungsbezogen. So wurde ich Mitte der 1990er-Jahre gemeinsam mit meinem Team (statt alleine im Paar- und Turniertanz) nordbayerische Vize-Meisterin. Ich war so stolz und fühlte mich so geliebt und großartig. Ich war keine große Torjägerin, sondern hielt als „Hinten Mitte" unsere Abwehr und vielleicht auch manchmal unsere Moral und Motivation zusammen.

Als wir noch nicht so erfolgreich und noch sehr jung waren, gingen wir einmal nach einem Spiel oder Training gemeinsam Pizza essen. Wir durften jede „zur Feier des Abends" ein besonderes Getränk bestellen. Ich weiß nicht mehr, ob es ein Bananen- oder ein Cola-Weizen war, aber es war definitiv ein alkoholisches Getränk und ich war definitiv deutlich unter 16. Ich meine, ich war schon 14 Jahre, bin mir aber nicht sicher. Meine Mama Gerti kam, um mich und Freundinnen von dort mit dem Auto abzuholen. Wir hatten gerade eine richtig ausgelassene Stimmung. Wir waren entspannt und ich fühlte mich einfach nur großartig in dieser Runde. Bis meine Mama mitten im Raum stand und von jetzt auf gleich sehr laut und intensiv reagierte. Sie war völlig bestürzt, dass ich in dieser Runde mit einem alkoholhaltigen Getränk saß. Und ich war bestürzt, dass sie mich schon wieder vor versammelter Mannschaft derart bloßstellte.

Ab der 5. Klasse und mit Auszug meiner Mama waren bei mir zusätzlich zu meinen emotionalen Überforderungen ein starker Leistungsabfall und durchweg schlechte Noten zu beobachten, nachdem ich mit einem vorbildlichen Durchschnitt damals aufs Gymnasium gewechselt war. War ich doch nicht so gut und mein Lehrer in der 4. Klasse für mein Übertrittszeugnis einfach zu nett zu mir gewesen? Die 5. bis 11. Klassen waren für mich sehr belastend. Erst mit einem Schulwechsel nach der 11. Klasse lernte ich, wie ich mit Freude mein Wissen und meine Erfahrung zusammenbringen und stigmafrei selbständige Leistungs- und Lebenserfahrungen sammeln konnte.

Als Kind, Jugendliche und erwachsene Frau führte ich mit meiner Mutter zwar insgesamt wenige, aber leider zu viele Gespräche, die sie besser mit Gleichaltrigen, in Selbsthilfegruppen oder mit professionell Helfenden geführt hätte. Aufgrund meiner negativen Wahrnehmung von Gerti als Mutter reagierte ich immer schnell „empfindlich", wenn sie mir mütterliche Ratschläge erteilen wollte. Also versuchte sie, anders mit mir zu reden. Ich spürte auch bei Gerti eine gewisse Verunsicherung, immer wenn sie mit mir sprach. Waren wir beide am Telefon nüchtern und gab es auf keiner Seite gerade Sorgen, Enttäuschungen oder Kummer, konnten wir uns gut und unbelastet unterhalten. Das kam leider nicht allzu oft vor. Häufiger war eine von uns emotional belastet und mindestens eine von uns Beiden nicht nüchtern, wenn wir miteinander telefonierten. Live sahen wir uns, nachdem sie Anfang der 1990er-Jahre auszog, bis sie 2013 verstarb, nicht mehr allzu oft. Als ich in ihrem neuen Zuhause „unangenehme Erfahrungen" Mitte der 1990er-Jahre miterlebte, hatten wir bis zu ihrem Tod nur noch wenig Kontakt. Meist telefonisch, da ich viel arbeitete, häufig unterwegs war und seit Sommer 2009 im Kölner Umland wohnte.

Früher schämte ich mich oft bei meinen Gefühlen meiner Mama gegenüber. Heute bin ich dankbar für mein Gefühl, meine Mutter liebevoll erinnern zu können und ihnen ohne Scham, sondern mit großem Respekt post mortem darüber berichten zu dürfen, dass ich heute sehr gerne und mit Stolz erfüllt Carolin, die Tochter von Gerti, bin.

„Parentifizierung und übersteigertes Leistungsstreben"

Reflexion:

Parentifizierung führt dazu, dass Kinder aus suchtbelasteten Familien dauerhaft elterliche Aufgaben übernehmen und ihre eigenen Entwicklungs- und Bindungsbedürfnisse zugunsten der Familie zurückstellen; dadurch entsteht frühzeitige Reife, Chronifizierung von Stressreaktionen und ein tief verwurzeltes Schuld- und Pflichtgefühl. Übersteigertes Leistungsstreben ist oft eine Kompensationsstrategie: Leistung wird zur Währung von Selbstwert und Zugehörigkeit, was Erschöpfung, Burnout-Gefahr und verdeckten Substanzgebrauch zur Emotionsregulation fördert. Beide Muster sind adaptive Antworten auf unsichere Lebensbedingungen, verfestigen dysfunktionale Rollen und erschweren das Erkennen eigener Bedürfnisse sowie die Inanspruchnahme von Hilfe. In sozialen Systemen, die von Alkohol abhängig sind, erhöhen sie das Risiko für verdeckten Konsum, Perfektionsdruck und das Verstecken von Problemen aus Loyalität oder Scham.

Impuls:

Achten Sie gezielt auf Hinweise auf übernommene Verantwortungen (häusliche Aufgaben, emotionale Versorgung, Zusatzaufgaben im Beruf) und auf leistungsgetriebene Selbstbeschreibungen. Validieren Sie die adaptive Funktion dieser Muster, benennen Sie gleichzeitig Grenzen und Belastungen und fördern Sie sichere Räume für eine bedürfnisorientierte Entwicklung. Arbeiten Sie mit klaren Entlastungs- und Selbstfürsorgeplänen (konkrete Aufgabenverteilung, Zugang zu entlastenden Angeboten, Psychoedukation), setzen Sie realistische, schrittweise Ziele zur Rückgabe von Rollen an andere Personen im sozialen Umfeld.

3.2.3 Beschämende Heimlichkeiten und Trennungsschmerzen

Ich lebte in den 1980er- und 1990er-Jahren als Urenkelin, Enkelin und Tochter in Konfrontation mit verschiedenen unbehandelten emotionalen Belastungen vorangegangener Traumata um mich herum. Meine Eltern Fritz und Gerti litten lange und viel miteinander, bis sie sich 1993 scheiden ließen. Ich gehörte zu den Trennungskindern, die vom Scheidungsvorhaben ihrer Eltern nicht wie aus dem Nichts plötzlich überrascht oder enttäuscht wurden. Ich war eher erleichtert, dass der Albtraum ein Ende finden konnte. Ich fand ihre ständigen Streitigkeiten lästig und ich nahm sie auch beide nicht mehr ernst, wenn sie von Scheidung sprachen, weil sie es ständig taten. Dennoch, als Mama dann wirklich auszog, war das eine andere Art von Schock, mit dem ich nicht gerechnet hatte. Sie fehlte mir. Ich hatte nicht damit gerechnet, wie sehr sie mir plötzlich fehlen konnte, weil ich ja so sehr an meinem Papa hing.

Ich dachte, das reicht als Gefühl. Ich fühlte mich schlecht und schuldig, dass sie nicht mehr da war. Ich fühlte mich schlecht, dass mir Papa nicht reichte und ich fühlte mich schlecht dafür, dass ich so ein schlechtes Bild von meiner Mama hatte. „Vielleicht hätte ich sie vor den anderen doch mehr in den Schutz nehmen und nicht mit über sie lästern sollen“, plagte mich oft als typisches Gedankenkarussell.

War ich mit meinem Papa glücklich, hatte ich ein schlechtes Gewissen meiner Mama gegenüber. Ging es Mama wieder schlechter, hatte ich ein schlechtes Gewissen, dass ich ihr nicht half oder mich nicht mehr um sie kümmerte. War sie mal „gut drauf“, traute ich ihr dennoch nicht.

Selbstreflexion

Mir fehlten in wichtigen Entwicklungsphasen richtige Aufklärung über Identität, Sexualität und Selbstschutz, fürsorgende Grenzen, gesunde Rituale oder sichere konsumfreie Räume.

Als Kind machte es meinem Empfinden nach für Mama in ihrem Alltag keinen Unterschied für sie, ob ich existiere oder nicht. Egal, was ich tat. Ich konnte meine Mama nicht ändern und ich konnte ihr nicht helfen, außer ihr keine zusätzlichen Probleme zu machen und sie nicht unfair zu behandeln, wenn ich mit ihr zusammen war. Ich hatte so eine Wut auf sie und schämte mich gleichzeitig für meine Gefühle ihr gegenüber. Ich wollte sie schütteln, damit sie endlich damit aufhört und ich wollte sie festhalten, damit sie nicht geht, obwohl sie so unangenehm roch. Seit meiner Geburt habe ich mich immer wieder in emotionale Muster verstrickt, um emotionale Sicherheit zu spüren, die meinem Selbstwert allerdings immer wieder schadeten. Aufgrund transgenerationaler Traumafolgestörungen und Abhängigkeitserkrankungen in der Familie meiner Mama Gerti war ich immer wieder im Kontakt mit Konflikten und emotionalen Belastungen. Ich liebte meinen Papa schon als kleines Kind heiß und innig. Währen der Ehekrise meiner Eltern Fritz und Gerti, die sich lange hinzog, erlebte ich allerdings auch meinen Papa als sehr belastet und mir gegenüber emotional zurückgezogen. Ich erwähnte das bereits in vorherigen Reflexionen und möchte das an dieser Stelle noch kurz genauer beschreiben.

Wir unterschätzen in unserer Gesellschaft viel zu sehr, wie stark Kinder (unsere nachwachsenden Ressourcen) unter *Sprachlosigkeit und Heimlichkeiten* leiden. Mein Papa hatte sich eine Zeit lang abends nur noch in seinem Arbeitszimmer bzw. im Büro von Mamas Laden am Computer zurückgezogen. Er machte noch Buchhaltung oder spielte was. Ich spürte, wie schlecht es Papa ging, aber kam nicht mehr an ihn ran in der Zeit. Ich meinte, wir waren ihm einfach zu viel. Ich hatte Sorge, wenn ich ihr zu ähnlich würde, dass ich ebenso negative Gefühle in ihm erzeugen könnte und wollte das nicht.

Mit großer Erleichterung konnte ich dann feststellen, wie gut es Papa ging, als Mama ausgezogen war. Er blühte wieder auf. Papa ging raus, ging zum Tanzen und wir fuhren zusammen in Urlaub. Wir hatten nur uns und fühlten uns entspannt und großartig miteinander. Wir konnten wieder miteinander reden und das richtig gut auf langen gemeinsamen Autofahrten. Ich genoss mein Leben mit ihm als Teenager sehr.

Auch Papa hat sehr viel kompensiert und versucht, es Gerti so oft es ging, recht zu machen. Manchmal machte mich das ärgerlich. Dass Mama so oft so gemein zu ihm und mir war und Papa sich trotzdem öfter mehr um sie als um mich gekümmert hat. Mich hat das „ständige Gestreite" meiner noch sehr jungen Eltern und das „wehleidige Verhalten" meiner Mama oft traurig oder wütend gemacht. Und ganz oft hat es mich einfach nur genervt, weil sie nichts an ihrem Verhalten selbst geändert hat. Papa hat sich damals um alles gekümmert. Fritz hatte Gertis Laden, den sie nicht mehr führen konnte, seinen Hauptberuf, die Belange seiner Eltern im Nebenhaus, den Haushalt, sehr viele Haustiere und mich. Seinen „Frechdachs".

Neben dem schlechten Verhältnis meiner Eltern Fritz und Gerti war es für mich als Kind sehr verwirrend, dass Mama auf der einen Seite ihrer Mama immer gefallen wollte und sie gleichzeitig im Umgang mit meiner Oma so abgeneigt und verletzt sein konnte. Mal schwärmte sie von ihrer Mutter, im nächsten Moment war Leni-Oma wieder der letzte Mensch auf Erden und Mama sehr enttäuscht oder verzweifelt. Auf eine gewisse Weise ist das für Menschen normal. Mal lieben und mal hassen wir uns, andere und uns selbst. Streit und Selbstzweifel kommen in den besten Familien vor, schon immer. Und wenn ich an all die Geschichten und Anekdötchen denke, die durch Standorte und Branchen getragen wurden, und welche Säue durch welche Dörfer getrieben wurden, in denen ich mitlebte, dann wundern mich manche Denk- und Verhaltensweisen heute nicht mehr. Es macht mich höchstens traurig, wie schlecht es vielen von uns trotz des Wachstums geht. Unter anderem, weil vielen Menschen im Hier und Jetzt schlichtweg die Vorstellungskraft für persönliche Lösungswege oder unvoreingenommene Unterstützung aus ihrem Umfeld fehlt. Auch weil wir so schlecht über uns oder andere denken oder reden. Manches muss einfach auch gesagt werden, auch wenn es unangenehm ist, nicht wahr?

„Meine Mutter prügelte wie wild auf mich ein" – erzählen Kinder alkoholkranker Mütter. Die Vorstellung, wie Eltern ihre eigenen Kinder misshandeln, ist nahezu unerträglich. Wenn wir an „Alkis" in Elternrollen denken, haben wir genau das: ein pauschalisiertes, negatives und brutales Bild vor Augen. Weil Alkohol Monster aus Menschen machen kann. Siehe Betty Taubes Erfahrungen, die sie 2025 in ihrem Buch „Sag, die blauen Flecke kommen vom Spielen" so mutig beschreibt.

Mich quälten weniger Schläge als emotionale Strapazen. Mit Gesprächs- und Verhaltenstherapie konnte ich im Laufe der Zeit Abstand von belastenden Denk- und Verhaltensmustern gewinnen, die sich in mein System wie Parasiten einnisteten.

Durch intensive Selbstreflexion und systemische Analysen habe ich viele Erkenntnisse gewonnen: Seit meiner Geburt 1979 sammelte ich Erfahrungen in verschiedenen Trauma-Rollen (Opfer, Täterin, Beobachterin, Mitwisserin) und kenne emotionale Belastungen in dysfunktionalen Systemen heute aus verschiedenen Rollen, Funktionen und

Perspektiven. Rückblickend möchte ich festhalten, dass eine meiner stärksten Blockaden ein altes gesellschaftlich geprägtes Wertesystem in mir war, dass rigide nach Leistung, Funktionalität und Schuld einordnete. Ich wuchs mit einer Vorstellung von Vorbildrollen auf, die Wertigkeit in sozialen Systemen maßgeblich nach dem Leistungs- und Vernunftprinzip definierten.

Selbstreflexion
Leistung und Vernunft waren für mich das Ticket zu Zugehörigkeit und Anerkennung. Dazu gehörte auch, dass ich als Heranwachsende dachte, dass Menschen, die es nicht weit bringen, selbst Schuld daran tragen (wie am Beispiel meiner Mutter).

Wir, die im Gegenzug leisten und verlässlich oder vernünftig funktionieren, wir sind besonders wertvoll. Die anderen, die das nicht so wie wir können, die haben nicht so einen starken Charakter oder einfach weniger Talent. So einfach schien das. Als ich meinte, eine leistungsstarke Persönlichkeit zu sein, begleiteten mich Denk- und Verhaltensmuster, für die ich mich heute nüchtern schäme.

Dabei waren das ja nicht nur meine selbst erfundenen Gedanken, sondern ein Glaubensmuster, das in erwachsenen Kindern der Nachkriegsgeneration, unter denen vermutlich transgenerationale Traumafolgestörung weit verbreitet waren, so in der Art reifte:

„Wenn Du etwas unbedingt willst, muss Du nur stark, fleißig oder vernünftig genug sein, dann bekommst Du es auch. Ein gutes Elternhaus und gute Verbindungen helfen ebenfalls, weit zu kommen. Also zeig Dich stets angemessen und sieh zu, dass Dich gut angesehene Leute kennen oder gut leiden können. Beim Rest hilft der Heilige Geist oder ein Franzbranntwein."

So in etwa bildete sich mein Wertemuster als Enkelkind von Leni (*1938) und Tochter von Gerti (1959–2013) unter regionaler Leitkultur in Bayern als eher problematische Selbstreflexionsfläche heraus. Parallel dazu ist mir heute viel bewusster als in meinem Leben mit Alkohol: Wenn es uns nicht gut geht, sind meistens wir selbst diejenigen, die etwas verändern können – nicht die anderen. Positive Veränderung bedeutet allerdings nicht, alles allein schaffen zu müssen. Im Gegenteil: Es erfordert Mut, sich zu öffnen, anderen Vertrauen zu schenken und neue Wege auszuprobieren. Dass ich die Dynamiken in meinen sozialen Systemen als „normale Dramen" interpretierte und oft einfach hinnahm, hatte auch ein wenig damit zu tun, dass ich in Teilen auch als Fernsehkind in den 1980er- und 1990er-Jahren aufwuchs. Täglich bekam ich in den Familien- und Beziehungsdramen in Talkshows und Dokus medial vorgelebt, wie „asozial" ein Teil von mir und ein Teil unserer Gesellschaft auch irgendwie ist. Ich war mehr als andere Kinder vorm Fernseher und ich war auch mehr als andere Kinder in der freien Natur und immer von fürsorgenden Menschen umgeben. Vielleicht daher mein Faible für Medien und Menschen. Nicht nur Menschen in Talkshows, auch meine Eltern Fritz und Gerti stritten regelmäßig, seit ich denken konnte und hatten viele Konflikte. Meistens stritten sie laut, oft gewaltvoll von meiner Mama ausgehend und regelmäßig mit emotionalen Erpressungen. Von „ich lass mich scheiden" bis „das hat alles keinen Sinn mehr" über viele weitere negative und für Kinder irritierende Aussagen hinaus, konnte alles dabei sein.

Knapp 3 Mio. Menschen sterben jährlich weltweit an den Folgen von Alkohol. Neben langjährigen, quälenden mentalen oder chronischen Erkrankungen, sterben auch viele an den Folgen von Unfällen und Gewaltverbrechen, die durch den Konsum von Alkohol verursacht werden. Und, was wohl kaum in Statistiken transparent einfließen, weil sie entweder nicht offen abgefragt oder ehrlich beantwortet werden können, sind: emotionale und psychische Gewalterfahrungen. „Glaubenssätze", „Selbstwert" und „mentale Gesundheit" lerne ich erst seit wenigen Jahren theoretisch und praktisch. Bis 2022 beschäftigte ich mich überwiegend mit kultiviertem Konsum und mit kurativen Lösungen, dafür noch wenig mit Prävention und konsumfreier Selbstfürsorge. Weil ich seit 2022 sehr persönlich und positiv in all meinen Rollen miterleben konnte, welchen Unterschied authentische, respektvolle und wertschätzende Sprachkultur – also positive Kommunikation – für unsere emotionale und soziale Gesundheitskompetenz macht, fühle ich mich in meiner Verantwortung als Erfahrungswissen-Tragende getrieben, mich so mitzuteilen, dass meine Erfahrungen andere Fachkräfte und Profis dabei unterstützen, Betroffene und Mitbetroffene zu besseren Entscheidungen für sich motivieren zu können. **Kommunikation ist für Menschen oft der entscheidende Faktor zwischen Leben und Tod. Mehr als Macht oder Geld.**

In meiner Jugend konnte ich zu Hause stundenlang und tagelang fernsehen. Ab 16 durfte ich auch zu Hause bei meinem Papa verantwortungsbewusst am Wochenende Alkohol trinken und wie eine Erwachsene im Alltag Zigaretten mitrauchen. Freund:innen kamen gerne zu uns nach Hause. Oder wenn wir „sturmfrei" hatten, konnten wir stundenlang MTV, VIVA, Talkshows, Filme, Serien oder heimlich erotisierendes Material gucken. Besonders nach durchzechten Nächten tat es mir richtig gut, mir alle möglichen „Fressalien" unkontrolliert auf dem Sofa reinzuziehen und beim Fernsehen in Dauerschleife zu schlafen. Das gab mir immer ein Gefühl von Geborgenheit und innerer Ruhe. Auch die Klänge von Fernsehwerbung fühlten sich immer nach emotionaler Sicherheit an, wenn sie mich zwischendurch immer wieder kurz aus meinem Fernsehschlaf herausrissen.

Mit zunehmendem Alter als junge Erwachsene empfand ich es allerdings schwer, mein gesellschaftlich abgekupfertes emotionales Regulierungsverhalten mit Leistung, Suchtmitteln, Sport und gesunden Eigeninitiativen funktional dauerhaft auszugleichen. Ich kam aber nie auf die Idee, irgendetwas im Umgang mit Alkoholkonsum oder Leistung anders zu machen oder meine mangelnde Selbstfürsorge in Frage zu stellen. Solange alle anderen nach meinem persönlichen Ermessen mit meiner sozialen Funktionalität zufrieden und meinem Verhalten einverstanden waren, war auch für mich meine Welt in Ordnung. Ich konnte oft in meinem Leben sehr lange und intensive Gespräche führen, um mich mit Menschen gut fühlen zu können. Ich war wohlbehütet, und lebte, als meine Mama Gerti weg war, wie eine stinknormale, zwar in Teilen verlassene, aber doch leicht verwöhnte Teenagerin. Zumindest nach meinen Normen- und Wertevorstellungen, wie ich sie damals kennenlernte, übernahm und dann selbst verkörperte. Wenn ich mir überlege, wie viel Zeit ich in meinem Leben alkoholisiert, verkatert oder unkontrolliert vor Screens war, und was ich in der Zeit alles hätte schaffen können...?

Merken Sie was?

Ich denke direkt: Was hätte ich *noch alles leisten* und wie mich *noch besser* einbringen können? Das ist typisch für COAs. Ich trainiere erst seit Sommer 2022 intensiv und lerne aktiv in Selbstfürsorge statt in Selbstverurteilung und Selbstreproduktion zu denken und zu handeln. Das Leben ist ein ständiger sich weiter verändernder Prozess. An einem verkaterten Tag in meiner Jugend schaffte ich kaum mehr, als mich vom Sofa zur Küche oder vom Sofa zur Toilette zu schleppen. Meine Gefühle dazu und mich damals so zu erleben, war ganz normal. Monatliche bis wöchentliche Kater wurden je nach Geschlecht und Altersklasse während meiner Jugend in Kauf genommen und aktiv in die sonst leistungsaffine Wochenplanung im Abgleich mit anderen Hobbys einkalkuliert.

„Beschämende Heimlichkeiten und Trennungsschmerzen"

Reflexion:

Beschämende Heimlichkeiten (versteckter Konsum, Lügen, Täuschung, Vertuschung etc.) erzeugen bei Betroffenen und Angehörigen häufig anhaltende Scham, Schuldgefühle und Vertrauensverlust. Negative Vorerfahrungen mit Bezugspersonen können belastende Verhaltensmuster in weiteren Beziehungen begünstigen, weil bei Ehrlichkeit und Offenheit Sanktionen, Trennungen oder existenzielle Verluste befürchtet werden. Bereits erlebte Trennungsschmerzen in ambivalenten Bindungen verhindern oft die nötige Distanzierung und Selbstfürsorge. Kinder und Partner:innen erleben häufig Loyalitätskonflikte, Schuldgefühle und Verlustängste, die Rückzug oder überangepasstes Verhalten fördern. Beides begünstigt Verleugnung oder Verdrängung von starken emotionalen Belastungen und reduziert die Bereitschaft, Hilfe anzunehmen. Das wiederum kann Risikoverhalten weiter verschärfen und soziale wie auch therapeutische Teilhabe erschweren.

Impuls:

Falls Sie den Eindruck gewinnen, dass verdeckte Schamgefühle und Ängste im Kontakt mit Betroffenen und Mitbetroffenen Ihre Gespräche erschweren, bringen Sie selbst eine fiktive oder echte Anekdote ins Gespräch ein, in der es um gesellschaftlich beschämende Ereignisse geht. Machen Sie deutlich, dass Schamgefühle und diffuse Ängste Folgen von normalen Schutzmechanismen sind und alle Menschen beschämende Situationen durchleben, zu denen wir alle neigen, vorschnell Bewertungen in uns aufkommen zu lassen. Benennen Sie aktiv mögliche Loyalitätskonflikte und Rollenerwartungen. Reflektieren Sie gemeinsam Gefühlslagen und belastende Situationen und lenken Sie dabei vom Fokus auf Opfer und Täter weg. Trennen Sie Verhalten von Personen und nehmen Sie gemeinsam mit Ihren Gesprächspartner:innen einen systemischen Blick für den Kontext der Indexperson ein.

3.2.4 Naive Zutraulichkeit frühreifer Früchtchen

Ich fühlte mich immer dann besonders und geborgen, wenn ich leicht angetrunken war – oder wenn es nach Haustieren, Tabak, Kaffee, Alkohol oder nach Zucker roch (Abb. 3.6). So wie in Mamas Laden. Sie hatte auch Schreibwaren. Ich liebe heute noch das Gefühl, wenn ich neue Schulhefte in Umschläge binde oder Stifte in Federmäppchen sortiere. Bis heute habe ich noch den Geruch des Zigarettenstangenpapiers in Mamas Laden als Erinnerung in meiner Nase. Zigarettenschachteln und Zigarettenstangen sortierte ich oft in Mamas Laden in Regale ein. Von den großen Lieferungen packte ich aus den Kartons erst die Zigarettenstangen hinter dem Tresen unter das Regal. Wenn die Regale mit den einzelnen Schachteln darüber langsam leerer wurden, füllte ich die Reihen mit den Schachteln aus den unten liegenden Stangen wieder auf. „Dann das Papier in die Tonne daneben schmeißen, die Zigaretten in der Mitte des Tresens platzieren und die netten Herren fragen, ob es denn sonst noch was sein darf." Ich höre gerade ihre Stimme und erinnere seit Längerem wieder die Zeit, als Mama noch euphorisch mit ihrem Geschäft war und mich in ihrem Laden in den Ferien einarbeitete. Parallel dazu übte ich oft heimlich vor dem Spiegel, was ich bei weiblichen Figuren im Fernsehen beobachtete und lernte früh, meinen Körper zu instrumentalisieren.

Neben der Belastung durch den Alkoholkonsum meiner Mama, belastete mich als Kind auch unklare und verworrene Kommunikation in ihrem und meinem Umfeld. Es galten immer wieder andere Kommunikationsregeln, Wahrheiten oder Geheimnisse, je nachdem wer gerade da war. Regeln gab es grundsätzlich wenige. Ich wusste oft nicht, was ich

Abb. 3.6 Zuhause ganz privat

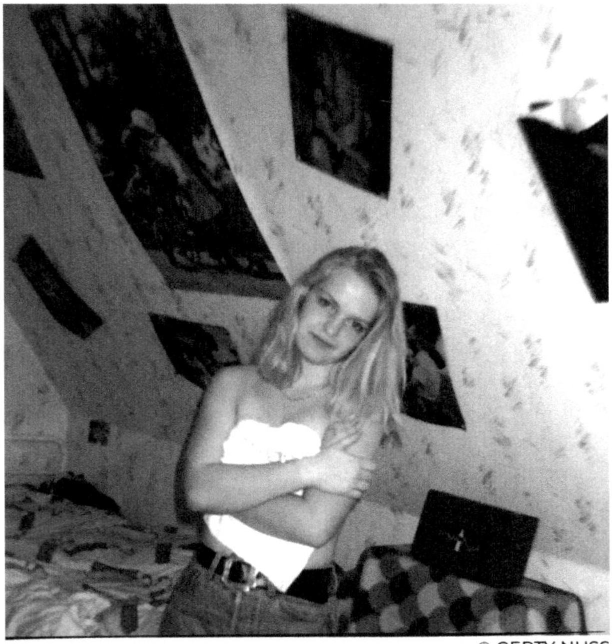

durfte und was nicht. Ich hatte wenig Selbstschutz als Kind entwickelt, um zu spüren oder zu wissen, was gut für mich ist und was nicht. Wurde ich mit existenziellen Ungewissheiten alleine gelassen, empfand ich das immer wieder als emotionale Qual.

Von klein auf richtete ich meinen Körper, meinen Geist und meine Seele nach den Erwartungshaltungen anderer Menschen an meine Person aus und versuchte über angepasstes Verhalten emotionale Sicherheit zu spüren. Ich instrumentalisierte mein Selbst häufig, damit es anderen Menschen in meiner Anwesenheit durch vernünftige Ausführung meiner Rolle gut gehen konnte. Aufgrund meiner frühkindlichen und vorpubertären Erfahrungen und Prägungen in meinem sozialen Umfeld, fokussierte ich mich als junges Mädchen bis zu meinem 42. Lebensjahr darauf, Menschen, die für meine emotionale Sicherheit in verschiedenen Phasen relevant waren, besonders zu gefallen, ihre Erwartungen zu erfüllen, ihre Sorgen zu mildern oder ihren emotionalen Bedürfnissen entgegenzukommen. Mein Selbst war mit mir alleine ohne Leistungsreferenz nie wirklich erfüllt oder zufrieden. Mein Selbst suchte sich regelmäßig eine „besondere" Person oder „besondere" Aufgabenstellung, um sie knacken oder erfüllen zu können. Meine Mission mit GERTY NUSS passt natürlich auf gewisse Weise ebenfalls wunderbar in diesen Mechanismus und in dieses Bestreben. Warum sollte ich also nicht meine gesellschaftlich geprägten Erfahrungen und erlernten Talente zum Abbau von Stigma unserer Gesellschaft solidarisch zur Verfügung stellen?

Stigma manipulierte mich von meinem ersten Atemzug an. Als Kind einer Alkoholikerin stand ich in Deutschland von Geburt an unter Verdacht, selbst ein unvernünftiges, charakterschwaches oder wenig verantwortungsbewusstes Exemplar zu sein oder werden zu können.

Glücklicherweise bin ich trotz meiner jahrelangen gedanklichen und emotionalen Fehlleitung in den wichtigsten Momenten in meinem Leben mir selbst am treuesten geblieben und konnte, besonders seitdem ich alkoholfrei lebe, noch besser Entscheidungen selbstbestimmt für mich und meine Familie treffen. Auch weil ich immer Menschen um mich hatte und heute noch habe, die mein eigenes Selbst bedingungslos liebenswert finden und viele meiner früheren Lebensentscheidungen nicht verurteilen. Denn nicht selten lag ich in jungen Jahren unvernünftig, selbstbestimmt und wohlbehütet ausgeliefert auf Tanzflächen, an Stränden, auf Wiesen, in Müllsäcken, in meinem Erbrochenen neben öffentlichen Toiletten, in Zelten oder in diversen Betten und Hängematten. Manchmal wollte ich weg und doch auch nicht. Wollte mehr davon und es gleichzeitig nie wieder erleben. Ich wollte, dass sich Mamas Körper nicht so kalt und knochig anfühlt. Ich wollte nicht, dass sie so schlimm nach Alkohol stinkt, als sie sich unbekleidet nach Auseinandersetzungen, die ich Wand an Wand lange und laut mithören musste, an mich schmiegte und mir sagte, wie weh ihr was getan hat. Ich wollte nicht, dass sie mit mir fremden Menschen am Tisch sitzt und doch fand ich es schön, dass sie, wenn auch in Begleitung unangenehmer Menschen, da war. Sie feierte mit den „Burschen", die ich in ihrem neuen Lebensumfeld auf Dorffesten kennenlernte, mit uns mit. Sie fuhr mich hin und fuhr mich zurück. Ich sah Sternschnuppen durchs Dachfenster über ihrem neuen Haus fliegen und wünschte mir, mit meinem neuen

Oberpfälzer Prinzen glücklich zu werden. Es roch vertraut nach Putzmitteln, Haustieren, Alkohol und Nikotin. Ich konnte mit ihrem neuen Hund Xaverl auf der Wiese spielen, wie Sissi mit ihrem Reh in Possenhofen.

Irgendwann traf ich mich mit einem Partner meiner Mutter offiziell, weil er mir unbedingt mitteilen wollte, wie wichtig ihm Gerti und damit auch ich seien, auch wenn er mich nicht kennt. In einem dunklen Lokal mit Spielautomaten und Billardtischen sollte es wohl cool für einen Teenager sein. Ich weiß nicht mehr, was er alles genau zu mir sagte, aber es war was in der Richtung, dass er gut zu meiner Mama und auch zu mir sein würde. Ich meine mich zu erinnern, dass ich ihn aufgrund seines Dialekts nicht so gut verstand. Oder ich verstand ihn irgendwann nicht, weil es laut war und er aufgrund seines mentalen Zustands nicht mehr so klar reden konnte. Er saß in ihrem neuen Zuhause immer am gleichen Platz. Er bewegte sich sonst kaum im Haus. Er bewegte sich nur, um die Zigarette anzuzünden, daran zu ziehen oder sie auszumachen. Dann bewegte er sich, um das Bier zu holen, zu heben und wieder wegzutragen oder ein neues Bier zu holen. Das waren die für mich am häufigsten zu beobachtenden Bewegungen. Andere Bewegungen hörte ich immer nur aus dem Nebenzimmer. Ist ja normal, wenn man unter einem Dach wohnt, dass Erwachsenengeräusche zu hören sind. Ich muss damit klarkommen und mich nicht so anstellen, dachte ich zu lange. Kennen Sie den Begriff „treudoof"? Ich meine mit dieser Selbstabwertung eine Mischung aus naivem, unterwürfigem und offenherzigem Verhalten. Ich habe fast fremde Menschen direkt lieb haben und Auszüge meiner Poesiealben oder Tagebücher zum Lesen geben können, einfach nur, um Nähe und Gefühle zu spüren. Ich glaube, ich tat das aus dem Bedürfnis heraus, mich richtig vertraut und verstanden fühlen zu wollen. Je schneller und intensiver ich Nähe spüren konnte, desto aufregender und toller mein Leben. Ich konnte schon immer (wie meine Mama Gerti) gut kommunizieren und soziale Zusammenhänge trefflich beschreiben und reflektieren, wie Sie vielleicht schon feststellen konnten. Und es war früher recht leicht, meine Emotionen über Zuwendung, Anerkennung und Wertschätzung zu manipulieren.

In der Unterstufe auf dem Gymnasium gab ich beispielsweise versehentlich per Telefon alle Telefonnummern und Adressen aus meiner Klasse an eine Person am Telefon heraus, die sich als ein Vater aus meiner neuen Schulklasse ausgab. Ich und ein paar weitere Familien erhielten über Wochen anonyme Terroranrufe und mussten den Fall an die Polizei übergeben. Ich schämte mich zutiefst. Ich habe das Gefühl, dass ich mich in meinem Leben schon so oft und so lange stellvertretend für andere Menschen geschämt habe, dass es nun an der Zeit ist, dass meine Scham von der Öffentlichkeit mitgetragen und aufgelöst werden darf. Vielleicht auch deshalb meine schamlose Offenheit an manchen Stellen unserer Aufarbeitung.

Im Gespräch mit unserem Haus- und Kinderarzt war meine Mama beim Thema Sexualität ungewöhnlich gehemmt und mir gegenüber sehr aufgebracht während der Behandlung meiner kindlichen und eigentlich normalen Leiden. Vermutlich war sie stark verunsichert und befürchtete, dass sich ihr „verantwortungsloses" und „charakterschwaches" Verhalten schon im Kindergarten und in der Grundschule negativ auf mich auswirken könnte oder ich von Geburt an bereits genauso fehlerhaft war wie sie. Eine Mission Impossible für Gerti, an meiner Seite als gute Mutter wahrgenommen werden zu können vielleicht? Ich übertreibe hier bewusst, um meinen Schmerz zu diesen Erfahrungen zu kompensieren und Ihnen meine Selbststigmatisierung zu verdeutlichen. Erste verzweifelte Briefe meiner Mama an ihre Mutter oder an meinen Vater las ich, als ich gerade lesen konnte.

Meine erste „Kippe" konsumierte ich mit 12 Jahren. Zu früh wussten schon Mitschüler, wie hingebungsvoll ich sein kann, weil einer, der kaum etwas für mich übrighatte, mit meiner Offenheit prahlte. Leider war kaum jemandem außer beispielsweise einem Religionslehrer bewusst, dass ich kein „frühreifes Früchten", sondern ein emotional stark belastetes Kind war. Es sollte für mich ohne meine Mama Gerti die folgenden 30 Jahre immer weit hinauf gehen, bis ich meinen Wettkampf mit Alkohol beendete und alle Flaschen in meinem Leben für immer entsorgte.

„Naive Zutraulichkeit frühreifer Früchtchen"

Reflexion:

Frühe Sexualisierung kann sich bei Kindern aus suchtbelasteten Familien als auffällige Zutraulichkeit, Körperlichkeit oder abgekupfertes sexualisiertes Verhalten zeigen. Diese Verhaltensweisen sind selten Ausdruck natürlicher Reife, sondern Reaktionen auf fehlende Grenzen, Suche nach Nähe und Schutz oder Nachahmung beobachtbaren Verhaltens. Kinder versuchen damit Bindung zu sichern, unsichere Beziehungserfahrungen zu kompensieren oder Kontrolle über bedrohliche Situationen zu gewinnen. Solche Signale sollten als Schutz- und Bindungsprobleme verstanden werden – und nicht moralisiert werden.

Impuls:

Konkretisieren Sie solche Beobachtungen, ohne zu pathologisieren. Stärken Sie Betroffene darin, ihre Grenzen zu setzen und klären Sie das Umfeld auf, ohne zu etikettieren oder körperbezogenes Verhalten zu stigmatisieren.

3.3 Kultiviert und leistungsstark erwachsen

3.3.1 Freie Kreativität und beschämende Sachzwänge

Ich hatte schon früh zu meinem starken Zugehörigkeitsbedürfnis ein großes Freiheitsstreben in mir. So entschied ich nach meiner Schulzeit, dass ich lieber die Welt verändern wolle, als wie meine jungen Eltern direkt eine Familie zu gründen. Ich wollte unbedingt in ein Entwicklungsland, traute mir aber damals den Abstand zu meinem familiären Sicherheitsnetz nicht zu. Ich habe mir damals wirklich viele Gedanken gemacht, was beruflich aus der Carolin werden sollte und war oft im Berufsbildungszentrum in Nürnberg. Von Angehörigen kamen unterschiedlichste Meinungen und Ratschläge und so recht wusste glaube ich niemand genau, einschließlich mir, was das Beste für mich wäre. Ich bekam jedenfalls volle Rückendeckung und immer alle möglichen Ressourcen meiner Familie, meinen Ausbildungs- und Berufsweg frei testen und selbst gehen zu können.

Selbstreflexion
Gewisse Untertöne oder Blicke lassen sich in meinem Umfeld bis heute nicht vermeiden. „Politik und Carolin" oder „Irgendwas Soziales und Carolin" oder „Irgendwie Werbung und Carolin" oder „Irgendwas mit Stigma, Sucht und Alkohol". Irgendwie passt bei der Carolin irgendwas nicht so ganz zu den Vorstellungen in ihrem Umfeld, habe ich heute manchmal noch den Eindruck. „Meinen Berufsweg habe ich also sozusagen ganz alleine verbrochen",schmunzelt es gerade friedlich in mir.

Zu einer möglichen Karrierelaufbahn kamen Ratschläge wie erstmal eine solide Ausbildung. Meine Idee, Friseurin werden zu wollen, fand Papa hingegen ziemlich unpassend. Ich arbeitete in den 1990er Jahren schon eine Weile neben der Schule in der Sozial- und Marktforschung wie damals ganz viele Studierende in Nürnberg. Im Alter von 15 Jahren heuerte ich bei K&L Ruppert in der Karolinenstraße in Nürnberg an und war dafür zuständig, Klamotten aufzuhängen oder zu falten. Als Papa mich abends mit seinem neuen Motorrad von der Arbeit abholte, war ich stolz wie Oskar, als die umherstehenden Jungs sahen, bei was für einem coolen Daddy ich aufsteigen durfte. Natürlich auch mit kurzem Rock und schwarzer Lederjacke im gleichen Style wie Papa.

Nach dem Abitur hatte ich überhaupt keine Vorstellung davon, was ich bis heute erleben durfte. Mein altes Ich wäre trotz allem irgendwie auch stolz auf mich. Ich glaube sogar mehr als mein heutiges. Die junge Caro hätte mich von außen betrachtet womöglich bewundert oder aber vom Typ her überhaupt nicht leiden können. Wer weiß. Mein heutiges Ich weiß jedenfalls mehr als alle meine anderen Ichs zuvor. Und deswegen ist mein heutiges Ich manchmal auch etwas überheblich oder altklug kritisch. Aber auch viel verständnisvoller, achtsamer und geduldiger als meine alten Alter Egos im Umgang mit mir selbst und anderen Menschen.

Als Studentin kämpfte ich mit dem Leistungsdruck aus verpatztem Erststudium und Zweitstudium (unvermeidbarer Studienwechsel), verantwortungsvollen Nebenjobs sowie mit dem Gefühl, meine Familie, „die so viel in mich investiert und an mich glaubt", nicht enttäuschen zu wollen.

Mein Abi 1999 war für mich ein absolutes Highlight. Trotz aller Widrigkeiten hatte ich es geschafft. ICH habe das Abitur gemacht – ganz allein und selbstständig dazu gelernt! Meine Kollegstufe, in die ich zur 12. Klasse wechselte, teilte keine sensationellen Narrative über mich. Ich war als „C-Blondchen" und als Frohnatur größtenteils gut gelitten und konnte in Ruhe mitlaufen.

Meine Facharbeit im Leistungskurs Geschichte schrieb ich über Magda Goebbels, weil mir Eva Braun zu unspektakulär war. Das erwähnte ich ja bereits. Magda hatte ein besonderes Faible für außergewöhnliche Persönlichkeiten, was mich persönlich stark ansprach. Sie wechselte von einem Zionisten über einen Wirtschaftsmagnaten (Quandt) zu einem Nazi (Goebbels). Meine Leistungsfächer waren Geschichte, Englisch, Religion und Physik. Rückblickend macht das noch mehr Sinn, als ich es damals schon spürte. Nach dem Abi zog ich nach Nürnberg, schrieb mich in Erlangen für Politikwissenschaften ein und trat der SPD bei. Ich war eine überzeugte Schröder-Anhängerin und unterstütze Renate Schmidt im Wahlkampf in Erlangen, während wir in der U-Bahn in der Nähe von Siemens belegte Brötchen morgens vor 7 Uhr verteilten.

Die alten Katzen meiner Mama sollte ich bei Auszug mit nach Nürnberg mitnehmen. Mama nahm nur ihre Lieblingskatze Lotti mit, die kurze Zeit später verstarb. Für die beiden alten, übrig gebliebenen Katzen war der Umzug in die kleine neue Wohnung eine Zumutung. Sie urinierten aus Protest täglich in alle möglichen Ecken, sodass sie Wohnung mit Holzböden und nur dünnem Teppich darüber in kürzester Zeit nicht mehr so einladend war. Statt dieses Problem zu lösen, flüchtete ich in die Wohnung eines neuen Freundes mit neuem Hund und überließ den Katzen diese Wohnung. Als zwei Flugzeuge in dieser Zeit am 11.9.2001 in die Tower in New York stürzten, war ich als angehende Aerobic-Instruktorin im Fitnessstudio und spürte das erste Mal eine globale Angst, die mich damals emotional extrem forderte. Ich war abends alleine in meiner Wohnung, die SZ-Zeitungen meines Abos stapelten sich wie mein schlechtes Gewissen in dieser Behausung und ich konnte die Berichterstattung einfach nicht ausschalten. Viele junge und alte Menschen hingen in der Zeit tagelang vor dem Fernseher. Bei mir war da schon öfter eine Flasche Wein mit geöffnet. Wenn ich mich in die emotionale Ausnahmesituation um mich aus dieser Zeit hineinversetze und mir heute bewusst mache, wie es sich außenpolitisch anfühlt, finde ich frappierend, wie sehr wir uns als Gesellschaft emotional an Völkerrechts- und Menschenrechtsverletzungen gewöhnen und abstumpfen können.

Ich lebte in verschiedenen WGs mit, arbeitete, wenn ich nicht gerade studierte, fuhr betrunken Auto und erlebte nach der Trennung meiner Eltern meine zweite Krise, als ich trotz meines sehr guten Notendurchschnitts an der Uni in einem Grundkursfach „Föderalismus“ zweimal durch eine Prüfung rasselte und vom Diplomstudiengang Politikwissenschaften 2002 von heute auf morgen ausgeschlossen wurde. Ein Professor hatte eine andere Auffassung von Föderalismus als ich und ich meine, dass ich nicht so recht in sein Bild einer Politikwissenschaftlerin zu passen schien. All die Verletzungen und Selbststigmata aus meiner Schulzeit, die ich bis zur 11. Klasse erlitt, kamen wieder geballt in mir hoch. Auch in dieser Zeit trank ich mehr Alkohol als sonst und spielte in problematischem Ausmaß im Alltag Schafkopf und Poker. Eine Schmach, die ich damals erlebte, war, meine geplante Vordiplomsparty ohne Vordiplom, aber mit viel Alkohol und vielen Freunden trotz Studienausschluss zu „feiern“. Es ist typisch für mich, Dinge bis zum Schluss durchzuziehen, auch wenn es hart und mit Schmähkritik verbunden ist. Ich bin es gewohnt, mich zu überschätzen und voreilig zu handeln. Dafür gebe ich nicht schnell auf und gehe weiter, auch wenn es unangenehm wird.

Bei den Sozialwissenschaftler:innen in Nürnberg stieß ich, anders als bei den Politiker:innen und Jurist:innen in Erlangen, ab Sommer 2002 direkt auf soziale Gegenliebe und war nicht die einzige Studierende aus einem älteren Semester. Besonders wohl fühlte ich mich am Kommunikationslehrstuhl. Mein Pflichtpraktikum machte ich bei ProSieben in Unterföhring, weil 37 Grad beim ZDF keine offiziellen Praktikumsplätze vorhielt. Meine Diplomarbeit schrieb ich über die Zukunft von Online-Jobbörsen, nicht weil es mich besonders interessierte, sondern weil das damals ein trendiges Forschungsthema war. Ich versuchte mich so breit wie möglich für meine anstehende Karriere aufzustellen.

Während meines Studiums unterstützte mich mein Vater immer finanziell. Für meine Sonderspesen wie Partys, Klamotten, Autos und Reisen sowie für mein Ego arbeitete ich in der Marktforschung, in der Gastronomie, auf Messen und Promotion sowie als Aerobic-Trainerin – schon früh auch in verantwortlichen Rollen. Während eines Wochenendseminars zu sozialen Kompetenzen auf einer Hütte in bayerischer Wildnis kam schon 2008 zum Vorschein, wie viel verletzte Emotionen und Leidenschaft in mir für Rollenspiele steckten. Im Rollenspiel erfuhr ich bislang viele verborgene Zusammenhänge intergenerationaler Traumatransmissionen, wie zum Beispiel auch die Übertragung schmerzhafter Erfahrungen in der Kindheit auf das Erwachsenenleben. Persistierende emotionale Verletzungen in der Kindheit können die Funktion des limbischen Systems verändern, da neuronale Strukturen an der Verarbeitung von Schmerz, Angst und emotionaler Regulation beteiligt sind. Es gibt so viel über unser Gehirn und unsere Psyche zu erfahren und bewusst zu erleben, und so wenige Menschen haben dazu rechtzeitig Zugang und ein Verständnis, das ihnen hilft.

Während ich nach außen funktionierte und leistete, konnte ich leider keinen angemessenen Hilfebedarf oder mein Recht auf unterstützende Hilfe für mich erkennen. Denn viele meiner Probleme und emotionalen Schwierigkeiten schienen für mich normal, fremd- oder selbstverschuldet und einfach hinnehmbar. Entsprechend konnte ich schädliche Glaubenssätze in mir lange nicht als lösbare kognitive und emotionale Belastung erkennen, geschweige denn begreifen.

Dazu gehörten Glaubenssätze wie:
„Ich bin von Geburt an ein zu emotionales und liebesbedürftiges Wesen."
„Ich kann meine Gefühle und Bedürfnisse nicht gut kontrollieren."
„Ich bin liebenswert, wenn ich anderen gefalle."
„Ich bin wertvoll, wenn ich einen sinnvollen Beitrag leiste."

Für meine persönliche Entwicklung wäre es wichtig gewesen, früher offen über meine Erlebnisse und Gefühle mit Profis sprechen zu können und nicht meine Kommunikation und Verhaltensweisen nach den Erwartungen meines Umfelds, blockiert von Verlustängsten, jahrelang unter unmerklichen, aber belastenden Anstrengungen, anzupassen. Ich verhielt mich von klein auf an meine Umgebung und an meine Interpretation der umgebenen möglichen Erwartungshaltungen an meine Rolle angepasst. Manchmal, wenn ich mich emotional sicher fühlte, verhielt ich mich auch sehr unangepasst, um Interessenskonflikte offenzulegen. Als roter Faden meines Verhaltensprinzips zeigte sich immer deutlicher eine nahezu automatisierte Vermeidungstaktik von Ablehnung mir wichtiger Bezugspersonen. Spüre ich keinen Wettbewerb, Neid oder Angst vor Ablehnung in meinem vertrauten Umfeld, fühle ich mich frei und bin authentisch. Bemerke ich eine gewisse Ablehnung bei Menschen ohne klare Kommunikation, kann mein System in Alarmbereitschaft und auf Notversorgung wechseln, wenn es für mich um etwas geht.

Die Traumata, die ich als heranwachsender Mensch auch durch mein eigenes Verhalten miterlebte, zeigen ein in sich verbindendes Element: **Täuschung.** Ein Leben voller Alkohol ist auch immer voller Selbsttäuschung und Selbstentfremdung. Entsprechend sprach ich in meinen Therapiesitzungen häufig von diversen Enttäuschungen. Ich war enttäuscht darüber, wie wenig ich mich selbst liebenswert fühlte und wie wenig bedingungslose Liebe ich vertrauensvoll erleben konnte. Ich war oft tief in mir beschämt und verunsichert und verstand das als normalen Gemütszustand. Ich suchte nach Nähe, Verbindung und starken Beziehungen, da ich alleine aus mir heraus wenig sichere Gefühle oder innere Ruhe entwickeln konnte, ohne etwas zu leisten oder jemandem zu gefallen. Meine Verletzlichkeit sowie meine emotional manipulierbare Energie, die in sicheren Strukturen für gute Sachen als Katalysator durchaus stark wirken konnten, faszinierte im Zusammenspiel mit meinem selbstbewussten und meistens freundlichen Auftreten. Meine Ambivalenz aus emotionaler Verunsicherung, pragmatischem Idealismus und hartnäckigem Streben war eine soziale Mischung, die in verschiedensten Lebenswelten sympathisch, integer und konstruktiv wirken konnte.

„Schlagfertig war Carolin schon als Kind", bestätigen verschiedene Angehörige heute noch. Im Prinzip, meint die Kritikerin in mir, hatte ich immer alle Ressourcen um mich, gute Entscheidungen für mich treffen zu können. Meine Entscheidungsgrundlage war dabei häufig von emotionaler Regulierung oder emotionaler Manipulation fremder Selbstwerte abhängig. Mein soziales Handeln konnte sich viele Lebensphasen lang nicht an meiner eigenen Identität ausrichten, sondern war nach Vermeidung negativer Gefühle oder Lustgewinn in emotionaler oder sozialer Abhängigkeit zu anderen Menschen geeicht. Anfänglich schämte ich mich noch stärker bei der Selbsterkenntnis, auch wenn sie für meinen Weg zur Alkoholfreiheit richtungsweisend war. Insofern schadete mir mein Stigma über alkoholabhängige Menschen zwar in meiner Persönlichkeitsentwicklung, aber die negative Selbstprojektion meiner eigenen Mutter wirkte wie eine Abschreckung dann auch positiv und konstruktiv auf mein eigenes Verhalten in meinen erwachsenen und verantwortlichen Rollen. Denn, als mir mein Gesundheitsrisiko nicht nur theoretisch, sondern auch erlebbar bewusst wurde, und ich kurze Zeit später auch mit entsprechenden Operationen und Diagnosen mehrfach hintereinander konfrontiert wurde, hat mich auch eine Art Schocktherapie für immer milchstraßenweit weg vom Alkoholtrinken gebracht. Seitdem reagiere ich mit allen meinen Sinnen allergisch auf Alkohol, emotionale Manipulation und Missbrauchsversuche.

Heute bin ich emotional viel unabhängiger von Bewertungen in meinem Umfeld, und diese emotionale Selbstbestimmungsfreiheit wünsche ich mir für alle Menschen, die ähnliche Erfahrungen wie meine Mama und ich durchleben mussten. Mit stärkerem Selbstwert brauche ich weniger Bestärkung oder Bestätigung von außen und kann sogar unklare oder konfrontative Kommunikation in einem Raum oder bei Personen stehen lassen, ohne ewig darüber grübeln zu müssen. Das empfinde ich als echten Zugewinn. Nicht, dass es sich heute für mich völlig neutral anfühlt, mit Täuschungen und Enttäuschungen umgehen zu müssen, aber es fühlt sich nicht mehr so lebensbedrohend und überwältigend für mich an. Heute weiß ich, dass die emotionalen Schmerzen, die ich mehrfach durchleben musste, transgenerationale Folgen systemischer Überforderung und gescheiterter Bewältigungsstrategien waren Die Selbststigmatisierung meiner Mutter hatte zur Folge, dass wir zusammen keine professionelle Hilfe erhalten konnten und wir uns als Patientinnen sehr zurückhaltend verhielten, wenn es um unsere eigene Gesundheit ging. Für die Gesundheit und Pflege anderer Menschen konnten wir allerdings wie wilde Tiger und Löwinnen kämpfen.

Da ich durch meinen unfreiwilligen Studienwechsel 2002 in meinen Augen einen mehrjährigen Karrierestau verursachte, verspürte ich während meines Einstiegs in die Hauptberufstätigkeit 2009 noch mehr Drang und Druck in mir, mit überragender Aufholarbeit schnell prächtig glänzen zu können. Um mich selbst wertig fühlen zu können, musste ich ganz besonders Großes leisten. So suchte ich mir immer besonders große Ziele und harte Nüsse aus, um mir selbst und anderen beweisen zu können, wie großartig ich eigentlich bin. Ein weiterer Motivator in meinem Leben war zu beweisen, dass Frau alles erreichen kann, was Frau will, wenn sie sich nur genug anstrengt und dabei cleverer ist als andere. Auch wegen dieses Glaubenssatzes fand ich den kreativen Strategie-Titel in meinem Berufsleben immer so erstrebenswert. Einmal sagte eine Freundin einer Bezugsperson zu mir, als ich Mitte 20 war, dass der Typ, für den ich gerade mal wieder sehr viel Herzblut fließen ließ, nicht in meiner Liga spielen, bzw. dass ich nicht in seiner Liga spielen würde. Das war bis dahin einer der größten Affronts, der mir gegenüber offen und für mich in dem Moment sehr überraschend kommuniziert wurde. Diese Aussage verletzte und erschütterte mich zutiefst. In meinen Augen waren Menschen, wenn ich gut drauf war, immer gleich viel wert und jedes Aschenbrödel hat ja wohl die Chance verdient, sich einen Prinzen zum Überleben zu angeln, finden Sie nicht?

Anstatt mein unangenehmes Gefühl der Kränkung offen anzusprechen, tat ich so, als wäre nichts gewesen, speicherte diese Person als disqualifiziert ab und distanzierte mich schleichend ohne viele Worte von ihr. Auch ich entwickelte ähnlich wie mein Papa ein konfliktvermeidendes Verhalten, wenn meine emotionale Sicherheit in Gefahr schien. Irgendwie war es mir peinlich, dass dieser beiläufige Spruch während eines belanglosen Telefonats mich so stark kränken und solange gedanklich beschäftigen konnte. Schon sehr früh war ich andauernd damit beschäftigt, darüber nachzugrübeln, was andere Menschen warum von mir halten und wie ich bei Menschen, die ich persönlich spannend fand, ein positives und interessantes Bild von mir erzeugen könnte, sodass sie sich von mir angezogen fühlen und mir dann wiederum ein sicheres Gefühl von Zuhause und Wertigkeit geben konnten. Ein kompliziertes Überlebenskonzept, in dem ich mich über 40 Jahre emotional gefangen mit Überanpassung und Überkompensation fast erschöpfte.

„Kreativität, Anpassung und Scham"

Reflexion:

Trotz hoher Funktionsfähigkeit können bei alkoholerkrankten Menschen tiefe Verletzlichkeit, transgenerationale Belastungen und Muster von Selbstentfremdung und Täuschung lange Zeit unausgesprochen und unmerklich auf Betroffene und deren Verhalten einwirken. Gespräche, die pauschal Kategorien von besonderer Leistungsstärke oder Kreativität, Anpassung und Arbeitsmoral bedienen, können bestehende Selbststigmatisierung unnötig reproduzieren und Offenheit für Unterstützungs- oder Veränderungsbedarf blockieren.

Impuls:

Versuchen Sie im Kontakt mit Menschen, bei denen Sie eine emotionale Abhängigkeit vermuten oder beobachten, die Funktionen von Leistung, Kreativität und Konsum als Bewältigungsstrategien unvoreingenommen, ergebnisoffen und gleichwertig als normale Herausforderungen im Alltag zu thematisieren. Sprechen Sie offen über Perfektionsdruck oder kreative Blockaden und welche Rolle Alkohol im Alltag des Umfelds spielt, um mögliche Schamgefühle zu mindern.

3.3.2 Selbstabwertung und Alkoholmissbrauch

Stigmata, die unseren Selbstwert reduzieren und wir in unserer Gesellschaft über „Alkoholikerinnen" immer wieder in Gesprächen um uns herum aufnehmen, können dazu führen, dass es suchtbelastete Menschen vermeiden, Hilfe zu suchen oder anzunehmen – sei es von Freund:innen, Familie oder professionell Helfenden. Die Angst vor Abwertung und Verurteilung hat auch mich lange daran gehindert, eine professionelle Behandlung für meine eigenen emotionalen Belastungen in Anspruch zu nehmen. Mit meinem heutigen Wissen ist die Vorstellung noch schwerer auszuhalten, wie viel Leidensdruck ich mir hätte sparen können, hätte ich meine Selbststigmatisierung, Scham und Schuldgefühle früher überwinden können. Natürlich überwiegen meistens meine Erleichterung und meine Dankbarkeit, es bis heute und hierhin geschafft zu haben. Dennoch, Wehmut kommt mir immer wieder in Gedanken an das Leben und Sterben meiner Mama in den Sinn, was meine Motivation verstärkt, andere an meinem Wissen und an meinen Erfahrungen teilhaben zu lassen.

Da ich eigentlich ein sportlicher und agiler Mensch bin und ich alleine schon aus beruflichen Gründen positive Kommunikation und Gesundheitsthemen sehr schätze, nagten auch die körperlichen Beschwerden, die der Alkohol-, Nikotin- und Zuckerkonsum mit sich brachte, schwer an meinem Selbstbild und an meinem Selbstempfinden. Bis heute trägt mich meine neue alkoholfreie Klarheit und Fitness in emotional anstrengenden Phasen. Manchmal, wenn ich mich überarbeitet habe, in alte Bewältigungsmuster rutsche und schlechter schlafe, spüre ich ähnliche Katererscheinungen wie früher und steuere wieder in Richtung Erholung und Ausgleich, weil ich mir selbst diese Empfindungen nicht mehr zumuten möchte. Mit all meinen Herausforderungen kann ich alkoholfrei wesentlich aufmerksamer und ehrlicher umgehen. Wenn ich mir die Analyse meines Konsumverhaltens und die damit zusammenhängenden Glaubenssätze und Kommunikation mit etwas Abstand vor Augen halte, wird mir bewusst, wie wenig von dem, was mich früher emotional steuerte, heute noch in mir sein mag. Unterm Strich habe ich mich selbst in meinem Leben mit Alkohol nie wirklich ernst genommen. Ich habe mein eigenes Leben nie wirklich greifen können. Ich habe mir so gut wie nie erlaubt, meinen tiefsten Bedürfnissen eine Stimme zu geben, obwohl es viel in meinem Umfeld um mich ging und ich auch immer wieder laut wurde.

Erst als ich mein Leben ohne Alkohol gestalten wollte, begann ich, mir komplett unabhängig das erste Mal ernsthaft zu überlegen, wer ICH eigentlich bin, was ICH will und was ICH brauche. Bis dahin führte ich kultivierte Denk-, Verhaltens- und Kommunikationsmuster wie gewohnt aus und suchte einen aushaltbaren Umgang mit meinem jeweiligen Status quo.

Als mich Alkohol bereits fester im Griff hatte, funktionierte ich noch lange und überstand mein Leben Tag für Tag, anstatt es richtig zu leben. Immer mit einem Lächeln im Gesicht und einer wachsamen Haltung, Dysfunktionen und Irritationen um mich herum auszugleichen. Denn tief in meinem Inneren gab ich mir für alle Belastungen selbst schuld und erlaubte mir lange Zeit nicht, mich aus meinen „selbstverursachten" Leidenswegen herauszulösen. Damals verurteilte ich erst meine Oma Leni, dann meine Mama Gerti und schließlich mich selbst für meine Belastungen. Anstatt mir Hilfe zu suchen und offen über meine Probleme zu sprechen, baute ich mir immer noch mehr Druck auf, nach außen einen stabilen Eindruck zu machen und zu funktionieren.

Über einen längeren Zeitraum problematisch wurde mein Alkoholkonsum erst so richtig durch die Pandemie. Ich versuchte länger, mit aktivem Problembewusstsein kontrolliert Alkohol zu trinken. Bis Sommer 2022 scheiterte ich immer wieder mit dem kontrollierten Trinken und beendete dann mit der Aufklärungsarbeit und dem Programm von Nathalie Stüben im Juni 2022 meine Alkoholkarriere. Das war, wie Nathalie es so treffend formuliert, auch für mich die „beste Entscheidung meines Lebens".[2]

Ich möchte mit Ihnen weiter der Frage auf den Grund gehen, warum mich die Art und Weise, wie Nathalie Stüben und mittlerweile viele weitere Peers über Alkohol aufklären, erst im Jahr 2022 erreichen konnten. Und wir werden uns auch mit der Frage beschäftigen, wieso ich im Januar 2025 als COA und Patientin erst über 40 Jahre alt werden musste, bis ich das erste Mal aktiv vom Gesundheitssystem gefragt wurde, ob bei einem meiner Elternteile womöglich eine psychische Erkrankung vorlag. Wieso steht das nicht schon seit über 40 Jahren als relevante Information in meiner Patientenakte mit entsprechender medizinischer Empfehlung oder Behandlungsleitlinie?

---

[2] „Ohne Alkohol: Die beste Entscheidung meines Lebens", Nathalie Stüben, 2021.

Wissen Sie noch, wie der letzte Glaubenssatz hieß, den ich Ihnen vorstellte?

„Menschen, die zu viel Alkohol trinken, sind schwache Menschen“

In meinem Umfeld war von meiner Geburt an klar, dass ich ein genetisches Risiko in mir trage, selbst süchtig zu werden oder „auf die schiefe Bahn“ zu geraten. In meinem Umfeld war von Kita-Zeit an klar, dass ich ein sehr aufgewecktes, naives und offenherziges Wesen bin. In meinem Umfeld war von meiner Grundschulzeit an klar, dass ich talentiert, aber emotional belastet durch meine nun auch alkoholkranke Mutter und Krise meiner Eltern bin. In Leistungsgesellschaften sind vornehmlich Bildungsabschlüsse, vernünftige Leistungs- und Konsumbereitschaft sowie finanzielle Unabhängigkeit normative Kriterien, nach denen ein soziales System seine Gemeinschaftsleistung für Nachwachsende bemisst. Manche Gemeinschaften achten noch dazu besonders auf äußere Erscheinungsbilder und Tugenden, die das Nachwachsen und den Erhalt des sozialen Systems fördern. Bestenfalls in Kombination mit sozialen Neuzuwächsen, die das System ebenfalls bereichern und nicht nur mitnutzen sollten. Ich dachte lange, dass ich als Gertis Tochter aus mir heraus keine wirklich verlässliche Persönlichkeit sein könnte. Diese Selbstabwertung hat mich von Geburt an belastet und meine Persönlichkeit in ihrer emotionalen Entfaltung geschwächt. Seitdem ich regelmäßig in Supervision bin, habe ich Unbefangenheit, Kraft und Zuversicht geschöpft, mich meinen Mitmenschen so zeigen zu können, wie ich mich selbst spüre – ohne mir dafür irgendwo eine Freigabe oder Bestätigung für meine Ansichten, mein Verhalten oder meine Entscheidungen als Rückversicherung einholen zu müssen. In meiner Psychotherapie und Psychoedukation wurde mir bewusst, dass mein emotionales Empfangs- und Regulierungssystem *(aka Selbstwertgefühl)* immer erst dann beruhigt war, wenn ich von für mich wertvollen Bezugspersonen eine Absolution für „korrektes Denken, Fühlen und Verhalten“ erhielt.

Selbstreflexion
Im Prinzip machte mich das Stigma über alkoholabhängige Menschen bereits als Tochter von Gerti zu einer sozial abhängigen Indexpatientin, lange bevor ich selbst überhaupt ein Problem mit Alkohol entwickelte.

Das negative Stigma über alkoholabhängige Menschen und die entsprechende Selbstabwertung von offen und verdeckt Betroffenen bzw. Erfahrungstragenden in Deutschland hat viel mit der Kultivierung von leichten Einstiegsdrogen wie Sekt, Bier und Wein in Zusammenhang mit unserer gesellschaftlichen Identität zu tun. Sagen Sie einem Bayern, dass Bier eine fiese Droge ist, kann sich ein Bayer ernsthaft persönlich angegriffen fühlen. Ich fühle das selbst noch von früher nach. Zu Recht im Prinzip. Denn die meisten gebürtigen Bayer:innen werden in ihr Weltkulturerbe mit entsprechendem Reinheitsgebot hinein geboren.

Die Alkohollobby schaffte es also seit den 1960er-Jahren alkoholhaltige Getränke in Deutschland und Exportmärkten wieder zu kultivierten Volksgetränken zu institutionalisieren. Das Bier für den Feierabend und Stammtisch, den Wein als Genussmoment oder für Frauengespräche, den Sekt als Empfangs-, Aktivierungs-, oder Belohnungsgetränk, Mixgetränke mit viel Zucker als Nachwuchsgetränke ab 14 oder 16 Jahren und den Schnaps als Aperitif oder Verdauungsgetränk. Mich prägte auch Barbies Ausstattung mit ihren High Heels, dem Cabrio, den Rosen von Ken und den Kelchgläsern in Kombination mit imaginärer perlender Unterstützung, wenn wir mit unseren Puppen über Rollenspiele die Verhaltensweisen unserer Eltern nachspielten.

Seit meiner frühesten Jugend konsumierte ich täglich im Fernsehen und in verschiedenen Medien (vornehmlich Zeitschriften, OOH, Musik-, Video- und Fernsehformaten) vorbildliche Sinnbilder erwachsener sozialer Handlungen, die wir überall zu jeder Tages- und Nachtzeit auch heimlich minderjährig einfach mit Alkohol nachahmen konnten. Parallel dazu wurden vom Deutschen Werberat bis heute kommerzielle Kommunikationsregeln für alkoholhaltige Getränke definiert, die auf der Annahme beruhen, dass „missbräuchlicher Konsum“ als individuell zu verantwortende Einzeltat eine gesellschaftliche Randerscheinung (aka „Ausrutscher“) sei. Diese Bewertungsgrundlage widerspricht allen wissenschaftlichen Fakten sowie Millionen individueller und kollektiver Lebenswirklichkeiten. Die Bewertungsgrundlage ist eine kommerziell aufgeladene und politisch gedeckelte Fehlbeurteilung. Und der Deutsche Werberat ist ein unabhängiges (?) Organ zur Selbstkontrolle der Werbung in Deutschland. Finden auch Sie hier einen moralischen und organisatorischen Fehler?

Der Deutsche Werberat scheint eine freiwillige Einrichtung zu sein, die auf dem Prinzip der Selbstregulierung beruht. Seine Entscheidungen und Regeln sind rechtlich nicht bindend, haben aber durch eine hohe Anerkennung innerhalb der Werbebranche eine bedeutende Wirkung. Der Deutsche Werberat ist eine eingetragene Organisation und basiert auf einer Selbstverpflichtung der Mitglieder der Werbewirtschaft.

Während wir also regelmäßig zum Alkoholtrinken über soziale Ritualisierung angehalten werden, begehen wir genauso regelmäßig kleine Körperverletzungen, ein bisschen Missbrauch und ein wenig Misshandlungen an uns und anderen. Alkoholtrinken schadet uns. Mehr als uns gesagt wird. Ich finde es ein Unding, dass auf der OMR die Marke Underberg mit den Fantastischen Vier unter dem Claim „Kleines Ritual, große Freundschaft“ einen derart großen Auftritt bekommt. Mich kränkt das. Weil ich meine Erinnerungen an meine Zeit mit den Fanta 4 liebe und ich meine Mama eines Morgens mit Underberg an den Lippen im Dunkeln in Ihrem Laden „erwischte“. Streichen Sie bitte ab sofort Wörter wie „ertappen“, „erwischen“ oder „Verdacht“ bei Alkoholabhängigkeit aus Ihren Gedanken. Das kränkt. Unabhängig von individueller Kränkung werden alkoholisierte Gefühle, Handlungen und Folgen als Geselligkeit und Genuss zur Stressbewältigung und zur emotionalen Regulierung verherrlicht oder verharmlost. Alkoholkonsum ist in unseren verschiedenen privaten und öffentlichen Rollen nahezu selbstverständlich und wird in der Alltagskommunikation OOH und am Point of Sale positiv aufgeladen. Über WIR-Gefühle werden wir Verantwortlichen angeregt, zusammen kultiviert zu trinken. Die

Fehler passieren nur den Fehlerhaften oder den ausnahmsweise zu betrunkenen Pechvögel: innen?

Das bleibt ein einmaliger Ausrutscher?

Wir stören wir uns als Gesellschaft im Vergleich zu Skandalthemen wie Drogenkriminalität oder Migration vergleichsweise wenig an häuslicher Gewalt oder daran, dass sich Menschen ständig im Alkoholrausch im Familien- und Arbeitsalltag (gegenseitig und selbst) unnötig Leid antun. Wir nehmen es zu oft hin, dass wir uns gegenseitig verletzen, belügen, Macht missbrauchen oder selbst betrügen. Alkohol schwächt unser aller Kompetenz, selbst gut für uns sorgen zu können. Wir haben es verdient, alkoholunabhängig aufgeklärt zu werden und diesen industriegetriebenen Betrug als soziales System öffentlich aufzulösen. Das moralische Stigma des „angeborenen Fehlers" habe ich als Kind übernommen und besonders stark in den Momenten auf mich übertragen, als ich mich dabei beobachtete, wie ich bereits als Jugendliche immer wieder daran scheiterte, kontrolliert Alkohol zu trinken:

„Menschen, die zu viel Alkohol trinken, haben sich emotional nicht im Griff, sind unverantwortlich und eine unberechenbare Belastung für eine Familie."

Ich dachte, ich wäre noch „verkommener" als meine Mama und verurteilte mich dafür, dass ich trotz meiner eigenen Erfahrungen als Gertis Kind mich als Jugendliche und junge Frau nicht immer so gut kontrollieren konnte, wie ich wollte. Auf der einen Seite taten mir all die Gespräche und Feiern mit Alkohol so gut, und auf der anderen Seite quälten mich so oft die Nachwehen des Alkoholtrinkens.

Erinnerungen aus den 1980er-Jahren

„Komplett unverantwortlich und egoistisch ihr Verhalten! Gerti sollte sich schämen! So ein Verhalten muss als Mutter nicht sein. Probleme hin oder her. Das hat keine Familie verdient! Sie hat als Kind erlebt, wie schlimm es bei Abhängigkeit mit den eigenen Eltern werden kann, und sie macht dennoch den gleichen Mist mit ihrer Tochter. Und all das auch noch schlimmer, angesichts all der Unterstützung, die sie durch ihre Familie zusätzlich immer bekam."

Diese selbstschädigende Haltung meiner Mama vernahm ich als Kind und übernahm diese Vorstellung bereits zu einer Zeit, in der ich noch lange mit Familie und im Freundeskreis regelmäßig völlig unauffällig Alkohol trank und noch lange gut funktionierte. Transgenerationale Traumata sind im deutschen Kontext von besonderer Bedeutung, insbesondere im Hinblick auf die Nachwirkungen historischer Ereignisse wie den Weltkriegen, der Ungleichbehandlung von sozialen Minderheiten und Geschlechtern oder der kultivierten Normativierung der Volksdroge Alkohol, die in allen Gesellschaftsstrukturen und unseren Beziehungsmustern spürbar fortwirken. Individuen tragen oft emotionale und soziopsychologische Lasten ihrer Vorfahren, welche sich in Form von Selbststigmatisierung oder unerledigten Traumata unausgesprochen in unseren sozialen Systemen und Beziehungen niederschlagen. Diese unverarbeiteten Erfahrungen können die Fähigkeit zur emotionalen Regulierung und gesunden Beziehungen über Generationen beeinträchtigen und den problematischen Konsum von Volksdrogen wie Alkohol, die eh bei jeder gesellschaftlichen Angelegenheit angeboten werden, begünstigen. Millionen Menschen trinken riskant oder problematisch, weil sie versuchen, sich zu entlasten oder weil sie nach einer anderen Emotion wie Zugehörigkeit suchen oder einfach Stress bewältigen. Einige von uns funktionieren sehr lange mit Alkohol in unseren Systemen und würden es ohne Alkohol nicht schaffen, in ihrer Funktion im System nüchtern länger auszuhalten. Es gehört zu unseren Grundbedürfnissen als Menschen, Lust zu empfinden oder Unlust vermeiden zu wollen. Wie das für uns in unseren jeweiligen Lebenswelten funktioniert, das lernen wir in unserem sozialen Umfeld über unterschiedlich vorgelebte Strategien. Ist ein Stadtpark voll von freien und niederschwelligen Bewegungsangeboten, werden sich mehr Menschen miteinander frei bewegen, als wenn ein Stadtpark von diversen Logos mit Würstchenbuden und Bierständen gesponsort wird.

„Selbstabwertung und Alkoholmissbrauch"

Reflexion:

Das industrielle Narrativ von Alkohol als Alltagsgenuss und kulturellem Ritual normalisiert regelmäßigen Alkoholkonsum. Es verschleiert gesundheitliche Risiken und verstärkt Stigma gegenüber Betroffenen, die ihre Probleme mit der Substanz als persönliches Versagen statt als Folge systemischer „Verführung" erleben.

Impuls:

Sprechen Sie gerne das Marketing- und Kulturnarrativ der Alkoholindustrie offen an. Fragen Sie gerne nach Werbe- und Ritualexposition in der Lebensgeschichte der Betroffenen und Mitbetroffenen von schweren Alkoholerkrankungen. Selbststigmatisierende Mythen über „unverantwortungsvollen Alkoholkonsum" können durch konkrete Aufklärung über Lobbyarbeit effektiv aufgelöst werden.

3.3.3 Vom Kochwein zum Kochwasser

Nicht von meiner Mama, sondern von meinem Papa schaute ich mir zum Beispiel meinen Kochwein ab und habe durch ihn gelernt, nach der Arbeit beim Kochen abschalten und beim gemeinsamen Familienessen entspannen zu können. Heute leben Papa und ich wieder zusammen in einem Haushalt und wir kochen mittlerweile beide mit Wasser oder Limo. Alkoholfrei habe ich beginnen können, meinen Frieden mit schmerzhaften Lebenserfahrungen zu finden. Versöhnung mit mir und den Erfahrungen, die ich durch andere Menschen machte, konnte ich nur erlangen, weil ich heute einfach mehr verstehe.

Ich begreife, warum Fritz, mein Papa, immer eine positive Ressource für mich war. Mein Vater hat mir bis heute bedingungslose Liebe entgegengebracht und ich ihm. Ohne ihn wäre ich nicht da, wo ich jetzt bin. Er hat seine Unterstützung immer als seine natür-

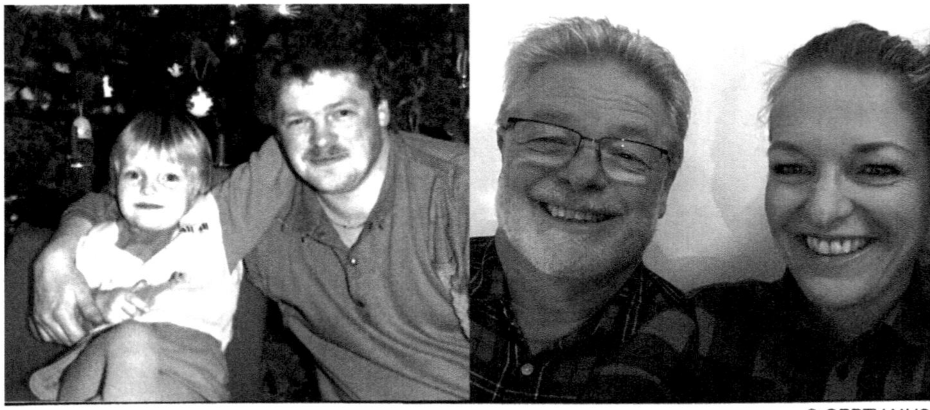

© GERTY NUSS

Abb. 3.7 Fritz und Carolin 1986 und 2023

liche Aufgabe verstanden, der er gerne nachkam. Ich fühlte mich immer sehr geliebt und angenommen (Abb. 3.7).

Fritz hat mein eigenes Wirken und freies Schaffen immer geschätzt und mich nie für irgendetwas verurteilt. So konnte ich mit unserer Beziehung als Ressource bis heute trotz der Erfahrungen, die wir gemeinsam mit Gerti durchlebten, so gut überleben. Anders als Gerti. Sie wurde von ihrer Tochter und vielen anderen Menschen häufig abgewertet oder ausgeschlossen. Ich vermute, dass die Bindung zu meinem Papa eine der wichtigsten Ressourcen in meinem Leben ist, die mich empowern, Ihnen mein Leben so professionell und aufgeräumt offenlegen zu können.

„Ordnung ist das halbe Leben", hörten Gerti und ich schon öfter mindestens einmal zu oft aus Oma Lenis Mund. Meine Oma Leni kann richtig herzig sein, vor allem im Alter immer mehr. Aber das Leben hatte ihr auch eine gewisse Härte und Haltung mitgegeben, die meiner Mama nicht immer guttat.

> „Regeln sind dazu da, gebrochen zu werden, aber niemals die Prinzipien." (Urheber:in unbekannt)

Wir halten uns gegenseitig dazu an, uns an Regeln zu halten, damit alle in einem System gut miteinander funktionieren und mithalten können. Regeln leiten sich meistens aus kollektiven Erfahrungen ab. Sind die Regeln in einem System für ein Individuum schwer einzuhalten, kann das individuell ungemütlich werden. Sind Regeln in einem System für mehr Menschen, also für ein Kollektiv schwer einzuhalten, könnten Regeln auch angepasst werden. In unserer Demokratie sichern Gesetze unser gesellschaftliches Regelwerk. Raten Sie mal, für welches Wirtschaftsprodukt und Kulturgut, welches zeitgleich ein Zellgift, eine Droge, ein treuer Begleiter oder ein Rausch sein kann, es kein Gesetz gibt?

In Deutschland gibt es kein einheitliches oder umfassendes und den aktuellen suchtmedizinischen Erkenntnissen entsprechendes Drogenschutzgesetz. Es gibt kein Alkoholschutzgesetz, nur ein Jugendschutzgesetz (JuSchG) mit einem § 9 zu Alkoholischen Getränken und ein Cannabisgesetz (CanG). Darüber hinaus gibt es ein Betäubungsmittelgesetz (BtMG), ein Tabakerzeugungsgesetz (TabakerzG) und ein Heilmittelwerbegesetz (HWG). Mit rechtlichen Details möchte ich Sie an dieser Stelle nicht langweilen. Mir geht es nur um den alkoholpolitischen Hintergrund. Denn Fakt ist: Wir werden durch keine angemessenen Gesetze als Bevölkerung und Öffentlichkeit vor Alkohol menschenwürdig geschützt, weil es eine Wirtschaftslobby schaffte, über Breitensport, alle Parteien und Vereine, Public Relation, Marketing, Kultur und Medien überall Einfluss zu nehmen, wo es um Emotionen, Kommunikation und Identität geht. Auch und besonders zu Hause zum Feierabend, wenn die Zeit mit der Familie eingeläutet wird, hat es sich gut platziert, das lieb gewonnene Feierabendbier oder unser „Kochwein". Unabhängig vom schlechten Einfluss auf unsere Gesundheit, ist es mit dem Bier und Wein doch irgendwie auch immer dasselbe. Immer das gleiche Abendritual. Und dabei gibt es so viele aktive und alkoholfreie Alternativen, sich zu erholen, ohne konsumieren zu müssen.

„Mit meinem Wein in der Hand verfingen sich die immer gleichen Probleme und Gespräche, ohne dass sich etwas änderte",

denke ich mir gerade.

„Vom Kochwein zum Kochwasser"

Reflexion:

Viele Menschen, die eine Erkrankungseinsicht bei Alkoholabhängigkeit entwickeln können, gestalten ihr Leben, ihren Alltag und ihr Umfeld häufig neu, um alte Muster umprogrammieren und selbstwirksamer mit ihrer emotionalen Regulierung umgehen zu können.

Impuls:

Behalten Sie bitte im Umgang mit alkoholerkrankten Personen vertrauensvolle Verbindungen wie soziale Beziehungen oder Selbsthilfegruppen mit im Blick, wenn Sie Verantwortung mittragen. Familiäre Ressourcen bedürfen ggf. einer systemischen Analyse mit den Betroffenen, welche Beziehungen förderlich und welche Beziehungsmuster und Verhaltensweisen eventuell hinderlichen Einfluss auf die Recovery nehmen können.

3.3.4 Sowas kommt von sowas

Bekommen Individuen dauerhaft weder aus sich selbst noch aus ihrem direkten Umfeld heraus positive Rückmeldungen, kann sich das negativ auf ihr Wohlbefinden und ihre Gesundheit auswirken. Deswegen ist es so wichtig, alles daran zu setzen, dass Kinder und

Eltern sich möglichst positiv und sicher miteinander selbst erleben können und bestmöglich davor geschützt werden, sich selbst oder andere mit ihren Belastungen oder ungewolltem Verhalten zu schädigen. Kinder und ihre Bezugspersonen brauchen alle Unterstützung aus der Gesellschaft, die sie bekommen können. Egal in welchen sozialen Rollen oder sozialen Räumen sie sich aufhalten. Geht es Familien gut, geht es Kindern gut. Kinder sind unser größtes Glück und unsere wichtigste Zukunftsressource. Ignorieren wir die Bedürfnisse unserer Kinder, ignorieren wir unsere eigene Entwicklung.

Weil ich selbst als Kind und Heranwachsende viele belastende Erfahrungen mit Alkohol machte, aber auch viele positive Ressourcen um mich angenommen hatte, konnte ich für meine eigene Familie später mutige Entscheidungen treffen. Ohne Alkohol ist definitiv alles in meinem Leben besser, wirklich alles. Es gibt nichts mehr, was ich seit meinem alkoholfreien Leben bereuen muss. Es gelang mir durch jahrelange vertrauensvolle Verbindungen und Therapiearbeit, bis heute meinen Weg in einem alkoholfreien Leben zu gehen.

Die Beziehung zu meiner Oma Leni (Abb. 3.8) hat sich, seitdem ich offen über meine Alkoholprobleme spreche, verändert. Seitdem ich alkoholfrei lebe, sprechen wir anders miteinander und können gemeinsam viele dysfunktionale Denk- und Kommunikationsweisen unter uns und zwischen uns für Gerti stellvertretend offen ansprechen, manche sogar mit auflösen. Mal besser, mal schlechter. Mal gelingt es uns ohne emotionale Aufreger, mal nicht. Manche Unstimmigkeiten zwischen uns sind bis heute geblieben, trotz Alkoholunabhängigkeit. Auch das ist normal und in Ordnung so. Ich kann meine Oma Leni lieben und wertschätzen, ohne alles an ihr gut zu finden. Wir sind mehr als unsere Handlungen. Wir sind Familie.

Unabhängig von unserer alkoholfreien Reunion, können Oma Leni und ich noch immer schnell bei gewissen Themen aneinandergeraten. Oma Leni findet es zum Beispiel total unpassend, dass ich mit einer aufgerissenen Latzhose in der Öffentlichkeit auftrete. Bei unordentlichem Auftreten ist ihre Empathie direkt am Limit. Nach alldem, was ich bereits in meinem Leben an Bewertung erlebt habe, hat Oma Leni allerdings auch kaum eine Chance, diese Emotion mir gegenüber unreflektiert ausleben zu dürfen. Ich nehme sie durchaus noch ernst in ihrem Alter und respektiere sie.

Bei Konflikten fahren wir beide direkt unseren Selbstschutzpanzer hoch und halten Diskrepanz dennoch wertschätzend aus. Ich liebe meine Latzhose und fühle mich darin so schön, stark und lebendig. Das Gefühl lass ich mir nicht mehr nehmen. Früher hätte ich mich nach Kritik entweder umgezogen oder ich hätte so stark mit ihr zu Streiten begonnen, dass ich wieder den Raum verlassen hätte. Mittlerweile bin ich da gefühlt schon weiter und in meinem Selbstwert gewachsen. Ich bleibe in diesen Situationen ruhig, aber bestimmt. Persönliches Wachstum spüren wir übrigens immer stärker bei Reibung, als wenn alles immer glatt läuft.

Stellen Sie sich einmal vor, uns wäre die Chance gemeinsamer positiver Kommunikation bereits 10, 20 oder 30 Jahre früher gemeinsam mit meiner Mutter gelungen? Ich

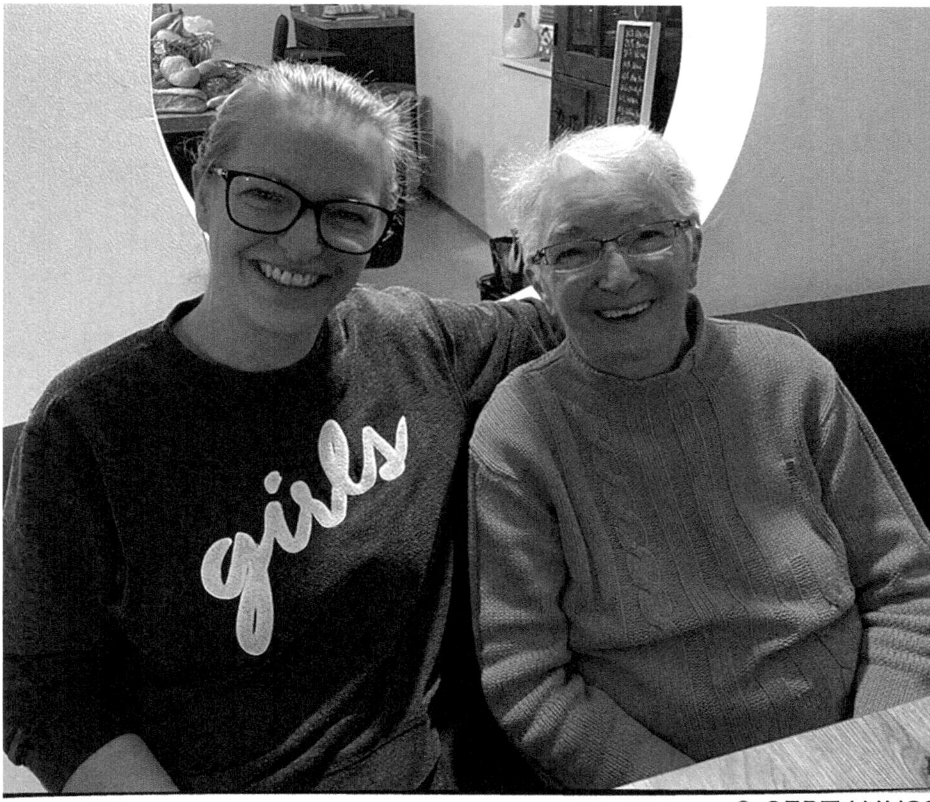

© GERTY NUSS

Abb. 3.8 Carolin und Oma Leni 2022

wette, meine Mama wäre heute mit hoher Wahrscheinlichkeit noch unter uns. Zu Lebzeiten wünschte sie sich oft, dass sich Leni und ich einmal näherkommen könnten. Ich bin mir nicht sicher, aber ich glaube, Mama war auch bewusst, dass Leni-Oma und ich kaum Chancen hatten, uns wieder näher zu kommen, solange Alkohol weiter auch in meinem Leben auf einer Pole Position im Spiel und Leni weiter in ihrem alten Kommunikationsmuster blieb.

Selbstreflexion
Zum Ende meiner Alkoholkarriere dachte ich dann selbst: „Wäre ich ein vernünftiger Mensch, wäre ich nicht wie meine Mama besseren Wissens emotional abhängig geworden und hätte es nicht so weit kommen lassen. Sie hatten also immer Recht: Ich bin wie meine Mama eine unverantwortliche Person.“

Weil sowas von sowas kommt...?

„Sowas kommt von sowas"

Reflexion:

Recovery kann Beziehungen neu gestalten, für stigmatisierende Kommunikationsmuster sensibilisieren und Intergenerationalität von Abhängigkeit in sozialen Systemen sichtbar machen. Zugleich bleiben tief verwurzelte Rollenbilder, alte Konflikt- und Schutzmechanismen oftmals trotz neuer kognitiver Erkenntnisse emotional bestehen.

Impuls:

Nutzen Sie als helfende Fachkraft aktive Recovery gerne als Fenster für Familien- bzw. Generationendialoge (strukturierte Mediation, narrative Arbeit, Trauer- und Schuldverarbeitung). Unterstützen Sie als Vorgesetzte und Führungskräfte klare Grenzen und Selbstfürsorge der Betroffenen und bieten Sie als Angehörige offene Gespräche an, um wiederkehrende dysfunktionale Muster nachhaltig gemeinsam zu verändern.

3.4 Meine letzten Tage mit Gerti

Ob Sie es mir glauben oder nicht, ich frage mich gerade in diesem Moment das erste Mal ganz bewusst, wie es für meine Mama Gerti gewesen sein muss, als ich sie in den letzten Tagen an ihrem Sterbebett begleitete und sie noch bei vollem Bewusstsein war. Ich war die letzten 4 Tage ihres Lebens bis zur letzten Sekunde bei ihr. Bis zur letzten Nacht habe ich mit ihr in ihrem Zimmer geschlafen. Tagsüber war ich nicht immer durchweg bei ihr, weil ich auch viele Erledigungen machen musste und Angehörige am Telefonhörer hatte, die ihrerseits ihre eigenen Fragen, Emotionen und Bedürfnisse im Todesfall meiner Mutter geklärt oder besprochen haben mussten. Auch ich brauchte zwischendurch immer mal eine Pause und Ablenkung. Mein Rotwein schmeckte mir in dieser Zeit nicht ganz so genüsslich und entspannt, aber er erfüllte dennoch seine Funktion und beruhigte mich wie gewohnt, nachdem Mama verstorben war.

Ich kam gerade direkt von meiner Hochzeit in Österreich und meiner Hochzeitsreise in Italien und aus Mallorca zurück, als Oma Leni mich am Morgen nach meiner Rückkehr anrief und darüber informierte, dass ich, wenn ich Mama nochmal lebend sehen möchte, mich am besten direkt auf den Weg nach Bayern machen sollte. Ich glaube, das war das erste Mal, dass ich Oma Leni mit einer komplett anderen Stimmlage als früher wahrnehmen konnte. Sie klang weicher.

Ich erinnere mich noch an das flaue Gefühl im Magen, an die Ungewissheit und Angst, als ich Ende August 2013 im Zug auf dem Weg von Köln nach Bayern zu Mama ins Krankenhaus saß. Die Fahrt kam mir unendlich lang vor. Ich konnte es nicht erwarten, anzukommen und wollte irgendwie niemals in dieser Situation sein. Ich glaube ich hatte Mama seit meiner Pankreatitis und meinem Krankenhausaufenthalt im Herbst 2010, soweit ich mich erinnere, nicht mehr live gesehen. Dafür hatte ich ihre Erzählungen von ihren früheren Gelbsuchtanfällen im Kopf. Wenn sie früher wochenlang mit „Gelbsucht" im Krankenhaus lag, durften keine Angehörigen zu ihr kommen. Sie wollte nicht, dass ihre Mama oder ihre Tochter unter ihrem Anblick leiden müssen. Wie belastend muss es sein, sich selbst als derartige Zumutung wahrzunehmen.

Als ich im Krankenhaus auf den behandelnden Arzt wartete, hatte ich noch die Hoffnung, wir könnten vielleicht einen Teil meiner Leber spenden. Diese Hoffnung nahm mir der Arzt direkt und ich meine damals erkannt zu haben, dass er von meinem Auftreten überrascht war. Heute glaube ich, dass er nicht mit meiner Kommunikationskompetenz in der Situation gerechnet hatte. Er behandelte mich nach wenigen Sätzen sehr respektvoll, nachdem er im ersten Augenblick angespannt aussah. Was er wohl erwartet hatte, als es hieß, dass ihre Tochter kommt? Er kannte meine Mama schon lange und meinte bei ihrem letzten Aufenthalt, dass, wenn sie sich nochmal dort sehen würden, sie nicht mehr lebend herauskäme.

War Gerti der Satz aus ihrem Brief von 2004 auch in ihrem Kopf, als sie zu Hause vorgefunden und sie direkt wieder in dasselbe Krankenhaus gebracht wurde? Ich kann mir nur schwer vorstellen, wie sie sich wirklich gefühlt haben muss. Oma Leni sagte zu ihrer Tochter Gerti, als sie bei ihr vor meiner Ankunft im Krankenhaus war, sowas wie:

„Das tut bestimmt gut, endlich wieder in einem sauberen Bett liegen zu können."

Sie meinte das wirklich liebevoll und suchte einfach nach etwas Positiven, was sie sagen konnte. Ich war nicht dabei und ich kann Ihnen nicht sagen, was Gerti dabei dachte und fühlte. Oma Leni reflektierte selbst zu einem späteren Moment, dass diese Aussage vielleicht etwas unpassend für den Moment und das Gefühl ihrer Tochter war.

Die unvoreingenommene Hingabe, liebevolle Fürsorge und das Verständnis für suchterkrankte Menschen, die das Pflegeteam in all den Tagen jede Sekunde für meine Mama und mich aufbrachte, rührte mich in meinen letzten Tagen mit ihr immer wieder zu Tränen. Das, was ich in diesen Tagen erlebte, prägt mich bis heute. Mit meiner Oma stand ich telefonisch im ständigen Kontakt. Sie hatte ihre Tochter bereits besucht, als ich noch in meinen Flitterwochen weilte. Weil sie spürte wie anstrengend und überfordernd die Situation war und wusste, wie wenig ruhige Zweisamkeit Mama und ich ohne andere Menschen hatten, entschied sie damals, uns Gertis letzten Weg alleine gehen zu lassen. Dafür bin ich Oma Leni heute noch sehr dankbar und mir nicht sicher, ob das die richtige Entscheidung damals für meine Oma war. Mir hat es gut getan, in Ruhe von ihr Abschied nehmen und ihr so nah sein zu dürfen.

Am ersten Tag, als ich ankam, telefonierten sie eines der letzten Male miteinander und Mama erzählte meiner Oma, wie schön es war, als ich sie mit ihrem letzten Himbeerjoghurt fütterte. Ich versuchte, solange sie noch ansprechbar war, ihr ein gutes und sicheres Gefühl zu geben. Ich hielt ihre Hand, versuchte, mich ruhig und entspannt zu verhalten. Ich drückte alle Gefühle und unsicheren Gedanken weg.

Mir fehlten die richtigen Worte, glaube ich. Ich sagte ihr, dass ich sie lieb habe, dass es mir gut geht und dass alles gut werden wird. Floskeln eben, um uns ein gutes Gefühl zu geben. Sie bekam immer mehr Mittel gegen die Schmerzen. Ihr Bauch war so stark aufgebläht und das Umlagern ihres Körpers, um offene Wunden zu vermeiden, wurde zunehmend zur Qual. Ich wusste, dass Mama selbst eine hervorragende Altenpflegerin war. Sie arbeitete eine Zeit lang in der Altenpflege und pflegte einige ihrer Angehörigen mit großer Hingabe. Ich weiß nicht, ob ich so viel Geduld wie sie mit anderen Menschen hätte. Nach wenigen Stunden bereits veränderte sich ihr Körper und ihr Gesicht. Gerade noch rechtzeitig konnten wir all die Ringe von ihren Fingern lösen, als diese anschwollen.

Als Gerti flüchtig ein Gespräch zwischen einer Pflegekraft und mir mitbekam, war unser Zimmer plötzlich ein Raum voller Scham und Schande. Mama riss die Augen auf, seufzte tief und sprach nicht mehr mit mir oder den Pflegekräften, als sie aufschnappte, dass ich bereits in ihrem Haus war. Ich sagte nichts Anschuldigendes oder ging ins Detail. Aber Mama reichte offenbar allein die Vorstellung, dass ich dort war, wo sie ihre letzten Tage verbrachte, um sich aus unserem bewussten Dasein und aus unserer Kommunikation für immer zurückzuziehen.

Ihre letzte Umgebung, bevor sie ins Krankenhaus kam, ließ nicht mehr viel Menschenwürdiges außer ein paar Erinnerungsstücken über. Alkohol hat ihr Leben und Dasein zu einem sehr dunklen Anblick in mein Gehirn und Herz eingebrannt. Meine Mama beging nach meiner persönlichen Einschätzung bewusst Selbstmord wegen und mit Alkohol und schämte sich voller Selbstverachtung zu Tode. Wochenlang arbeiteten wir in ihrem Zuhause mit Masken und Schutzanzügen hinter verschlossenen Toren – ohne das Gesundheitsamt und ohne die Öffentlichkeit zu beteiligen. Als wir während ihrer Beerdigung in der Kapelle saßen, hörten Oma Leni und ich eine Katze miauen und hielten das erste Mal ohne gegenseitige Vorwürfe in tiefer Verbundenheit unsere Hände.

„Sterbebegleitung alkoholerkrankter Menschen"

Reflexion:

Sterbebegleitung von alkoholerkrankten Menschen bedarf einer besonderen Sensibilität, um eine würdige, nicht-stigmatisierende Begleitung und einen ganzheitlichen Blick auf körperliche, psychische, soziale und spirituelle Bedürfnisse der sterbenden Person und ihres Umfelds sicherzustellen. Frühzeitige Einbindung des Umfelds, transparente Kommunikation und eine koordinierte Vernetzung aller relevanten helfenden Disziplinen sollten ermöglicht werden.

Impuls:

Achten Sie auf klare Kommunikation und multiprofessionelle Unterstützung für Angehörige.

3.5 Meine letzte Krise mit Alkohol

Für viele Unstimmigkeiten in mir selbst gab ich zu lange der Abstammung von meiner Mama die Schuld. Ich spürte schon immer eine Art emotionale Unruhe und überwältigenden Druck in mir, hielt ihn aber für ein normales eigenes Grundgefühl. Erst spät in meinem Leben startete ich mit meiner Traumabehandlung, ohne meinen problematischen Konsum oder andere Verhaltensweisen gegenüber meiner damaligen Therapeutin offen zu thematisieren. Ich hatte damals einige unbehandelte Traumafolgestörungen und eine Pandemie hinter mir und suchte nach „emotionaler Unabhängigkeit". Besonders belastend war für mich das Spannungsfeld aus unterschiedlichen Werten und widersprüchlichen Rollenerwartungen, die sich in unterschiedlichen Rollen innerhalb eines Tages mehrfach gegenseitig fordern oder widersprechen und mich regelmäßig zutiefst verunsichern konnten.

Ich **wollte** nach all der Zeit, in der ich den Beweis liefern konnte, extrem verantwortungsbewusst und leistungsstark mit Alkohol zu funktionieren, **mich keiner anderen Lebensvorstellung ohne Alkohol stellen**,

a) weil ich einfach sehr gerne, lange unbedenklich und genüsslich Rotwein trinken und meine Grenzen auch oft gut einhalten konnte. Es gab also durchaus über viele Etappen eine sehr anständige Caro, die sehr verlässlich funktionieren und unauffällig mittrinken konnte.
b) Weil ich Rotweintrinken mit privater und intimer Nähe, genüsslicher Entspannung und vertrauensvollen, stilvollen Wohlfühlmomenten gleichsetzte.
c) Weil ich hochwertigen Rotweingenuss zu meiner kulturellen Identität und zum Ausdruck meiner Leistungsstärke zählte.
d) Weil ich mir in meinen ehrlichen Momenten einfach nicht zutraute, das Leben, dass ich bis dahin lebte, ohne externe Unterstützung schaffen zu können. Und ich mir gleichzeitig nicht vorstellen konnte, dass sich mein Leben so verändern könnte, dass ich Alkohol „gar nicht mehr nötig hätte."

„Die hat es wohl ganz schön nötig", sagte ich früher, wenn ich leicht angetrunken war über andere offenbar stark betrunkene Frauen, die sich in meinen Augen auffällig zeigten. Heute würden mir derartige Worte gar nicht mehr über die Lippen kommen, weil ich so auch gar nicht mehr denke oder empfinde. Und weil ich nicht mehr von Alkohol vergiftet bin. Ich konnte das moralisch negativ aufgeladene Stigma in mir auch besonders anderen Menschen gegenüber abbauen. Zum Ende der Pandemie stellte ich mich meiner letzten Runde mit Alkohol, die sinnbildlich für den Höhepunkt meines interdependent abhängigen Lebens stand.

Ich habe erst in meinem alkoholfreien Leben begreifen (weil erstmalig bewusst erfahren) können, wie wichtig alle unsere Sinne für unser Wohlbefinden sind und wie viel Einfluss sie auf unsere emotionale Wahrnehmung und soziales Handeln haben können. In meinem Fall ist es so, dass mich verschiedene Gerüche, Geräusche oder Aussagen stark triggern können. Erst seit wenigen Jahren habe ich eine bewusste Wahrnehmung dazu entwickeln und sie für mich als Schutz oder Unterstützung nun besser einsetzen können. Ich bin selbstwirksamer und selbstachtsamer, seitdem ich alkoholfrei lebe. Statt mich dafür zu verurteilen, dass ich mich nicht schon früher aus schädlichen Mustern herauslösen konnte, bin ich heute mitfühlend mit mir und kann mir erklären, warum ich während meines Lebens mit Alkohol bei Schmerz auch Geborgenheit und bei Gestank auch das Gefühl von Zuhause empfinden konnte.

Ein Denkfehler, den wir an der Stelle zu oft voreilig machen:

„Was muss sie für eine dreckige und schlampige Umgebung erlebt haben, wenn sie das so empfindet?"

Schämen Sie sich selbst für solche spontanen Gedanken oder vorschnellen Bewertungen?

Oder denken Sie nicht so stigmatisierend über sich selbst oder andere, wie ich es tat?

Egal bei welchem Geistesblitz oder Gefühl ich Sie sich gerade erreiche, fangen Sie bei sich selbst an, sich nicht zu schnell zu verurteilen. Seien Sie auch das zu sich, was Sie Ihren Klient:innen oder Patient:innen selbst raten, wie z. B. unvoreingenommen. Nach meinen bisherigen Erfahrungen bringen Menschen, die sich für soziale Arbeit interessieren, meistens eine eigene Mitbetroffenheit oder entsprechende soziale Prägung mit. Traumata können sich unbemerkt in sozialen Systemen transgenerational weitergeben, ohne Vorsatz und ohne böse Absicht dahinter. Daher sollten wir uns bei Problemlösungen generell viel häufiger auf systemische Analysen berufen, als individuelles Verhalten singulär und pauschal zu beurteilen. Das meiste von dem, was uns täglich lähmt und erdrückt, stammt aus systemischen Fehlfunktionen in und um uns. Wir sind soziale Wesen, keine Inseln. Wir sind miteinander verbunden, ob wir nun wollen oder nicht. Alleine können wir eingehen, einsam können wir sterben. Was viele unter uns vereint, aber von uns zu wenig oder falsch aus- und angesprochen wird: unsere eigenen Selbstzweifel. Obwohl wir täglich mit der emotionalen Manipulation unserer Selbstzweifel beschäftigt sind, sprechen wir oft nicht darüber, wie es uns wirklich geht, wenn es für eine bessere Verständigung wichtig wäre.

Meine Mama wuchs in einem sehr sauberen und stets ordentlichen Zuhause auf. Sie konnte ihre Umgebung sauber halten und war eine grandiose Köchin. Ihre Erkrankung, die sie sich in unserer Gesellschaft unglücklicherweise „einfing", nämlich ihre chronische Alkoholkonsumstörung aufgrund unbehandelter emotionaler Leiden, nahm ihr allerdings immer wieder ihre Kraft, sich fürsorgend um sich selbst und ihre Tochter kümmern zu können. Ältere Angehörige pflegte sie mit grenzenloser Hingabe und Humor. Meine Mama war eine liebenswerte lebendige Frau, die in unserer Gesellschaft leider nie einen Platz fand, der ihr gerecht hätte werden können. Aus Liebe zu Ihrer Tochter, nahm sie sich irgendwann aus meinem System, weil sie glaubte, dass sie nur eines für mich ist: schädlich und belastend. Aufgrund meiner kulturellen, sozialen und medialen Prägung wurde ich in ein emotional überwältigendes Anpassungssystem gezwängt, schwieg viel zu oft, wenn ich emotionale Irritationen in mir als Warnsignale bemerkte oder wurde erst zu ungünstigen Zeitpunkten „zu laut“, wenn ich mein scheinbares Funktionieren und Schweigen nicht mehr aushalten konnte und mein System in Panik verfiel. Lange ließ ich vieles über mich ergehen, was mir schadete und hörte selbst mit schädlichen Verhaltensweisen wie Alkoholtrinken nicht auf, obwohl es mir damit nicht gut ging. Entsprechend meiner erlebten Erfahrungen nahm ich von klein auf eine negative Selbstidentifikation als „Tochter einer Alki“ mit geerbten unveränderbaren Persönlichkeitsmerkmalen wie „ungezügeltes Wesen“ als meine innere Wahrheit an.

Nach außen versuchte ich meinen „unvernünftigen Kern“ mit emotionaler Raffinesse, überragender Hilfs- und Leistungsbereitschaft sowie umfangreicher Verantwortung zu kompensieren.

Erst als mein Alkoholkonsum auch meine Kompensationsstrategie und entsprechend meine Leistungs- und Verantwortungsbereiche zu belasten begann und mir die Pandemie neue Blickwinkel auf meine Verantwortungsbereiche offenbarte, begann ich in meinem intimen Umfeld mein Abhängigkeitsproblem intensiv zu bearbeiten. Während der Pandemie spürte ich bereits, dass ich meinen Alkoholkonsum nicht mehr so kontrollieren konnte, wie ich es wollte. Genau da setzte in meiner Selbststigmatisierung zusätzlich noch das kommerzialisierte Phänomen ein, dass mein Gefühl beim Alkoholkonsum anfänglich (während Glas 1 und 2) als erleichterndes Lebensgefühl stark in meiner Identität verankert war. Ich hatte Angst, durch die Offenbarung meiner „Sucht“ kein Leben mehr leben zu können, welches ich bis dahin unbedingt auch irgendwie wollte. Daneben waren süchtige Frauen und alkoholabhängige Mütter für mich das Abbild selbstverschuldeter Abgründe, und Alkoholsucht sah ich vordergründig nicht als ernst zu nehmende Erkrankung, sondern als logische Folge unverantwortlichen Handelns aufgrund undisziplinierter (geerbter) Charakterschwächen.

Das Bild (Abb. 3.9) zeigt mich im Frühling 2021 in Regensburg in meiner Rolle als eine Interessensvertreterin der bayerischen Werbewirtschaft. Schon damals arbeitete ich mit Eifer daran, entstigmatisieren zu wollen. Zu dieser Zeit lag mein Fokus darauf, Bayern als kreativen Standort mit seinen diversen Stärken sichtbarer zu machen und Werbung als eine von vielen kreativen Disziplinen mit sozialen Themen und kulturellem Wandel weiter zu stärken. Das Outfit war damals ebenso unpassend wie mein Selbstbild in der damaligen Zeit. Gleichzeitig konnte ich meine Leidenschaft für soziale Themen, Kultur und Kreativität mit einem Team wundervoller Menschen ausleben. Unsere Zusammenarbeit inspiriert mich bis heute und hat mir auch dabei geholfen, meinen Weg in ein alkoholfreies Leben zu finden. Ebenso, weiß ich, haben meine Inspiration und Hartnäckigkeit über die Pandemie einigen Menschen geholfen, divers sichtbar zu bleiben und weiterzuwachsen. Was für Sie bei dieser Reflexion vielleicht interessanter ist: wie ich mich damals und heute zu dieser Visualisierung selbst fühlte und fühle. Damals sah ich das Foto und es durchzog mich ein kurzer Krampf, den ich besonders in der Magengegend oft als flaues, unangenehmes Gefühl spürte. Gefolgt von einem kurzen traurigen und angewiderten Gefühl.

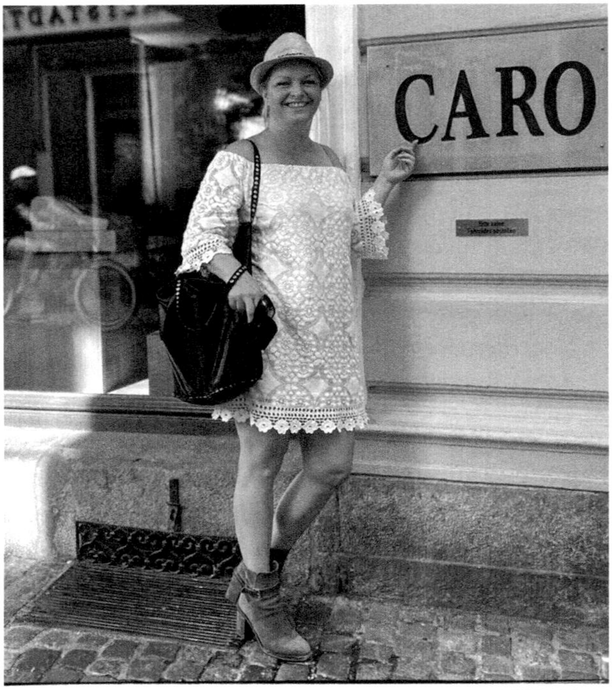

Abb. 3.9 CARO in Regensburg, Frühling 2021

© GERTY NUSS

Ich erinnere noch, dass ich kurz danach eine kleine Weinschorle beim Abendessen trinken musste, weil ich so angespannt war. Mein Gesicht so aufgedunsen und mein Kleid viel zu kurz. Der Hut, die Tasche und der BH-Träger in Kombination – also das Gesamtkonzept CARO – eine einzige Katastrophe. Mein Selbstbild beschämte mich damals insgeheim zutiefst. Ich habe das Foto dennoch nicht gelöscht, weil es ein besonderer gemeinsamer und auch positiver Moment war und ich den Schriftzug so „magisch" fand. Während meiner Hochzeitsreise im Sommer 2013 war Venedig vollplakatiert. Überall Banner, Leinwände und Poster mit dem Schriftzug „CARO". Ich glaube, die venezianische Caro war damals eine Ausstellung oder ein anderes kulturelles Produkt. Weil ich eine gebürtige Oberpfälzerin bin und Regensburg sehr liebe, sah ich das Foto auch als Zeichen für irgendwas Positives. Ich wuchs, wie ich Ihnen schon schilderte, in meiner Kindheit und Jugend in Kontakt mit starkem christlichen Glauben auf. Mein Opa Georg mütterlicherseits lebte als junger Mann im Kloster. Meine Familie ging regelmäßig in die Kirche. Manche Menschen meinten früher über mich, ich wäre ein leichtgläubiger Mensch. Ich glaube, da hatten sie nicht Unrecht. Ich empfinde es durchaus positiv, dass ich gut und leicht an etwas Glauben kann. An meine Kreativität zum Beispiel oder an gute Ideen. Ich heiratete sehr bewusst ökumenisch. Ein Teil meiner Familie ist noch immer in christlichen Gemeinschaften aktiv. An anderer Stelle in diesem Buch offenbare ich Ihnen meine kindliche Leidenschaft für Pater Ralph de Bricassart aus „Die Dornenvögel" und schließlich gehe ich selbst, seitdem ich alkoholfrei lebe, wieder sehr gerne in die Kirche. Und nehme jedes Mal sehr viel Kraft für mich mit. Auf meine Weise. Nach Regensburg kam ich mein Leben lang immer wieder aus unterschiedlichsten Gründen mit den verschiedensten Menschen oder alleine. Eine schicksalshafte Stadt der Qual und Liebe. Regensburg ist auch die Stadt, in der ich im Sommer 2023 alkoholfrei mit einer Gruppe Menschen Line Dance erfahren und im Anschluss mit meiner eigenen kleinen Familie in der Donau bei Livemusik im Sonnenuntergang nüchtern und überglücklich baden gehen durfte. Alleine für dieses Erlebnis hatte sich alles davor gelohnt. Ich liebe mein Leben trotz und wegen allem.

Als ich wenige Jahre vorher auch in Regensburg Gefahr lief, den gleichen Weg wie Gerti einzuschlagen, spürte ich die emotionale Überforderung, Ohnmacht und den gleichen Schmerz in mir, den ich als Kind bereits als Mitbetroffene kannte. Durch diese Vorerfahrung hatte ich die Chance, meine Kurve früh genug nehmen und mich auf meinen eigenen Bahnen freischwimmen zu können.

Anders als Gerti, meine Mama.

Bis zum 3. September 2013 sorgte das Stigma über alkoholabhängige Menschen in Deutschland und ganz besonders das Selbststigma meiner Mama dafür, dass sie im Alter von 54 Jahren unter den seelischen und körperlichen Beeinträchtigungen ihrer Alkoholerkrankung aus Scham und Schuldgefühlen leidvoll in Isolation leben und unter unausgesprochenen seelischen Qualen ohne psychotherapeutische Hilfestellungen sterben musste.

Ich stand währenddessen mehr oder weniger sprachlos und hilflos als Tochter mit eigenen bis dahin unreflektierten Belastungen daneben und verstand damals mit Anfang 30 noch viel zu wenig von dem, was mir und meiner Mama widerfahren ist. Es fehlte mir an Aufklärung, Verständnis und Empathie. Obwohl ich als Kind aus einer suchtbelasteten Familie und als Führungskraft mit umfassendem Wissen über Gesundheit und Kommunikation ausgestattet war. Mein Selbststigma schaffte es noch knapp neun Jahre bis Juni 2022 mithilfe unseres deutschen Vermarktungskonzepts des „verantwortungsvollen Trinkens" mich in meiner Alkoholkonsumstörung weiter emotional und körperlich unnötig selbst zu belasten. Seit dem 29.6.2022 lebe ich alkoholfrei und habe mich seitdem mit meiner mehrfach alkoholgeschädigten Autobiographie in Zusammenhang mit transgenerationalen Traumafolgestörungen, Selbststigmatisierung und Selbstwertverletzungen intensiv auseinandergesetzt.

„Multifaktorielle Krisen mit Alkohol"

Reflexion:

Alkoholerkrankungen sind häufig in transgenerationale Traumafolgen, Selbst- und Fremdstigmata sowie komplexe Rollenkonflikte eingebettet, die emotionale Unruhe, Scham und verdeckte Selbstregulationsstrategien nähren. Im Umgang mit alkoholerkrankten Menschen kann ein traumasensibles, systemisches Verständnis, das Sinnzusammenhänge respektiert, sensorische Trigger und Selbststigma erkennt und Suchtverhalten nicht isoliert, sondern im Kontext von Lebensgeschichte und Funktionalität begreift, einen wesentlichem Unterschied machen.

Impuls:
Stärken Sie in Ihren unterstützenden oder helfenden Rollen Autonomie, Selbstwirksamkeit und sichere Regulationsstrategien für alkoholbelastete Menschen.

3.6 Prinzipientreue Partnerschaften

Ich habe lange nicht richtig verstehen können, wie und warum ich auf meine Weise in der Kommunikationswelt landen und mich dort kulturell und kommerziell bis heute verwirklichen konnte. Mama sagte zum Ende meines zweiten Studiums, als ich mich von der Marktforschung dem Marketing annäherte: „Da wird nicht weniger getrunken als beim Fernsehen oder in der Filmbranche, pass bitte auf Dich auf." Ich hasste es, wenn Gerti als selbst gescheiterte Obstverkäuferin und Altenpflegerin meinte, mir als strategischer Managerin Lebenstipps geben zu wollen und dachte mir, sie kann ja nicht wissen, was ich da alles Wichtiges und Wertvolles erlebe und wie gut mir meine wichtigen Tätigkeiten tun.

Ich hatte in meiner Karriere stets Prinzipien:

„Never fuck the company" und *„Never drink zu viel auf Businessveranstaltungen"*.

Ich trank zum Ende meiner Alkoholkarriere vor allem heimlich und meistens privat. Und hielt mich an den Rest meiner Prinzipien. Ich bin mir trotz meiner phasenweisen Alkoholkonsumstörung den meisten Prinzipien meines Lebens treu geblieben, manche warf ich problematisch alkoholisiert über Bord. Bis heute ist meine Arbeit eine wichtige Kraftquelle und überlebenswichtig für meine emotionale und soziale Gesundheit. Mein Geschäftspartner Stefan Schenk hat auf meinem Weg zu meiner alkoholfreien Stigmafreiheit dabei immer wieder eine Schlüsselrolle eingenommen. Stefan kenne ich seit der Bärengruppe im Kindergarten 1983. Er kennt mich erst seit, naja, vielleicht der sechsten Klasse Anfang der 1990er, glaube ich (Abb. 3.10).

Stefan war mein erster „Schwarm" als Kind, wir waren kurz ein junges Paar und Stefan ist seit Jugendtagen mein bester Freund. Er war bei all meinen Höhen und Tiefen hautnah mit dabei. Ein Zeitzeuge, wenn Sie so wollen. Sicher kein für Sie objektiver, aber für mich immer ein sehr verlässlicher und ehrlicher (Abb. 3.11).

Stefan war einmal in unserem Leben kurz davor, mir seine Freundschaft zu kündigen. Er tat es aber nicht. Nicht, weil er es nicht durchgezogen hätte, sondern weil seine mahnenden und eindeutigen Worte mit viel Verständnis, ohne persönliche Abwertungen mir gegenüber, Wirkung zeigten. Ich war nach seinem fürsorgenden und verantwortungs-

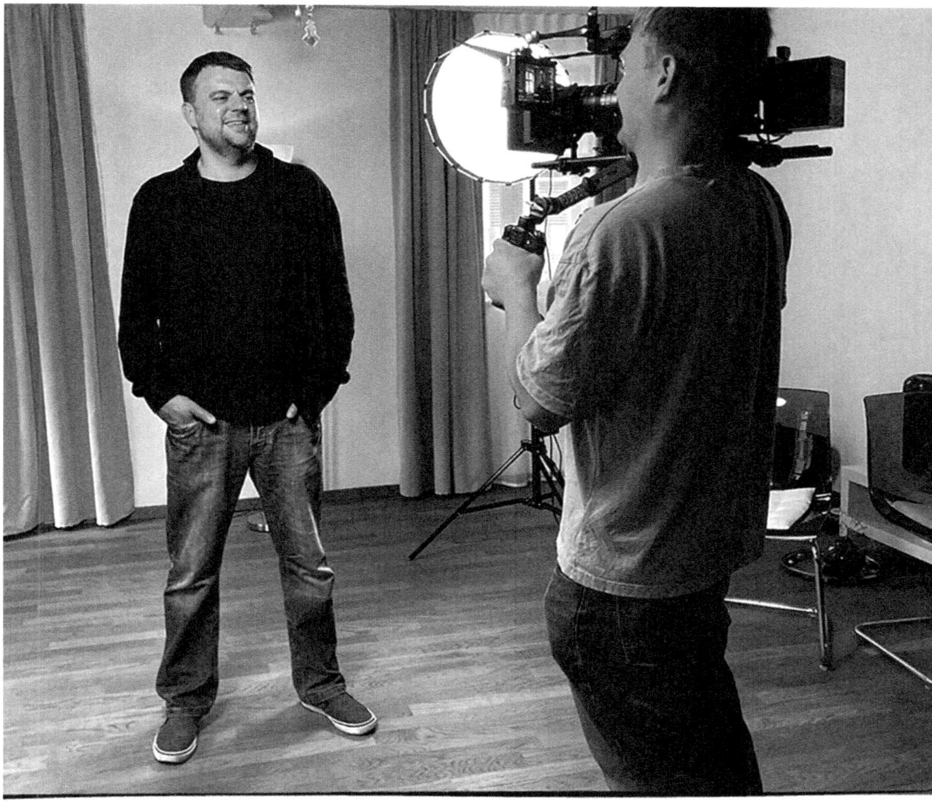

© GERTY NUSS

Abb. 3.10 Stefan Schenk beim Dreh zum Peer-Assistance-Program, Mai 2025

bewussten Einwirken selbst in der Lage, rechtzeitig einlenken zu können und habe einzelne Lebensentscheidungen eigenverantwortlich anpassen können.

Das war an vielen Stellen meiner Unabhängigkeitsreise eine entscheidende Erfahrung:

„Um meinen eigenen Weg stabil gehen zu können, musste ich auch lernen, mein Leben selbst zu verantworten und alleine richtige Entscheidungen für mich zu treffen."

In meiner früheren Berufsrolle war ich Angestellte in einem sicheren und fürsorgenden System. Da konnte mir nichts passieren. Auch wenn ich mal falsche Entscheidungen getroffen habe, konnte mir dennoch irgendwie nichts Beängstigendes passieren. Ich konnte mich auch eine lange Zeit auf mich selbst extrem gut in meiner Berufsrolle verlassen. Im Beruf fühlte ich mich meistens am wohlsten und sichersten.

Stefan übernahm als Freund Verantwortung für mich mit, als ich sie gerade aufgrund einer großen emotionalen Last nicht für mich abrufen konnte. Im nachfolgenden Kapitel

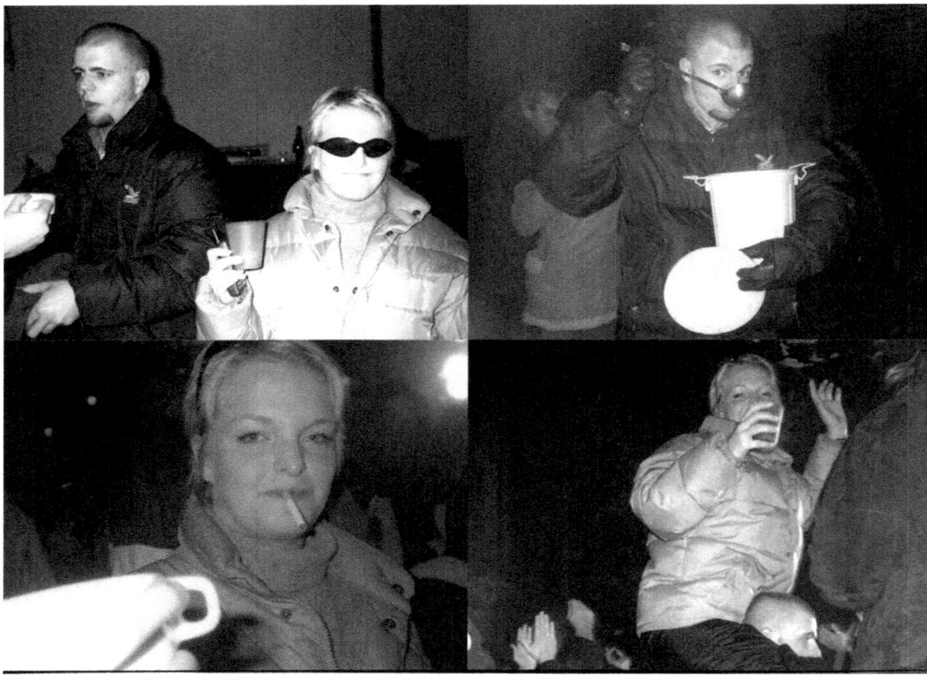

© GERTY NUSS

Abb. 3.11 Stefan und Caro auf der Millennium-Silvester-Party

zeigen wir Ihnen ein Erklärungsmodell von Georg Schomerus und Sven Speerforck („Dynamisches Modell der Verantwortung"), welches die Bedeutung sozialer Mitverantwortung bei Alkoholabhängigkeit und Selbststigmatisierung aus wissenschaftlicher Perspektive betrachtet und auflösen hilft. Stefan stand mir in meinen schlimmsten Lebensmomenten bei und hat mich dafür niemals abgewertet. Ähnlich wie mein Vater. Auch Janet, meine frühere Therapeutin und heute eng Vertraute sowie mein Lebenspartner Christoph haben mir sehr geholfen, während und nach meiner Alkoholkonsumstörung wieder ein positives Bild von mir selbst entwickeln zu können. Eine weitere tragende Verbindung für mich war vom ersten Augenblick an im Sommer 2009 im Disch-Haus in Köln meine Begegnung mit **Claudia Orth**. Sie gab mir meinen ersten offiziellen festangestellten Job als frisch diplomierte Sozialwirtin bei ihr im neu gegründeten Medical Strategy Department eines integrativen und gesundheitsorientierten Agenturkonstrukts. Claudia war auch die erste Person, die außerhalb von Christoph und mir unser erstes Nuss-Konzept sichten durfte. Ich erinnere heute noch, wie mir mein Herz bis zum Hals schlug, als ich es abschickte. Claudias Meinung über mich ist mir sehr wichtig, weil ich sie selbst so sehr schätze. Ich hatte Angst, ihr Bild von mir würde sich durch meine Offenbarung ändern. Ich wollte nicht als krank, gestört oder charakterschwach wahrgenommen werden. Neben dieser privaten Komponente war ich aber auch aufgeregt, was die Strategin Claudia rein professionell zu meinem Überlebenskonzept sagen würde. Ich wusste, Claudia würde mir ehrlich sagen, wenn es eine „Schnapsidee“ wäre oder würde mir immer offen spiegeln, wenn ich größenwahnsinnig würde. Schließlich wusste ich vor allem auch, wen ich da gerade um strategischen Rat für meine Marke fragen konnte: mein großes Vorbild und eine der cleversten Strateginnen, die mir je im Healthcare Business begegnet ist. Das ist keine bezahlte Werbung, das ist meine ehrliche Meinung und professionelle Einschätzung.

Trotz zahlreicher Enttäuschungen habe ich in meinem Leben auch viel Zuneigung, Wertschätzung und Unterstützung erfahren. Je mehr emotionale Ausnahmesituationen ich in meinem Leben miterlebte, desto mehr hatte ich beim Heranwachsen das Gefühl, mit Krisen, Konflikten und besonderen Herausforderungen locker umgehen zu können. Aus heutiger Sicht sehe ich das etwas kritischer und weniger naiv. Ich habe mich selbst immer wieder überfordert und mir immer wieder selbst beweisen wollen, wie verantwortungsbewusst, leistungs- und charakterstark ich bin. Aufgrund meiner schmerzhaften Erfahrungen als Kind in Konfrontation mit überwältigenden emotionalen Schmerzen während meiner darauffolgenden „erwachsenen Krisen“ hielt ich meine Gedanken und Gefühle ohne Ablenkung durch meine Leistungen und Funktionen und ohne meinen Feierabendwein kaum aus. Ohne diesen Dauerzustand als nicht normal oder besonders besorgniserregend empfunden zu haben. Erst als meine Funktionalitäten nicht mehr so leisteten, wie ich das wollte und mein Frust darüber meinen Drang nach emotionaler Regulierung und Stressbewältigung nochmals mehr ankurbelte, signalisierte mir mein System, dass ich den Spuren von Gertis Weg erschreckend näherkam.

Blicke ich mit der eben beschriebenen Emotionalität heute auf kommerzielle Kommunikation für Alkohol, die sich einer positiven Verbindung zwischen Menschen – wie beispielsweise bei der Bierwerbung von Kulmbacher „Edelherb verbindet“ mutmaßlich eines Vaters und Sohns – bedient, dann schmerzt mich das durch meinen durchlebten Kontext sehr. Und ich weiß, da geht es außer mir noch weiteren Millionen COAs ähnlich. Wir finden dieses partnerschaftliche Prinzip innerhalb der Bildsprache von Alkoholwerbung als Kinder alkoholgeschädigter Eltern unpassend.

Während der systemischen Analyse meiner Betroffenenreise als „Tochter einer Alki“ ist mir immer klarer geworden, wie stark mich unsere Kultur und Kommunikation auch unbewusst beeinflusst hat. Wie gerne saß ich mit Familie und Freund:innen beim Bier und Fußball zusammen. In meiner Studienzeit genoss ich beispielsweise auch viel Anerkennung, Wertschätzung und Familienersatz in einer nicht schlagenden Burschenschaft. Wir trafen uns zu Literaturkreisen, gingen Tanzen, spielten Karten und fuhren zusammen zu Weinbergen. Mein Sommersemester an der WISO-Fakultät der FAU in Nürnberg 2006 verbrachte ich überwiegend fahnenschwenkend, umgeben von bunten Farben, exotischen Gerüchen, internationalen Sprachen und diversen Kulturen. Ich hätte in manchen Momenten vor Glücksgefühlen die ganze Welt umarmen können, so euphorisiert und berauscht war ich über alle Sinne. Ich war umgeben von vielen glücklichen Menschen, die sich während der Weltmeisterschaft in Deutschland gemeinsam in den Armen lagen und ich möchte keinen Moment davon missen. So selbststigmafrei wie zur WM 2006 war Deutschland selten. Trotz des Alkohols und der Trinkbecher voller Urin, war es einer der aufregendsten Sommer meines Lebens. Ebenso wie die WM und der Sommer 2014, als ich unser Finale kugelrund und überbglücklich miterlebte.

Glücksgefühle erleben wir als Gesellschaft prinzipiell, wenn wir unseren Wohlstand sichern können. Dafür verfolgen wir, getreu dem Motto „Glück muss Mensch teilen", das partnerschaftliche Prinzip, als Exportland Bedürfnisse bei fremden Menschen auf weit entfernten naturbelassenen Kontinenten für unnütze Dinge wecken zu wollen. Wir verkaufen unnützen Konsum als Glück, den kein Mensch und vor allem keine Umwelt braucht und darüber hinaus auch noch unserer Gesundheit und dem Weltklima schadet. Ich erachte es mittlerweile geradezu als Irrsinn, wie wir ständig für gesundheitsschädliche Produkte idealisierte Konsumbilder kreieren und im World Wide Web verbreiten, damit auf anderen Kontinenten in noch unbedarften Lebenswelten „Markenwelten" mit selbstschädigenden Werten gedeihen können, die ein Bedürfnis für unnütze Exportschlager als Wachstumspotential im Prinzip erst möglich machen.

Besonders kulturelle und kommerzielle Kommunikation prägen unser Verständnis von Trends und Normen. Viele von uns COAs („Children of Addicts") verlieren innerhalb kommerziell geprägter Kommunikationsräume auf ihrem Weg zu einer vermeintlich anerkannten Norm ihre Identität und ihr Leben. Manche von uns von Geburt an. Meinen Weg zu meiner heutigen alkoholfreien Identität konnte ich so zielstrebig gehen, weil ich im Vergleich zu anderen alkoholerkrankten Menschen immer unterstützende Ressourcen und prinzipientreue Partnerschaften um mich hatte.

„Prinzipientreue Partnerschaften"

Reflexion:

Eine entstigmatisierende Begleitung von alkoholerkrankten Menschen kann mit balanciertem Einwirken nahestehender Personen, die dynamisch Verantwortung übernehmen, gelingen. Wohlwollende und wertschätzende Impulse können Selbstreflexion und die Übernahme eigener Verantwortung ermöglichen.

Impuls:

Achten Sie auf Bindungsressourcen und kulturelle Einflüsse von Betroffenen, da sie Identität, Selbststigma und Regulationsstrategien wesentlich prägen.

3.7 Erste alkoholfreie Aktionen

Viele meiner Unterstützenden stammen aus einer früheren Gemeinschaft, zu der ich 2009 im Disch-Haus in Köln dazukam. Einer davon, Damian Binger, initiierte zu unserem GERTY-NUSS-Launch unser erstes Webinar „NULL ALKOHOL – starke Entscheidung fürs Leben", das wir gemeinsam mit Gisela Michalowski (FASD Deutschland e. V.) und mit Unterstützung von Claudia Orth im Dezember 2023 in Düsseldorf aufzeichneten.[3]

Im Interview mit Damian Binger (PharmKomm) sprachen wir ein Jahr später zur Aktionswoche Alkohol 2024 mit Gisela Michalowski (FASD Deutschland e. V.) und Dr. Albrecht Ulmer (Institut für Suchtforschung, Stuttgart) über diverse gesundheitliche Schäden, die Alkohol bei Trinkenden und deren sozialem Umfeld verursachen kann, aber auch über wirksame und neue Ansätze zur Vermeidung und Hilfe. Alle Interviewpartner:innen sind durch ein besonderes Engagement ausgewiesen, teils mit eigener persönlicher Betroffenheit. Ihnen ist deshalb persönlich sehr bewusst, was das Stigma und die Selbststigmatisierung von alkoholgeschädigten Menschen noch zusätzlich an Belastung im täglichen Umgang miteinander bedeutet.

Gisela Michalowski (Vorsitzende des FASD Deutschland e. V.): *„Über die Nabelschnur erreichen Säuglinge den gleichen Alkoholpegel wie ihre trinkenden Mütter. Schwangere bauen bei intakter Leber 0,1 Promille Alkohol pro Stunde ab. Ungeborene benötigen für den Abbau des Zellgifts zehnmal länger, sind seiner giftigen, zerstörenden Wirkung also viel mehr ausgesetzt. Alkohol in der Schwangerschaft kann Ungeborene ein Leben lang schädigen. Viele gesundheitliche Schäden sind bis heute nicht hinreichend erforscht, aber zeigen sich in der Lebenspraxis von Millionen Menschen mit FASD (fetale Alkoholspektrumstörung). Es gibt zahlreiche Herzfehler, Nierenfehler, Probleme mit den Geschlechtsorganen, posttraumatische Belastungsstörungen, Depressionen und Borderline-Persönlichkeitsstörung sowie geistige Einschränkungen. Besonders alltägliche Handlungsplanungen und Routinen sowie Strukturen sind eine Herausforderung für FASD-Betroffene und deren Mitmenschen.* ***FASD ist eine zu 100 % vermeidbare Erkrankung****, die über Alkoholkonsum in der Schwangerschaft ausgelöst irreparable Schäden bei den ungeborenen Kindern hinterlässt. Prävention und Aufklärung sind elementar zur Vermeidung dieser Erkrankung, weil sie schlichtweg durch Unwissenheit oder Abhängigkeitserkrankungen verursacht wird. Deswegen sollte die Aufklärung über Alkohol in der Schwangerschaft bereits frühzeitig in der Schule vermittelt werden, um zukünftige Eltern bei der Kinderplanung bestmöglich vorzubereiten und zu schützen. 1 bis 2 % aller Neugeborenen in Deutschland leiden an FASD. Hochgerechnet leben unter uns 800.000 bis 1,7 Mio. Menschen mit vorgeburtlicher Alkoholexposition, die ein Leben lang körperlich, psychisch und geistig durch Alkohol gesundheitlich geschädigt sind. Das ist eine unglaubliche und skandalöse Zahl."*

Weitere Informationen zur Arbeit des FASD Deutschland e. V. finden Sie unter https://www.fasd-deutschland.de.

Dank jahrzehntelanger oft ehrenamtlicher Arbeit der Selbsthilfe, durch die immer stärker zusammenwachsenden interdisziplinären Expertisen in der Suchtmedizin und Suchttherapie, durch die Öffnung für neue Wege zu einer echten integrativen Behandlung wie im Münsterlinger Modell, begleitet von einer immer stärkeren Öffentlichkeitsarbeit auch

---

[3] https://webcast.video-archiv.info/event/U0Tg0nLueE

von Betroffenen und Mitbetroffenen, können immer mehr stigmafreie Räume im Umgang mit Alkoholabhängigkeit geöffnet werden.

Zusammenfassend lässt sich sagen, dass die Forschung zum Thema Stigma und Selbststigmatisierung bei Suchterkrankungen einen großen Wissenszuwachs auch durch die Zuarbeit von Peers erzielt hat. Die negativen Auswirkungen sind erheblich und betreffen verschiedene Ebenen, von der individuellen Behandlung bis hin zu gesellschaftlichen Strukturen. In jedem Fall ist weitere Forschung notwendig, um wirksame Strategien und kooperative Öffentlichkeitsarbeit zur Entstigmatisierung weiter zu entwickeln.

Wie stark Selbststigmatisierung über Generationen die Behandlung Betroffener und Mitbetroffener beeinträchtigen kann, dazu hat uns Sophia Rieckhof einen aktuellen wissenschaftlichen Forschungsstand erarbeitet, den wir Ihnen im Folgenden vorstellen möchten.

Literatur

https://de.wikipedia.org/wiki/Bravo_(deutsche_Zeitschrift), zuletzt aufgerufen am 25.6.2025
https://www.fasd-deutschland.de
Stüben, Nathalie (2021): „Ohne Alkohol: Die beste Entscheidung meines Lebens". Arkana.
Webinar NULL ALKOHOL: https://webcast.video-archiv.info/event/U0Tg0nLueE

Entstigmatisierung in der Forschung: Wissenschaft trifft Peer-Erfahrung

4

4.1 Die Last des Ungesagten: Transgenerationale Selbststigmatisierung aus Forschungssicht

Von Sophia Rieckhof

4.1.1 Selbststigmatisierung und ihre Folgen

Die internationale Studienlage zeigt, dass Menschen mit Suchterkrankungen besonders stark und nachhaltig stigmatisiert und diskriminiert werden (Kilian et al. 2021; Pescosolido et al. 2010; Schomerus et al. 2021; Schomerus et al. 2011). Menschen mit gelebter Erfahrung neigen dazu, öffentlich verbreitete Stereotypen auf sich selbst anzuwenden, welches in der Forschung als ein Prozess der Selbststigmatisierung beschrieben wird (Corrigan und Watson 2002). In empirischen Studien wurde nachgewiesen, dass dieser Prozess zu Scham, Schuldgefühlen (Hammarlund et al. 2018), einem verminderten Selbstwertgefühl (Hill und Leeming 2014; Matthews 2019; Rodrigues et al. 2013) und einem höheren Rückfallrisiko führt (Randles und Tracy 2013; Schomerus et al. 2011). Studien belegen zudem, dass Selbststigmatisierung sowohl die Krankheitseinsicht (Hasson-Ohayon et al. 2016) als auch die Bereitschaft, Hilfe in Anspruch zu nehmen (Topkaya 2014; Pattyn et al. 2014), erheblich verringert und das Risiko für suizidales Verhalten steigert (Oexle et al. 2017). Misserfolge und der Verlust der Selbstkontrolle können dazu führen, dass sich Menschen als „Süchtige" sehen, was Scham verstärkt und das Selbstwertge-

Ergänzende Information Die elektronische Version dieses Kapitels enthält Zusatzmaterial, auf das über folgenden Link zugegriffen werden kann [https://doi.org/10.1007/978-3-662-71271-9_4].

C. Schürmann, *Empathie und Empowerment bei Alkoholabhängigkeit*,
https://doi.org/10.1007/978-3-662-71271-9_4

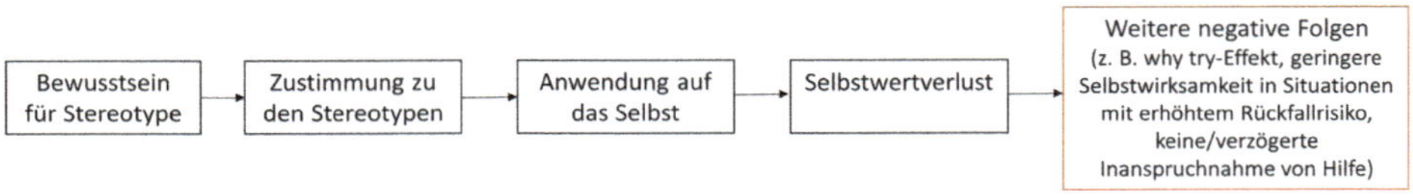

Abb. 4.1 Progressives Modell der Selbststigmatisierung nach Corrigan

fühl mindert (Hill und Leeming 2014; Matthews 2019). Dies verringert die Selbstachtung und führt zum „Why-try?"-Effekt (Corrigan et al. 2006), bei dem Betroffene ihre eigenen Werte und Ziele aufgeben – z. B. „Warum sollte ich meinen Alkoholkonsum reduzieren? Freundschaften pflegen? Mir Hilfe suchen?" Da Alkoholkonsum in der Gesellschaft weit verbreitet und allgemein akzeptiert ist, liegt es oft an der betroffenen Person, Probleme mit ihren Trinkgewohnheiten zu erkennen und zu akzeptieren (Kilian et al. 2021; Schomerus und Speerforck 2023; Leonhard et al. 2022). Um Selbststigmatisierung zu vermeiden, verharmlosen viele ihren Konsum und lehnen die Identifikation als „alkoholkrank" ab (Leonhard et al. 2022). Zur Konzeptualisierung des Zusammenhangs zwischen öffentlichem Stigma und Selbststigma entwickelte Corrigan (Corrigan et al. 2011) das *progressive Modell der Selbststigmatisierung* von psychischen Erkrankungen, dessen Stadien mit der „Self-Stigma of Mental Illness Scale" (SSMI; 15) gemessen werden. Das Modell (s. Abb. 4.1) veranschaulicht einen aufeinander aufbauenden Prozess der Internalisierung öffentlichen Stigmas. Dabei setzt es voraus, dass sich die betroffene Person 1. öffentlicher, negativer Stereotype bewusst ist und diesen 2. persönlich zustimmt. Die Entwicklung eines psychischen Gesundheitsproblems kann dazu führen, dass diese Stereotype 3. auf sich selbst angewendet werden, was 4. zu einem niedrigeren Selbstwertgefühl führt. Wie bereits beschrieben, stellen sich daraufhin umfassende Folgen für die betroffenen Personen ein.

Selbststigma stellt also einen erheblichen zusätzlichen negativen Einfluss auf betroffene Menschen dar, sodass auch vom „doppelten Stigma" gesprochen wird. Betroffene sowie deren soziale und professionelle Umfelder kennen das nur zu gut: Viele Menschen mit gelebter Suchterfahrung haben in ihrer Vergangenheit belastende Kindheitserfahrungen gemacht, die in Wechselwirkungen mit der Suchterkrankung und der Selbststigmatisierung stehen können. Berichte von Betroffenen, Mitbetroffenen und Fachkräften bestätigen, dass vor allem das soziale Umfeld von Menschen mit gelebter Erfahrung entscheidend für die Entwicklung und den Verlauf psychischer Erkrankungen – insbesondere Suchterkrankungen – ist. Was kann die Forschung dazu beitragen?

4.1.2 Der Teufelskreis aus Suchterkrankung, Selbststigma und transgenerationaler Weitergabe

Die Wechselwirkungen zwischen belastenden Erfahrungen in der Kindheit, Sucht und Stigma offenbaren eine Reihe von Verstrickungen, von denen ganz besonders Menschen mit Alkoholkonsumstörungen häufig betroffen sind. Menschen mit einer Suchterkrankung sind häufiger von belastenden Kindheitserlebnissen betroffen als die Allgemeinbevölkerung (Najavits et al. 1997; Reynolds et al. 2005; Sansone et al. 2009; Schwandt et al. 2012). Viele dieser Betroffenen kommen aus Familien mit einer Suchtgeschichte. In einem systematischen Review von 39 Studien zur Übertragung von Alkoholerkrankungen (Cotton 1979) zeigte sich, dass etwa **ein Drittel der Menschen mit einer Alkoholkonsumstörung mindestens einen Elternteil hat, der ebenfalls an einer Alkoholkonsumstörung leidet.** Des Weiteren machen Kinder, die in einer Familie mit Suchtproblemen aufwachsen, häufiger Erfahrungen belastender Kindheitserlebnisse (Taplin et al. 2014), von Gewalt und Traumata (Taplin et al. 2014; Fuller-Thomson et al. 2021; Yaghoubi-Doust 2013). Dube et al. (2001) zeigten in ihrer Studie, dass Kinder mit elterlichem problematischen Suchtmittelkonsum im Vergleich zu Kindern ohne elterlichen Suchtmittelmissbrauch eine um das 2- bis 13-fache Erhöhung für das Erleben belastender Erfahrungen haben. Emotionaler und sexueller Missbrauch, Vernachlässigung, körperliche Gewalterfahrungen, soziale Isolation, eine Rollenumkehrung zwischen dem Kind und den Eltern *(Parentifizierung)* und ein Umfeld, was von Instabilität und Unsicherheit geprägt ist, finden sich häufiger bei Menschen mit gelebter Suchterfahrung als bei Menschen ohne Suchtproblematik (Leza et al. 2021). Diese belastenden Kindheitserfahrungen stehen sowohl in Verbindung mit einem erhöhten Risiko für die Entwicklung einer Suchterkrankung (Leza et al. 2021; Hughes et al. 2017; Li et al. 2021) als auch mit einem früheren Einsetzen und einer erhöhten Ausprägung dieser (Dom et al. 2007; Kaufman et al. 2007). Vor allem emotionaler Missbrauch hat sich als ein entscheidender Faktor herausgestellt, der das Risiko erhöht, eine Alkoholkonsumstörung zu entwickeln (Potthast et al. 2014) und deren Schwere zu beeinflussen (Schwandt et al. 2012). Dube und Kolleg:innen (Dube et al. 2003) fanden heraus, dass die Wahrscheinlichkeit, frühzeitig ein Problem mit illegalem Substanzkonsum zu entwickeln, um das 2- bis 4-fache steigt, je mehr belastende Kindheitserfahrungen jemand gemacht hat. Dazu gehören auch typische Erfahrungen aus Familien mit Suchtproblemen, wie der Drogenkonsum der Eltern, Gewalt zwischen den Eltern oder Inhaftierungen eines Elternteils. Menschen mit Suchterkrankungen aus solchen Familien haben häufiger mit familiären, sozialen, emotionalen und Verhaltensproblemen (Coviello et al. 2004; Hser et al. 2015; Mayes und Truman 2019; Meulewaeter et al. 2022) sowie mit psychischen (Evren et al. 2006) und körperlichen Erkrankungen (Holst et al. 2022) zu kämpfen. Sie erleben oft das Gefühl, ihr Leben und Umfeld nicht kontrollieren zu können. In der Literatur werden diese Kinder als „vergessene Kinder" beschrieben (Mielke, n.d). Denn deren Bedürfnisse werden von den Eltern weniger oder gar nicht wahrgenommen, da der süchtige Elternteil den Fokus auf das Suchtmittel legt und das andere Elternteil mit seinen Gedanken bei dem süchtigen Partner ist. In diesen Familien fehlt häufig der Raum für Zuwendung (Mielke, n.d.). Zudem lernen sie weniger durch fehlende elterliche Unterstützung und mangelnde positive Rollenvorbilder eigene Erregungszustände zu regulieren. In diesen Familien müssen Kinder oft zusätzliche, überfordernde Aufgaben übernehmen, wie sich um die Bedürfnisse der Eltern oder Geschwister zu kümmern. Dies setzt sie langfristig hohem Stress aus, der dazu führen kann, dass dieser Stress chronisch wird und die Kinder anfälliger für weitere Probleme werden (Mayes und Truman 2019). Für die Kinder bildet sich durch Modelllernen eine Familienidentität heraus, in der ein regelmäßiger Konsum die Norm darstellt und eine Strategie ist, um Problemen zu begegnen und sich im Alltag zu beschäftigen (Meulewaeter et al. 2022). Weil ihnen oft keine ausreichenden Möglichkeiten zur Stressbewältigung zur Verfügung stehen, kann der Konsum von Suchtmitteln dazu genutzt werden, um Erregungszustände zu steuern oder den emotionalen Schmerz – wie Angst, Wut, Schuld und Scham, der durch belastende Erfahrungen und mögliche psychische Störungen entsteht – zu lindern oder sich von ihnen zu distanzieren *(Selbstmedikation)*. **Damit stellen die Kinder suchterkrankter Eltern die größte Risikogruppe hinsichtlich einer Entwicklung einer eigenen Suchterkrankung dar** (Klein 2008). Das Lernen am Modell führt dazu, dass erwachsene Kinder mit einer höheren Wahrscheinlichkeit in Familien einheiraten bzw. sich verpartnern, in denen ebenfalls ein problematischer Alkoholkonsum vorherrscht, in Relation zu Kindern aus Familien ohne Suchthintergrund (Olmsted et al. 2003). Hier wird der vielschichtige transgenerationale Charakter für Familien mit Suchtgeschichte deutlich. Durch verschiedene Faktoren wird eine erhöhte Vulnerabilität durch die Eltern an das Kind weitergegeben, was dazu führen kann, dass sich das Kind später in einem sozialen Umfeld bewegt, in dem problematisch konsumiert wird bzw. dass es selbst eine psychische Erkrankung, insbesondere eine Suchterkrankung, entwickelt. Dabei können verschiedenste Einflüsse zusammenwirken, wie u. a. die genetische Veranlagung, ein pränataler Konsum der Mutter, Lernen am (elterlichen) Modell, andere, gleichzeitig vorliegende psychische Probleme oder Erkrankungen der Eltern, Gewalterfahrungen und andere belastende Erlebnisse, Verfügbarkeit des Suchtmittels, verschiedenste Umweltfaktoren, das soziale Umfeld, vergangene und anhaltende Stressoren und Ressourcen, die alle miteinander in Wechselwirkung stehen und sich gegenseitig abpuffern oder verstärken können.

Für ein Durchbrechen dieser familiären Kreisläufe und deren Generationen hinweg ist entscheidend, wie die Eltern sowohl mit ihrer eigenen Suchterkrankung, mit der Suchterkrankung ihrer Eltern als auch mit der (potenziell späteren) Suchterkrankung ihres Kindes oder ihrer Kinder umgehen. Ein konstruktiver Umgang (z. B. Hilfe suchen, ggf. Offenlegung, konsumierende Kontakte abbrechen, unterstützende Kontakte aufbauen, Abbau von Schuld und Scham, Stärkung des Selbstwerts), um eine Besserung und bestenfalls eine Bewältigung der Suchterkrankung zu erzielen, kann durch eine Selbststigmatisierung stark beeinträchtigt oder verhindert werden.

So wird in den Familien aufgrund der befürchteten Stigmatisierung ihrer Suchterkrankung und deren Folgen nicht über die offensichtliche Suchterkrankung geredet. Die Kindern lernen damit das „ungeschriebene Familiengesetz", dass Probleme nicht nach außen getragen werden dürfen (Mielke, n.d.). Dies führt bei den Kindern zu Schamgefühlen, sozialer Isolation und erhöht das Risiko, dass sich die Kinder Gruppen anschließen, in denen ebenfalls problematisch konsumiert wird (Meulewaeter et al. 2022). Gleichzeitig erschwert es eine Öffnung gegenüber anderen Kindern und Erwachsenen immens. Außerdem fühlen sich diese Kinder für das Suchtproblem in ihrer Familie schuldig, was einen Nährboden für Selbstzweifel und ein niedriges Selbstwertgefühl bis ins Erwachseneralter hinein bereitet. Darüber hinaus könnte die höchstproblematische generationale Weitergabe Rückkopplungseffekte zwischen den Generationen haben und die Selbststigmatisierung mit ihren verheerenden Folgen nochmals verstärken (z. B. „ich schäme mich, weil ich konsumiere, obwohl ich es anders als meine konsumierenden Eltern machen wollte" oder „ich fühle mich doppelt schuldig, weil ich selbst konsumiere und dies an mein Kind weitergegeben habe"). Für nachfolgende Generationen besteht demnach ein höheres Risiko, dass sie sich selbst und andere aufgrund der Suchterkrankung stark ablehnen und dass eigene suchtassoziierte belastende Erfahrungen aus der Kindheit aufgrund der Abhängigkeitserkrankung an die nachfolgende Generation weitergegeben werden. Dadurch verstärken sich die negativen Folgen gegenseitig.

4.1.3 Exkurs: Der Selbststigmatisierungsprozess vor dem Hintergrund belastender Kindheitserfahrungen – Wie sehe ich mich und andere?

Stolzenburg und Kolleg:innen (Stolzenburg et al. 2018) haben untersucht, wie sich Kindheitstraumata auf den Prozess der Selbststigmatisierung bei Menschen mit Alkoholproblemen auswirken. Sie fanden heraus, dass Menschen, die in ihrer Kindheit traumatische Erfahrungen gemacht haben, sich selbst stärker mit negativen Vorurteilen über ihre Alkoholerkrankung belasten und oft ein geringeres Selbstwertgefühl aufgrund von depressiven Symptomen haben. Diese Erkenntnisse gehen mit Ergebnissen anderer Studien einher (Rodrigues et al. 2013; Park et al. 2019). Überraschenderweise stimmten diese Personen eher den negativen Vorurteilen über Alkoholprobleme zu – nicht nur in Bezug auf sich selbst, sondern auch in Bezug auf andere Betroffene. Mit anderen Worten, sie lehnten sich selbst und auch andere Menschen mit Alkoholkonsumproblemen stärker ab. Unsere Analyse zeigte, dass die negative Sicht auf andere Menschen mit Alkoholproblemen den Zusammenhang zwischen Kindheitstraumata und der Anwendung dieser negativen Vorurteile auf sich selbst vollständig erklärt. Dies galt unabhängig von anderen Faktoren wie depressiven Symptomen oder dem Therapieumfeld (Abb. 4.2).

Mit dem bereits geschilderten Hintergrund wird das unerwartete Ergebnis von Stolzenburg et al. (2018), dass Menschen mit gelebter Suchterfahrung andere Personen mit Alkoholabhängigkeit stärker ablehnen, nachvollziehbar. Denn viele Betroffene kommen

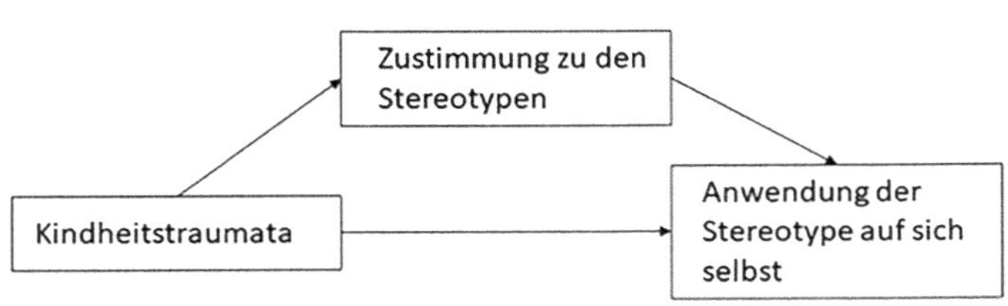

Abb. 4.2 Zusammenhänge zwischen Kindheitstrauma und Selbststigma mit einer Stereotypisierung anderer Menschen mit Alkoholkonsumstörung (Stolzenburg et al. 2018)

aus suchtbelasteten Familien und haben selbst in ihrer Kindheit belastende Erfahrungen gemacht, die mit einer Suchterkrankung ihrer Bezugsperson/en zusammenhängt. Diese belastenden Erlebnisse könnten zu erhöhten negativen Stereotypen über Personen mit Alkoholkonsumstörungen führen und den eigenen Selbststigmatisierungsprozess verstärken. Zudem können traumatische Erfahrungen in der Kindheit, die zu negativen Emotionen und einem geringen Selbstwert führen, das Risiko und das Ausmaß von Selbststigmatisierung deutlich erhöhen (Schäfer et al. 2013), was durch die vorliegende Suchterkrankung noch einmal zusätzlich verstärkt wird.

4.1.4 Abschließende Betrachtung

Selbststigmatisierung bei Suchterkrankungen verstärkt Scham und Isolation, was den Heilungsprozess erschwert. Menschen aus suchtbelasteten Familien, die traumatische Kindheitserfahrungen gemacht haben, sind besonders gefährdet, selbst eine Sucht zu entwickeln. Der Teufelskreis von Sucht und Stigma wird durch die mangelnde Unterstützung und das Verschweigen von Problemen über Generationen hinweg verstärkt. Weitere empirische Forschung ist erforderlich, um grundlegende Mechanismen des komplexen Zusammenspiels von Suchterkrankungen, deren soziale Umfelder und Selbststigmatisierung in einem generationalen Kontext zu verstehen und mehr Sensibilisierung für die Betroffenen und deren soziale sowie professionelle Umfelder zu erreichen. Eine frühzeitige, offene und bewertungsfreie Ansprache von Suchtproblemen und Unterstützung im Alltag betroffener Familien und Einzelpersonen sind entscheidend, um den Kreislauf von Sucht, Stigmatisierung und deren Folgen für Generationen zu durchbrechen.

4.2 Die Last des Ungesagten: Selbststigmatisierung aus Betroffenensicht

Ergänzend zur Forschungssicht (Kap. 4.1) erhalten Sie nun weitere Einsichten erwachsener Kinder aus suchtbelasteten Familien: Genau weil es nach wie vor ein persönliches Risiko in der deutschen Öffentlichkeit sein kann, über Alkoholprobleme zu sprechen, haben wir so viele verdeckt abhängigkeitserkrankte Menschen um uns herum, die heimlich leiden und Leid unabsichtlich weiterverbreiten. Genau deshalb gehe ich wie viele weitere Peers mittlerweile mit meinen persönlichen Erfahrungen in die Öffentlichkeit. Im Vergleich zu anderen Menschen habe ich ein wesentlich geringeres Risiko, mit der Veröffentlichung meines Lebens meine Existenz zu gefährden. Sie wurde bereits beschädigt, als aufgrund mangelnder Aufklärung und gesellschaftspolitischer Verklärung von Alkoholtrinken im Familien- und Arbeitsalltag mein Selbstbild manipuliert wurde. Mit meiner früheren Selbstidentifikation stigmatisierte ich mich selbst halböffentlich als „stinknormale Alkoholikerin“. Darüber provozierte ich ab und an süffisant in manch angetrunkenen Gesprächen mein alkoholtrinkendes Umfeld und grenzte mich als „normale Alki“ von meiner

Mutter mit dem Label „kranke Alki“ ab, um meinen Konsum unbekümmert weiter „genießen“ zu können. Nüchtern betrachtet wurden meine Scham- und Schuldgefühle bei steigendem Alkoholkonsum mit solchen Gesprächen nicht weniger, sie wirkten sich eher noch weiter negativ auf meine Selbstwertgefühle aus.

4.2.1 Transgenerationale Selbststigmatisierung aus Sicht erwachsener Töchter

Die Dynamik unserer Selbststigmatisierung erscheint mir rückblickend zwar plausibel, schmerzt an manchen Tagen aber gewaltig. Es ist für meine Selbstwertarbeit immer wieder eine Herausforderung, mit unserer früheren Selbstabwertung Frieden zu schließen. Auch bei dieser Verarbeitung half mir, dass ich frühzeitig in meiner Recherche direkt auf die wissenschaftliche Arbeit und Forschungen zu Selbststigma bei Alkoholabhängigkeit von Sophia Rieckhof und weiteren Mitarbeitenden im Team um Prof. Georg Schomerus gestoßen bin. Wie Sophia Rieckhof beschreibt, können suchtassoziierte belastende Kindheitserfahrungen auf die Selbststigmatisierung bei erwachsenen Menschen mit Alkoholkonsumstörungen signifikanten Einfluss nehmen. Auch wenn diese Erkenntnis meine belastenden Erfahrungen nicht revidiert, so hilft sie mir, mich selbst besser zu verstehen und mich von meinen Scham- und Schuldgefühlen persönlich zu entlasten. Die Offenherzigkeit und Naivität, mit der ich Ihnen heute begegne, die hatte ich laut Augenzeugen schon als kleines Kind. Sagen wir einfach, sie ist mir wirklich angeboren. Also ein aktiver und selbstbestimmter Teil aus mir ganz alleine heraus. Diese Eigenschaften habe ich ganz einzigartig und erlebe sie als wertvoll. Ebenso wie Sie. Auch Sie werden sich schon in manchen Lebensmomenten selbst offenherzig oder naiv erlebt haben. Ich kam immer dann gut in meinem Leben weiter, wenn ich vertrauen konnte und mit den richtigen Menschen zum richtigen Zeitpunkt die richtigen Gespräche führte. Das waren nicht immer einfache Gespräche. Aber meine offenherzigen und naiven Persönlichkeitsanteile halfen mir immer wieder dabei, mich zu öffnen und ins Vertrauen zu gehen, auch wenn es oft erschüttert wurde.

In jeder Phase meines Lebens war ich immer gerade so offenherzig, wie ich glaubte, besser klarkommen zu können. Ich glaube, ich leugnete auch deswegen so lange das echte Ausmaß meiner eigenen Alkoholprobleme, weil ich erstens bis zur letzten Eskalationsphase dachte, mein Trinkverhalten im Griff zu haben und leistungsstark funktionieren zu können. Und ich zweitens in meinem sozialen Umfeld lange kultiviert kontrolliert bis zu meiner letzten Krise mehr oder weniger auffällig mitgetrunken hatte. Während meiner Alkoholkarriere fiel ich lange nicht wirklich auf. Heute empfinde ich Alkoholtrinken persönlich wie eine Selbstmisshandlung. Nicht nur das Alkoholtrinken selbst fühlte sich öfter mies als gut an. Die Selbstabwertung ist ebenfalls eine große Last, die ich nie wieder in der Form wie früher tragen oder spüren möchte. Schließlich musste ich bei meiner Mutter live beobachten, wie qualvoll sie mit ihrem Stigma lebte, seitdem sie offiziell die Alkoholikerin unter uns kultivierten Trinkenden war. Jede:r redete wertend über meine Mutter – wenige auch positiv. Aber sie war keine neutrale oder unbelastete Person mehr in meinem Umfeld. Gerti war aussätzig und verhielt sich irgendwann auch so, wie über sie gesprochen wurde. Das Phänomen kenne ich. Als ständig irgendwelche negativen Narrative über mich verbreitet wurden, verhielt oder zeigte ich mich manchmal dann auch im flüchtigen Kontakt einfach entsprechend der Urteile, um einfach zu provozieren und über diese unvernünftige Reibung meine Wut rauslassen zu können. Eine andere Strategie hatte ich als Schulkind und Leistungstragende nicht und fühlte mich oft unwohl und falsch. Und ich dachte, so zu fühlen, sei für Menschen wie mich einfach normal und selbstverschuldet.

Die Mischung aus Abscheu und Sehnsucht wie ich sie gegenüber meiner Mama spürte, wollte ich nie mehr fühlen und tat es dennoch immer wieder. Im Rückblick wurde mir erst bewusst, wie viel emotionale Herausforderungen ich gleichzeitig zu bewältigen versuchte und mir oft viel zu viel aufbürdete. Als ob ich jedes bestehende Problem mit einer noch weiteren Ablenkungsaufgabe verdrängen oder kompensieren wollte. Aufgrund meines Drangs, mich immer wieder durch Leistung und Anerkennung selbst aufwerten zu wollen, geriet ich immer öfter in überfordernde Situationen. Aufflammende Schmerzen vergangener Verletzungen und Enttäuschungen, die ich in verschiedenen sozialen Ereignissen immer wieder durchlebte, musste ich aufgrund meiner neuen Verantwortungen eine Zeit lang ganz weit von mir weghalten. Es war mir lange nicht möglich, mich meinen eigenen Emotionen zu stellen, bis ich 2021 mit einer EMDR-Therapie begann. Seitdem löste sich einiges in mir nacheinander auf. Ich bekomme heute noch stark unangenehme Gefühle, wenn ich an meine emotionalen Schmerzen, beklemmenden Abhängigkeiten und die zwischenmenschlichen Anspannungen denke, die ich in manchen Phasen jahrelang versuchte auszuhalten. Während mich meine verantwortungsvollen Rollen bereits als Kind immer stark forderten, waren es auch genau diese sozialen Rollen, die mich beflügelten. Mein größtes Problem war nicht mein Leistungs- und Anerkennungsdrang per se, sondern dass ich keine stabile eigenständige Identität und Stressbewältigungsstrategien ohne Alkohol in meinem Leben dafür entwickelte. Vielleicht geriet ich während der Pandemie genau in die Identitätskrise, die es brauchte, um heute ich selbst frei von Alkohol sein zu können.

Meine Mama Gerti war laut Angaben ihrer Mutter nur zwischen den Jahren 2003 und 2010 in ihrem erwachsenen Leben „trocken". Ich habe mir im Zusammenhang mit meiner Reflexionsarbeit auch die Frage gestellt, ob meine Pankreatitis 2010 mit Mamas Rückfall und letztem Kampf, den sie gegen Alkohol dann 2013 verlor, etwas zu tun hatte. Für meine Mama könnte meine eigene Alkoholkonsumstörung eine zusätzlich emotionale Belastung gewesen sein. Oma Leni erzählte mir, dass sie Gerti ihren Verdacht, *„das Mädel trinkt auch schon zu viel, das ist nicht normal!"*, schon recht früh immer wieder am Telefon auf ihre meistens recht direkte und früher wenig empathische Kommunikationsweise mitteilte. *„So war sie eben, die Leni. Hart aber gerecht"*, war eine von verschiedenen Bewertungen, die über meine Oma immer wieder im Raum standen. Mama redete nicht nur sehr viel und sehr oft mit ihrer Mutter, sondern auch viel negativ wertend über sie, wenn sie nicht mit im Raum war.

„Wenn ich das Thema anschnitt, dass Du als junges Mädchen schon zu viel getrunken hast, hatten wir uns sofort wieder in der Wolle. Also sagte ich irgendwann nichts mehr in die Richtung. Und wir zwei hatten ja auch als Oma und Enkelin immer weniger oder

schwierigen Kontakt", schilderte Oma Leni kürzlich in einer gemeinsamen Reflexion. Als ich Oma Leni fragte, was Gerti auf ihre Verdachtsaussagen damals erwiderte, meinte sie, Gerti hätte meine Alkoholkonsumstörung ihr gegenüber immer heruntergespielt oder relativiert. Als ich 2010 mit einer Pankreatitis in Frechen bei Köln auf der *„Säuferstation"* lag, kam mich meine Mutter mit einem mir völlig fremden Mann überraschend besuchen. Sie ließ sich die knapp 1000 km von der Oberpfalz nach Köln hin und zurück an einem Tag mit dem Auto fahren. Oma Leni berichtet heute, dass Gerti ihr damals erzählte, dass bei mir so weit alles in Ordnung sei, als sie von Köln zurück war. Meine Leberwerte seien im Normalbereich, sie habe sie sogar selbst *„schwarz auf weiß gesehen"*. Mein Vater war damals im Urlaub. Ich war seinerzeit erleichtert, dass er, anders als Mama, nicht zu mir ins Krankenhaus kommen würde. Bei ihm hätte ich mich damals wesentlich schwerer getan, meine Fassade aufrecht zu halten. Vor ein paar Tagen erfuhr ich, dass Oma Leni damals auch mit meinem Papa ihre Sorgen zu meinem Alkoholkonsum teilte. Als ich meinen Papa vor wenigen Tagen fragte, was er damals sagte und wie er es selbst wahrnahm und empfand, meinte Fritz, er hätte es sich und anderen als „problematische bzw. stressige Phase" erklärt. Als eine Phase, die wieder vorbei geht. Mein Papa kannte das von sich selbst. Er konnte sehr lange überhaupt nichts oder nur wenig trinken. Und er hatte mich in unterschiedlichen Phasen, in denen auch ich wenig Alkohol trank, immer wieder positiv (im Vergleich zu Gertis Verlauf) erlebt. Papa wollte wohl, dass ich nicht ständig in den gleichen Topf wie Gerti geschmissen werde und mit der Familie weiter unbelastet kultiviert zusammen sein konnte. Genauso kannte mein Vater aber auch eigene Lebensphasen, in denen er Alkohol trank, um zunehmenden Stress oder emotionale Belastungen auszugleichen. Mein Papa entwickelte selbst nie ein Alkoholproblem in der Form, wie Gerti oder ich das erlebten, und lebt heute mit mir überwiegend alkoholfrei.

Phasen mit gehäuften Problemen und etwas mehr Alkoholkonsum als sonst: Kennt das nicht jede:r von uns und Ihnen aus eigenen Erfahrungen oder aus erster oder zweiter Hand?

„Der trinkt in letzter Zeit ganz schön gerne einen über den Durst, meinst Du nicht?"
„Ja, der hat Probleme zu Hause und im Job ist es wohl auch etwas schwierig."
„Ach so, verstehe."
„Na, dann Prost! Soll ja niemand alleine Probleme betrinken müssen..."

Meine eigenen Erfahrungen mit problematischem Alkoholkonsum helfen mir heute besser zu verstehen, warum meine Mama vor mir das Weite suchte, als sie sich mit Alkohol selbst misshandelte und sich mit Alkohol misshandeln ließ. Nicht weil sie mich so wenig, sondern weil sie mich so sehr liebte. Gerti nahm sich als meine Mama als Belastung und Risiko für mich wahr, vermute ich heute. Sich Schuld am Leid der eigenen Kinder eingestehen zu müssen, ist für Elternteile emotional schwer erträglich. Für mich fühlt sich das wie emotionale Folter an. Eltern, die selbst stark verunsichert oder belastet sind, haben weniger emotionale Balance oder mentale Kraft, immer genau richtig für und auf ihre Kinder zu reagieren. Obwohl sie es in jeder Sekunde eigentlich wollen. Andauernde Selbstenttäuschung kann sich negativ auf den eigenen Selbstwert auswirken. Scheitern wir immer wieder mit Vorhaben, zweifeln wir immer mehr an unserer Willenskompetenz und Disziplinfähigkeit.

Oma Leni sagt wirklich *immer: „Geht nicht, gibt es nicht. Alles geht, man muss es nur wollen.“*

Ich vermute heute, das war für Gerti nicht selten wie ein Schlag ins Gesicht. Egal ob es um Ordnung, Sauberkeit oder um Alkoholtrinken ging. Manche Sätze von Oma Leni machten es Gerti schwer, sich selbst positiv wahrnehmen und eine selbstaktive und unabhängige Identität entwickeln zu können. Ohne, dass das Oma Leni beabsichtigte. Keine Person, die Verantwortung für eigene Kinder hat, möchte ihnen schaden. So rechtfertigte auch ich in meiner „problematischen Trinkphase“ immer wieder den Griff zum Korkenzieher damit, dass ich nicht krank wie Gerti, sondern einfach übermäßig stark belastet bin und diesen Ausgleich für diese Phase einfach so brauche. Schließlich bin ich anders als meine Mama jeden Morgen aufgestanden und habe für meine Familie und deren Erwartungen funktioniert. Gleichzeitig weiß ich heute, dass meine überaus ambitionierten Einstellungen und mein hohes Verantwortungsgefühl mich nicht davor schützen konnten, Fehler zu machen und Alkohol zu trinken. Leider fehlte mir lange Zeit das richtige Wissen über Alkohol und das richtige Verständnis für meine emotionale Gesundheit, meinen Selbstwert und meine Identität.

„Verantwortungslose Eltern“ empfinde ich als eines der härtesten Urteile in einer Gesellschaft. Einige Eltern, die Alkoholprobleme haben, empfinden sich selbst insgeheim als tendenziell verantwortungslos, können mit diesen Emotionen als zusätzliche Belastung aber kaum konstruktiv umgehen. Schuldgefühle als Eltern tragen in meiner persönlichen Empfindung schwerer als jedes andere Gefühl und können unseren Selbstwert zusätzlich stark verletzen. Entsprechend sind gerade Gespräche mit Eltern, die von Alkoholproblemen belastet sind, in unserer Gesellschaft besonders stark mit Selbststigmatisierung belegt. Erst als ich mich selbstwirksam ohne Alkohol erleben konnte, gelang es mir, mich selbst zu stabilisieren und mich positiv wahrzunehmen. Mit dieser neuen Stabilität traute ich mir auch zu, anders und offen mit meiner Oma Leni immer wieder neue Gespräche über unsere gemeinsame Vergangenheit zu führen. Alkoholfrei lebe ich zwar kein komplett anderes Leben, aber meine Art und Weise mit mir selbst und anderen Menschen zu kommunizieren, hat sich sehr geändert. Ich weiche nicht mehr aus, ich verdränge und ich flüchte nicht mehr. Ich bin in meinem Leben im Hier und Jetzt angekommen und lebe es mit meiner eigenen Verantwortung. Dafür hat Unkontrollierbarkeit im Jahr 2025 auf Metaebene eine neue Kategorie eingenommen. Als Teil einer europäischen Familie und Weltgemeinschaft wäre es mir lieber, wir würden bei aktuellen Bundeshaushaltsplanungen über 5 % unseres Bruttoinlandsprodukts für Familienfürsorge statt über Aufrüstung sprechen. Denn Kinder sind oft ohne Schutzmaßnahmen und unterstützende Ressourcen über mehrere Generationen den Erkrankungen in ihren Familien sprachlos ausgeliefert oder leiden ein Leben lang unter gegenseitigen emotionalen Verletzungen.

„Ich dachte auch lange: Wenn mein Vater mich wirklich lieben würde, dann würde er aufhören zu trinken. Aber er tat es nicht. Also schloss ich, dass mit mir etwas nicht stimmt. Dass ich nicht liebenswert bin. Also begann ich zu leisten. Ich war brav, stark, angepasst. Ich half, ich tat, ich kämpfte, alles in der Hoffnung, dass ich mir seine Liebe irgendwie verdienen könnte. Und dass er dann aufhört. Doch je mehr ich das tat, desto mehr zerbrach ich innerlich. Heute weiß ich: Es lag nie an mir. Ich war ein Kind. Ich war liebenswert. Immer. Ich war nicht schuld. Diese Wahrheit zu begreifen war einer der heilsamsten Schritte auf meinem Weg“. (Christina Reich, 2025)

Meine Oma Leni und Mama Gerti fanden oft nicht die richtigen Worte füreinander, obwohl sie es immer versuchten und sich sehr liebten. *„Mama, ich habe Dich doch so lieb“*, sagte meine Mama Gerti oft zu ihrer Mutter. *„Gertrud, hör auf, das zu sagen, ich will und kann das nicht mehr hören. Wenn Du mich lieben würdest, würdest Du mir das alles nicht antun“*, erwiderte Oma Leni darauf, weil sie die Liebesbekundungen ihrer Tochter, wenn sie konsumierte, kaum ertragen konnte.

So berichtet mir Oma Leni heute.

Meine Mama geriet immer wieder *„in das gleiche Fahrwasser“* und ähnliche Beziehungsmuster, so unsere gemeinsamen Beobachtungen und damaligen Bewertungen. Dass das eine systemisch bedingte Dynamik ihres Erlebens und keine festgeschriebene Persönlichkeits- oder Verhaltensschwäche ist, hilft mir sehr als Erkenntnis in Bezug auf meine Mama und mich, unsere Selbststigmata abzubauen. Diese Reflexion durchlebte ich beispielsweise gestern Abend wieder aktiv mit meiner Oma Leni, am Tag, als sich meine Alkoholfreiheit das dritte Mal jährte. Meine Oma Leni nahm ich als junges Mädchen immer als „zu hart“ wahr. Ihre Worte verletzten mich oft und können es heute noch tun. Auch wenn sie oder ich das nicht wollen und auch, obwohl wir schon viel achtsamer als früher miteinander sind. Dennoch geraten wir immer wieder aneinander und führen Diskussionen, die andere anstelle von uns nicht zu Ende brachten.

„Ich habe lange nicht verstanden, warum ich in bestimmten Situationen so hart wurde. Warum ich mich emotional zurückzog, andere kontrollieren wollte oder mich selbst unter Druck setzte. Ich hatte etwas übernommen, das ich nie bewusst gewählt hatte. Die Art, wie in meiner Kindheit kommuniziert wurde durch Schweigen, Abwertung, Andeutungen, Schuld – das war mein Normal. Ich kannte es nicht anders. Und so habe ich es weitergelebt. Nicht mit böser Absicht, sondern aus Schutz. Aus Überleben. Erst als ich mich ehrlich fragte, woher meine Reaktionen kamen, wurde mir klar: Ich war nicht nur verletzt worden, ich hatte begonnen, selbst Muster zu leben, die andere verletzen konnten. Das zu erkennen war schmerzhaft. Aber auch befreiend. Denn heute weiß ich: Ich kann anders. Ich darf neu wählen. Und ich darf auch lernen, sanft mit mir selbst zu sein.“ (Christina Reich, 2025)

Meine Mama erzählte mir, als ich noch sehr jung war und sie mit mir wie mit einer eng vertrauten Freundin sprach, wie belastend ihre Kindheit war. Oma Leni betonte häufig, nie ihr „persönliches Glück“, sondern ein sicheres Leben für sich und ihre Tochter gesucht zu haben. Sie sorgte für ihr persönliches Auskommen, arbeitete und bildete sich weiter. Genau wie Gerti und ich.

„Deine Mama erhob bereits schwere Vorwürfe, als sie noch kein Alkoholproblem hatte", bestätigt mein Vater heute. Oma Leni wies Gertruds Kindheitserinnerungen allerdings, als ich noch ein Kind war, in Streitgesprächen als „alkoholisierte Phantastereien" von sich fern. Ich erinnere, dass mir meine Mama oft so verzweifelt erschien, weil sie niemand richtig ernst nahm. Mich schmerzte das sehr, besonders weil ich sie als ihr Kind *„mit ihren Spinnereien"* auch *„nicht für voll nehmen konnte"*. Gleichzeitig entwickelte ich aufgrund Mamas emotionaler Schmerzen in Konfrontation mit ihrer Mutter eine negative Haltung meiner Oma Leni gegenüber. Meine Mama war auch im Kontakt mit meinem Papa oft sehr wütend. In einem Sommerurlaub in Kärnten, ich meine, es war unser letzter gemeinsamer Urlaub, zerkratzte sie sich aus Verzweiflung vor uns ihr komplettes Gesicht mit ihren Fingernägeln.

Heute verstehe ich, dass Leni, Gerti und ich Symptomtragende sind, die Verhaltensmuster von Elternmodellen übernommen oder sich davon stark abgesondert haben. Heute fühle ich mich bei dem Gedanken erleichtert, dass ich es schaffte, diese Muster aufzubrechen und ich sie heute selbstaktiv immer wieder überwinden kann. In der Rückschau ergibt sich für mich ein äußerst beklemmendes Gefühl, wenn ich daran denke, wie kritisch meine Oma und meine Mama sich immer wieder einander gegenüber äußerten und wie belastend es für beide Frauen gewesen sein muss, mit ihren Verantwortungen, Scham- und Schuldgefühlen jeweils einen Umgang zu finden. Noch dazu, weil sie sich im Prinzip ja nicht großartig von anderen Menschen in ihren Verhaltensweisen unterschieden. Sie wurden nur anders bewertet. Die meisten Menschen suchen nach Nähe und sozialem Auskommen. Die meisten Menschen unter uns nutzen Konsummittel, um Stress oder Belastungen zu bewältigen. Die meisten Menschen unter uns geraten irgendwann mal an Menschen, die selbst stark belastet sind und ihre „Themen" hinter ihren Fassaden halten, während wir uns kennenlernen und Vertrauen suchen.

Als Gerti Verhaltensweisen ihrer Mutter auf ihre eigene Art und Weise nachahmte, könnte das Oma Leni in ihrem moralischen Korsett manchmal erdrückt haben, so meine Vermutung heute. Als Gerti von Leni gespiegelt bekam, dass sie es offenbar nicht so perfekt und verlässlich wie ihre Mutter schaffen konnte, ihr Leben alleinstehend zu bestreiten, bestätigte sich immer wieder ihr negatives Selbstbild vermeintlich emotionaler Schwäche und die Erfahrung des wiederholten Scheiterns.

Als Kind habe ich oft aus dem Umfeld meiner alkoholabhängigen Mutter gelernt, dass ihre und unsere Probleme am besten unter uns bleiben, weil wir alle befürchteten, durch unsere Geschichten in den Augen anderer Personen unverantwortlich, unmoralisch und weniger wert zu sein. Dieses „ungeschriebene Familiengesetz" führte bei mir zu manifestierenden Schamgefühlen und einem tiefen Gefühl der „ich bin von Geburt an fehlerhaft", das sich bis in mein spätes Erwachsenenalter zog. Egal wie sich andere Menschen mir gegenüber verhielten, ich fühlte mich nie so ganz richtig zugehörig, geliebt oder ausgeglichen. Ich war oft ein Teil eines Konstrukts anderer Menschen, aber ich war irgendwie nie Teil meines eigenen Lebens. Zumindest fühle ich das heute in der Rückschau so. Manchmal überwältigen mich die vielen Erkenntnisse in den letzten Monaten, weil mein Leben punktuell wirklich sehr absurde Züge annahm. Und manchmal sind meine alten Denk- und Gefühlsmuster heute noch hartnäckiger, als mir lieb ist. Was mir allerdings durchweg ein sehr sicheres Gefühl vermittelt: Keine der Erkenntnisse, die ich gewinnen konnte, können mir wieder genommen werden. Dass ich mich jemals *„um meinen Verstand, wie meine Mutter, saufe"*, daran glaube ich nicht mehr. Ich bin heute nicht perfekt und komplett von Einflüssen unabhängig, aber ich bin stabil und reflektiert genug, dass ich mich nicht mehr an Alkohol verlieren werde.

Mamas und meine selbstbelastenden Denkmuster und unser damit verbundener Kampf um Selbstakzeptanz waren nicht nur individuell für uns selbst anstrengend, sondern verstärkten sich gegenseitig im Laufe unseres Lebens. Ich hoffe, dass Sie an meinem Weg nochmal deutlich nachvollziehen können, wie wichtig es ist, offen so früh wie möglich über emotionale Probleme zu sprechen. Unser gemeinsames Bestreben, gegen Stigma und Selbststigma aktiv zu wirken, ist entscheidend, um diese beschriebenen intergenerationalen Zyklen zu durchbrechen und um Betroffenen zu ermöglichen, Hilfe in Anspruch zu nehmen, ohne sich selbst abzuwerten. Nur durch offene, unvoreingenommene und positive Kommunikation können wir Veränderungen herbeiführen und ein unterstützendes Umfeld schaffen, das die Recovery bei vielen Menschen fördern kann, die ihre veränderbaren Belastungen selbst aufgrund unserer gesellschaftlichen Bedingungen noch nicht für sich erkennen konnten. Wenn Sie meine persönlichen Ausführungen lesen, wird Ihnen vielleicht bereits zwischen den Zeilen aufgefallen sein, dass diese erstens ziemlich lang für einen Satz werden können. Und zweitens, wie stark ich mich an manchen Stellen noch mit eigenen Scham- und Schuldgefühlen auseinandersetze. Jede Erkenntnis in unserer Zusammenarbeit mit wissenschaftlichen und therapeutischen Profis hilft mir, mich weiter zu entlasten und über meine Peer-Arbeit anderen Betroffenen und Mitbetroffenen, die unter Selbststigmatisierung leiden, meine eigenen Erkenntnisse und entstigmatisierenden Gesprächsanreize zu offerieren. In der Hoffnung, weiteres Leid für suchtbelastete Familien zu verhindern oder mindestens zu lindern. Deshalb, wenn Sie mit Menschen arbeiten, die an einer Abhängigkeitserkrankung leiden, sehen Sie sich immer auch den Lebenskontext mit folgenden Einflussfaktoren in Ihrer Analyse genauer an:

Einfluss der Familie
Die erste und wichtigste Quelle der Identitätsbildung ist oft die Familie. Werte, Normen, Unterstützung und Erwartungen, die von den Eltern und Geschwistern vermittelt werden, spielen eine entscheidende Rolle.

Soziale Interaktionen
Freundschaften, Schulumgebungen und später Arbeitsbeziehungen helfen, soziale Fähigkeiten zu entwickeln und das Selbstverständnis zu formen. Über soziale Interaktionen lernen Menschen, sich selbst im Kontext anderer zu sehen.

Kulturelle Einflüsse
Die Kultur und das gesellschaftliche Umfeld beeinflussen das Selbstbild. Traditionen, Glaubenssysteme und gesellschaftliche Normen formen, wie Individuen sich selbst und ihre Rolle in der Gesellschaft wahrnehmen.

Lebensereignisse und Erfahrungen
Besondere Ereignisse, wie Umzüge, Schulwechsel, traumatische Erlebnisse oder Errungenschaften, können die Identität stark prägen. Diese Erfahrungen tragen dazu bei, wie Menschen sich selbst wahrnehmen und welche Fähigkeiten sie entwickeln.

Einfluss von Medien und Technologie
In der modernen Zeit beeinflussen soziale Medien und digitale Kommunikation zunehmend, wie Menschen sich selbst sehen und mit anderen interagieren.

Susanne Freund beschreibt als erwachsene Tochter ihre persönlichen Erfahrungen ebenfalls wie folgt:
„Schon in meiner Kindheit war Alkohol überall präsent. In meiner Familie sowie in vielen anderen mir bekannten Familien zur damaligen Zeit wurde damit umgegangen, als sei es etwas Selbstverständliches und Harmloses. Bei Krankheiten wie Grippe, Zahnschmerzen oder Fieber wurde mir schon früh Alkohol verabreicht – oft warmer Wein, warmes Bier oder bei Zahnschmerzen in Watte getränkter hochprozentiger Alkohol. Das war für mich normal, und ich bekam das Gefühl, dass Alkohol einfach dazugehört. In meiner Familie gab es kaum Treffen oder Zusammenkünfte ohne Alkohol. Geburtstagsfeiern, Weihnachten, Festtage – überall wurde getrunken. Mein Vater trank oft und unkontrolliert viel und diese Trinkerei führte oft zu Wut- und Gewaltausbrüchen. Das hat meine Kindheit zur Hölle gemacht. Meine Ängste wuchsen mit jedem Vorfall. Ich fühlte mich schutzlos. Statt in einer sicheren Umgebung wuchs ich umgeben von Streit, Ignoranz, Lügen und Hinterlistigkeit sowie Manipulation auf. Besonders meine Mutter war gut darin, mich zu manipulieren und sich als Opfer und meinen Vater als Täter zu sehen. Diese Opfer-Täter-Umkehr trug ich viele Jahre meines Lebens in mir und entwickelte eine Distanz zu meinem Vater sowie eine für mich sehr ungesunde Nähe zu meiner Mutter. Ich hatte oft gebetet, wieder zurück zu meinen Großeltern zu dürfen, einfach nur weg aus dieser Hölle aus Aggression, Lügen, Alkohol, Zigaretten und schnellem, ungesunden Essen. Das toxische und kalte Klima zu Hause führte dazu, dass ich sehr früh das Bedürfnis entwickelte, groß und erwachsen zu sein, um der Situation zu entkommen. Ich wollte weg, mich abgrenzen, und das führte zu einer rebellischen Phase, in der ich zu Hause nicht mehr bleiben wollte. Meine Mutter war schon lange co-abhängig. Sie trank zwar selbst nur sehr selten, belächelte aber den Umgang mit Alkohol, kaufte ihn mit ein, wohl auch aus dem eigenen Unverständnis heraus, dass es mit dieser Substanz, wenn sie fehlen würde, keine Erklärung und Rechtfertigung mehr für die Gewalt innerhalb unserer Familie gegeben hätte. Schon sehr früh habe ich gespürt, dass Alkohol meinem Körper nicht guttut. Ich hatte Übergewicht, später Gallenkoliken und Probleme mit Magen und Speiseröhre. Vor 20 Jahren im Jahr 2005 begann ich, die Gefahr dieser Substanz wirklich zu erkennen. Ich habe an-

gefangen, abzubauen, mich zu distanzieren, und bin noch heute im Prozess. Es ist ein langer Weg, aber ich bin sehr froh, dass ich nahezu keinen Alkohol mehr trinke. Mein Körper reagiert sehr empfindlich, und ich spüre den Unterschied sofort. Ich bin stolz, Nein sagen zu können, auch bei Essen oder in sozialen Situationen. In meiner Vergangenheit hatte ich nie Suchtdruck nach Alkohol, Nikotin oder ungesundem Essen verspürt – das Gefühl war immer fremdbestimmt. Das wurde vor allem in Gesellschaft oder in der Familie aktiviert. Heute ist das anders: Ich habe gelernt, meine Grenzen zu setzen, meinen eigenen Standpunkt zu vertreten und ruhiger damit umzugehen. Das fühlt sich gut an. Ein wichtiger Meilenstein für mich war, 2012 mit dem Rauchen aufzuhören. Das fiel mir sehr leicht, denn es entschied, ob ich weiterleben durfte oder früh sterben würde, aufgrund unserer Familienhistorie (Großvater Lungenkrebs – starker Raucher; Mutter COPD – ehemals starke Raucherin). Natürlich fällt es mir oft schwer, wenn Freunde oder Bekannte in meiner Gegenwart Alkohol konsumieren. Für sie ist das normal, für mich ist es eine Herausforderung. Aber ich halte mir zunehmend mehr vor Augen, dass ich meinen Weg gehe, unabhängig davon, was andere tun oder denken. Ich möchte in Frieden mit meiner Entscheidung leben und mich auf die Dinge konzentrieren, die mir guttun. Seitdem ich nahezu keinen Alkohol mehr trinke, hat sich auch meine soziale Situation umfassend geändert. Ich sehe meine Familie mit anderen Augen und von Familienfeiern und Zusammenkünften habe ich mich komplett rausgenommen. Es ist erschreckend, wie wenig noch übrigbleibt, wenn man den Alkohol wegnimmt. Ich hatte bis vor kurzem meine Mutter beim Beantworten der Fragen im Buch „Mama, erzähl mal!" unterstützt, indem ich ihre Antworten, welche sie mir bei eigens dafür verabredeten Treffen gab, in den Computer tippte und dabei kamen viele Dinge ans Licht, die mich noch lange beschäftigen werden. Ich kann mir mittlerweile gut vorstellen, dass sich mein Kontakt zu meiner Familie zunehmend abbauen wird, da keine gemeinsamen Interessen mehr vorliegen. Ich werde mich für immer im Lernprozess befinden, aber ich merke, wie ich zunehmend an Stabilität und Kraft gewinne, weil ich mich entschieden habe, meinen eigenen Weg zu gehen, welcher die Eigenbestimmung der Fremdbestimmung vorzieht. Es wird von Jahr zu Jahr, ja nahezu von Monat zu Monat leichter und selbstverständlicher, und ich fühle mich dadurch immer besser und mit mir selbst und somit auch mit meiner Familie in Frieden. Ich habe ihnen verziehen, weil ich davon überzeugt bin, dass sie damals nicht anders konnten, oder es nicht anders wussten. Die Distanz wahre ich, weil mir eine Selbstreflexion oder eine späte Einsicht für vergangene Taten oder Worte fehlen."

Susanne Freund setzt sich täglich für die Belange von Menschen mit emotionalen, mentalen und psychischen Belastungen – insbesondere für Angehörige – ein. Im Kontakt mit Susanne konnte auch ich immer weiterwachsen und Zusammenhänge besser verstehen. Der offener Austausch unter Angehörigen, die selbst mit einer Betroffenheit aktiv umgehen, hilft uns allen, mehr Empathie füreinander entwickeln zu können.

Ebenso hat Christina Reich – Gründerin von Mensch.(S)sucht.Bindung und Vorständin von NACOA Deutschland e. V. – eine persönliche Reise als erwachsene COA hinter sich und setzt sich heute für eine gesunde Gesellschaft voller Mut, Verbundenheit und Bewusstsein ein. Christina Reich ist Mutmentorin, Coach und Gesundheitsmanagerin mit dem Ziel, erwachsene Kinder aus suchtbelasteten Familien (COAs) auf ihrem Weg zu einem selbstbestimmten, gesunden Leben zu begleiten – im privaten wie im beruflichen Kontext. Christina bringt ihre persönliche Geschichte, ihre jahrelange Coaching-Erfahrung und einen ganzheitlichen Ansatz zusammen, der Körper, Geist und Seele in Einklang bringt. In ihren Programmen verbindet sie moderne Coachingmethoden mit den Prinzipien der Huna-Lehre, Energiearbeit (Reiki) und tiefem systemischen Verständnis. Sie weiß: Echte Veränderung geschieht nicht nur im Denken, sondern in der Tiefe des Seins. Deshalb schafft sie Räume, in denen alte Wunden heilen dürfen, Resilienz entsteht und neue Wege möglich werden.

„Selbstwertverletzungen bei (erwachsenen) Kindern aus unbehandelten Familien sollten meiner Meinung nach noch stärker in den Fokus therapeutischer und kommunikativer Beratung genommen werden, denn sie werden oft durch familiäre Dynamiken und Verhaltensmuster von erwachsenen Bezugspersonen beeinflusst. Wenn erwachsene Bezugspersonen (wie Eltern oder Großeltern) selbst in traumatischen Verhältnissen aufgewachsen sind und nicht gelernt haben, gesunde Kommunikationsformen anzuwenden, können sie unbewusst diese schädlichen Verhaltensweisen an Kinder und Enkelkinder in ihrer Umgebung weitergeben. Dies führt oft zu Selbstwertverletzungen, die sich negativ auf die emotionale und psychische Entwicklung der nachfolgenden Generationen auswirken“,

so Christina Reich.

In Gesprächen mit Betroffenen fällt immer wieder auf, wie lange wir emotionale Belastungen unter uns schweigend wie ein unausgesprochenes Abkommen als erlernte Überlebensstrategie einfach tolerieren. Aus der Traumaforschung wissen wir mittlerweile, dass sich traumatisierte Menschen als Copingstrategie eher an bekannten oder gewohnten und ihnen schadenden sozialen Kontakten orientieren, als sich unbekannten, neuen und potenziell unterstützenden Ansprechpersonen zu nähern. Oft fehlen uns das richtige Verständnis und die richtigen Worte, um beispielsweise Profis in psychotherapeutischen Maßnahmen unsere Erfahrungen und Ereignisse so schildern zu können, dass uns mit einer entsprechenden Öffnung geholfen werden kann. Nimmt eine betroffene Person ihre Umgebung durch eigene Vorbelastungen subjektiv gefiltert wahr und gibt sie diese Wahrnehmungen als ihre Erlebnisse weiter, kann ein Profi im Gespräch ohne Informationen aus dem Umfeld ggf. die Gesamtsituation und Grunderkrankung hinter den akuten Belastungen der betroffenen Person nur schwer erkennen. Auch deshalb befürworten wir gerade bei Chronifizierungen emotionaler Leiden einen trialogischen Austausch mit Nahestehenden für gezieltere und effektivere Hilfemöglichkeiten.

Wirken belastete Bezugspersonen zu lange unreflektiert auf Kinder ein, kann deren Selbstwert und Identitätsentwicklung in dysfunktionalen Umfeldern weiter beeinträchtigt werden. Heranwachsende benötigen funktionale Vorbilder, emotionale Bestätigung und Unterstützung, um ein positives Selbstbild zu entwickeln. Wenn Bezugspersonen emotional nicht verfügbar sind oder selbst dauerhaft mit Herausforderungen kämpfen, wird das heranwachsende Individuum oft nicht in dem Maße wertgeschätzt und unterstützt, wie es Menschen zur Entwicklung eines stabilen Selbstwerts benötigen. Sind Bezugspersonen selbst stark belastet, können häufig kritische, abwertende oder herabsetzende Kommentare innerhalb des Bezugssystems dazu führen, dass betreute minderjährige Individuen internalisieren, dass sie nicht gut genug sind.

Der Neurobiologe Prof. Dr. Gerald Hüther sagte einmal:
„Eigentlich braucht jedes Kind nur drei Dinge: Es braucht Aufgaben, an denen es wachsen kann, es braucht Vorbilder, an denen es sich orientieren kann, und es braucht Gemeinschaften, in denen es sich aufgehoben fühlt.“[1]

Um Belastungen und anstrengender Kommunikation zu entkommen oder sie auszuhalten, können sich Angehörige mit Bewältigungsstrategien wie Social Media oder Alkoholtrinken zusätzlich belasten, die ihnen bei regelmäßiger Anwendung dauerhaft selbst schaden können.

In emotional belasteten Familien, die ihre Belastungen selbst nicht erkennen und keine professionelle Hilfe erhalten können, ist das Risiko für negative und gewaltvolle Kommunikation höher als in emotional stabilen Familien. Offene und positive Kommunikation kann die Bedürfnisse mehrerer Individuen gleichzeitig berücksichtigen helfen. Belastete Kommunikation und negative Botschaften untergraben das Selbstbewusstsein und das Gefühl von Eigenwert und damit auch die Fähigkeit, für sich selbst gut sorgen zu können. Menschen mit niedrigem Selbstwert glauben oft nicht, dass sie es verdienen, gut behandelt oder umsorgt zu werden. Dieser Glaubenssatz führt dazu, dass sie Selbstfürsorge als unwichtig oder sogar als egoistisch empfunden werden kann. Dieser Glaubenssatz führt auch dazu, dass sich Menschen schlecht behandeln lassen, ohne das als Problem oder gesundheitliches Risiko für sich erkennen zu können. In einem dysfunktionalen Umfeld, wie beispielsweise in Beziehungen mit Menschen, die unter einer schwierigen Persönlichkeit leiden, werden die eigenen Bedürfnisse von Kindern und Heranwachsenden oft nicht angemessen berücksichtigt. Betroffene Kinder haben dann Schwierigkeiten, ihre eigenen Wünsche und Bedürfnisse zu erkennen und zu artikulieren. Dies kann wiederum dazu führen, dass sie im Erwachsenenalter in Beziehungsmuster geraten, die ihnen nicht guttun, da sie nicht wissen, was sie wirklich wollen oder brauchen. Menschen mit einem geschwächten Selbstwert können dazu neigen, sich immer wieder in Beziehungen zu begeben, die nicht erfüllend oder sogar schädlich sind, weil diese Beziehungen manchmal

[1] https://wordpress.nibis.de/gshahle/files/2019/05/2017-01-07-Erziehungsmittel-und-Ordnungsmaßnahmen.pdf

unbewusste und unerfüllte Bedürfnisse bedienen (z. B. eine Sehnsucht nach Nähe, Anerkennung oder Sicherheit), die für uns als soziale Wesen überlebenswichtig sind. Traumaopfer mit geringen Selbstwertgefühlen könnten bei alltäglichem Missbrauch zu lange in der Hoffnung bleiben, dass sich die Beziehungen verbessern oder sie sich selbst ändern können, um von Bezugspersonen angenommen zu werden. Oftmals sind Individuen mit mangelnden Selbstwertgefühlen auch hochgradig anpassungsfähig. Was bedeutet, dass sie sich den Erwartungen anderer Menschen unterordnen, um Konflikte zu vermeiden oder Zuneigung zu erlangen. Dieses Anpassungsverhalten kann jedoch bei erwachsenen Kindern aus belasteten Familien dazu führen, dass sie ihre eigenen Grenzen und Bedürfnisse ein Leben lang oder eine lange Lebenszeit einfach ignorieren. Bei chronischer Überlastung kann das dazu führen, dass sie selbst durch eigene Bewältigungsstrategien andere schädigen und so unabsichtlich und unmerklich zwischen Opfer- und Täterrollen ihren Selbstwert und den weiterer korrespondierender Rollen zusätzlich schädigen. Traumata und negative Selbstwerterfahrungen können so bei Nichtbehandlung durch Generationen weitergegeben werden. Kinder von nicht behandelten Eltern übernehmen häufig deren negative Glaubenssätze über sich selbst und entwickeln ähnliche Verhaltensmuster, wenn Eltern ihre Belastungen nicht aktiv reflektieren und behandeln lassen. Da ich das in meinem Leben als Kind von Gerti so deutlich gespürt habe und lange nicht verstehen konnte, bin ich heute sehr dankbar um die Erfahrung, meine Traumafolgestörungen behandeln lassen zu können.

Viele Menschen, die in dysfunktionalen Systemen aufgewachsen sind, erlernen schädliche Mechanismen zur Verdrängung ihrer Emotionen, während sie unter genau diesen vorgelebten Verhaltensweisen leiden. Schädliche Bewältigungsstrategien können kurzfristig als hilfreich erscheinen und in vermeintlicher Geborgenheit erlebt werden, führen aber in vielen Fällen langfristig zu einer Entfremdung von sich selbst und einer wachsenden emotionalen Abhängigkeit zu einer externalisierten Handlung. Bei ausgeprägten psychiatrischen Fällen, die Jahrzehnte unbehandelt leiden, können Sie dann Depersonalisierung und Dissoziationen in Ihrer Praxis beobachten. Depersonalisierung wird als Selbstentfremdung und Beeinträchtigung des Persönlichkeitsbewusstseins verstanden. Menschen, die dissoziieren, können aufgrund äußerer Reize mit verschiedenen Symptomen wie Starre oder Bewegungslosigkeit reagieren. Das sehr vereinfacht und als Nebenthematik nur am Rande.

Aufgrund dessen, dass viele Menschen innerhalb sozialer Systeme in frühen Entwicklungsstadien häufig unbemerkt mit emotionalen Belastungen in ihren Kernfamilien, im Bildungssystem oder beim Berufseinstieg heranwachsen, bilden sich vermutlich in signifikanter Korrelation und gesellschaftlich relevantem Ausmaß aus dieser Mitbetroffenheit der Selbststigmatisierung unbemerkt weitere menschliche Leiden heraus. Die Dynamik der Selbststigmatisierung in dysfunktionalen sozialen Fürsorgesystemen lässt vermuten, wie vehement emotionale und psychische Belastungen nicht nur innerhalb der Kernfamilie, sondern auch in weiteren Bezugssystemen in unserer Gesellschaft verstärkt werden können. Wenn Menschen in einem dysfunktionalen Umfeld aufwachsen, entwickeln sie oft ein inneres Narrativ, welches von Schuld- und Schamgefühlen sowie

Minderwertigkeitskomplexen geprägt ist. Diese negativen Gedanken können zu einer negativen Selbstwahrnehmung führen, die sich bis ins späte Erwachsenenleben ziehen kann. Wie Prof. Michael Klein bereits in diversen Forschungsarbeiten verdeutlichen konnte, haben Menschen, die frühzeitig in belasteten familiären Strukturen aufwachsen, ein höheres Risiko, selbst psychische Erkrankungen zu entwickeln. Studiendaten zeigen, dass Kinder aus unbehandelten suchtbelasteten Familien ein signifikant erhöhtes Risiko für Depressionen, Angststörungen und posttraumatische Belastungsstörungen (PTBS) aufweisen.

Nathaniel Branden skizziert in „The Six Pillars of Self-Esteem" wie ausschlaggebend Selbstwertgefühle für unsere psychologische Gesundheit sind: *„Von all den Urteilen, die wir im Leben fällen, ist keines so wichtig wie das Urteil, das wir über uns selbst fällen."*

Ich habe erlebt, wie meine Sicht auf mich selbst, auf meine Umgebung und meine Werte von Narrativen und Kommunikation in meinem Umfeld immer wieder stark beeinflusst wurde. Viele Menschen suchen im Außen nach Bestätigung, versuchen sich durch die erwartungsgemäße Ausführung ihrer Rollen in der Gesellschaft zu behaupten. Diverse emotionale Probleme und zwischenmenschliche Unstimmigkeiten scheinen auf geringe Selbstwertgefühle zurückzuführen zu sein. In unserer wertorientierten Welt beruhen sowohl persönliche Verwirklichung als auch existenzielles Überleben darauf, wie gut wir Selbstwertgefühle in uns selbst und mit anderen achtsam abgleichen können.[2]

Weitere Studien zeigen, dass Menschen mit geringem Selbstwertgefühl eher zu riskantem Verhalten neigen, einschließlich substanzgebundenem Missbrauch, um emotionale Unterstützung zu finden oder vor Alltagsbelastungen zu flüchten.[3]

Die Wiederholung dysfunktionaler Verhaltens- und Beziehungsmuster kann zu chronischem Stress und psychischem Trauma führen, insbesondere wenn suchtbelastete Systeme involviert sind. Hierzu gehört die Vererbung von Beziehungstraumata, wie sie van der Kolk wissenschaftlich behandelt.[4]

In Gemeinschaften, in denen psychische Erkrankungen stigmatisiert werden, kann es zur Normalisierung dysfunktionalen Verhaltens kommen. So können teils destruktive Kommunikationsmuster zur Norm werden, was es Betroffenen erschwert, gesundheitsfördernde Verhaltensweisen zu entwickeln oder zu implementieren.

Die Psychoedukation während meiner Selbsthilfe- und Therapieerfahrungen half mir, mit meiner selbststigmatisierenden Selbstdiskriminierung aufzuräumen und mich selbst nicht mehr pauschal zu verurteilen. Die Bearbeitung meiner Traumata in den letzten Jahren war für mich entscheidend, um meiner Familie in selbstbewusster Begleitung stabile Ressourcen für ihr emotional eigenständiges Selbst mitgeben und das transgenerationale Trauma und Stigma für die Nachkommen von Gerti und mir frühzeitig auflösen zu helfen.

---

[2] Branden, N. (1994). The Six Pillars of Self-Esteem. New York: Bantam.

[3] Cohen, P. et al. (2000). *Self-esteem and substance use in adolescence: an analysis of the National Longitudinal Study of Adolescent Health (Add Health). Journal of the American Academy of Child and Adolescent Psychiatry.*

[4] van der Kolk, B. A. (2014). *The Body Keeps the Score: Brain, Mind, and Body in the Healing of Trauma.* New York: Viking.

4.2.2 Selbstwert, Stigma und Sprache als Herausforderung für das soziale Hilfesystem

In anderen Fällen kann bei ausbleibender professioneller Behandlung der Kreislauf von niedrigem Selbstwert, Selbststigmatisierung und Alkoholkonsumstörung eng miteinander verwoben bleiben und weitere Folgeerkrankungen in Systemen und Beziehungen mitverursachen. Durchlebte Negativerfahrungen werden innerhalb des Bewertungssystems Betroffener mit wenig Selbstwertgefühlen oftmals überproportional auf deren eigenes Schuld- und Schamkonto eingezahlt. Hingegen neigen gleiche Betroffene dazu, positive Entwicklungen oder persönliche Errungenschaften eher anderen Bezugspersonen in ihrem Fürsorgesystem als sich selbst und ihrer Selbstwirksamkeit gutzuschreiben. Auch das ist ein Phänomen, dass Sie in Ihrer Arbeit kommunikativ mit auflösen helfen können. Arbeiten Sie mit Betroffenen und Mitbetroffenen trialogisch zusammen, ist es wichtig, dass sich Betroffene (mit Unterstützung und Mitverantwortung aus ihrem sozialen Umfeld) selbstaktiv aus Krisen und problematischen Verhaltensweisen lösen können. Unterstützung darf also weder eine komplette Übernahme der Verantwortung bedeuten noch Menschen mit Abhängigkeitserkrankungen entmündigen, solange sie sich nicht selbst oder andere akut schädigen.

Der eben beschriebene Mechanismus kann in nicht behandelten suchtbelasteten Familien zu einem transgenerationalen Teufelskreis führen. Anhaltende emotionalen Belastungen können die Selbstwertgefühle der Betroffenen und Mitbetroffenen weiter strapazieren und die Wahrscheinlichkeit erhöhen, in selbst- und fremdschädigenden Verhaltensmustern zu bleiben oder wieder hineinzugeraten. Von ersten schädlichen kommunikativen Negativerfahrungen bis zum Eingreifen von gesetzlich angeordneten Schutzmaßnahmen können – wie es bei vielen COAs deutlich geworden ist – viele prägende Jahre in einer Kindheit vergehen, in denen Kinder emotionalen Belastungen oder psychischen Erkrankungen schutzlos ausgesetzt sind. Erinnern Sie sich noch, wie lange und intensiv sich ein unangenehmer Tag oder ein Lebensjahr in Kinder- und Jugendtagen anfühlen kann?

Die Verantwortung für Eltern, Familienangehörige und für familiennahe Fachkräfte wiegt oft schwer. Unzählige Eltern und Fachkräfte können aus endlos vielen Gründen nicht so für Kinder in unserer Gesellschaft da sein, wie sie es möchten. Nicht weil sie beispielsweise schlechte Eltern sind, sondern weil sie belastete Eltern sind, die noch kein Erkrankungsverständnis, keine angemessene Bewältigungsstrategie oder keine adäquate Unterstützung von Ihnen als Fachkräften oder uns als Peers erhalten oder finden konnten. Wenn allerdings der Verdacht eines „miesen Elternteils“, Vernachlässigung oder Kindeswohlgefährdung im Raum stehen, dann wackeln uns Eltern stellvertretend für die gesamte Gesellschaft die Knie. Dann schlägt unser Herz schneller und unser Puls gibt Gas. Sind Sie selbst Eltern? Haben Sie schon einmal ein Kind enttäuscht?

Verlassene Kinder tragen immer eine gewisse Enttäuschung in sich. Nämlich, dass die Menschen, die sie am meisten lieben, nicht so mit ihnen funktionieren, wie sie es sich wünschen. Das kann die verschiedensten Gründe haben. Beispielsweise können Eltern krank sein, sich trennen oder sterben. Auch wenn wir das als Kinder irgendwann verstehen können, wünschen wir uns dennoch, die Menschen, die wir lieben, um uns zu haben, am besten immer, wenn wir es wollen und brauchen. Allerdings läuft das Leben in den seltensten Fällen linear und so wie geplant. Vor allem das Leben mit und für Kinder. Viele Eltern sind nicht so für ihre Kinder da, wie sie es gerne hätten, weil sie arbeiten oder sich um andere pflegebedürftige Menschen oder überlebenswichtige Projekte oder sogar mal um sich selbst kümmern. Viele Eltern, die ihre Kinder vernachlässigen, sind stark belastet oder krank und brauchen Hilfe. Hilfe als Eltern von außen anzunehmen, braucht oft mehr Vertrauen und Mut als irgendeine „Einsicht". Besonders alleinerziehende oder getrennt lebende Elternteile quälen oft Selbstvorwürfe, Scham und Schuldgefühle, während sie sich und ihre Familie dabei beobachten, wie es „nicht so gut läuft". Mehr als vermeintlich funktionale Eltern fragen sich dysfunktional wirkende Eltern vielleicht mit großer Scham- und Schuldbelastung insgeheim, welchen Einfluss ihre Entscheidungen und Verhaltensmuster auf die Entwicklung und Lebensqualität ihrer Kinder haben. Dabei gibt es nicht wenige Kinder, die in ihren vermeintlich funktionalen Systemen vernachlässigt werden, ohne von verantwortlichen Personen verlassen worden zu sein (Stichwort „Wohlstandsverwahrlosung"). Nicht wenige Kinder haben ein von Spielsachen, Kuscheltieren und neusten Geräten vollgemülltes Kinderzimmer, in dem sie keine Orientierung, Liebe oder kindgerechte Ansprache finden. Nicht wenige Familien erleiden emotionale Qualen unbemerkt nebeneinander vor Screens mit legalen „Glücklichmachern". In unserer Gesellschaft fällen wir nach meinen persönlichen Erfahrungen die härtesten Urteile, wenn es um Eltern und die Vernachlässigung ihrer Fürsorgepflicht geht. Bereits bei den ersten Kontrolluntersuchungen für Säuglinge haben wir ein engmaschiges Frühwarnsystem für Neugeborene. Bei der Elternschaft mangelt es uns allerdings an struktureller Prävention und frühzeitiger Aufklärung über emotionale Gesundheit, respektvollen Umgang und positive, gewaltfreie Kommunikation.

Bald wird unter uns eine Kindergeneration selbst wieder Eltern werden, die durch Alkohol-, Nikotin-, Zucker- und Handynutzung noch weniger imstande sein wird, mit gutem Vorbild an motivierender Alltagsbewegung an der noch frischen Luft und abwechslungsreicher Ernährung ihre Kinder auf ein Leben vorzubereiten. Wenn emotionale Vernachlässigung zwischen Bezugspersonen und minderjährigen Schutzbefohlenen frühzeitig und schleichend durch scheinbar harmlose Verhaltens- und Kommunikationsweisen auftritt und vorgelebt wird, bleibt das Verständnis der betroffenen Schutzbefohlenen für ihre Belastungen oft bis ins Erwachsenenalter unklar. Diese Dynamiken sind vermutlich in vielen systemischen Analysen von Familien, die unter Abhängigkeitserkrankungen leiden, gut dokumentiert. Sie werden jedoch häufig jahrelang durch Scham und Schuldgefühle oder durch Verdrängungsmuster verschwiegen, relativiert oder verharmlost. Solche Muster verdrängen wir oder verkneifen wir uns oft als Schilderungen im therapeutischen Setting, weil wir zu den vernünftigen und verantwortungsbewussten Bürger:innen und Eltern zählen möchten.

Aufklärung ist ein guter Moment für Kinder, auch die Bedeutung des Selbstwerts kennen und richtig verstehen zu lernen. Kinder sollten über die Psyche von Menschen, über emotionale Gesundheit und über mentale Erkrankungen wie Abhängigkeit oder erste Anzeichen von Persönlichkeitsstörungen frühzeitig, am besten schon in der Kita altersgerecht aufgeklärt werden. Auch wenn Kita-Kinder Verhalten von Erwachsenen noch nicht konkret verstehen können, darf ihnen Schutz an die Hand gegeben werden, wenn Stimmungen und Kommunikation um sie herum belastend sind. Kinder wachsen in Familien mit unterschiedlichen Kommunikationsstilen und Aussagen auf, die für ihre Selbstwertentwicklung schädlich sind, aber im Vergleich zu häuslicher Gewalt noch verhältnismäßig harmlos erscheinen. Negative Kommunikation und emotionale Überforderung passiert in sog. „stinknormalen Familien" tagein, tagaus.

Stellen Sie sich Kommunikation als ein Gewehr vor. Ein Gewehr kann auf verschiedene Arten eingesetzt werden. Es kann unserem Schutz dienen oder im schlimmsten Fall aktiv als Waffe eingesetzt werden. Ähnlich verhält es sich mit Kommunikation. Worte und Symbole können Menschen schützen, stärken und ermutigen oder sie verletzen und manipulieren. In vielen Fällen geschieht emotionaler Missbrauch schleichend über Kommunikation, nicht immer bewusst oder vorsätzlich und ist schwerer zu erkennen als physische Gewalt. Während ein Schlag oder ein Schuss sofortige und sichtbare Auswirkungen hat, ist die Wirkung manipulativer Sprache oft subtiler. Sie kann langsam in das Denken und Fühlen einer Person eindringen und ihre Selbstwahrnehmung, ihr Vertrauen und ihre Beziehungen beeinträchtigen, ohne dass es sofort offensichtlich ist. Die emotionalen Wunden, die durch manipulierte Kommunikation entstehen, können tief und langfristig als adaptierte Glaubenssätze belastend weiterwirken. Spricht ein Mensch, den ich noch nicht kenne, in einem ähnlichen Ton oder verhält er sich ähnlich wie Menschen, mit denen ich negative Erfahrungen gemacht habe, dann kann ich mich in sozialen Interaktionen manchmal anders fühlen und verhalten, als ich es möchte. Es dauerte sehr lange, bis ich begriff, welche alten Verletzungen mir heute in meinen verschiedenen Rollen manchmal noch im Weg stehen. Seitdem ich das weiß und es mir bewusst ist, kann ich in ähnlichen Situationen heute reflektierter und wesentlich besonnener und selbstschützender reagieren.

„Was hast Du jetzt schon wieder angestellt?"
„Hör auf, mich zu nerven!"
„Du bist so anstrengend."

Diese Aussagen wirken zwar nicht sehr empathisch, aber dennoch auch irgendwie harmlos. Diese Botschaften implizieren für ein Kind, selbst ein Problem und nicht angenommen zu sein. Negative Du-Botschaften signalisieren einem Kind, dass seine Bedürfnisse und Emotionen störend sind. Sie bewerten das Kind negativ und deuten an, dass es im Vergleich zu anderen Kindern oder Erwartungen nicht „richtig" ist. Das Kind könnte sich falsch oder beschämt fühlen, was zu einem geringeren Selbstwertgefühl und dem Gefühl führen kann, ständig negativ wahrgenommen zu werden. Ein Kind könnte aufgrund so einer alltäglichen Kommunikationsumgebung lernen, dass seine Gefühle und Äußerungen nicht wichtig sind. Diese Wahrnehmung kann zu einer Unterdrückung der eigenen Bedürfnisse führen. Wenn Kinder das Gefühl entwickeln, nicht richtig zu sein, führt das bei ihnen zu Verhaltensunsicherheiten und einem verminderten Selbstvertrauen, was wiederum Verhaltensauffälligkeiten nach sich ziehen kann. Zudem beeinträchtigen mangelnde Selbstwertgefühle die Motivation und Kompetenz für Selbstfürsorge. Sätze in der Art wie „Hör auf, mich zu nerven!“ höre ich zwischen Erwachsenen und Kindern zum Beispiel immer wieder im öffentlichen Nahverkehr. Meistens sind es „nur“ der Tonfall und eine bewusste Haltung zu unserer Sprache im Alltag, die es Kindern ermöglicht, Grenzen verstehen zu lernen, ohne sich minderwertig fühlen zu müssen.

Beispiel

„Du nervst“ klingt schon fast brutal im Vergleich zu erklärenden Aussagen wie „Wenn Dein Fuß dauernd an meinem Sitz wippt, macht mich das unruhig.“ ◄

Erklären Sie Bezugspersonen, dass es eine Grundhaltung im Umgang sein sollte, Verhalten und dessen Wirkung wertfrei zu beschreiben, statt Personen persönlich zu bewerten oder zu verurteilen.

Ein mutmaßliches Extrembeispiel für Missbrauch an Schutzbefohlenen könnte der deutsche Kinderpsychologe Michael Winterhoff, der in den letzten Jahren mit seinen Thesen und Ansätzen in der Behandlung von Kindern große Kontroversen ausgelöst und laut aktueller öffentlicher Berichterstattung Familien viel Leid angetan haben soll, darstellen. Am 12. Februar 2025 begann der Prozess gegen den Kinderpsychiater. Ihm wird gefährliche Körperverletzung durch die Gabe von Medikamenten vorgeworfen. Im Fokus steht dabei ein Neuroleptikum.

Nicole Rosenbach vom WDR schreibt über den Fall Winterhoff:

„Michael Winterhoff, einst gefeierter Kinderpsychiater, muss sich ab heute vor dem Landgericht Bonn verantworten. Die Vorwürfe gegen ihn sind gravierend: In 36 Fällen soll er laut Anklage gefährliche Körperverletzung an Kindern und Jugendlichen durch die Gabe von Medikamenten begangen haben. WDR und Süddeutsche Zeitung hatten 2021 aufgedeckt, dass Winterhoff Kindern und Jugendlichen über Jahre sedierende Medikamente verschrieben hatte. Winterhoff war wohl eine Zeit lang einer der bekanntesten Kinderpsychiater Deutschlands. Für viele galt er als der „Star“ der Kinder- und Jugendpsychiatrie: ein gefragter Gast in Talkshows, Podiumsdiskussionen und Vortragsreihen sowie ein erfolgreicher Bestsellerautor. Doch hinter der schillernden Fassade verbarg sich ein Netzwerk aus Einrichtungen der Jugendhilfe, das dem Arzt bis 2021 ermöglichte, ein mutmaßliches System zu etablieren, das auf fragwürdigen Diagnosen und massenhaftem Einsatz von Psychopharmaka beruhte.“[5]

Winterhoff hat in seinem Buch „Warum unsere Kinder Tyrannen werden“ auf die ansteigende Verhaltensauffälligkeit von Kindern hingewiesen. Dabei wird der Zugang zu emotionalem Verständnis und der Umgang mit Grenzen thematisiert. Seine Thesen, die oft

[5] https://www.tagesschau.de/inland/gesellschaft/kinderpsychiater-winterhoff-gericht-100.html, zuletzt aufgerufen am 11. April 2025

als stark generalisierend und polarisierend betrachtet werden, haben in Fachkreisen teils heftige Diskussionen ausgelöst. Kritiker:innen werfen ihm vor, dass seine Ansichten wenig Raum für die komplexen sozialen, kulturellen und psychologischen Faktoren lassen, die das Verhalten von Kindern beeinflussen. Die Vorwürfe über sein unethisches Verhalten und mögliche Misshandlungen in seiner Rolle als Experte in einer Machtposition werden gerade gerichtlich verhandelt. Als ich die Berichterstattung dazu Anfang 2025 bemerkte, war ich erschrocken, wie viel Macht ein einzelner Mensch in einem Kreis aus Expert:innen in einem hoch bürokratisierten europäischen Land erhalten und gegen Kinder und Familien für den eigenen Profit und das eigene Ego manipulativ instrumentalisieren kann. Wieder wird deutlich, wie wichtig unabhängige Medien und Pressearbeit für den Schutz von Menschenrechten sind. Die Doku-Serie „Der Kinderpsychiater – Die Macht des Dr. Winterhoff" in der ARD kann ich entsprechend empfehlen.[6]

Wenn Kinder in einem Umfeld aufwachsen, in dem sie nicht die notwendige emotionale Unterstützung und Wertschätzung erfahren, kann dies zu tiefgreifenden Selbstwertverletzungen führen. Diese Kinder entwickeln oft ein gestörtes Selbstbild und können Schwierigkeiten in zwischenmenschlichen Beziehungen entwickeln. Kinder, die emotional unsicher oder belastet sind, zeigen häufig Verhalten, das sich in Aggressivität, Rückzug oder Opposition äußern kann. Diese Reaktionen sind oft ein Ausdruck ihres inneren Konflikts und ihrer unerfüllten Bedürfnisse. In unserem Gesellschaftssystem werden „verhaltensauffällige Kinder" eher als „Problemkinder" denn als „hilfebedürftige Kinder" wahrgenommen. Die Verantwortung und Schuld für schwer verstehbares, irritierendes oder schädigendes Verhalten sehen wir als Gesellschaft meistens in der handelnden Person alleine oder in Personen, die Verantwortung für sie tragen. Dass Menschen auch Symptomtragende von psychischen Erkrankungen sein können, die durch unser Gesellschaftssystem mitverursacht werden, das blenden wir zu oft in unseren Betrachtungen und im Umgang miteinander aus.

Reflexion

Ich habe das Gefühl, weil wir durch unsere starke Identifikation als Biernation und Weinland eine Identitätskrise bei Abstinenzerfahrung befürchten und uns keinen Spaß ohne Alkohol flächendeckend und langfristig so richtig vorstellen können, verdrängen wir lieber jedes Problem, dass uns mit und durch Alkohol begegnet. Das bekannte Problem ist uns näher als eine unbekannte Lösung, weil uns Gewohnheit eine Form von emotionaler Sicherheit gibt. Selbstzerstörung kann also genauso befriedigend wirken, wie Freiheitsangebote Panik auslösen können.

Für die Entstigmatisierung von suchtbelasteten Familien ist es entscheidend, das Bewusstsein für diverse Verhaltensgründe zu schärfen und ein empathisches Verständnis

[6] https://www.daserste.de/information/reportage-dokumentation/dokus/sendung/der-kinderpsychiater-die-macht-des-dr-winterhoff-folge-1-100.html, zuletzt aufgerufen am 11. April 2025.

für die Hintergründe von schwer verstehbarem Verhalten zu fördern. Fachkräfte und wir als Gesellschaft im Allgemeinen sollten uns stärker darauf konzentrieren, Unterstützungssysteme zu schaffen, die sowohl Kindern als auch Eltern zugutekommen.

Reflexion

„Meiner Gesundheit hatte neben meines jahrzehntelangen riskanten Alkoholkonsums am meisten meine Selbststigmatisierung als 'Tochter einer Alki' mit einem angeborenen Persönlichkeitsmakel geschadet. Dieses Stigma als verhaltensauffällige Grenzgängerin oder gebürtige Ausnahme einer vermeintlich normalen und verantwortungsvollen Trinkmasse wurde mit Milliardeninvestitionen, hunderten politischen, strategischen und kreativen Arbeitsstunden für die Alkohollobby kultiviert. Ich meine, es ist durch eine **empathische Peer-Edukation** möglich, belasteten Personen tabuisierte psychologische Phänomene alters- und situationsgerecht verständlich zu machen. Menschen spüren Dysfunktionen in belasteten Systemen so oder so, auch wenn sie manche Betroffenheit nur schwer verstehen können und lieber von sich fernhalten wollen. Wenn wir respektvoll vermittelt bekommen können, dass das, was wir in belasteten Umfeldern tun, sagen und fühlen, zwar logisch, aber schädlich und kein Zeichen einer persönlichen Charakterschwäche ist, dann können belastete Personen selbstsicherer ihr Verhalten ändern und sich mehr Menschen miteinander präventiv vor Missbrauch schützen."

Als Fach- und Führungskräfte oder familiäre Angehörige haben Sie die Möglichkeit, die emotionale Sicherheit und das Selbstwertgefühl von Betroffenen und Mitbetroffenen zu schützen oder zu fördern, indem sie ihnen vorleben, wie sie mit negativen Gefühlen und gewaltvoller Kommunikation in vertrauensvollen Bezugssystemen auch positiv und weniger gewaltsam umgehen können. Besonders junge Eltern sind häufig in Erziehungsfragen unsicher oder überfordert. Junge Eltern möchten es (auch unterbewusst) vielleicht deutlich anders oder besser als die eigenen Eltern machen und tappen dennoch in ähnliche Verhaltensmuster, die ihnen nicht so gelingen, wie sie es sich als Handlungsmotivation wünschen. Der Umgang mit Menschen, die schwer verstehbares, emotionales, abwehrendes oder gewaltvolles Verhalten in Interaktion zeigen, ist eine tägliche Herausforderung für Empathie und Selbstschutz. Sind wir als Mitbetroffene, Fach- und Führungskräfte mit vielen verschiedenen emotionalen Belastungen in unserem privaten und beruflichen Alltag (nicht selten gleichzeitig) konfrontiert, ist eine klare Kommunikation überlebenswichtig für alle Beteiligten.

Ich habe selbst miterlebt, wie stigmabedingte Sprachlosigkeit das gemeinsame Leben meiner Mutter Gerti und mir ruinierte, obwohl wir beide kommunikationsaffin sind und waren.

Klare und positive Kommunikation ist sowohl Schutz für unser Selbst als auch eindeutige Orientierung als Stütze für die Menschen, die sich in unserem Kommunikations- oder Verantwortungsbereich befinden. Wir bieten mit unserem Peer-Assistance-Program verschiedene Verständnis-, Reflexions- und Trainingsmodule, die Ansprachen unangenehmer Themen fördern und Mitbetroffenen sowie Betroffenen helfen, ihre Gefühle zu benennen und so auszudrücken, dass sie selbst, ihre Interaktionspersonen und ihr Umfeld angemessen und unterstützend reagieren können. In alltagstypischen Rollenspielen simulieren wir Monologe, Dialoge und Trialoge, um Angehörigen, Führungs- und Fachkräften erfahrungsbasiert zu veranschaulichen, wie sie mit negativen Gedanken, voreiligen Bewertungen und unglücklichen Äußerungen in Zukunft anders umgehen können. Anwendungs- und Übungsbeispiele dazu finden Sie in unseren Workbooks über den Springer-Link.

Mit respektvoller und positiver Sprache können wir gegenseitig Vorurteile abbauen und ein besseres Verständnis für die Herausforderungen von Menschen mit Abhängigkeitserkrankungen schaffen. Als Führungs- und Fachkräfte in Kitas erhalten Sie vermutlich mehr Transparenz über das Befinden von Betroffenen und Mitbetroffenen sowie ihre familiären Situationen als Lehrkräfte in weiterführenden Schulen. Auch Mediziner:innen und Pflegekräfte im stationären Setting oder in der ambulanten Praxis sind während kurzer Visiten und flüchtiger Kontakte nicht immer direkt mit Betroffenen in Verbindung oder Beziehung. Bei der Frage nach „familiären Verhältnissen" sah ich als Kind und Heranwachsende auch gerümpfte Nasen in meinem Umfeld.

„Sie wissen aber schon, aus welchen Verhältnissen diese oder jener kommt?"

Während meines Studiums der Sozialwissenschaften beschäftigte ich mich daher Anfang der 2000er mit zwei Themen sehr intensiv: erstens mit einem empirischen Projekt über Schwangerschaften von Minderjährigen und der Frage, wann wir bei Schwangeren im Alter bis 14 Jahren von gewollten und wann von ungewollten Schwangerschaften sprechen können. Dazu führte ich Beobachtungen und Gruppendiskussionen in Jugendtreffs durch, die in vermeintlichen Brennpunktvierteln waren. Das zweite Projekt, zu dem ich selbst empirische Untersuchungen anstellte, waren sog. Doku-Soaps und wie verschiedene Rezipient:innen auf Formate wie „Bauer sucht Frau" wann warum emotional und kognitiv reagieren. Das erste Thema sprach mich vermutlich deswegen so an, weil ich selbst als ein sogenanntes „frühreifes Früchtchen" betitelt wurde. Ich begreife erst seit kurzer Zeit, welche Auswirkungen die Paternalisierung, wie ich sie erlebte, auf meine Identität und persönliche Entwicklung hatte. Auch ich frage mich bei verschiedenen Handlungen in der Retrospektive, inwiefern meine Handlungen als Minderjährige damals meinem Willen entsprachen und wie ich diesen Willen in diesem Alter entwickeln konnte. Solange ich regelmäßig Alkohol trank, gehörten sog. Trash-TV-Formate wie „Der Bachelor", diverse Single-Insel-Formate oder auch früher „Frauentausch" zu meinem abendlichen und nächtlichen Entspannungsprogramm dazu. Es war eine Mischung aus kognitiver Erholung, sozialem Interesse und emotionaler Ablenkung bzw. Kompensation eigener emotionaler „Unzulänglichkeiten". Ist Ihnen schon einmal aufgefallen, wie oft Menschen im Smalltalk über andere Menschen, anstatt über sich selbst sprechen und wie oft es beim „Tratschen" um das Glück und Leid anderer Personen geht? Bestenfalls gelingt es tratschenden Menschen, sich am Glück anderer mitzufreuen und beim vermeintlichen Leid anderer entsprechend ihrer Rollen angemessene Reaktionen zu finden oder selbst dazuzulernen. Nach meiner Erfahrung sprechen Menschen tendenziell ausgelassener über Dritte, wenn es sich um auffälliges Verhalten jeglicher Art handelt, das von eigenen Themen besonders ablenken kann. Dementsprechend neigen viele Menschen dazu, unangenehme Vorkommnisse oder auffällige Verhaltensweisen als Betroffene oder Mitbetroffene zu verheimlichen, zu rechtfertigen, zu leugnen, zu relativieren oder zu beschönigen – je nach persönlicher Bezugslage zum erzählten Narrativ. Einfach, und da sind wir wieder mitten im Thema, um ihren Selbstwert zu schützen.

Im Kontakt mit Führungs- und Fachkräften sowie mit nahestehenden Angehörigen, können (Mit-)Betroffene Unbehagen empfinden, wenn sie das Gefühl entwickeln, sie könnten in ihrer Funktion einen schlechten (z. B. verantwortungslosen) Eindruck vermitteln. Verhalten sich Kinder auffällig, empfinden wir als Eltern meistens als erstes Scham und entwickeln im Außen Abwehrhaltungen, um unseren Selbstwert zu schützen. Im Inneren plagen uns direkt Schuldgefühle, wenn auch nur ein leiser Verdacht im Raum steht, wir seien dafür verantwortlich, dass sich unsere Kinder nicht erwartungsgemäß entwickeln. Weil ich diesen Druck damals selbst als Kind in einer suchtbelasteten Familie so stark fühlte, ist es mir ausgesprochen wichtig, dass wir als Gesellschaft und als soziales Umfeld für Eltern und Kinder eine eher demütige als verurteilende Haltung einnehmen. Jede Familie, die mit und unter uns leidet, könnte Ihre oder meine Familie sein.

4.2.3 Ein Profi findet Worte – Erfahrungen von Paul (COA)

Mein Name ist Paul und ich bin Sohn einer Alkoholikerin. Schon dieser Satz fühlt sich wie ein Schlag in die Magengrube an, denn er ist nicht nur eine Beschreibung meiner Lebensumstände, sondern auch eine Art Stempel, der mich mein ganzes Leben begleitet hat und von dem ich oft dachte, dass ich ihn niemals loswerden würde.

Wenn ich heute über meine Vergangenheit nachdenke und die Bilder noch einmal in meinem Kopf abspiele, die mir gut in Erinnerung geblieben sind, gab es selten (irgendwie traue ich mich nicht zu sagen: eigentlich nie) Momente in meiner Kindheit, in denen ich nicht irgendwo eine Flasche mit Alkohol gesehen habe. Bitte verstehen Sie mich nicht falsch. Das mag sich für den Leser jetzt erschreckend anfühlen, aber für mich war es normal, und ich habe nie etwas Schlimmes daran entdecken können bzw. mir auch nie Gedanken darum gemacht. Es war normal. Ich könnte es nicht besser zusammenfassen als mit einem Zitat aus einem meiner Lieblingsfilme. Das Zitat aus „Die Truman Show" lautet: „Wir akzeptieren die Realität der Welt, die uns präsentiert wird. So einfach ist das."

Dieses Zitat wird von Christof, dem Schöpfer von Truman Burbank, gesprochen und verdeutlicht die Kernbotschaft des Films, die sich um die Frage dreht, was wir als real ansehen. So war das eben. Wenn man als Kind in eine Welt hineingeboren wird, in der Alkohol so allgegenwärtig ist und man das Gefühl hat, es ist einfach ein absoluter Bestandteil des täglichen Lebens und völlig normal – warum sollte man sich Gedanken darüber machen? Ich kannte es nicht anders. Ebenfalls normal war die wöchentliche Entsorgung der Flaschen in einem Glascontainer, ohne sich Gedanken darum zu machen, ob es okay ist oder hier gegebenenfalls ein Problem vorliegt. Warum hätte ich das tun sollen? Es war so und ich kannte es nicht anders. Als Kind nimmt man hin und hinterfragt die Dinge nicht. Es ist und sollte auch nicht die Aufgabe sein. Aber wie sollte ich wissen, dass diese Normalität nicht „normal“ war?

Ich habe lange geglaubt, dass ich für alles verantwortlich bin, was falsch lief, für jede schlechte Stimmung meiner Mutter, für die Wutanfälle, für die Momente, in denen sie sich von allen abschottete. „Du bist schuld, dass ich so bin,“ waren Worte, die tief in mein Herz drangen und sich wie ein endloses Echo in meinem Kopf wiederholten. Es war wie eine innere Uhr, die immer tickte und mich daran erinnerte, dass ich nicht gut genug war – nie gut genug.

Mit Alkoholikern habe ich immer ein anderes Bild in Verbindung gebracht, so wie wahrscheinlich die meisten in der Gesellschaft. Alkoholiker leben auf der Straße oder zumindest in sehr fragwürdigen Wohnungen beziehungsweise Wohngegenden. Alkoholiker sind sehr verwahrloste Menschen, ohne Job und ohne Perspektive. Die hygienischen Zustände sind sehr fragwürdig und generell sind es Menschen aus der untersten Schicht, welche selbst schuld an ihrem Elend sind. Kommen Ihnen diese Gedanken bekannt vor?

Ich bin hingegen aufgewachsen und habe das Bild mitbekommen von einer sehr schönen, gepflegten Umgebung, an der es mir zumindest aus materieller Sicht an nichts gefehlt hat. Meine gesamte Familie kannte den Begriff Arbeitslosigkeit nicht und die Zeiten waren geprägt von fleißigen Menschen. Von außen betrachtet, unter den damaligen Umständen, sicherlich eine absolute Vorzeigefamilie und vermutlich würde man es heute auch noch so sehen. Aus damaliger Sicht für mich unvorstellbar, dass dieses Bild, welches ich über Menschen mit einem Alkoholproblem im Kopf hatte, in diesem Fall ebenfalls zutreffen könnte. Wir sind doch nicht verwahrlost (wenn man die emotionale Ebene einmal außer Acht lässt), stinken nicht und führen ein normales Leben. Mit dem heutigen Wissen bin ich mir jedoch im Klaren, dass Alkoholismus viele Gesichter hat und in allen Schichten der Gesellschaft gleichermaßen vorkommen kann. Vielleicht trinken die Schichten unterschiedlich, sowohl was die Art der Getränke als auch die Qualität der Getränke angeht. Es ändert jedoch nichts an der Tatsache, dass es sich um Alkoholiker handelt, welche am Ende sich selbst und auch dem Umfeld sehr viel Schaden anrichten können. Wir sehen es den Menschen beim Einkaufen, beim Bummeln, im Beruf oder im Urlaub eben nicht an. Denn häufig entsprechen sie nicht dem Bild, also unserer gesellschaftlichen Stigmatisierung von Menschen, die eine Suchtproblematik haben, und dies zeigt umso mehr, wie voreingenommen wir sind.

So kam es, wie es kommen musste. Und heute? Für mich ist es absolut nachvollziehbar in der Retrospektive, dass ich in meinem Leben nie gelernt habe: Wie viel ist eigentlich genug? Oder: Wie viel ist normal? Wie sollte ich auch? Auch die Stimmungsschwankungen oder, wie ich es heute bezeichnen würde, die absolut unberechenbaren Verhaltensweisen meiner Mutter haben dazu geführt, dass ich nie so etwas wie ein Sicherheitsgefühl hatte. Alles, was gerade in diesem Moment vielleicht okay ist, kann in einem anderen Moment wieder ganz anders aussehen. Und so erinnere ich mich an einen langen Zeitraum meines Lebens, in dem ich stets versucht habe, mich „genau richtig" zu verhalten, ohne Fehler zu machen. Unmöglich! Einfach unmöglich. Sie werden es nicht schaffen, aber das wusste ich zu dem Zeitpunkt noch nicht.

Wie Sie sich sicherlich vorstellen können, war das (und ist es bis heute) ein enormer Kraftakt und Energieräuber, denn am Ende konnte man dabei nur verlieren. Mir war damals nicht bewusst, dass ich mich selbst völlig okay fühlen durfte, sondern das Gegenteil war der Fall. Erst in einem Therapieverfahren wurde mir klar, dass ich als Person völlig in Ordnung bin – die Situation damals aber nicht. Alles, was ich als gegeben hingenommen habe und mir selbst nicht erklären konnte, warum ich in vielen Situationen so reagiert habe, wie ich reagiert habe und warum ich einfach ein Gefühl der absoluten Verlässlichkeit benötige und ein sehr starkes Bedürfnis nach Berechenbarkeit habe, wurde plötzlich klarer.

Mit dem Fortschreiten der eigenen Therapie lernte ich mich besser kennen. Lange Jahre war mein Alltag geprägt von Selbsthass und Selbstvorwürfen. Ich konnte es gar nicht mehr zählen, wie oft ich mir Vorwürfe gemacht habe. Lange wurde mir von meiner Mutter eingeredet, wie ungewollt ich bin und dass ich mit den Konsequenzen ihres Trinkens jetzt leben müsste. Sie hätte schließlich ein schlimmes, ganz schlimmes Leben gehabt. Ich musste immer und für alles Verständnis aufweisen. Bis heute, wenn man sie fragen würde. Dies tue ich nicht mehr. Ich habe viele Jahre versucht, mit einer Alkoholikerin, welche wie viele andere auch noch weitere psychische Erkrankungen aufweist, zurechtzukommen. Irgendwie muss es doch gehen. „Du kannst doch nicht einfach den Kontakt zu deiner Mutter abbrechen", habe ich mir oft gesagt. Viel zu lange wurde mir der Spruch eingeredet: „Ehre deine Mutter, solange es geht, wenn du am Grabe stehst, dann ist es zu spät." Aus heutiger Sicht hätte ich den Kontaktabbruch schon viel früher starten sollen.

Endlich begriff ich, nach fast vier Jahren Therapie: Nicht ich war beziehungsweise bin das Problem. Ich bin das Produkt, das Ergebnis der Verhaltensweisen, eines psychisch kranken Menschen, welcher leider meine Mutter ist. Mein primäres Bedürfnis, mich für ein Studium der klinischen Psychologie und möglicherweise für eine therapeutische Ausbildung zu entscheiden, war, Verständnis zu schaffen. Ich verstehe heute den Ausspruch, wenn Menschen meinen, dass die Menschen, die Psychologie studieren, in erster Linie eine Selbsttherapie betreiben möchten, sehr gut. Es ist sicherlich nicht bei allen so, bei mir war es aber ausschlaggebend. In erster Linie wollte ich meine Mutter verstehen und begreifen, wo das herkommt und was es mit mir gemacht hat. Sicherlich wollte ich mich auch ein wenig besser verstehen und mit mir selbst besser umgehen können.

Im Prinzip können Sie sich das so vorstellen, dass ich ein Leben lang danach gelebt habe, dass ich nicht okay bin. Wenn etwas nicht okay war, was ich getan habe, was gestern aber noch völlig okay war, habe ich es grundsätzlich auf mich bezogen: Ich bin falsch. Ich bin zu viel. Ich bin verkehrt. Ich bin lästig. Ich bin ungewollt und nicht liebenswert. Ich bin unbequem. Ich mache alles falsch. Ich bin dafür zuständig, dass es meinen Mitmenschen gut geht. Meine Bedürfnisse haben nicht zu interessieren. Ja, ich muss mich für mich und mein Leben rechtfertigen. Am Ende bin ich nichts wert.

Mein Fazit: Ich habe es ja nicht anders verdient.

Ich weiß gar nicht, ob ich mich freiwillig für eine Therapie angemeldet hätte zum damaligen Zeitpunkt. Für mich war vieles normal. Und ich hatte noch nicht die Fähigkeit zur Selbstreflexion und die Möglichkeit zur Vergangenheitsbewältigung, um auf die einzelnen Punkte gekommen zu sein. Ausschlaggebend dafür, dass ich mich an eine Therapeutin gewandt habe, war mein Partner. Dieser hatte es eine Zeit lang sehr schwer mit mir, denn ich zeigte Verhaltensweisen, die für außenstehende Personen sicherlich sehr schwer nachvollziehbar waren. Ich habe mich selbst auch nicht verstanden und genau dafür gehasst, aber der Druck von außen hat mich letztendlich dazu gebracht, Unterstützung zu suchen. Das war für mich die beste Entscheidung, die jemals getroffen hatte. Denn auch wenn der Druck von außen kam, musste die Initiative von mir selbst kommen.

Das mag für viele Außenstehende leichter klingen, als es für mich am Ende war. Ich habe mich sehr geschämt. Geschämt für meine Vergangenheit, geschämt für meine Mutter und geschämt für mich und meine Verhaltensweisen. Es gibt so viele Dinge, die ich mit meiner Mutter erlebt habe, welche mir selbst jedes Mal, wenn ich darüber nachgedacht habe, vorkamen, als wäre es eine Geschichte für ein neues Drehbuch und nicht mein reales Leben. Ich nehme an, dass die Menschen in meiner Umgebung glauben, ich sei nicht normal, wenn ich von meinen Erlebnissen und Gefühlen mit meiner alkoholkranken Mutter erzähle. So etwas kann doch keinem Menschen passieren. Ich habe immer geglaubt, dass ich mich schützend und auch stark realitätsverzerrend vor sie stellen müsste, als wäre ich derjenige, der ein Alkoholproblem hätte. In meinem Kopf schwang immer wieder mit, wenn ich jetzt den Menschen in meiner Umgebung erzähle, dass meine Mutter ein Alkoholproblem hat und ich nun vielleicht an diesem Abend, an dem ich mich öffnete, ein Glas Wein trinke: dass ich genauso schräg angeschaut werde. Ich würde verurteilt werden und man würde denken: „Jetzt sieh ihn dir an, er wird genauso." Ich spüre noch heute die Blicke und kann die Gedanken hören, obwohl mir natürlich vollkommen klar ist, dass das meine Sicht auf die Dinge ist und höchstwahrscheinlich nicht die Sicht der anderen. Oder vielleicht doch? Dennoch sind es Gedanken, welche mich geprägt haben und vermutlich nie ganz loslassen werden. So wie viele andere Spuren, welche ich aus meiner Kindheit mit mir durchs Leben trage.

Damals wusste ich noch nicht, dass der Schritt in eine Therapie mein größter und bester Schritt in eine klarere Zukunft sein würde. Innerhalb der vierjährigen Therapie konnte ich Frieden schließen und Verständnis schaffen. Verständnis dafür, dass meine Mutter, die jahrelang mit mir so umgegangen ist (und aus heutiger Sicht psychischen Missbrauch betrieben hat) und das aus mir gemacht hat, was ich zu diesem Zeitpunkt war, nicht bewusst handelte. Es war die Krankheit. Und auch diese hatte für die meine Mutter eine Vergangenheit. Das war für mich eine sehr wichtige Erkenntnis, denn ich konnte mit dem Hass und dem Gefühl der Rache abschließen. Ich hatte Verständnis und weiß heute, dass sich alles, was ich erlebt habe, nicht direkt gegen meine Person gerichtet hat, sondern ein Ausdruck der Verzweiflung und Hilflosigkeit meiner Mutter selbst war. Viele würden jetzt vielleicht sagen, das ist am Ende trotzdem nicht die Lösung, denn meine Verhaltensweisen und meine Gedanken dazu blieben ja. Stimmt, und dennoch würde ich aus heutiger Sicht widersprechen.

Für mich war diese Einsicht, wegzukommen von dem Gefühl des Hasses und des Grolls gegen meine Mutter, sehr wichtig, um Verständnis zu schaffen. Außerdem war dies enorm wichtig, damit ich verstehe, dass es in keiner einzigen Situation an mir lag. Es war nicht meine Schuld. Es war die Krankheit. Dieser enorme Brocken, der von meinem Herzen genommen wurde, dass nicht ich das Problem bin und ich als Mensch absolut okay bin, wie ich bin, war so heilsam. Dennoch stand ich vor einer großen Aufgabe: Immer weiter daran zu arbeiten. Aufgrund dieser Therapiezeit und natürlich auch meines Studiums der Psychologie habe ich wesentlich mehr Wissen, als ich es zum damaligen Zeitpunkt hatte. Sicher ist auch immer ein Funken Selbsttherapie dabei und das ist okay. Es geht aber nie ganz weg, denn es gehört zu meinem Leben. Ob ich will oder nicht. Ich bin geprägt und auch stigmatisiert.

Insgesamt hat es mir auch gezeigt, wie wichtig die Zeit für die Kinder ist, wie viel hängen bleibt, wenn es nicht so gut läuft. Was es mit einem Menschen machen kann und wie viel Einfluss es auf das spätere Leben hat. Ich frage mich so oft, warum sich meine Mutter nicht vorher Unterstützung geholt hat, obwohl es in der Rückschau doch so offensichtlich war. Wenn nicht meine Mutter, dann doch zumindest mein Vater, oder? Ich gehe heute davon aus, dass eine Menge Scham eine große Rolle gespielt hat. Weiterhin bin ich auch fest davon überzeugt, dass gewisse Stereotypen ebenfalls eine große Rolle gespielt haben und meine Mutter (auch mein Vater) ja sich selbst dort auch ausgeschlossen hat und sich damit nicht identifizieren konnte.

Das ist auch genau der Grund, warum ich mich entschieden habe, meine Geschichte, auch wenn es nur ein Funken eines ganzen ist, in dieses Buch zu bringen. Wenn ein Mensch in Not gerät und an einer psychischen Erkrankung leidet, dann ist dies häufig begleitet von Dingen, welche wir über dieses Thema im Kopf haben, welche wir auch wieder von unserer Generation davor gelernt haben und vermutlich auch so weitergeben werden, wenn wir diesen Kreis nicht durchbrechen. Unser Blick auf die Menschen mit psychischen Erkrankungen erschwert es den Menschen, die daran leiden, auf der einen Seite sich überhaupt die Dinge einzugestehen und sich Unterstützung zu suchen, und weiterhin verhindert es auch noch einen guten Genesungsprozess, wenn die Betroffenen das Gefühl haben, dass ihnen ein Stempel aufgedrückt wurde. Der Umgang mit diesen Menschen, die Blicke, welche sie streckenweise ertragen müssen, und auch die Worte, welche eine enorme Macht haben können, können so viel ausrichten. Worte sind so kraftvoll und haben so viel Macht, sowohl etwas zu zerstören und einen Menschen kaputt zu machen als auch in die gegenteilige Richtung, nämlich einen Menschen zu ermutigen und diesen aufzubauen, was uns in unserer Gesellschaft häufig nicht bewusst ist.

Rückblickend hätte es mir damals geholfen, wenn wir als Gesellschaft schon weiter gewesen wären. Ich denke, dass ich mich nicht geschämt und selbstverachtet hätte. Stigmatisierung und Selbststigmatisierung können Menschen zutiefst verunsichern, sie in Isolation treiben und ihnen das Gefühl geben, fehlerhaft oder minderwertig zu sein. Sie rauben oft den Mut, sich Hilfe zu suchen und verstärken das Gefühl, unwürdig zu sein, eine Veränderung zu erreichen. Diese Mechanismen wirken wie unsichtbare Barrieren, die den Heilungsprozess blockieren und die Betroffenen in ihrem Leid gefangen halten, anstatt sie zu ermutigen, sich aus diesem Kreislauf zu befreien. Ich nehme an, dass ich offener damit umgegangen wäre und mir viel Zweifel an meiner eigenen Person erspart hätte.

In der Vergangenheit war ich stets auf der Suche nach Erklärungen. Warum war meine Mutter so? Warum nahm der Alkohol sie so stark ein? Warum wurde ich ständig vor Entscheidungen gestellt, die ich weder verstehen noch beeinflussen konnte? Ich wollte sie verstehen, ich wollte helfen. Aber ich verstand nicht, dass ich nicht helfen konnte. Ich dachte, wenn ich nur besser wäre – ein besserer Sohn, ein ruhigerer Mensch –, würde alles besser werden. Doch es wurde nie besser. Es wurde nur schwerer.

Die Stigmatisierung war allgegenwärtig, nicht nur von außen, sondern auch von innen. Ich sah mich selbst durch die Augen der anderen, und ich wollte mich verstecken. Ich wollte nicht, dass jemand weiß, woher ich komme, wer ich bin, was ich erlebe. Ich schämte mich dafür, dass ich ein Teil davon war, dass ich nicht stark genug war, das zu ändern. „Du bist genauso wie sie,“ dachte ich manchmal, und diese Gedanken haben mich fast zerrissen. Ich fühlte mich wie ein Fehler, ein Produkt des Versagens, eine Last. Jeder Blick, jede Frage war wie eine Bestätigung dafür, dass ich nicht okay war, dass ich nie okay sein würde.

Heute verstehe ich, dass vieles von dem, was ich fühlte, nicht meine Schuld war. Es war die Krankheit, die meine Mutter im Griff hatte. Und doch kann ich nicht aufhören, mich selbst zu verurteilen. Die Gedanken sind immer noch da, wie Schatten, die mich begleiten. „Du bist nicht genug. Du wirst nie genug sein.“ Diese Worte sitzen tief, und manchmal scheinen sie lauter zu sein als die Wahrheit. Es ist ein ständiger Kampf, ein Ringen mit der Vergangenheit, die mich auch heute noch definiert und manchmal niederdrückt.

Die Therapie hat mir geholfen, die Dinge klarer zu sehen, aber sie hat die Narben nicht entfernt. Es ist ein täglicher Prozess, ein tägliches Aufstehen gegen die Flut von Selbstzweifeln und Selbstvorwürfen. Ich bin geprägt, und ich werde es immer sein. Aber ich arbeite daran, diese Prägung nicht länger als Last zu sehen, sondern als Teil von dem, was mich ausmacht – auch wenn das manchmal leichter gesagt als getan ist.

Mein Fazit: Ich bin was ich bin und kann meine Geschichte nicht ändern. Ich lebe und lerne jeden Tag besser damit umzugehen. Es ist noch ein langer Weg.

Danke, Paul, für Deine Öffnung und unsere Verbindung.

4.2.4 Eine Mama als ehemalige „Drehtürpatientin" findet Worte – Erfahrungen von Ulli

Auf welche Weise die Last der Alkoholabhängigkeit auf mütterliche Scham- und Schuldgefühle zusätzlich drücken und wie Mamas für ihre Kinder einen starken Überlebenswillen entwickeln können, während wir viele Heilungsanläufe durchlaufen, das hat Ulli aus Eigenerfahrung für uns und unsere Persona CARA reflektiert. Wie es einige von uns trotz vieler dunkler Täler immer wieder ins Licht schaffen, kann Ulli heute selbst berichten. Ulli hat sich wie ich auch auf den Weg gemacht. Und es macht mich unfassbar stolz, dass Ulli mit ihrer besonderen Kreativität CARA illustrierte. Mit verschiedenen persönlichen Erfahrungen weiterer Töchter und Mütter konnten wir unseren Charakter CARA mit Klinikerfahrungen als fiktive Kollektiv-Index-Patientin skizzieren und für eine bessere Verständigung transgenerationaler Abhängigkeits- und Traumafolgestörungen (als Haykas verschollene Tochter) zum Einsatz bringen. Denn mir fehlen manche persönliche Erfahrungen für Situationen und Rollen, denen wir Unterstützung anbieten. Ich habe nie einen klassischen Entzug gemacht und war in keiner stationäre psychiatrischen Behandlung. Bevor Alkohol in meinem Arbeitsalltag oder Alltag meiner Familie überhandnehmen konnte, hatte ich bereits Ressourcen in meinem sozialen Umfeld wie Stefan oder Christoph, die mir ihre Sorgen um mein problembezogenes Trinkverhalten offen kommunizieren konnten, ohne mich persönlich abzuwerten. Ohne also, dass ich mich durch unsere Gespräche unsicher, bedroht oder beschämt fühlen musste. Auch mein vertrautes Arbeitsumfeld unterstützte mich, als ich mich ehrlich öffnete.

Ulli ging bis heute einen anderen Weg als ich. Ullis Reflexionen im folgenden Interview möchte ich Ihnen als weiteren Erkenntnispfad mit anbieten. Die Zusammenarbeit mit weiteren Peers und Profis hilft auch mir selbst, genauer verstehen zu lernen, welche Herausforderungen Fachkräften während Erstkontakt, Entzug oder Übergang in Therapie und Alltag im Umgang mit Menschen, die mit chronischer Alkoholabhängigkeit zu tun haben, begegnen.

Frage 1
Ulli, wie bist Du in stationäre Behandlung gekommen und welchen Weg hast Du zuvor genommen?

An meinen ersten stationären Aufenthalt erinnere ich mich sehr gut. Es war ein kalter Oktober im Jahr 2020, als ich mich zum allerersten Mal in einen Entzug begeben habe. Hätte ich zum damaligen Zeitpunkt gewusst, welch unsagbar großer und kräfteraubender Weg vor mir liegt und es lediglich der Startschuss für einen über 4 Jahre dauernden Marathon wurde, wäre ich wahrscheinlich unter Tränen im Klinikpark zusammengebrochen. „Nach 10 Tagen Entzug geheilt und mit einem kontrollierten Trinkverhalten wieder am Leben teilnehmen können.“ Das war der Plan! „Wäre doch gelacht, wenn ich das nicht schaffe“, motivierte ich mich und sollte mich gewaltig irren...

Kultiviert unter Mittrinkenden fängt es an

Seit ich 16 Jahre alt war, habe ich schon immer gerne Wein getrunken, wie so viele. Bei Partys mal zu viel, am Abend regelmäßig ein bisschen. Erst nur mit Freunden, die auch gerne tranken, dann alleine abends zur Entspannung. Aus dem regelmäßigen abendlichen Genussgläschen wurden zwei. Aus den zwei Gläsern wurde nach Jahren eine Flasche. Den Vorsatz, nicht vor 18 Uhr zu trinken, konnte ich mir schnell schönreden. Denn es tranken ja schon viele zum Mittagessen ein Glas Erfrischendes mit Alkohol. Wieso sollte ich da nicht dabei sein?

Verlässlich schnelle Stressbewältigung und emotionale Regulierung

Ich konnte mich nicht nur locker und lustig trinken. Nein, ich bemerkte auch, dass man ganz prima negative Gefühle wie Wut, Enttäuschung und Trauer innerhalb von Minuten nicht mehr ertragen musste. Praktisch, so ein Allrounder. So wurden aus der einen Flasche irgendwann zwei. „Ich kann ja jederzeit aufhören, ich habe alles unter Kontrolle", dachte ich.

Doch der Einzige, der die Kontrolle hatte, war der Alkohol.

Schwangerschaft als Schutzraum trifft auf plötzliche Überwältigung beim „Funktionieren-Müssen"

Meine Schwangerschaften und Stillzeiten waren eine ruhige Auszeit. Obwohl ich in der dritten Stillzeit schon Expertin für „kontrolliertes Genießen" wurde und Lücken ausrechnete, in denen ich bedenkenlos ein Glas Sekt mit den anderen Mamas trinken durfte. Schnell fiel ich ins alte Muster und musste mit der Zeit feststellen, dass ich plötzlich beim Aufwachen zu schwitzen begann. Ein unruhiges Gefühl, zittrige Hände, Nervosität vor dem anstehenden Alltag mit drei kleinen Kindern und Job. Als ich die Milch zum Kaffee beim Frühstück aus dem Kühlschrank nehmen wollte, stand da die eiskalte offene Flasche Wein von gestern. Es folgte ein großer heimlicher Schluck und weg war die Unruhe. „Geht doch", dachte ich, „es darf nur keiner merken". Denn morgens einen Schluck Weißwein nehmen, war mir schon klar, das macht man ja eigentlich nicht, weil es noch zu früh ist. Also Zähne geputzt und ab auf die Arbeit. Und wer merkte schon, dass man ja auch prima aus umgefüllten Saft-Flaschen hin und wieder ein kleines Schlückchen auf der Büro-Toilette nehmen konnte.

Der Teufelskreis begann also mit der körperlichen Abhängigkeit. Mit Entsetzen stellte ich plötzlich fest, dass ich ohne Alkohol nicht mehr funktioniere.

Schamgefühle und „Heimlichtrinken" verstärken riskanten Konsum

Mein vordergründiger Gedanke: Es durfte niemand merken und meine Karriere im Heimlichtrinken begann. Schlimmer als je zuvor steigerte sich mein Trinkverhalten. Denn in Verstecken in kurzer Zeit möglichst den richtigen Pegel zu erreichen, lies mich mehr und schneller trinken. Mein Körper war fest im Griff des Nervengifts.

Mutige Ansprache hilft

An einem warmen Sommermorgen 2020 brachte ich meine Kleinste in die Schule und begegnete einem lieben Bekannten. Wie mutig er damals war und mich als erster Außenstehender auf mein Trinkverhalten ansprach. Es wäre ihm und seiner Frau aufgefallen, dass ich oft schon früh nach Alkohol riechen würde. Ob ich Hilfe bräuchte... Zittrig und aus purer Verzweiflung wählte ich die Nummer eines alten Bekannten. Ein begnadeter Gitarrist, von dem ich gehört hatte, dass er bereits stationäre Aufenthalte hinter sich gebracht hatte. Frank war zu diesem Zeitpunkt seit mehr als einem Jahr nüchtern, wurde in den folgenden Jahren zu meinem besten Freund. Er begleitete mich mit seiner positiven Lebenseinstellung und seiner langjährigen Erfahrung bei meinem ersten Schritt in den Entzug.

Frank versorgte mich mit der Aufnahme-Nummer, einigen grundlegenden ersten Infos und unterstützte mich, den richtigen und einzigen Weg zu gehen. Zwei Wochen später wurde ich zum ersten Mal akut stationär aufgenommen. Mein Ex-Mann, mit dem ich ein gutes Verhältnis habe, fuhr mich in die Klinik und gab erleichtert die Verantwortung in professionelle Hände. Er erzählte mir später von seinen Tränen, die er beim Verlassen der Klinik in den Augen hatte. Die Menschen, die sichtbar von Abhängigkeitserkrankungen über Jahre gezeichnet waren, ließen ihn doch hilflos und verzweifelt meinen anstehenden langen Weg vermuten: 4 Jahre mit 18 Klinikaufenthalten.

In die Psychiatrie kommen doch nur diejenigen, denen nicht mehr wirklich zu helfen ist?
In der ersten Klinik war alles neu. Ich wusste überhaupt nicht, was auf mich zukommt. Übliche gewohnte ärztliche Untersuchungen, die ich kleinlaut über mich ergehen ließ. „Psychiatrie!"

Schuld, Scham, Enttäuschung. Meine Brust zog sich schmerzvoll zusammen und leise begann ich weinend den Weg. Steril und kalt kam es mir vor. Türen wurden geschlagen. Laute Stimmen und leise Blicke begegnen mir. Ich wollte wissen, was die anderen denken. Verlebt, gebrochen, hoffnungsvoll suchend, laut schweigend. Allwissend. Viele sind nicht zum ersten Mal hier. Sie wussten, wie schwer der Weg wird.

Wie in Beziehung kommen?
„Hi, ich bin deine neue Zimmernachbarin", murmle ich kleinlaut vor mich hin. Die Medikamente vernebelten den Entzug. Ich war müde. Ich wollte trinken. Wasser oder Wein. Meine Hände zitterten, ich sollte essen. Kein liebes Wort, kein Mitgefühl. Elend fand ich verzweifelt in den Schlaf.

Die ersten 2 Wochen Psychiatrie
Die Medikamente waren ausgeschlichen, der Entzug war hart. Doch ein Kinderspiel gegen das, was noch kommen sollte.

Woche 3 und 4 in Psychiatrie
Neue Menschen, neue Geschichten. Abgrenzen, Zuhören. Neue Sicht auf die Dinge: Ich war nicht alleine. Vom Piloten bis zum Obdachlosen. Hier waren wir alle gleich: Suchtkranke.

Woche 5 und 6 in Psychiatrie
Ich musste essen. Ich teilte mit Fremden eine geregelte Tagesstruktur und Zimmer. Ich hörte erschrocken die Geschichten der anderen. Klare Strukturen und Regeln halfen. Morgenrituale, Befindlichkeitsrunden, feste Essenszeiten. Wir durften die Station nicht verlassen, doch jede Lücke nutzte ich zum Freigang. Ich packte meine Laufschuhe aus und lief im Klinikgarten zigmal die Runde im Kreis. Vorbei an verwunderten Gesichtern. Ich tankte Kraft und wollte es schaffen. Noch wusste ich nicht, wie stark dieser Gegner war.

Es war keine kleine Laufrunde im Park. Mein Weg bis hierher war ein Ultramarathon bei Nacht und Nebel auf einem 8000er. Die Fachkräfte und Klinik wurden zu Trainer:innen, und mich anfeuern, als Zuschauende. Mehr... konnten sie nicht tun, denn laufen musste ich ihn selbst.

Woche 7 und 8 in Psychiatrie

Arztgespräche. Die Pflege oft gefordert. So unterschiedlich in der Umgangsform mit den Patienten. Mitfühlende Worte oder ein klarer Ton dominierte das Tages- und Nachtgeschehen. Was allen half. Hin und wieder wurde es laut und unruhig bei Neuankünften. „Gott sei Dank geht es mir nicht so schlecht." Erbrechen. Brüllen. Polizei. Beschimpfungen. Geschlossene Türen. Fixierungen. Verbrauchte, von Hoffnungslosigkeit gezeichnete Gesichter. Der Ort, an dem wir alle gemeinsam gelandet waren, schwer zu ertragen.

Wann ist dieser Albtraum zu Ende?
Wie geht es weiter?

Wie in Beziehung kommen?

Erfahrene Sozialberater im Haus nahmen mich an die Hand und empfahlen mir dringend zu einer Langzeittherapie, um die Abstinenz zu stabilisieren. Reibungslos der Ablauf in einen fast nahtlosen Übergang in die Langzeittherapie. Beruflich und privat konnte ich es mit einer Auszeit rechtfertigen. Keiner wusste, bis auf den allerengsten Kreis, wo ich war. Keiner wusste von meinem mit Scham behafteten Weg. Ich vertraute den Empfehlungen und durfte zwei Wochen später meine erste Langzeit anschließen.

Was macht die Erkrankung mit unserem Leben und Umfeld außerhalb der Klinikmauern?

Meine drei Kinder fanden es „super", dass Mama endlich mal alleine in den Urlaub fahren durfte und ich versprach, sie aus der Reha besuchen zu kommen. Sie wussten, wie so viele, von nichts.

Sind wir überhaupt beziehungsfähig?

300 neue Gesichter. Anfänger:innen und Fortgeschrittene. Starke Menschen. Hier sind die, die weiterkämpfen dürfen und sich gegen den Alkohol oder andere Suchtmittel entscheiden wollten. Freiwillig oder unfreiwillig. Egal. Denn wir wollten weitermachen und kämpfen. Ich wusste nicht, dass ich erst auf dem ersten Kilometer meines Ultramarathons war.

Abgelenkt über einen neuen „Alltag" mit für mich wundervollen Therapieangeboten, tauchte ich das erste Mal in eine große Klinik ein. Voller Geschichten, voller Menschen aus jeglichen Schichten.

Überwältigt von den vielen Angeboten. Eine Festgruppe erwartete mich mit zugehörigem Bezugstherapeuten, Einzelgespräche, themenzentrierte Vorträge, Indikativgruppen, Sportangebote jeglicher Art und Werkstätten für Handwerk und Kunst. Ich fühlte mich nüchtern pudelwohl und war eingebunden in ein völlig neues Leben. Bei freiem Ausgang bewegte ich mich mitten in der Stadt – lächelnd vorbei am Alkohol. Gefährlich nah war ich noch nicht weit genug. Und schaffte es nicht, dem Alkohol zu widerstehen. Nur ein kleiner Schluck. Wäre doch viel gemütlicher, so mit einem warmen Gefühl. Ich war mir der Größe meines Kampfs nicht bewusst. Ich ließ locker und trank in der Klinik. Damit war ich nicht alleine. Denn es gab sie: die Rück- und Vorfälle. Meldete man sich selbst, durfte man vielleicht bleiben. Ich durfte bleiben und verbrachte 8 Wochen in der Langzeit.

Die Empfehlung der Therapeutin, direkt in der ambulanten Reha und einer Gruppe weiterzumachen, fand ich zu viel, denn mein Gefühl war, dass ich es im Griff hatte. Und ich raste in den Alltag ohne Hilfe in Form einer Weiterbehandlung zurück.

Reflexion
Was, meinen Sie, hat Ulli wieder in den Alltag rasen lassen und vor weiterer Hilfe abgehalten?

Warum sind Helfende oft so hilflos?

Das Angebot von Freunden, meinem Freund und meinem Ex-Mann stand hilflos im Raum: „Sag sofort Bescheid, wenn du Suchtdruck bekommst." Mit einem „Ja, klar! Mach ich!" ließ ich sie hilflos zusehen, wie ich nach einigen Wochen zum ersten Glas griff.

Es folgte der nächste Entzug, diesmal in einer anderen Klinik. Denn schneller als beim ersten Mal war mein Trinkverhalten innerhalb von wenigen Tagen wieder im alten Muster. Die zwei Flaschen Wein waren Standard, ein Muss. Und auch das Muss wurde mehr. Der Entzug heftiger. Die Hoffnung meines Umfeldes wurde kleiner, dass ich es schaffen würde. Sie verblasste im Nebel des Alkohols.

Die Kliniken veränderten sich. Die Abstände wurden kürzer, die Erklärungen an Außenstehende immer komplizierter. Die Ohnmacht meines Umfeldes verharrte in Rückzug und Stillschweigen.

Fast mechanisch ließ ich meinen Koffer im Zimmer stehen, ergänzte meine Packliste zum Perfektionismus, vervollständigte meine Telefonliste der Kliniken, in denen ich schnellstmöglich unterkommen wollte. Ich entwickelte Strategien, einen Platz zu bekommen.

4 Jahre und 18 Kliniken später nahm ich all meine Erfahrungen im Unterbewusstsein geballt zusammen. Unterbewusst wusste ich: Sterben oder Leben. Ich wäre gestorben. Einen körperlich und emotional qualvollen Tod. Vielleicht noch ein paar Jahre. Erst hätte ich meine Kinder, mein liebevolles Zuhause verloren. Meinen gerade erst neu begonnenen Beruf als Grundschullehrerin. Meine vielen Talente wären mit mir gegangen. Mein Stift zum Schreiben wäre zerbrochen. Mein Pinsel zum Malen verklebt. Meine Finger am Klavier erstarrt. Meine Beine wackelig und unfähig meine Bergläufe zu gewinnen. Mein

Mund unfähig zu sprechen. Meine Freunde abgewandt, die Tür verschlossen. Mein Schlüsselbund wäre verloren gewesen. Mein Portemonnaie leer, meine Leberwerte kurz vor der Zirrhose. Zitternd, ängstlich, wohl wissend, wie nah der Gegner übermächtig vor mir stand. Ich war bereit zu kämpfen, weil ich nicht sterben wollte.

Ich wollte nicht sterben!!!!!!!

Im letzten Sommerurlaub konnte ich meine Gefühle nicht ertragen und trank bei 40 Grad den lauwarmen Weißwein schon vor der Supermarkttür. Der letzte brutale Rückfall. Alle gaben mich auf. Ich wurde aus dem Hotelzimmer geschubst und schaffte es gerade bis nach Hause. Kofferpacken und das unendlich Glück, dass mein bester Freund das Verständnis noch hatte, mich zu fahren, da er selbst trockener Alkoholiker ist.

Goliats finaler Schlag

Notaufnahme Psychiatrie. Nur möglich über die Geschlossene. 4,2 Promille, 46 Kilo, kraftlos. Verzweifelt stehe ich meinem übermächtigen Gegner Goliat gegenüber, der schwerbewaffnet seinem Sieg sicher ist: DU WIRST MICH NICHT ÜBERLEBEN. Sein Schatten über mir. Dann reichen mir noch wenige Hände die größte Waffe der Welt: meine Selbstliebe. Mein Freund und der Arzt geben mir die Hand und die Kraft, den grauenhaften Entzug in der Klinik zu überstehen. Die ersten Tage unter der Medikation sind ein Albtraum. Hilflosigkeit, Hoffnungslosigkeit, Kraftlosigkeit verbünden sich. Schwitzend liege ich im Bett. Alle Gedanken fließen zusammen, ein Albtraum jagt den nächsten.

Ganz unten...

... da passiert etwas Merkwürdiges. Etwas Kleines, was ganz groß werden sollte.

Es gibt kein Wasser mehr auf der Station. Ich stehe auf. Ich widerspreche den Pflegern, trotz Ausgangsverbot im Supermarkt Getränke zu holen, und gehe wackelig los. Der Supermarkt liegt zufällig genau an meiner Schule. An der Schule, an der ich heute voller Lebensmut und Kraft arbeite. Und mitten zwischen Wasser und Wein höre ich plötzlich die Sommerferien-Stimmen von Kindern: „Haaaaalllooooooo!!!" Sie stürzen auf mich zu und springen in meinen Arm. Sie lachen und rufen so laut und jubelnd: „Näääächste Woche sehen wir uns endlich wieder!!! Wir freuen uns sooooo auf dich! Du bist die BEEEESTEEEEE!" Meine Schüler schenken mir unbedarft ein Schokoriegel-Lächeln. Goliat schaut verwundert auf und hält inne...

Mitten im Schlag.

Ich blicke auf und weiß, dass ich diese Chance habe.

Die Chance zu überleben. Ich blicke ihm direkt in die Augen. Und ich spüre diese unendliche Liebe in mir. Ich halte seinem Blick stand. Er hat mir meinen besten Freund genommen. Er zerstört wahllos Menschen. Er rafft alles dahin. Skrupellos. Rücksichtslos hinterlässt er eine Welt voller Asche.

Und ich weiß, dass ich ihn besiegen kann.

Ich stehe auf und blicke ihm tief in die Augen. Ganz lange stehe ich da auf dem Parkplatz, zwischen Schule und Klinik. Ich strecke meine Hand aus und halte ihn fest. Ich verzeihe ihm, weil er nicht anders kann. Er wird mich immer begleiten. In der Nähe sein und vielleicht wieder wachsen wollen. Mein Leben lang. Ich werde ihn akzeptieren. Und er wird ganz klein, seine unendliche Größe wird klein und ich lasse ihn klein an meiner Hand sein. Fest im Griff. Das erste Mal kann ich lächeln und gehe zurück ...

... mit Wasser in die Klinik

Und nach Hause. Ich gehe zu meinen Kindern. Ich gehe in die Schule. Ich beginne zu laufen und zu schreiben. Ich lache und liebe und blicke unendlich stolz auf das, was ich geschafft und überlebt habe. Es dauert viele Monate, bis alle langsam vertrauen. Das Schlachtfeld liegt ruhig da. Wir beginnen aufzuräumen. Nehmen uns in den Arm. Lachen und weinen. Vertrauen wächst.

Ein Jahr abstinent. Ich habe meine Kinder, meine liebsten Menschen, wieder. Ich habe es geschafft und nehme meinen Schlüssel fest in die Hand. Meinen Haustürschlüssel, meinen Schulschlüssel und vor allem den Schlüssel zu meinem Herzen. Denn ich liebe mich wieder selbst. Frei! Keine Flaschen mehr besorgen, kein Entsorgen, keine Lügen. Vorbei und FREI! Manchmal halte ich kurz an und schaue, wo Goliat sich gerade rumtreibt. Und jeder, den er versucht, sich zu schnappen, darf die Hoffnung niemals aufgeben, dass er besiegt werden kann.

Die Freiheit, die wartet, ist unendlich. Es gibt anstrengende Momente im täglichen Leben mit Trauer, Wut und Enttäuschung. Das ist normal. Aber diese gehen vorbei. Und ich weiß, dass jeder Schluck sie nur vernebelt und um ein Vielfaches verschlimmert. Und mich beinahe umgebracht hätte.

Danke an all die, die mir in diesem Kampf eine Hand gereicht haben. Ich bin euch unendlich dankbar!

Dem Vater meiner Kinder, meinen Kindern, meiner Mama und meiner Schwester, meinem Partner, meinen Freunden und den Menschen, denen ich offen im Alltag begegne. Danke an alle Ärzt:innen, Pflegekräfte und Therapeut:innen, die für mich da sein konnten. Und danke an meine Gruppe, die mich jetzt im täglichen Leben begleitet.

Und das größte Danke gilt mir. Ich bin endlich FREI.

Frage 2

Was hat dir in den Kliniken gutgetan? Was hätte Dir noch geholfen?

Die vielen Kliniken habe ich in unterschiedlichen Stadien auf dem Weg zur Abstinenz sehr verschieden wahrgenommen. Grundsätzlich gibt es eigentlich nur ein Wort: DANKE! Danke, dass es diese Einrichtungen und Hilfestellungen gibt. Für mich ist besonders wichtig, nach den Aufenthalten im stationären Bereich, die Verhaltensveränderung und Abstinenz im Alltag erlernen und stabilisieren zu können. Der Entzug war ein Muss, da ich körperlich abhängig war und mir einen kalten Entzug unter Lebensgefahr nicht mehr zugetraut habe. Der Versuch eines kalten Entzugs zu Hause war verbunden mit Halluzinationen, Schweißausbrüchen, starkem Zittern und starken Schmerzen. Somit war der Weg in die Entzugskliniken der Einzige. Ich hatte immer Glück und konnte nach wenigen Tagen oder Wochen aufgenommen werden. Die letzten Entzüge habe ich mit gepacktem Koffer und hoher Promillezahl direkt über die Notaufnahme antreten können.

Die Langzeittherapie ist für mich ein weiterer sinnvoller Schritt gewesen, um mich zu stabilisieren und die weitere Betreuung im Alltag mit professionellen Begleiter:innen zu planen. Ein nahtloser Übergang in das alte Leben und die alten Muster, das zu durchdenken und neu anzugehen, ist unsere Herausforderung. Für mich ganz wichtig: eine Gruppe und dass, wenn möglich, auch ein:e Therapeut:in in Einzelgesprächen an meiner Seite ist. Erst nach Jahren habe ich meinen Weg und die Begleitung im Alltag verstanden.

Das Pflegepersonal war so unterschiedlich wie die verschiedenen Kliniken. Durchgehend war die Einhaltung von Regeln und der Tagesstruktur sehr gut. Schon an der Morgenrunde musste auf die Minute teilgenommen werden. In allen Kliniken gab es Pläne, die durchweg abgehakt werden mussten. Es half mir, schnell wieder in eine Tagesstruktur zu kommen und meinen Willen zu zeigen, abstinent werden zu wollen. Pfleger und Pflegerinnen haben es auch bei Unterbesetzung immer geschafft, ihre Aufgabe in Entzugskliniken hervorragend zu meistern. Auch wenn der Ton manchmal strenger war. Schließlich sind Kliniken kein Hotel und ich wurde immer daran erinnert, dass ich mich nicht auf einem gemütlichen Spaziergang, sondern auf meinem Ultralauf befand. Besonders wertvoll empfand ich Empathie, die manche Pflegekräfte trotz der vielen Aufgaben persönlich einbrachten. Eine kurze Berührung, ein Festhalten, ein herzliches Dasein in einem kurzen Moment, waren für mich besonders. Ich stelle mir vor, wie schwer es ist, sich in all dem Trubel einige Minuten extra Zeit zu nehmen. Ich hatte mir angewöhnt, verabreichte Tabletten nicht ungefragt einzunehmen, sondern zu schauen, ob es auch die angeordnete Dosis und die richtigen Tabletten sind, die ich bekomme. Durchaus konnte bei all der Verantwortlichkeit auch mal ein Fehler unterlaufen.

Die Ärzt:innen waren Anlaufstellen für erste Rückmeldung zum Gesundheitszustand mit ehrlichen Worten. Die Arztvisite wurde bei allen Patient:innen sehr ernst genommen, da es nicht nur um unseren gesundheitlichen Zustand ging, sondern auch um den anstehenden Verlauf. Meist nahmen sich Ärzt:innen und Sozialberater:innen in der wöchentlichen Visite ausreichend Zeit für Rückfragen. Am besten half mir, mir vorab Notizen für Fragen zu machen, damit ich in meiner zugeteilten Zeit nichts vergaß. Fachvorträge fanden meist schon in den Entzügen statt und Therapeut:innen konnten einem erste Einblicke in das Thema Sucht gut vermitteln. Gerade in der Langzeit hatte ich immer gute Therapeut:innen, die mich begleitet haben. In drei Langzeittherapien war meine Gruppe mit ca. 10 bis 15 Mitpatient:innen eine sehr wichtige Hilfestellung. Sehr gerne hätte ich den Bezugstherapeut:innen und mir mehr Zeit für Einzelgespräche gewünscht. Die Einzelgespräche waren mit einem Termin pro Woche mit einer Höchstdauer von 1 Stunde für mich viel zu wenig. Mal waren sie auf 20 min reduziert, sodass sie höchstens für einen kurzen Zwischenstand reichten. Sehr gerne wäre ich schon tiefer eingetaucht. Meine drei Bezugstherapeut:innen hatten eine leise Vorahnung, dass ich noch nicht so weit war und im Unterbewusstsein noch nicht abstinent werden wollte. Sie hatten Recht, da ich schon während dem Aufenthalt mit Alkohol in Kontakt getreten bin. Erst eine eher zufällige Entscheidung für eine kombinierte Therapie über acht Wochen langzeitstationär, in Kombination mit einer anschließenden über Monate dauernden ambulanten Reha, brachte einen Wandel. Ich kam aus der letzten Langzeit 2024 mit einem genehmigten Antrag direkt in die ambulante Reha bei der Caritas. So hatte ich das große Glück, direkt eine der besten Therapeutinnen vor Ort kennenlernen zu dürfen.

Hier im Alltag begleitet sie mich nun wöchentlich in meiner festen Gruppe und mit Einzelgesprächen. Mit ihr kann ich mein Verhalten analysieren, Änderungen angehen und die Umsetzung üben. Die Gruppe sowie die Einzelgespräche sind die besten Angebote, die mich begleiten können. Mitpatient:innen in Recovery sind für mich unersetzliche Begleiter:innen geworden. Ob Pflegepersonal, Sozialberater:innen, Therapeut:innen oder Ärzt:innen, ich habe persönlich sehr gute Erfahrungen machen dürfen. Für liebevolle Worte auf diesem Weg war ich unendlich dankbar und wünsche allen begleitenden Personen mehr Zeit und Ruhe, sich einzelnen Menschen anzunehmen, die sich auf einem der schwersten Wege in ihrem Leben befinden. Sie sind zusätzlich zur medizinisch notwendigen Versorgung und der beratenden Funktion im sozialen Bereich so unglaublich wichtig, da sie Hoffnung und Mut machen.

Ein Professor an einer Klinik erwähnte in einem Vortrag vor 300 Leuten, dass es nur fünf Prozent von „uns" schaffen, abstinent zu leben. Entsetzt und hoffnungslos verließ ich den Vortrag mit allen anderen. Einige Tage später begegnete er mir zufällig beim Essen, schaute mich an und legte kurz seine Hand auf meine Schulter. Er blickte mir in die Augen und sagte, während er sein Mittagsmenü bestellte: „Ich glaube fest, dass Sie zu den 5 % gehören."

Ein kurzes, von Herzen kommendes Lächeln. Dann gingen wir jeder unseren Weg.

4.3 Unsagbares sagbar machen: mit Peer-Arbeit Blockaden lösen

Besonders in den Momenten, in denen mich mein Kontrollverlust selbst belastete, verdrängte oder leugnete ich mein Alkoholproblem bei Ansprache oder vermied überhaupt Trinksituationen in meinem Umfeld. Bei Aufkommen eines möglichen Verdachts, bedeutungsvollen Blickes oder bei direkter Ansprache setzten meine Scham- und Schuldgefühle wie automatisch ein. Es war lange schwer, meine Mauer zu durchbrechen. Je schwächer ich mich fühlte, desto stärker mein Gebaren.

Je stärker ich mich schämte, desto weniger erlaubte ich mir, traurig oder hilfsbedürftig zu sein. Ich verurteilte mich selbst so stark für mein Trink- und Kommunikationsverhalten, dass ich es mir nicht mehr erlaubte, mir wirklich etwas Gutes zu tun. Wenn ich mich pflegte, dann um meiner Familie ein gutes Gefühl zu geben, den Schein zu wahren und nach außen meinen Notzustand zu kaschieren. Ich pflegte mich nicht, um mir selbst etwas Gutes zu tun. Je stärker ich mich schämte, desto weniger gerne kümmerte ich mich um mein Wohlbefinden.

Jedes Mal, wenn ich den Kühlschrank doch wieder öffnete oder doch wieder abends nochmal schnell zur Tankstelle fuhr, obwohl ich heute wirklich nicht trinken wollte, sagte mir eine Stimme:

„Du kannst es eben nicht anders"

oder

„Andere in deiner Situation würden jetzt sogar noch viel mehr oder härtere Sachen als Du trinken"

oder

„Ich weiß, dass ich das nicht machen sollte, aber ich habe gerade keine Kraft, es anders zu machen."

„Angenommen ich stelle heute fest, dass ich ein Alkoholproblem habe und nehme mir vor, morgen nicht zu trinken. Wenn ich niemandem von meinem Alkoholproblem erzähle und morgen dann doch lieber wenigstens eine kleine Weinschorle nach Feierabend trinken will, dann kann ich das ganz entspannt und ohne schlechtes Gefühl machen. Gebe ich auch nur einmal irgendwo unbedacht zu, dass ich ein „richtiges" Alkoholproblem habe, dann kann ich mich ab da nicht mehr so unbedarft mit diesen Menschen umgeben, ohne ein störendes Gefühl zu haben. Was denken sie nach meiner Offenbarung, wenn ich mit ihnen Wein trinke?",

so erinnere ich typische Überlegungen aus meiner problematischen Zeit mit Alkohol.

Ich hatte Angst, zugeben zu müssen, dass sich all die Bedenken zu meiner Person nun doch nach all den Jahren bestätigten und mich niemand mehr ernst nimmt. Zuzugeben, dass ich trotz eigenem Leid als Tochter kurze Zeit nach ihrem Tod in verantwortlichen Rollen ein Alkoholproblem habe, schien für mich wie eine Aufgabe meiner kompletten Persönlichkeit.

Reflexion

Ich dachte, während ich versuchte, kontrolliert Alkohol zu trinken: „Gibst Du einmal offiziell zu, dass Du ein Problem mit Alkohol hast, wird das immer gegen Dich verwendet, wenn es Unstimmigkeiten gibt. Oder es wird wie bei meiner Mama bedeutungsschwanger geschaut, wenn ich mich in irgendeiner Form irgendwie verhalte. Also, wieso soll ich über ein Problem sprechen, wenn ich eigentlich eh nicht aufhören oder nicht damit offen umgehen will. Ich krieg das schon hin. So schlimm wie bei meiner Mutter ist es nicht. Ich trinke nur Wein, bin schließlich erfolgreich und hatte schon über viele Phasen beweisen können, dass ich ohne Alkohol auskomme."

Immer genau dann, wenn ich emotional an einem Tiefpunkt war, fühlte ich keine Kraft, etwas zu verändern. Ich hatte ja auch über so einen langen Zeitraum immer wieder versichert, dass ich mich im Griff hätte und keine „unberechenbare" oder „charakterschwache" Alki wie meine Mutter sei. Erst mit viel Vertrauensaufbau und Geduld in einem positiven Umfeld konnte ich mich Schritt für Schritt aus meiner Krise lösen, Kraft und Zuversicht sammeln, um mich für ein unabhängiges und selbstbestimmtes Leben ohne Alkohol aktiv zu entscheiden.

Heute bin ich stolz auf mich, dass ich es aus eigenen Kräften schaffte, diese Entscheidung für mich freiwillig zu treffen und mir selbst Hilfe zu nehmen, die mir wirklich half. Bis dahin war ich in negativen Gedanken und emotionaler Überforderung gefangen.

In dieser Zeit konnte ich nüchtern und ohne Ablenkung durch Leistung meinen Alltag und Emotionen kaum aushalten. Als nachwachsende Familienverantwortliche konnte ich mir keine negativen Emotionen und Schmerzen in diesem Ausmaß mehr leisten. Meine Aufgabe und Verantwortung war es, für die Familie und meinen Beruf emotional stabil zu bleiben. Ich habe mich irgendwann mit zunehmender Verantwortung aus meinem eigenen emotionalen System in mir selbst verabschiedet. Viele Menschen wunderten sich damals über meine große Distanz zu mir selbst und meinen geschilderten Erlebnissen.

„Wieso weinst Du eigentlich nie?", hörte ich früher nahezu als Vorwurf,

„Was Du dennoch alles schaffst!", hörte ich mal als Skepsis, mal als neutrale Wertschätzung oder als liebevolle Bewunderung.

Ich hatte das Gefühl, dass, wenn ich meine Emotionen ungefiltert zulassen würde, mein System das nicht aushalten könnte. Also wählte ich lieber meine lang erprobten Überlebensstrategien, mich mit Kommunikationsleistung und Alkohol abzulenken und aufzuwerten. Ich leistete, suchte nach Anerkennung und Nähe und trank abends, um vor dem Einschlafen Abstand und Ruhe in meinem Kopf und Herzen zu finden. Da ich nicht mehr gut zur Ruhe kam, gab ich einfach weiter Gas, um in Anstrengung und Anspannung wenigstens vergessen zu können. Ich übereiferte und betäubte mich in Abwechslung. Ich rannte und rannte in dysfunktionalen Bahnen mit eigenen Systemfehlern gegen Wände, ohne einen Schritt weiterzukommen. Mein Selbst ging immer weiter zurück, während mein Gerechtigkeits- und Funktionswahn nach vorne drückte. Ich entfernte mich immer mehr von mir selbst und klebte immer fester in quälenden Bewältigungsstrategien. Ich ließ mich schlecht behandeln und demütigen und fühlte nichts mehr dabei. Das Einzige, was ich noch spürte, war Verantwortung und Liebe für meine Familie und meinen Beruf und Enttäuschung über mich selbst. Selbstenttäuschung wirkt zusätzlich zu Alkohol wie Gift. Selbstverachtung ist das bereitwilligste Einfallstor für Suchterkrankungen. Ein „Perfect Diamond Match" sozusagen.

4.3.1 Stigma-Blockade: Transgenerationale Selbststigmatisierung im progressiven Modell begreifen (Corrigan)

All diese inneren Belastungen und Überforderungen waren im Splitscreen zu meinem öffentlich beobachtbaren Privatleben nach außen nicht so deutlich ersichtlich. Ich hielt das auch kognitiv und emotional möglichst auseinander. Im Gegensatz zu dieser Kontrolliertheit und Verdrängung meines Selbst, brauchte ich immer häufiger das Gefühl, Kontrolle aufgeben zu können. Eine nicht ganz ungefährliche Dynamik, wie ich heute weiß. Als ich in meinem inneren Bild dem Anti-Bild meiner Mutter innerhalb weniger Monate näherkam, als ich mir in all den Jahren zuvor vorstellen konnte, war meine Selbststigmatisierung am Ende ihres Auftrags angekommen. Mein Selbstwert war nahezu vernichtet und meine Selbstverachtung wurde kurze Zeit zum erfolgreichsten Komplizen meines geliebten Primitivos.

Nicht nur, dass uns die Selbststigmatisierung als erwachsene Kinder aus suchtbelasteten Familien bei der Hilfesuche hindert. Ich würde die These noch erweitern und sagen: Selbststigmatisierung kann die Wahl und Ausführung der Stressbewältigungsstrategie sogar noch negativ ab wiederholt erlebtem Kontrollverlust verschärfen.

Das progressive Modell (Abb. 4.3) beschreibt den Prozess der Selbststigmatisierung als eine Abfolge von vier Stufen:

1. **Bewusstsein für Stereotype:** Die Betroffenen sind sich der in der Gesellschaft verbreiteten negativen Stereotype und Vorurteile gegenüber Suchtkranken bewusst.
2. **Zustimmung zu Stereotypen:** Sie stimmen diesen negativen Stereotypen zumindest teilweise zu.
3. **Anwendung auf das Selbst:** Sie beginnen, diese negativen Stereotype auf sich selbst anzuwenden.

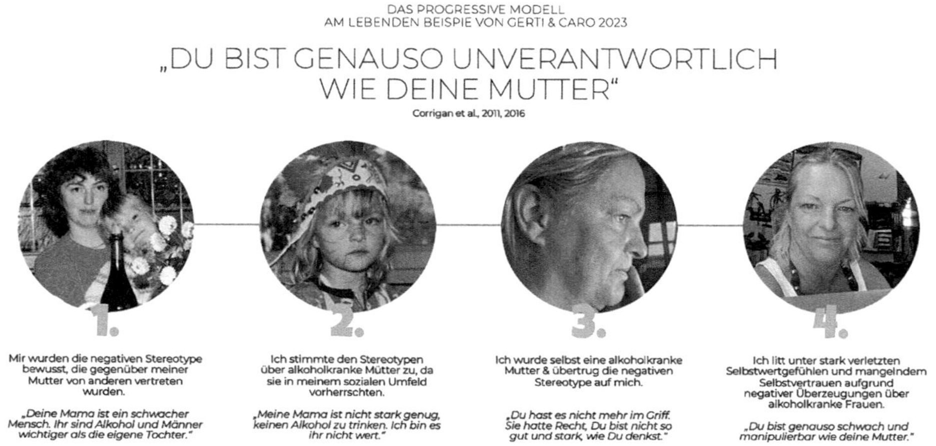

Abb. 4.3 Das progressive Modell nach Corrigan, modifiziert am lebenden Beispiel. (Corrigan et al. 2011, 2016)

4. **Selbstwertverlust und negative Folgen:** Dies führt zu einem verminderten Selbstwertgefühl, Scham, Schuldgefühlen und weiteren negativen Konsequenzen wie dem „Why-try?"-Effekt, (Corrigan et al. 2016), der die Motivation zur Veränderung und die Bereitschaft, Hilfe in Anspruch zu nehmen, reduziert.

Sophia Rieckhof, Johanna Kummetat und Georg Schomerus waren vom ersten Kontakt an eine große Unterstützung unserer Arbeit und halfen mit ihrer Forschungsarbeit, dass ich meine Selbststigmatisierung besser verstehen, damit offener umgehen und sie abbauen kann. Besonders das progressive Modell und seine Dynamik halfen mir, mein früheres Verhalten besser zu verstehen und mich darüber besser annehmen zu können:

Aufgrund meiner eigenen Erlebnisse und der von Oma Leni geschilderten Erlebnisse meiner Mama Gerti als Kind und als Mutter, kann ich bestätigen, dass negative Erfahrungen in der Kindheit – sei es durch emotionale Vernachlässigung, Gewalt, instabile Familienverhältnisse oder das Aufwachsen in einem suchtbelasteten Umfeld – oft tiefgreifende Auswirkungen auf die spätere Entwicklung von Konsum- und Stressbewältigungsverhalten, Selbstwahrnehmung und emotionales Empfinden haben können. Ich übernahm die Vorurteile aus unserer Gesellschaft gegenüber alkoholkranken Menschen, übertrug sie auf meine Mutter und später, als ich mich bei problematischem Konsumverhalten beobachten musste, auf mich selbst. Ich schämte und verurteilte mich so sehr, dass es mich blockierte, offen und ehrlich über meinen wahren Konsum zu sprechen. Ich nahm mir oft proaktiv und direkt Hilfe für meine Familie, sprach aber nie offen über meine eigenen Belastungen durch Alkohol, weil ich mich zutiefst dafür schämte. In meiner eigenen Biographie habe ich erlebt, wie Kindheits- und Jugenderfahrungen, einschließlich der emotionalen Abhängigkeit von einem Elternteil mit Suchtproblemen, zu einem verletzten Selbstwertgefühl und einem belasteten Gefühlsleben führten. Meine sogenannten Prägungen prästabilisierten nicht nur meine Neigung, später im Leben zu Suchtmitteln zu greifen, sondern verstärkten auch den Kreislauf meiner Selbststigmatisierung, Schuld- und Schamgefühle. Im Vergleich dazu kann ich mich heute sehr schamlos dabei beobachten, wie ich durch mein alkoholfreies Leben und meine entstigmatisierenden Kommunikationshilfen anderen Betroffenen und Mitbetroffenen Zuversicht und Mut geben kann, möglichst selbstgestärkt und stigmafrei noch früher als ich ihren eigenen Weg gehen zu können. Ich selbst habe eine lange Zeit gebraucht, die Verknüpfung zwischen meinen Kindheitserfahrungen und meinen späteren Wahrnehmungen, meinem Verhalten und Empfinden als Erwachsene zu erkennen. Mit neuen wissenschaftlichen Erklärungsmodellen und therapeutischen Impulsen für meine Selbstwertarbeit konnte ich meine Abhängigkeit und Selbststigmatisierung so reflektieren, dass ich auch meine Kommunikation und mein Verhalten ändern konnte. Denn, was mich auch über viele Jahre frustriert und oft demotiviert hat, war die Selbsterkenntnis, dass ich trotz einer hohen kognitiven Reflexionsgabe und Offenherzigkeit in vielen guten Gesprächen nie von meinen Problemerkenntnissen zu wirklich nachhaltig positiven Empfindungs- und Verhaltensänderungen gelang. Wie oft schimpfte ich vor Freund:innen über mich selbst, dass ich mich trotz Erkennen nicht von meinen Belastungen einfach trennen konnte.

Vom Verstehen zum Auflösen alter Muster war in meinem Fall ein komplizierter und langer Weg zu gehen. Einerseits wollte ich früheres Leben und die damit verbundenen Schmerzen hinter mir lassen. Andererseits schienen mir sich wiederholende Muster untrennbar mit meiner Persönlichkeit und als unveränderbare Identität mit mir verwoben.

So nach dem Motto: *„Egal was ich tue oder sage, ich bin nun einmal auch so (von Geburt an).“*

Neue Fragestellungen und Perspektiven weiterer Peers und Profis führten dazu, dass ich mich nicht nur mit meiner emotionalen Abhängigkeit intensiv ohne belastende Schuldgefühle auseinandersetzen konnte. Sondern ich mir auch die damit verbundenen Irritationen und Strukturen in meinem bisherigen Leben unabhängiger und damit mutiger ansehen konnte.

Das Reflektieren der eigenen Vergangenheit und Gefühle empfinden in meiner Wahrnehmung besonders Männer, die im 20. Jahrhundert geboren wurden, als unangenehm und aktives Reflektieren sozialer und emotionaler Handlungen scheint bei einigen Menschen älterer Generationen keine automatisierte Überlebensstrategie zu sein. Zumindest sehe ich das auch zum Beispiel an meinem Vater und vermute es bei vielen weiteren älteren Männern. Über Gefühle sprechen und die eigene Emotionalität und Verletzlichkeit anerkennen, fällt den deutschen Nachkriegsgenerationen aufgrund ihrer Sozialisation nüchtern schwerer als bei einem gemütlichen Feierabendbier.

Emotionales Management, Stressbewältigung und Schamüberwindung ohne Alkohol ist für die meisten Menschen, die in Deutschland aufgewachsen sind, einfach ungewohnt.

Die Wechselwirkungen zwischen adversen Kindheitserfahrungen (Adverse Childhood Experiences (ACE), sog. belastende Kindheitserlebnisse),[7] Suchtverhalten und Selbststigmatisierung, wie sie Gerti und ich erlebten, unterstreichen also die Notwendigkeit für eine transgenerationale, systemische und einfühlsame Herangehensweise in der Unterstützung von Menschen mit Abhängigkeitserkrankungen. Deshalb ist Empathie und das Angebot von unterstützenden Ressourcen, die über das rein medizinische Verständnis hinausgehen, so wichtig für Betroffene und Mitbetroffene von Abhängigkeitserkrankungen. Das Zusammenführen von persönlichen Erfahrungen, Fachwissen und einem Verständnis für die komplexen Dynamiken, die Suchtverhalten und Kindheitserfahrungen verbinden, kann effektiv zur Entstigmatisierung beitragen und Heilungsprozesse in Familien voranbringen.

Entsprechend erfüllte es mich mit großer Dankbarkeit, als ich Ende 2024 erfuhr, dass weitere Untersuchungen zu den Auswirkungen von suchtassoziierten, belastenden Erfahrungen in der Kindheit auf das Selbststigma von Erwachsenen mit Alkoholkonsumstörungen in Planung stehen. Ich kann an unzähligen selbst erlebten Beispielen bis heute

[7] https://www.springermedizin.de/emedpedia/detail/psychiatrie-und-psychotherapie-des-kindes-und-jugendalters/adverse-childhood-experiences-ace-belastende-kindheitserlebnisse?epediaDoi=10.1007%2F978-3-662-49289-5_53

nachspüren, wie meine belastenden Kindheitserlebnisse nicht nur die Entwicklung meines Konsumverhaltens beeinflussen. Sondern auch die Art und Weise, wie ich mich selbst heute noch in der Retrospektive wahrnehme, mich in Beziehungen zu Menschen verhalte und wie ich mich im Umgang mit dem Hilfesystem erlebe. In meiner eigenen Geschichte war ich häufig mit negativen Stereotypen konfrontiert, die ich sowohl von außen als auch in meiner eigenen Wahrnehmung verinnerlicht habe. Wissenschaftliche Untersuchungen zeigen ganz klar auf, dass Personen mit Kindheitstraumata verstärkt zu Selbstablehnung neigen und ein geringeres Selbstwertgefühl entwickeln können. Auch ich hatte Schwierigkeiten, Mitgefühl und Verständnis für mich und andere Menschen mit Alkoholproblemen zu entwickeln und spürte Verachtung bei Menschen, die sich mit Alkohol nicht im Griff hatten. Stigmatisierung ist tief in sozialen Bezugssystemen in diversen Lebens- und Leistungswelten manifestiert. Ich möchte mich nicht mehr für mich und andere Menschen schämen, sondern mir, anderen Menschen und unserer erlebten Last durch Erfahrungen mit Alkoholmissbrauch angemessen mit Respekt begegnen.

Die geschilderten Erkenntnisse aus Gertis und meinem Leben sollen verdeutlichen, wie wichtig es ist, bei der Unterstützung von Menschen mit Alkoholkonsumstörungen die Auswirkungen von möglichen Kindheitstraumata frühzeitig zu berücksichtigen. Der Abbau von Selbststigma mithilfe von systemischen Analysen und gesprächsöffnenden Trialogen sind zentrale Ansätze, um mit Betroffenen gemeinsam mit ihrem Umfeld ihre Abhängigkeit stigmafrei erkennen und einen offenen Umgang damit finden zu können. Abhängigkeitserkrankungen sind ein systemisches Phänomen und betreffen in vielen Fällen nicht nur eine Person. Gerade wenn Abhängigkeit nicht richtig angesprochen und nicht adäquat behandelt wird, kann sie über Generationen weitergegeben werden. Die Belastung für Angehörige, gerade für Kinder bei verdeckten psychischen Erkrankungen, ist immens.

4.3.2 Offenbarungs-Blockade: Omnyverse Abhängigkeit im Rollenmodell auflösen (Schürmann)

Aufgrund der zuvor beschriebenen Dynamiken war für mich ein emotionaler Unruhezustand, mich nicht richtig oder nicht gut zu fühlen, ein neutraler Normalzustand, den ich versuchte zu akzeptieren. Ich war die Tochter von Gerti und trug damit in meiner Innen- und Außenansicht ein besonderes Merkmal mit mir herum. „Die Tochter einer Alkoholikerin" konnte in verschiedenen Rollen unterschiedlichste Assoziationen oder Projektionen auslösen, ohne offen oder reflektiert damit umzugehen. Zu Alkohol und Alkoholiker:innen gibt es genügend Narrative und Urteile. Da brauchte es oft nicht vieler Worte. Manchmal nur kurze Blicke oder ein kaum merkliches Schulterzucken. Über besondere Leistungen, über besondere Liebe oder über einen scheinbar kultivierten, besonders verdienten Alkoholkonsum, konnte ich allerdings eine Art innere Ruhe empfinden. Es dauerte über 40 Jahre, bis ich meinen verdeckten Leidensdruck dahinter verstand und den Mut fand, mich aus transgenerational erlernten und tief verwurzelten Denk-, Empfindungs- und Verhaltensmustern selbstwirksam zu lösen.

Während ich diese Verständigungshilfen mit der Unterstützung von Expert:innen gerade erarbeite, werde ich in meiner Recovery weiter professionell und interdisziplinär unterstützt. Ich habe zwar noch keine klare Vorstellung, wohin mich mein Weg privat und beruflich letztlich führen wird. Aber im Hier und Jetzt fühle ich mich mit meinem Netzwerk und meiner Mission ziemlich sicher und gut aufgehoben. Ich helfe emotional belasteten Systemen, sich miteinander zu öffnen und die richtigen Worte füreinander zu finden. Zuversichtlich gehe ich diesen Weg nun schon ein paar Jahre und spüre, dass ich damit nicht nur ihnen, sondern auch mir selbst behilflich sein kann.

Als eine erste Hilfestellung, die Interdependenz von Abhängigkeit in verschiedenen sozialen Rollen einfacher beschreiben zu können, haben wir das im Folgenden beschriebene Schaubild entwickelt. „Omnyvers" ist ein von GERTY NUSS geprägter Neologismus, der meiner strategischen und kommunikativen Eitelkeit geschuldet ist. Mit dem Begriff „omnyvers" beschreibe ich, wie wir gleichzeitig in diversen Lebensrollen und -welten interdependent in verschiedenen dysfunktionalen Kreisläufen abhängig sein und sich diese Dynamiken gegenseitig positiv wie negativ beeinflussen können.

Nicht nur, dass sich gleichzeitig interdependente Erfahrungen von Abhängigkeiten in verschiedenen Rollen und Lebenskontexten wechselwirkend miteinander weiter verstricken, sie sind auch oft von unseren Erlebnissen als erwachsene Kinder in unserem Innersten beeinflusst.

Der Begriff „omnyvers" kombiniert die Vorstellung von „omnipräsent", also überall und „universal", umfassend. Er bezieht die allgegenwärtige Erfahrung von Abhängigkeiten, die in verschiedenen Lebensbereichen und sozialen Rollen existieren und sich andauernd gegenseitig beeinflussen können, mit ein. Das Konzept der „sozialen Rollen" hilft, gesellschaftliche Normen und kollektive Erwartungen mit vorgelebten Verhaltensweisen regulativ zu vermitteln. In unserem Alltag nehmen wir ständig viele verschiedene Rollen gleichzeitig ein: zum Beispiel als Elternteile, Partner oder Berufstätige. Auch die jahrelange Ausübung unserer Berufsrollen kann unsere Haltung, unser Denken und Empfinden gegenüber Alkoholkonsum und unseren Umgang mit Alkoholabhängigkeit prägen. In professionellen helfenden Rollen für abhängige Menschen als Therapeut:innen, Pflegekräfte, Suchtberater:innen, Peers oder medizinische Fachkräfte und Lehrkräfte oder Vorgesetzte in Unternehmen, kann unsere Kommunikation gegenüber alkoholabhängigen Menschen lebensentscheidend wirken. Jede unserer gelebten Rollen bringt Erwartungen und Verantwortlichkeiten mit sich, die zu interdependenten Abhängigkeiten führen können. Das bedeutet, dass die Erfüllung einer Rolle zum Beispiel von der Erfüllung einer anderen Rolle abhängig sein kann, was zusätzlichen Stress und zwischenmenschliche Konflikte in sozialen Fürsorgesystemen erzeugen kann.

Unlogisch scheinendes Verhalten nachvollziehbar machen

Mit der Begrifflichkeit „omnyverse Abhängigkeit" möchte ich dem sozialen Phänomen begegnen, dass Abhängigkeiten überall in unserem Leben präsent sind, nicht nur in Form von Substanzen, Kontrollverlusten oder Verhaltenszwängen. Sondern auch durch die Rollen und unterschiedlichen sozialen Funktionen, die wir erfüllen wollen oder müssen. Zudem habe ich persönlich die Beobachtung gemacht, dass sich bewusste und unbewusste Erlebnisse aus meiner Kindheit merklich und unmerklich auf mein Verhalten in erwachsenen Rollen auswirken können. Oft sind diese Dynamiken nicht direkt oder eindeutig erkennbar und damit auch nicht automatisch verstehbar. Ich habe mich in der Zeit, als ich am meisten Hilfebedarf hatte, in der Wahrnehmung anderer Menschen zum Teil unlogisch verhalten. Genauso wie mir Menschen nicht helfen konnten, obwohl sie es logischerweise gerne wollten. Anstatt offen zu sprechen, versuchte ich meistens, nach den geltenden Regeln und Erwartungen meinen Rollen gegenüber zu funktionieren und wenig negativ aufzufallen oder nicht unnötig zu belasten. Unlogisch war für manche Menschen beispielsweise, dass ich im Verhältnis zu meinem Kummer zu wenig weinte. Dafür war an manchen Stellen vielleicht ein strategischer Gedanke von mir „zu emotional". War ich aus familiärer Sicht zu viel unterwegs oder zu selten außer Haus, so konnte ich für manch andere Aufgabe aufgrund meiner familiären Rollen nicht so viel Flexibilität zeigen, wie ich es vielleicht gewollt hätte. All diese verschiedenen Dynamiken in mir verunsicherten und belasteten mich zunehmend. Es als Familienmensch und Führungskraft allen recht machen zu wollen, konnte im Prinzip nur schief gehen. Selbstzweifel, Ängste, fehlende ehrliche Kommunikation und Sprachlosigkeit können uns stark belasten und über einen längeren Zeitraum auch unserer Gesundheit schaden.

Frage Wer übernimmt eigentlich die Verantwortung für soziale Schäden, die zwischenmenschlich und transgenerational oft ursprünglich oder eskalierend durch Alkoholkonsum über Jahrzehnte weitergegeben werden?

Mein deutsch kultiviertes Bewältigungsverhalten schadete mir zunehmend und verstärkte dann mein Bedürfnis nach Entlastung und Verdrängung, je Eskalationsstufe meiner multifaktoriellen Krisen, immer weiter. Gefühlt stand mir in manchen Wochen das Wasser nicht nur bis zum Hals, sondern ich bekam regelmäßig Panik, nicht mehr an die Wasseroberfläche kommen zu können. In diesem Strudel geriet ich immer tiefer in einen Teufelskreis aus Vermeidungs- und Ablenkungsstrategien, die mich weiter und zusätzlich belasteten, statt mir Erleichterung zu verschaffen.

Die Betrachtungsweise „omnyvers abhängig" half mir schließlich als KI-unterstützte Eigenkreation während meiner Psychoedukation, meine und andere Verhaltenslogiken besser verstehen zu können. Entsprechend möchte ich Ihnen das Schema und meine Lesart dazu als Analyse-Tool nun genauer erläutern.

Meine Wahrnehmungen, Emotionen und mein Verhalten sind alle in meinen Rollen als Erwachsene von meinen Erfahrungen als Kind geprägt. Das erklärt der schwarze Kreis „Erwachsenes Kind" um die kleineren farbigen Kreise, die meine erwachsenen Rollenräume darstellen. Meine verschiedenen Rollen können in unterschiedlichen Räumen einzeln beobachtbar und in anderen Räumen gemeinsam als Überschneidungsflächen beob-

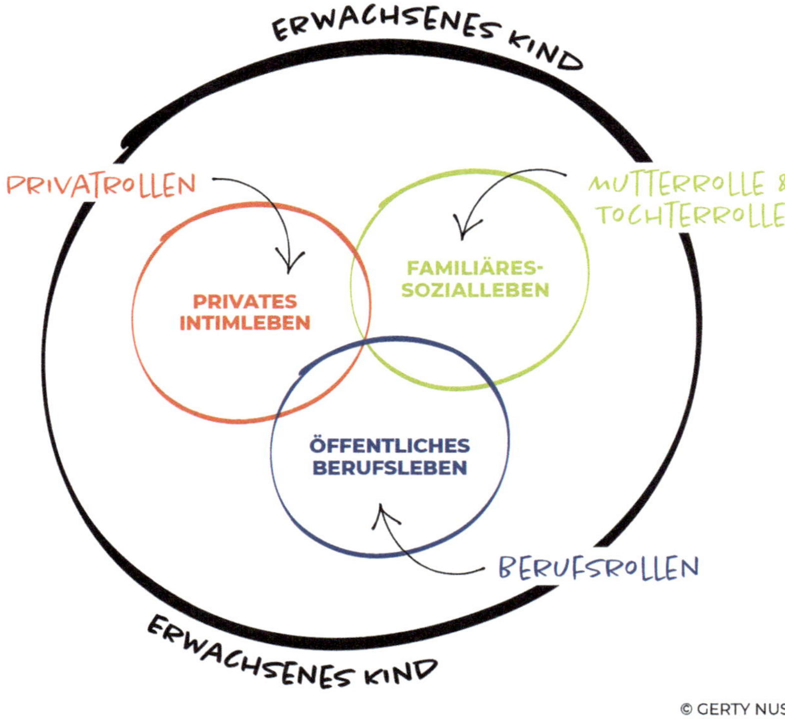

Abb. 4.4 Omnyvers abhängig im transgenerationalen Rollenverständnis

achtbar sein. Meine verschiedenen Rollen hängen miteinander zusammen und können sich gegenseitig berühren und gegenseitig aufeinander einwirken.

So viel zur Theorie.

Um das Schaubild (Abb. 4.4) praktisch zur Analyse und Reflexion gemeinsam nutzen zu können, beginnen wir nun, die verschiedenen Rollenkreise einzeln zu betrachten und nehmen dabei folgenden Grundgedanken mit: Als ich omnyvers abhängig wurde, befand ich mich im gleichen emotionalen Überforderungszustand wie ich ihn bereits als Kind über viele Jahre kannte. Ich spürte, dass vieles um mich herum nicht stimmte und ich spürte wieder wie früher eine überwältigende Ohnmacht, Angst und überraschende Enttäuschungen. Und das unerwartet in all meinen Rollen. Corona und die Pandemie machten mir genauso Angst wie die sich verschärfende internationale Weltlage. Diese schwer greifbaren Krisen brachten mein emotionales System letztendlich an die Grenzen seiner Bewältigungsstrategien. Meine eigenständige Kraft und meine innere Balance waren zu Beginn der Pandemie schon einige Zeit im gelben bis roten Bereich. Die emotionale Belastung und Verunsicherung gab es bis dahin nicht mehr in dieser Komplexität und Tragweite. In jeder Rolle sah ich während des Tiefpunkts meiner Krise sprichwörtlich kaum mehr Land.

Zwischen meiner Kindheit mit Gerti und meiner letzten Krise mit Alkohol hatte ich das Glück, dass immer mindestens einer der drei farbigen Kreise gut funktionierte und andere Problemfelder kompensieren konnte. Entweder hatte ich eine glückliche Liebesbeziehung, dafür aber vielleicht Ärger in der Familie. Oder ich hatte Liebeskummer, dafür aber ein super Jobprojekt am Haken. Meine Rollen als Schülerin, Studentin und Berufstätige konnten ebenso unterschiedliche Höhen und Tiefen durchleben. Sowohl in meiner frühen Kindheit als auch zur Pandemie waren alle meine Rollen in meiner Wahrnehmung so belastet interdependent miteinander verwoben, dass ich für mich kaum noch freien Handlungsspielraum erkennen konnte. Ich fühlte mich umgeben von aktiven Fürsorge- und Hilfsangeboten aus meinem sozialen Umfeld dennoch verloren, ohnmächtig und zutiefst beschämt darüber.

Liebe, Anerkennung und Zugehörigkeit – das war bis dahin mein persönliches Trio infernale. Erlebte ich in einem Kreis eine Trennung, fand ich in einem anderen Kreis Rückhalt durch lange vertrauensvolle oder neue aufregende Verbindungen. Ich sprang emotional von einer Ablenkung zur nächsten und zog auch immer verlässlich durch, wenn ich in meinen Rollen etwas verantwortete. Aufzugeben oder andere Menschen zu enttäuschen, scheute ich sehr. Ich fühlte mich ohne Sympathien anderer oder anerkannter Leistungserbringung nicht liebenswert und habe nie gelernt, mich selbst ohne externe Anerkennung zu schätzen. Als Familienmensch gehörte ich zwar zu verschiedenen fürsorgenden Familienzweigen, aber ein Teil in mir fühlte sich mich immer entwurzelt und nirgends so richtig zugehörig, außer bei meinem Papa.

Plötzlich war ich wieder wie in meiner Kindheit Teil vieler verschiedener Problemfälle gleichzeitig und keines meiner Probleme schien ich selbst lösen zu können. Während meiner letzten Krise in meinem Leben mit Alkohol wurde die Kompensationsmasse zwischen meinen Rollenräumen immer weniger und ich geriet immer mehr in destruktive Verdrängungsmuster, die ich als Kind bereits miterlebte und das beschämte mich zutiefst. Meine Bewältigungsstrategien waren an ihre Grenzen gekommen und das Narrativ schien sich zu bewahrheiten: *„Sie ist eben doch wie ihre Mutter."*

Die Lektüre von Nathalie Stübens erstem Buch „Ohne Alkohol: Die beste Entscheidung meines Lebens" half mir, mich nach und nach selbst zu entstigmatisieren. Plötzlich verstand ich durch Nathalies Positivität: Ich bin weder ein schlechter, noch bin ich ein unverantwortlicher Mensch. Auch begriff ich, dass mir eine Alkoholabhängigkeit nicht erst schadet, wenn ich wie meine Mama bei ausbleibendem Alkoholkonsum morgens zittrige Hände bekomme. Außerdem wurde mir klar: Ich bin in Deutschland nicht allein mit meinem Alkoholproblem. Ich verstand durch Nathalies Peer-Arbeit, dass ich es nur schaffe, langfristig alkoholfrei zu leben, wenn ich mir selbst erlaube und mich selbst befähige, aus eigener Kraft das Leben leben zu können, das ich brauche, um überleben zu können.

Ich will alkoholfrei leben, weil ich das so für mich entschieden habe.

Jede:r kann von dysfunktional wirkenden Abhängigkeiten betroffen sein, da sie in unseren sozialen Strukturen im gemeinsamen Zusammenleben als soziale Wesen mehr oder weniger naturgemäß verankert sind. Ich habe gelernt, dass es im Umgang mit emotionalen Verletzungen und psychischen Erkrankungen besonders wichtig ist, in problematischen Konsumphasen oder Krisen, auch auf die eigenen Ressourcen zu achten. Dabei hilft sich bewusst zu machen, welche Interaktionen möglich sind, die den Betroffenen helfen und den Mitbetroffenen nicht schaden und gleichzeitig auszuloten, welche Aktionen für Mitbetroffene möglich sind, die den Betroffenen nicht schaden, aber den Mitbetroffenen im Umgang mit Abhängigkeit helfen können. Durch die Anerkennung allgegenwärtiger und universeller Abhängigkeiten können wir ein tieferes Verständnis für die Herausforderungen entwickeln, die Betroffene und Mitbetroffene von Abhängigkeitserkrankungen oft gleichzeitig, sich gegenseitig beeinflussend, erfahren müssen. Mit einem tieferen Verständnis und ehrlicher Anteilnahme kann es möglich werden, systemisch relevante Unterstützung bereitzustellen, die darauf abgestimmt ist, alle emotionalen und sozialen Bedürfnisse aller Beteiligten zu adressieren.

Im Austausch mit weiteren Mitbetroffenen kann ich aus jedem Gespräch etwas für mein Verständnis und damit für meine Stabilität mitnehmen. Vieles von dem, was ich seit über drei Jahren selbst als Peer erfahre und weitergebe, hat erfreulicherweise schon weitere Wurzeln festigen und verbinden können. Das ist nicht nur Wind in meinen Segeln, das tut vor allem auch meiner Familie und meinem Team gut, mitzuerleben, wie wir in einer immer stärker zusammenwachsenden Interessengemeinschaft für eine stigmafreie Recovery in Deutschland wirken können. Außerdem gibt mir die Bewegung Kraft und Motivation, selbst immer weiterzumachen. Spannend darf es nicht nur für mich, sondern auch für Sie in der Zusammenarbeit mit uns sein, meine persönliche Recovery live und in Farbe in der Retrospektive, Präsenz und Prospektive selbstreflektiert miterleben zu können. So sind Sie immer mit mir auf meinem aktuellen Entwicklungsstand. Zeitgleich können Sie an meinen Gedanken Anteil nehmen, was meine Vergangenheit, Gegenwart und Zukunft angeht und Sie haben die Möglichkeit, sich mit mir in meine Erlebnisse hineinzufühlen und aus meinen Erfahrungen mit mir zu lernen.

Mit unserem Peer-Assistance-Program können Sie verschiedene Lebenswelten und Lebensbereiche aus diversen Rollenerfahrungen omnyvers mitreflektieren. Das sehe ich als persönlichen Mehrwert meiner Peer-Arbeit an. Ich glaube an meine rollenübergreifende Wirkung für ein klareres gegenseitiges Verständnis und deshalb lasse ich mich nicht davon abhalten, für Sie und für Millionen von Betroffenen und Mitbetroffenen von unterschiedlichsten Abhängigkeitserkrankungen auch öffentlich mit meinen Erfahrungen zu arbeiten. Menschen mit Alkoholkonsumstörungen gehören in unserer Öffentlichkeit zu den am stärksten stigmatisierten Personengruppen psychischer Störungen.[8] Der Abbau von Stigma bei emotionalen Belastungen und psychischen Erkrankungen über die Öffnung persönlicher Erfahrungen von Betroffenen und Mitbetroffenen ist entscheidend, um eine unvoreingenommene Kommunikationskultur und informierte Gesellschaft zu fördern. Denn Stigma und Selbststigmatisierung wirken sich auf mehreren Ebenen negativ auf den Verlauf von Abhängigkeitserkrankungen aus. Stigma verzögert die Inanspruchnahme von Hilfe, sogar über Generationen hinweg, wie in meinem Fall. Die Angst vor Stigmatisierung führt dazu, dass Betroffene ihre Last ver-

[8] Kilian et al. 2021; Schomerus et al. 2021; Schomerus et al. 2011b.

harmlosen oder verdrängen und den Zugang zu Hilfesystemen vermeiden oder verzögern. Sowohl der Vater meiner Mutter als auch meine Mama und ich waren aufgrund unserer transgenerationalen Selbststigmatisierung einem unnötig hohen Gesundheitsrisiko ausgeliefert.

Wenn Alkoholkonsum gesundheitlich schadet, liegt es am konsumierenden Individuum, nicht an unserem Kulturgut (nach z. B. „bayerischem Reinheitsgebot").

Das Verantwortungsnarrativ des Deutschen Werberats wirkt bei alkoholgeschädigten Konsumierenden wie eine emotionale und kognitive Barriere zu unserer Selbstachtung. Zusätzlich zu den negativen körperlichen Folgen des Alkoholkonsums wirkt das Werberat-Narrativ noch dazu soziokulturell und psychologisch schädlich auf unseren Umgang miteinander. Verlieren wir unter Alkohol die Kontrolle über unser Verhalten, verletzen oder töten sogar andere Menschen, werden wir vielleicht verachtet, erhalten bei sehr hohem Alkoholgehalt im Blut aber keine Strafe für eine Straftat?

Durch die emotionale Manipulation der Alkoholindustrie fühlten wir uns für unsere negativen Wahrnehmungen, Empfindungen, Verhalten und Erlebnisse selbst schuldig und schämten uns. Mama und ich verloren viele gute Gespräche und gemeinsame besondere Lebensmomente durch Alkohol. Die Alkohollobby verdiente genau dann am meisten an Mama und mir, als es uns am wenigsten gut ging.

Die eben beschriebene emotionale Manipulation macht vor Arztpraxen oder Schultüren nicht immer Halt. Vorurteile über Menschen mit Alkoholkonsumstörungen oder Alkoholabhängigkeit erschweren auch im medizinischen Kontext die Behandlung und führen zu schlechteren Ergebnissen. Stigma, Scham und Schuldgefühle, die durch Interaktionen in der medizinischen oder therapeutischen Versorgung ausgelöst werden, können Recovery nachhaltig erschweren und die Lebensqualität aller Beteiligten negativ beeinflussen.

Als ich mich über Nathalie Stübens Programm und meine Therapie Schritt für Schritt von meiner Scham und meinen Schuldgefühlen trennen konnte, fand ich den Mut, auch in meinen Gesprächen mit Fachärzt:innen ab 2022 sehr klar und deutlich meine Patientengeschichte mit Alkohol offen zu formulieren. Mittlerweile kommt es mir wie ein Kochrezept von den Lippen, wenn ich bei jedem Check ganz normal meine frühere Alkoholkonsumstörung und komplexe Traumafolgestörung proaktiv und offen thematisiere. Daran, wie irritiert manche Allgemein- und Fachmediziner:innen auf meine offene Kommunikation als Patientin reagieren, merke ich, wie hoch der Bedarf für unser Angebot zu sein scheint.

Wie bereits ausführlich dargestellt, war der Knackpunkt zu meiner Recovery, mein problematisches Konsumverhalten als gescheiterte Stressbewältigungsstrategie und nicht als Abscheulichkeit meiner Person oder geerbten Makel meiner Mutter zu sehen, sondern als Symptom eines Erkrankungsverhaltens in Interaktion mit einem widerwärtigen Suchtmittel erkennen zu können. Durch diesen Perspektivwechsel kann sich mein Selbstbild seither vom Stigma eines mindestens willensschwachen Charakters Stück für Stück distanzieren. Das verletzte und vernachlässigte Kind in mir begann mit seiner Alkoholunabhängigkeit sich selbst neu kennen und sich selbst lieben zu lernen. Mir selbst mit Respekt, Liebe und Wertschätzung zu begegnen, ohne zuvor eine Erwartung, Leistung oder Funktion erfüllt und sicher in Augen aller relevanten Bezugspersonen nichts falsch gemacht zu haben, fällt mir heute noch an manchen Tagen nicht immer automatisch leicht.

Unabhängig von meinem eigenen Seelenfrieden, erfüllt es mich allerdings mit großer Dankbarkeit und Sinnstiftung, dass ich eine selbstfürsorgende und empathische Haltung durch meine persönliche Öffnung mit unseren Kommunikationshilfen so weitergeben kann, dass Sie im Umgang mit Selbstwertverletzungen in Zukunft vielleicht noch sensibler agieren und reagieren können. Jede positive Rückmeldung nach unseren Interventionen bestärkt unsere Mission, gemeinsam Selbststigmatisierungseffekte in sicheren sozialen Räumen abbauen zu können.

Auch ich habe es verdient, mich selbst zu lieben und mir selbst immer so unvoreingenommen wie möglich begegnen zu können.

Ich will und ich kann sehr gute Entscheidungen für mich treffen.

Das ist eine wichtige Haltung und relevante Selbsterfahrung für Betroffene mit Abhängigkeitserfahrungen, um langfristig stabil bleiben zu können. Gleichzeitig benötigt mein Ich auch immer wieder eine ehrliche Strenge und eine schonungslos aufmerksame Beobachtung meiner eigenen Gedanken und Verhaltensweisen, um mit mir selbst fürsorgend achtsam bleiben zu können. Bei Kindern wissen wir, dass es Themen gibt, zu denen sie in bestimmten Entwicklungsphasen wertneutral Unterstützung benötigen. Und wir wissen, dass es Entwicklungsphasen gibt und geben wird, in denen Kinder selbst immer mehr Verantwortung für ihr eigenes Handeln übernehmen können und dementsprechend weniger Unterstützung, Rückmeldung und Verantwortung aus ihrem sozialen Umfeld benötigen.

Ich habe rückblickend den Eindruck, dass ich in meinen Lebensrollen viel emotionale Belastung und Verantwortung trug, die mir gar nicht gehörte. Ich habe oft den Eindruck, dass die Schuhabdrücke, die ich hinterlasse, stellvertretend Spuren von Millionen fremdgesteuerten Seelen sind. Auch wenn ich weiß, dass ich mich heute ohne Alkohol auf einem sicheren Weg befinde, bin ich mir dennoch nicht immer sicher, wie ich mich an manch neuen Weggabelungen verhalten soll. Soll ich stehen bleiben, abbiegen, weitergehen oder soll ich springen? Und wenn ich stehen bleibe, was passiert dann? Dann kann ich zum Beispiel deutlicher sehen, hören und mit allen Sinnen spüren, was wir bisher geschafft haben. Ich versuche, weniger zu rennen und bleibe immer öfter stehen, lese, höre und staune und freue mich über so viele wachsame Momente mit positiven Menschen. Ich kann mich in meinen neuen alkoholfreien Verbindungen so gut spüren und weiterentwickeln. Und so kann ich, wenn ich stehen bleibe, auch einen Sprung ins kalte Wasser wagen. Wenn ich mir keine Zeit für Ruhe gönne, springe ich auch nicht mehr. Nach einem Sprung ins kalte Wasser spüre ich mich immer intensiver, es prickelt und wird dann wohlig warm. So wie gestern, als ich wieder neue Reflexionen fertigstellte und im Evakostüm in einen einsamen

Weiher sprang – Gerti mit im Herzen und zarte Wolken über uns am blauen bayerischen Himmel.

Bei Menschen, die unter Abhängigkeitserkrankungen leiden, ist das während problematischer Konsumphasen ähnlich wie bei Kindern in verschiedenen Entwicklungsphasen. Wir brauchen Zeit und sichere Räume, bis wir bestimmte Gefahren für uns richtig einordnen können, die wir mit unserem Instinkt nicht greifen oder mit unserem Verstand nicht konstruktiv einordnen können. Es gibt aber gerade im Fall von Alkohol viele Betroffene mit Abhängigkeitserkrankungen, die wenig positiv fürsorgende Zeit oder sichere Räume erleben und nach sehr vielen Lernschlaufen (Rückfällen) irgendwann als „Drehtürpatient:innen" bezeichnet und stigmatisiert an den Rand unserer Vorstellungen und damit an die Grenzen unserer Empathie verdrängt werden. Mit solchen Bezeichnungen fällt es Betroffenen und Mitbetroffenen sicher nicht leichter, an selbstbestimmte Recovery und echte Entlastung zu glauben. Als ich am meisten emotional litt, verkroch ich mich in meiner Opferrolle und verlor mich in dem Gefühl, in meinen selbstverursachten Lebensumständen ausgeliefert, schuldig und verantwortlich zu sein, funktionieren zu müssen, egal wie. Zu dieser blockierenden Wahrnehmung vermeintlich eingeschränkter Gestaltungsspielräume musste ich mich selbst dabei beobachten, wie ich nach und nach meinen starken Kern verlor und mich begann, selbst zu enttäuschen. Je mehr ich wollte, dass die Tage einfach nur vorbei gehen, desto weniger gerne lebte ich mein Leben und desto weniger oft schaute ich mit einem Lächeln in den Spiegel. Je schwerer eine Selbstkränkung und emotionale Belastung, desto wichtiger ist es, dass das Umfeld aktiv wird. Menschen, die sich stark selbst stigmatisieren und schon als Kinder ihre Eltern nach außen schützen mussten, haben besonders lange geübt, ihre Belastungen für sich zu behalten und nicht negativ auffallen zu wollen. Schwäche offen zu zeigen oder um Hilfe zu bitten, fiel mir persönlich oft schwer, Fehler zuzugeben hingegen nicht ganz so sehr.

4.3.3 Hilfe-Blockade: Dynamische Verantwortung aktivieren (Schomerus/Speerforck)

Da ich als „Tochter einer Alki" und einer Alkoholkonsumstörung und Selbststigmatisierung auch selbst betroffen war, kenne ich beide Seiten der Verantwortung aus meinen Rollen und konnte als Peer nun auch schon viele Erfahrungen mit beiden Seiten im beruflichen und öffentlichen Kontext sammeln. Häufig haben wir es insbesondere bei ersten Hinweisen auf Alkoholkonsumstörungen im sozialen Kontext mit gegenseitigen Schuldzuweisungen und moralischen Vorwürfen zu tun.

In einem wissenschaftlichen Artikel fragen Georg Schomerus und Sven Speerforck: „Suchtbehandlung ohne Schuldzuschreibung – eine Utopie?" und beschreiben Schulzuweisungen als Kernelement des Stigmas von Abhängigkeitserkrankungen. Laut des wissenschaftlichen Artikels, auf den wir bereits verwiesen haben, macht die Mehrheit der

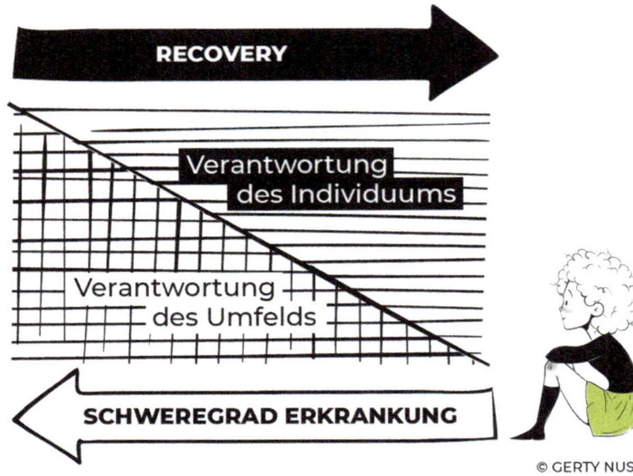

Abb. 4.5 Dynamisches Modell der Verantwortung. (Schomerus/Speerforck)

Bevölkerung Menschen mit einer Abhängigkeitsdiagnose selbst für die Erkrankung verantwortlich oder ordnet Alkoholabhängigkeit keiner Erkrankung, sondern selbst verschuldetem Fehlverhalten zu.[9]

Kernsymptom der Alkoholerkrankung ist Kontrollverlust bei Alkoholkonsum. Kernziel der Behandlung von Alkoholerkrankungen ist, die Krankheitslast – also auch belastenden Konsum, zu minimieren. Die Wege zu diesem Ziel können individuell sehr unterschiedlich aussehen und die Kommunikation des sozialen Umfelds kann auf diesem Weg sehr unterschiedlich wirken.

Das dynamische Modell der Verantwortung möchte das „Dilemma der Moralisierung" in sozialer Interaktion zwischen beispielsweise Fachkräften und Betroffenen oder Mitbetroffenen und Betroffenen auflösen helfen. Als Gedankenkonzept wird hierbei „Schuld" in „Fähigkeit für Verantwortungsübernahme" transferiert. Geraten also Betroffene und Mitbetroffene als soziales System hinsichtlich Konsumverhalten in eine Krise, kann das Modell als Reflexionshilfe herangezogen werden, um Konsumprobleme und krankheitsbedingtes Sozialverhalten nicht pauschal als Schuldzuweisung an Betroffene abzusenden. Denn dem Betroffenen und seinem Konsumverhalten gegenüber steht die Verantwortung des Umfelds für den kulturellen Umgang mit Konsum und sozialen Regeln. Je stärker eine Erkrankung ausgeprägt ist, desto größer ist die Verantwortung des Umfelds, problematischen Konsum oder sozial belastendes Verhalten anzusprechen und reduzieren zu helfen. Je weiter eine Recovery fortgeschritten ist, desto wichtiger ist es für uns Betroffene, selbst Verantwortung für unseren Konsum und unser Verhalten übernehmen zu können (Abb. 4.5).

Im Gegensatz zu diesem Konzept erlebte ich als Mitbetroffene eine soziale Ausgrenzung meiner Mama Gerti und eine hohe Verantwortungs- und Schuldzuweisung zu ihrer Person über ihren kompletten Erkrankungsverlauf bis zu ihrem Tod und einige Jahre darüber hinaus. Meine eigene Stigmatisierung und den abwertenden Umgang mit meiner

[9] Psychiat Prax 2023; 50: 175–177 (https://www.thieme-connect.com/products/ejournals/pdf/10.1055/a-2063-0747.pdf)

Mama sehe ich wie beschrieben als Ergebnis einer gesellschaftlichen Prägung in Mitverantwortung fehlender öffentlicher Aufklärung und Prävention.

Mir wurde es erst durch meine eigenen bewussten Abhängigkeitserfahrungen mit Alkohol und meine neuen sozialen Rollen mit Verantwortung für andere Menschen klar, wie wenig meine Mama persönlich Schuld daran hatte, dass sie mich auf ihre Weise vernachlässigte und ihre Erkrankung in meinem sozialen System dazu führte, dass ich emotional destabilisiert und mein freies Entwicklungspotential bereits als Kind durch das gesellschaftlich stigmatisierende Persönlichkeitsmerkmal „Tochter einer Alki" verletzt wurde.

Reflexion
Die Stigmatisierung von Alkoholkonsumstörungen als persönliche Schwäche folgt auf abstrakter Weise dem Prinzip emotionalen Missbrauchs als Form psychischer Gewalt.

Ich kann das deswegen so klar formulieren, weil ich es deutlich als Tochter von Gerti selbst erlebt habe. Missbräuchliche Handlungen zwischen Betroffenen und Mitbetroffenen von Alkoholabhängigkeit entstehen durch die normative Kultivierung des Alkoholtrinkens, die dazu führt, dass bei Alkoholproblemen die Schuld für Kontrollverlust vermeintlich unverantwortlichen Konsumentscheidungen tendenziell instabiler Persönlichkeiten zugeschrieben wird. Meine Mama galt als „instabile Persönlichkeit". Diese stigmatisierten und häufig nicht richtig erkannten Patient:innen leiden häufig an Angstzuständen, Depressionen, komplexen posttraumatischen Belastungen und ihren Folgestörungen oder an einem chronisch niedrigen Selbstwertgefühl. Menschen, die mit alkoholerkrankten Personen aufwachsen, tragen ein bis zu sechsfach höheres Risiko in sich, selbst an psychischen Störungen zu erkranken. Alkoholkultivierung zielt seit der Nachkriegsdepression sehr stark auf die Ansprache niedriger Selbstwertgefühle, alleine schon über die genüssliche Verankerung vieler alltäglicher und besonderer Rituale in unserer Gemeinschaft wie Feierabend, Verdauung, Reise, Urlaub, Absacker, Empfang, gemeinsamer Abend, Romantik, Wellness, Essengehen, Date, After Work, Frühschoppen, Abendmahl, Weihnachten, Silvester, Neujahr, Karneval, Vatertag, Geburtstag, Abschlussfeier, Sportfest, Konfirmation, Schulfest, Fußballspiel, Grillabend, Kundenessen, Erntefest, Kirchweih, Advent, Hochzeit, Baby Party, Beerdigung etc. (Siehe „Abb. 5.1 Wie viel WIR steckt in DIR?"). Easy, da lange mit mentalen Erkrankungen zu funktionieren und nicht kulturell aufzufallen.

Merkmale emotional missbräuchlichen Handelns zwischen alkoholabhängigen Menschen

Herabsetzung
„Wir können gut mit Alkohol umgehen, nur Du musst immer wieder über die Stränge schlagen. Schämst Du Dich eigentlich nicht, wenn Du Dich als Erwachsene und Mutter so verhältst?"

Besonders wenn Mütter mit Alkoholerkrankungen von heranwachsenden Töchtern mit solchen Fragestellungen konfrontiert werden, fühlen sich psychisch kranke Eltern in ihren Vorbildrollen stark herabgesetzt. Machen sich Angehörige gegenseitig solche Vorwürfe, tragen sie nicht alleine Schuld an so einer unnötigen und vermeidbaren gegenseitigen Herabsetzung. Denn sie könnten ihre Einstellung von repräsentativen Vertretungen wie dem Deutschen Werberat übernommen haben, der im Januar 2026 immer noch meint, „(...) die meisten Menschen können in Deutschland alkoholhaltige Getränke verantwortungsvoll konsumieren, ohne dadurch sich selbst oder ihre Umgebung zu schädigen" (Quelle: https://werberat.de/wp-content/uploads/2026/01/Alkoholleitfaden_DWR_Version_2026_V2.7_Online-Version.pdf, zuletzt aufgerufen am 7.1.2026).

Menschen, die mit Alkoholproblemen in einem Verhältnis stehen, egal in welcher Rolle und unabhängig davon, wie intensiv der Kontakt im Alltag ist, erleben oft persönliche Kritik, Entwertung ihrer Emotionen, Wünsche oder Bedürfnisse. Auch individuelle Einzelerfahrungen können je nach Beziehung und Erkrankungsphase relevante Auswirkungen auf den Verlauf der Erkrankung oder auf die Bereitschaft der Patient:innen für die Inanspruchnahme von professioneller Hilfe haben. Meine Mama war der Auffassung, dass ihre vermeintliche Schwäche für Alkohol in ihr persönlich von Geburt an verankert war und ich übernahm als Kind und junge Frau dieselben Selbstansichten.

Gaslighting
„Du hast gestern felsenfest behauptet, dass Du nichts mit dem Verschwinden der Primitivo-Bag-in-Box in unserem Vorzelt zu tun hattest. Und heute finde ich den Tetra-Pack in Eurem Müll. Wer von Euch hat unseren Wein also leer getrunken?"

Menschen, die regelmäßig viel Alkohol trinken, können nicht nur mit Menschen regelmäßig Kontakt haben, die sie durch ihre Kommunikation oder ihr Verhalten stark verunsichern. Sie können auch durch den Alkoholkonsum selbst an Wahrnehmungsstörungen und Verwirrungen leiden, die zu unnötigen Selbstzweifeln, inneren sowie äußeren Konflikten führen können.

Schuldzuweisungen
„Du weißt doch, dass Dir Alkoholtrinken schadet, trotzdem trinkst Du. Du bist selbst schuld, wenn es Dir so schlecht geht, also kümmere Dich um Dich selbst und lass andere mit Deiner Sucht in Frieden."

Gerti ließ nur den Leidensdruck medizinisch behandeln, der sie funktional am Leben hielt. Für ihre emotionalen oder mentalen Leiden war sie, solange sie lebte, nicht in der Lage, professionelle Hilfe anzunehmen. Sie erkannte weder das Ausmaß ihrer Erkrankung, noch war es ihr möglich, die Ursachen und Symptome in der frühen Phase ihrer Abhängigkeit von ihrer Persönlichkeit und Identität zu trennen und auf eine beobachtbare und veränderbare Verhaltensebene zu bringen. Sie gab sich selbst ganz alleine die Schuld an ihrer Alkoholerkrankung. In gewissem Ausmaß übernahm ich diese Denk- und Verhaltensweise auch. Es dauerte auch bei mir lange, bis ich mir professionelle therapeutische Hilfe für meine Alkoholprobleme und die dahinter liegenden Verletzungen nahm.

Emotionale Erpressung

„Wenn ich Dir wirklich wichtig wäre und Du mich wirklich liebtest, dann würdest Du all das nicht tun."

Diesen Satz hörte meine Mama sowohl von ihrer Mutter als auch von mir ihrer Tochter vermutlich nicht nur einmal. Unter emotionale Erpressung fällt auch im weitesten Sinn das Ausnutzen von Gefühlen, um Zielperson zu manipulieren oder unter Druck zu setzen. Menschen sind als soziale Wesen nach ihrer psychologischen Bedürfnisstruktur stark auf Zugehörigkeitsgefühle angewiesen. Besonders Menschen mit niedrigen Selbstwertgefühlen schöpfen viel Kraft und Identität aus starken Gemeinschaften. Trinkgemeinschaften kommen sich mit Alkohol schneller näher, ohne dafür soziale Kompetenzen zu benötigen oder soziale Arbeit leisten zu müssen. Das einzig wahre Warsteiner warb beispielsweise mit Claims wie „Auf das WIR und Jetzt."

Solche Kommunikationsweisen und sozialen Handlungen können erhebliche gesundheitliche Schäden anrichten und zu niedrigen Selbstwertgefühlen sowie Schwierigkeiten in zwischenmenschlichen Beziehungen führen. Auch wenn diese Verhaltensweisen individuell als Selbstschutz logisch erscheinen und ebenfalls nicht negativ pauschal bewertet werden sollten. So gesehen, haben Mama und ich uns gegenseitig emotional missbraucht und uns missbrauchen lassen, ohne das zu beabsichtigen oder gar zu verstehen. Oder meinen Sie, ich übertreibe mit meiner formulierten Schuldverteilung an dieser Stelle?

Mir gefällt die Darstellung der dynamischen Verantwortung, wie sie von Georg Schomerus und Sven Speerforck erarbeitet wurde deshalb so gut, weil sie im Trialog zwischen Fachkräften, Angehörigen und Patient:innen von Abhängigkeitserkrankungen eine schuldunabhängige und der Situation des Systems angemessene Reflexion für den Alltag erlaubt. Mithilfe dieses Modells kann gemeinsam definiert werden, welche Rolle in welchen Phasen oder Alltagssituationen die finale Verantwortung für Entscheidungen trägt. Haben Mitbetroffene in suchtbelasteten Systemen frühzeitig die Chance, gemeinsam über gewisse Erkrankungsverläufe, Ursachen und Wechselwirkungen aufgeklärt zu werden, können für mögliche Grenzüberschreitungen, Krisen oder Eskalationsstufen gemeinsam Regeln oder Codes vereinbart werden, die ohne viele Worte und ohne Diskussion über Schuld und Verantwortung in heiklen Situationen deeskalierend und verständigend wirken können.

Hätten meine Mama Gerti und ich zusammen im Trialog mit einer helfenden Fachkraft einen nüchternen Blick auf das dynamische Modell der Verantwortung werfen können, hätten wir unsere Scham- und Schuldgefühle miteinander auflösen und uns darüber annähern können.

Georg Schomerus wies mich in unserem letzten Austausch Ende Januar 2026 empathisch darauf hin, dass das Modell in Anbetracht seiner äußersten Anforderungssituationen „sehr hoher Schweregrad einer Erkrankung“ (ganz links) oder „in Recovery schon weit fortgeschritten“ (ganz rechts) weitere Potenziale entstigmatisieren helfen kann. Entsprechend habe ich mir das Modell nochmal länger angesehen und mir Mama und mein Leben dazu vor Augen gehalten (Abb. 4.6).

Ich interpretiere wie folgt: Damit schweren Alkoholerkrankungen mit Respekt begegnet werden kann, gehört es eindeutig in die Verantwortung des Umfelds, soziale Räume und Kommunikation so empathisch und stigmafrei zu gestalten, dass sich erkrankte Menschen nicht schuldig fühlen und schämen müssen. Dieser Verantwortung kommen wir als Gesellschaft in Deutschland aktuell noch nicht nach. Demzufolge darf ich mich heute mit Ihnen als Kind von meiner Schuld selbst freisprechen, dass ich meine Mama für ihre schwere Erkrankung selbst verantwortlich gemacht habe. Mir fällt dazu weiter ein: Je beliebter Alkohol in einer Gemeinschaft, desto unbeliebter sind Alkoholprobleme. Da mir Leistung, Konsum und Alkohol seit meiner Kindheit als Gemeinschaftsrituale Zugehörigkeit vermittelten, wertete ich meine Mama während meines strebsamen Heranwachsens als lebendige Leistungsschwäche und wandelnde Alkoholproblematik immer weiter ab. Für mich waren Menschen früher einfach schwach, für immer irreparabel geschädigt oder selbst schuld, wenn sie wegen Alkoholkonsum ihr Leben nicht mehr im Griff hatten. Hätte ich Mamas Alkoholerkrankung nicht als ihre vereinzelte persönliche Schwäche, sondern als ernst zu nehmende schwere Erkrankung und strukturelle Problematik in unserer Gesellschaft erkennen können, hätte ich dann als Heranwachsende irgendwann mehr Verantwortung mindestens mir selbst gegenüber für meinen Alkoholkonsum übernehmen „müssen“?

Würden wir also den wissenschaftlichen Standard über Alkohol in Deutschland ehrlich annehmen, bekämen alle schwer alkoholerkrankten Menschen mehr Verständnis und eine bessere Versorgung für ihre Erkrankungen. Gleichzeitig hätte eine öffentliche Aufklärung

Abb. 4.6 „Dynamisches Modell der Verantwortung“. (Schomerus/Speerforck)

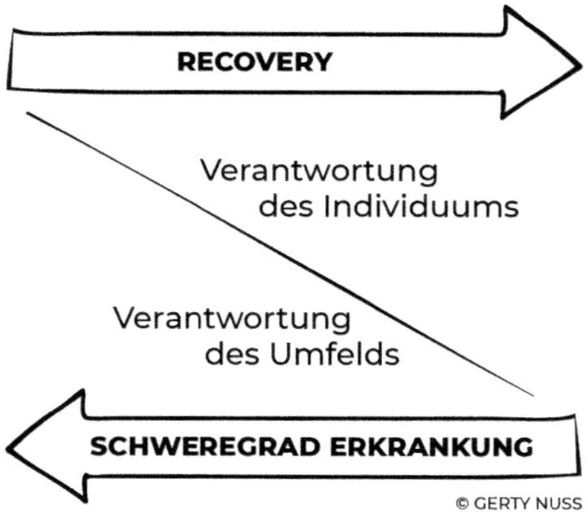

über die wahren Risiken von Alkohol aber auch den Effekt, dass der Alkoholgenuss nicht mehr so beliebt, besonders und kultig in einem sozialen Umfeld ausgelebt werden könnte. Menschen hätten plötzlich die Chance, Alkohol von Geburt an vorsichtiger zu begegnen, ohne sich in unserer Gemeinschaft sonderlich fühlen oder rechtfertigen zu müssen. Je länger ich auf die linke Seite dieses Diagramms blicke, desto mehr Abgründe tun sich mir in Konfrontation mit unserem alkoholpolitischen Notstand wieder auf. Ich denke: Je harmloser Alkohol in einer Gesellschaft, desto früher, intensiver und regelmäßiger der Kontakt mit Alkohol. Je harmloser die Wahrnehmung, desto schneller „kultig" wird Alkohol und desto unbeliebter wird in unserem sozialen Umfeld die Person, die Probleme mit Alkohol hat. Bei jedem „je" oder „desto" verdient die Industrie und leidet die Person mit den persönlichen Problemen mehr. Ich spüre da einen negativen Sogeffekt, der von hoher Sprachlosigkeit auf Seiten schwer Erkrankter plus ihres Umfelds sowie manipulativ gieriger Kommunikation auf Seiten der Lobby begleitet ist. Im Verständnis des dynamischen Modells haben wir also, je schwerer eine Alkoholerkrankung wiegt, als Gemeinschaft eine größere Verantwortung als individuelle Indexpersonen. Die Mindestverantwortung, die eine Indexperson bei schwerer Erkrankung übernehmen kann, um Stigmatisierung, weitere Selbstabwertung oder gar Schuldzuweisungen abzuwenden, ist, eine professionelle Behandlung zuzulassen. Und die Mindestverantwortung, die wir als Gemeinschaft für die individuelle Stigmafreiheit in Recovery übernehmen können, ist, Alkohol unter uns nicht weiter zu verherrlichen oder zu verharmlosen, unabhängig davon, wie viele Personen unter uns ein akutes Alkoholproblem offen zeigen oder nicht.

4.3.4 Therapie-Blockaden mit zieloffenen Modellen lösen – ein stigmafreier Ansatz aus Münsterlingen macht über sich reden

Zu Beginn meiner Arbeit stellte ich die Frage, was meine Mama Gerti gebraucht hätte, um professionelle Hilfe für ihre Lebensbewältigung ohne Alkohol annehmen zu können. Erinnern Sie noch, was ich im ersten Kapitel darauf antwortete? „Selbstachtung."

Meine Mama wusste, dass sie Alkoholtrinken nach 2003 ziemlich sicher ziemlich zeitnah töten würde, tat es dennoch irgendwann wieder und starb daran in menschenunwürdigsten Zuständen. Ich glaube, das letzte Mal trank sie bewusst. Nicht, weil sie mehr Alkohol wollte. Sondern weil sie nicht mehr leben und lieber sterben wollte. Das war meiner Beobachtung nach in ihrem letzten Zuhause abzulesen. Weder meldete ich mich, wie es der Zustand des Hauses eigentlich erfordert hätte, beim Gesundheitsamt, noch schützte ich meine körperliche und seelische Gesundheit vor den letzten Aufräumarbeiten in ihrem Leben. Ich wollte Gerti vor weiterer Scham und Schande in ihrem Heimatort schützen und ich wollte die Angelegenheit schnell hinter mich bringen. Ich war gerade eine erfolgreiche Führungskraft und frisch verheiratet. Den Karrierestau aus meinem vermasselten Politikstudium hatte ich gerade wieder gut aufgeholt.

Es war Anfang September 2013 und ich war bereits ein paar Wochen für meine Hochzeit und Flitterwochen von meiner Arbeit weg. Zum Glück nicht so ganz. Während dieser Tage gaben mir meine Vorgesetzten und Kolleg:innen jeden Rückhalt, den ich brauchte. Wie immer stärkte mich mein damaliger Arbeitgeber und gab mir die Zeit, die ich brauchte. Ebenso, als ich eine weitere Angehörige bei ihrer leider erfolglosen Krebstherapie und unsere Familie bei einem weiteren Todesfall wenige Monate nach Gertis Tod begleitete.

Ohne mein Arbeitsumfeld, meinen Freundeskreis und meine Familie wäre ich heute nicht in dieser Konstitution in diesem freien und selbstbestimmten Leben. Ich war 2014 eine stark hilfebedürftige arbeitende Mutter und ich bekam sehr viel Fürsorge aus meinem Umfeld. Unser Staat versagte damals leider, mir die richtigen Botschaften zu senden. FASD Deutschland e. V. machte allerdings bereits einen super Kommunikationsjob und erreichte mich in Köln in meiner Gynäkologiepraxis mit ansprechendem Informationsmaterial. Ich trank keinen Schluck Alkohol, als ich wusste, dass ich schwanger war.

Als ich im November 2024 zu der alljährigen Tagung „Mensch SUCHT Leben" der drei größten Suchtfachkliniken der Deutschschweiz – Forel Klinik, Klinik Im Hasel und Klinik Südhang – als Peer-Fachreferentin zu einer Podiumsdiskussion eingeladen wurde, fühlte ich echte fachliche und menschliche Anerkennung meiner Person als aktive Patientin und Angehörige in Recovery (Abb. 4.7).

In verschiedenen Ateliers wurden aktuelle Themen zur Behandlung von Abhängigkeitserkrankungen vorgestellt. Ich wählte das Studio, in dem das „Münsterlinger Modell der Suchtbehandlung" von Profis gemeinsam mit Peers live vorgetragen wurde. Ich war baff und zu Tränen gerührt, als die Referent:innen von ihren gemeinsamen Erfahrungen offen berichteten. Das Modell stammt aus der psychiatrischen Klinik Münsterlingen und gehört zur Spital Thurgau AG. Auf den drei offen geführten Stationen das Abhängigkeitsbereichs arbeiten Pflegefachkräfte sowie ärztliche und therapeutische Fachkräfte in interprofessionellen Teams gleichgestellt mit ihren Patient:innen auf Augenhöhe. Die meisten Klient:innen sind freiwillig mit einer individuellen Aufenthaltsdauer von durchschnittlich vier bis zwölf Wochen in Behandlung. Das Besondere an diesem Behandlungsmodell ist, dass die Zusammenarbeit weitestgehend restriktionsfrei und zieloffen definiert ist. Es verfolgt das Ziel, Menschen nicht nur bei der Bewältigung von Abhängigkeitserkrankungen zu helfen, sondern sie auf ihrem Weg zu einem selbstbestimmten Leben zu stärken. So definieren Betroffene ihre eigenen Behandlungsziele selbst und werden nicht standardisiert in ihrem Konsumverhalten überwacht. Als Motivation, diesen offenen Weg zu gehen, gibt das Team an, dass sie auf diese Weise mehr Ressourcen auf positive Beziehungsarbeit, denn auf negative Kontrollerfahrungen allokieren und das Vertrauen zwischen den Patient:innen und Profis stärken können. Für viele Menschen, die unter marginalisierten Umständen leben und suchtmedizinisch komorbid sind, stellen Entzug und Abstinenzdruck eine große Hürde da, sich auf die eigentlichen Hilfeangebote einlassen zu können. Entweder kommen sie aufgrund der Barriere gar nicht in Behandlung. Oder, wenn sie in stationärer Behandlung sind, muss viel Energie aufgebracht werden, den Konsum zu kontrollieren, statt effektiv an den Ursachen und Symptomen ihrer Erkrankungen arbeiten zu können. Mit einer neuen Vertrauensinvestition in Beziehungsarbeit soll mit dem Münster-

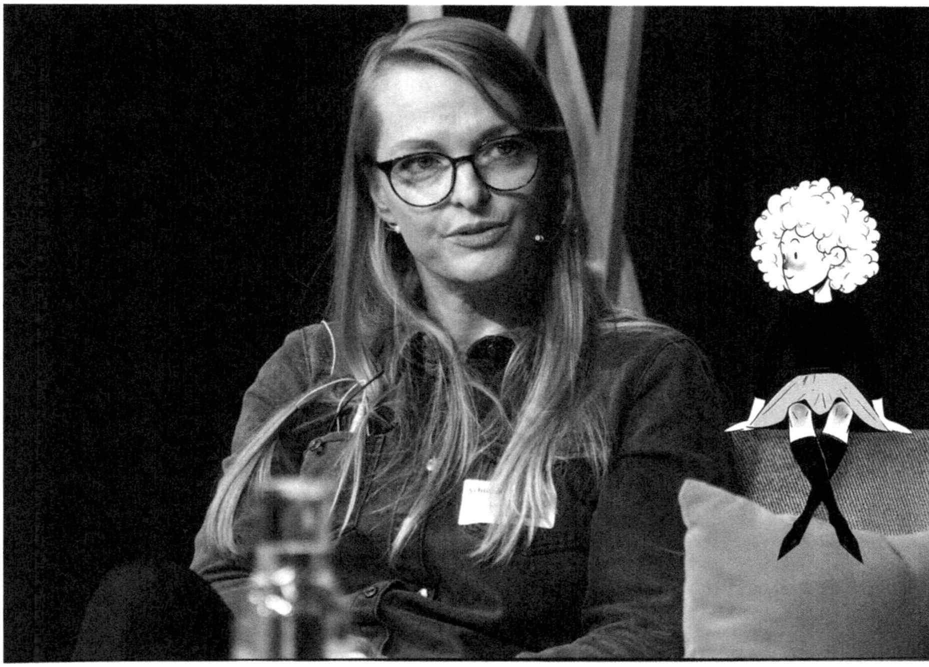

© GERTY NUSS

Abb. 4.7 Podiumsdiskussion auf der Tagung „Mensch SUCHT Leben", Lenzburg, November 2024. (Quelle: https://mensch-sucht-leben.ch/sfs/)

linger Behandlungskonzept der unbeliebte „Drehtür-Effekt" hauptsächlich über die Selbstwirksamkeit der Klient:innen reduziert werden.

Die Patient:innen legen ihre Therapieziele eigenverantwortlich fest und gestalten damit selbst ihren Genesungsweg (Recovery). Patient:innen werden selbst als autonomiefähige Ressourcen mit ihren Fähigkeiten und Stärken anerkannt und von Fachkräften in ihren Prozessen individuell unterstützt. Die Zusammenarbeit erfolgt zwischen allen auf Augenhöhe. Ich habe einige Personen, die mit diesem Modell arbeiten, persönlich kennengelernt. Sie spüren bereits beim ersten Kontakt, dass sie es mit einem anderen Level von Empathie und Empowerment in der Suchtbehandlung zu tun haben, von der ersten Sekunde an. Das Konzept ist darauf ausgelegt, die größte Herausforderung bei Suchterkrankungen zur Selbstheilung und freiwilliger Selbstkontrolle effektiv zu behandeln: Stärkung positiver Selbstwertgefühle in vertrauensvollen Beziehungserlebnissen. Viele der Menschen, die in stationäre Behandlung kommen, haben Lebensjahre hinter sich, in denen sie krankheitsbedingt Täuschungen und Vertrauensmissbrauch als Täter und Opfer häufig miterleben mussten. Ihr Selbst- und Fremdbild ist oft geschwächt, ihr Verhalten von abhängigen Mustern geprägt und ihr Grundgefühl verunsichert, leer oder unter Stress. Gefühle von Akzeptanz und Zugehörigkeit, die durch den Münsterlinger Ansatz ohne Druck erfahren werden können, fördern das Wohlbefinden nachhaltig. Menschen können ihre Umwelt und Hilfe besonders gut annehmen, wenn sie sich sicher und ehrlich angenommen fühlen. Es macht einen Unterschied, ob ein Mensch eine Hilfetätigkeit automatisiert nach einer Rollen- oder Jobbeschreibung anbietet, oder ob Hilfe auf Verständnis und echtem Respekt beruht.

Ich kann mir vorstellen, dass ein zieloffener Vertrauensansatz und Beziehungsarbeit im Therapiealltag neben all den zwischenmenschlichen Vorteilen auch Reibung an vielen anderen Entwicklungsstellen erzeugt, die in einem herkömmlichen Setting gar nicht erst als Thema entstehen können. Anders als auf Stationen, in denen Patient:innen regelmäßig kontrolliert werden, eröffnet ein solcher Ansatz die Möglichkeit, tiefere und oft auch herausfordernde Themen zu bearbeiten.

In einem restriktionsfreien und zieloffenen Setting ergeben sich verschiedene kommunikative Herausforderungen. Beispielsweise kann das Fehlen von externen Kontrollen dazu führen, dass Patient:innen vermehrt ihre Autonomie und Entscheidungsfreiheit nutzen, was sowohl positiv als auch negativ wirken kann. Während einige Patient:innen dies als Chance zur Selbstbestimmung empfinden, können andere Schwierigkeiten damit haben, Verantwortung für ihre Entscheidungen zu übernehmen. Was wiederum zu Konflikten innerhalb der Gruppe und mit Therapeut:innen führen kann.

Ein weiteres Thema, das in traditionellen Settings oft nicht auf Beziehungsebene auftritt, ist die Vertrauensfrage. In einem offenen Ansatz arbeiten sowohl Profis als auch Patient:innen aktiv daran, ein vertrauensvolles Verhältnis aufzubauen und zu pflegen. Das bedeutet, dass Themen wie Verletzlichkeit, Enttäuschung und Unsicherheit intensiver thematisiert werden. Um die Herausforderungen in der Beziehungsarbeit und Kommunikation in einem zieloffenen interprofessionellen Ansatz proaktiv einzubeziehen, sind regelmäßige feedbackorientierte Gespräche sinnvoll. Dialoge, Trialoge oder Gruppendiskussionen fördern nicht nur die Reflexion individueller Erfahrungen, sondern stärken auch das Gemeinschaftsgefühl und das Verständnis füreinander.

In eigenem Interesse denke ich, interprofessionelle Teams sollten grundsätzlich Schulungen mit Kommunikationstraining und Konfliktlösungstechniken durchlaufen, um in der Beziehungsgestaltung authentisch empathisch agieren zu können. Die mögliche Integration von Peer-Support-Programmen und frühe Einbeziehung von Angehörigen sehe ich zudem als Vorteil der hohen Flexibilität des Münsterlinger Modells an. Peer-Assistance-Program bieten als Plattform Anknüpfungspunkte von der Überführung aus dem Therapiealltag ins echte Leben zurück. Solche integrativen, zieloffenen Ansätze bieten als Rückfallprävention für einen offenen Umgang mit Sucht in Familien und am Arbeitsplatz gute Rolemodels und Best Practices. Ich bin mir sicher, dass aus den Erfahrungen des Münsterlinger Modells gemeinsame Profi- und Peer-Erkenntnisse geteilt werden können, die den Therapieprozess generell auf eine würdigere Ebene heben könnte.

Das Konzept basiert auf vier Elementen, von denen ein Element die *„zieloffene Suchtarbeit"* von Prof. Dr. Joachim Körkel ist. Körkels Ansatz des „kontrollierten Trinkens" kommt für mich persönlich nicht in Frage, „weil ich kein Interesse daran habe, mir kontrolliert Gift zugunsten der Alkoholindustrie einzukippen". Sagt die Anti-Alk-Aktivistin in mir. Die Tochter von Gerti wüsste ihre Mama heute lieber in einer Substitution, medizinischen oder therapeutischen Begleitung als seit vielen Jahren auf dem Friedhof. Und auch hinsichtlich meiner selbststigmatisierten Suchtverlagerungstendenzen bin ich grundsätzlich offenen Konzepten gegenüber sehr offen, weil sie mir aus Stigma-Sicht und Selbstwertperspektive wesentlich vielversprechender erscheinen. Neben den Elementen zieloffener Suchtarbeit gehört eine *Recovery-orientierte Grundhaltung, restriktionsfreies Arbeiten* und die *integrative Behandlung von Komorbiditäten* zu den Grundpfeilern des „Münsterlinger Modells".

Unter Recovery-orientierter Grundhaltung wird ein integrativer Ansatz verstanden, der den Fokus auf die Befähigung der Betroffenen zur Selbstbestimmung und Teilhabe setzt. Das darf sogar so weit gehen, dass Peers in die Weiterentwicklung und Neugestaltung von Behandlungsangeboten einbezogen werden können. Restriktionsfreies Arbeiten möchte unterstützend wirken, ohne Betroffene für ihr Suchtverhalten zu stigmatisieren oder zu bestrafen. Konsumereignisse werden als Symptome der Suchterkrankung nicht moralisch bewertet. Dafür werden sie freiwillig ohne Kontrollen offengelegt und gemeinsam therapeutisch aufgearbeitet. Als weiteren absoluten Mehrwert sehe ich die direkte Integration von Komorbiditäten innerhalb der Suchtbehandlung. Das wäre auch im Fall meiner Mama ein wichtiger Hebel zur Verbesserung ihrer Lebensqualität und einer freiwilligen Lebensverlängerung gewesen. Da bin ich mir sicher. Patient:innen können frühzeitig ihre Emotionskompetenz stärken und ihre Traumaerfahrungen behandeln lassen. Wenn wir als Patient:innen verstehen lernen, was uns in unseren Lebenssystemen außerhalb des Therapiesettings eigentlich belastet, erhalten wir mehr Chancen, gegen suchtauslösende Dynamiken selbstwirksam Einfluss zu nehmen.

„Ich kann offen über meine Gefühle und meine Themen in Bezug auf meine Sucht sprechen." Diesem Satz stimmen die Patient:innen in Münsterlingen zu 100 % zu. Auch in meinem Fall war diese Selbsterfahrung der wichtigste Schritt in meiner Recovery.

Für mich ist das „Münsterlinger Modell zur Suchtbehandlung" derzeit das vielversprechendste Leuchtturmprojekt im deutschsprachigen Raum und ich hoffe, ich kann es mit meiner Arbeit weiter unterstützen und hiermit stärker publik machen.

Literatur

Branden, N. (1994). The Six Pillars of Self-Esteem. New York: Bantam.

Cohen, P. et al. (2000). *Self-esteem and substance use in adolescence: an analysis of the National Longitudinal Study of Adolescent Health (Add Health). Journal of the American Academy of Child and Adolescent Psychiatry.*

Corrigan PW, Watson AC. The Paradox of Self-Stigma and Mental Illness. Clinical Psychology: Science and Practice. 2002;9:35–53. doi:https://doi.org/10.1093/clipsy.9.1.35.

Corrigan PW, Watson AC, Barr L. The Self–Stigma of Mental Illness: Implications for Self–Esteem and Self–Efficacy. Journal of Social and Clinical Psychology. 2006;25:875–84. doi:https://doi.org/10.1521/jscp.2006.25.8.875.

Corrigan PW, Rafacz J, Rüsch N. Examining a progressive model of self-stigma and its impact on people with serious mental illness. Psychiatry Res. 2011;189:339–43. doi:https://doi.org/10.1016/j.psychres.2011.05.024.

Cotton NS. The familial incidence of alcoholism: a review. J Stud Alcohol. 1979;40:89–116. doi:https://doi.org/10.15288/jsa.1979.40.89.

Coviello DM, Alterman AI, Cacciola JS, Rutherford MJ, Zanis DA. The role of family history in addiction severity and treatment response. J Subst Abuse Treat. 2004;26:303–13. doi:https://doi.org/10.1016/S0740-5472(03)00143-0.

Dom G, Wilde B de, Hulstijn W, Sabbe B. Traumatic experiences and posttraumatic stress disorders: differences between treatment-seeking early- and late-onset alcoholic patients. Compr Psychiatry. 2007;48:178–85. doi:https://doi.org/10.1016/j.comppsych.2006.08.004.

Dube SR, Anda RF, Felitti VJ, Croft JB, Edwards VJ, Giles WH. Growing up with parental alcohol abuse: exposure to childhood abuse, neglect, and household dysfunction. Child Abuse Negl. 2001;25:1627–40. doi:https://doi.org/10.1016/S0145-2134(01)00293-9.

Dube SR, Felitti VJ, Dong M, Chapman DP, Giles WH, Anda RF. Childhood abuse, neglect, and household dysfunction and the risk of illicit drug use: the adverse childhood experiences study. Pediatrics. 2003;111:564–72. doi:https://doi.org/10.1542/peds.111.3.564.

Evren C, Kural S, Cakmak D. Clinical correlates of childhood abuse and neglect in substance dependents. Addict Behav. 2006;31:475–85. doi:https://doi.org/10.1016/j.addbeh.2005.05.030.

Fuller-Thomson E, Sawyer J-L, Agbeyaka S. The Toxic Triad: Childhood Exposure to Parental Domestic Violence, Parental Addictions, and Parental Mental Illness as Factors Associated With Childhood Physical Abuse. J Interpers Violence. 2021;36:NP9015-NP9034. doi:https://doi.org/10.1177/0886260519853407.

Hammarlund R, Crapanzano KA, Luce L, Mulligan L, Ward KM. Review of the effects of self-stigma and perceived social stigma on the treatment-seeking decisions of individuals with drug- and alcohol-use disorders. Subst Abuse Rehabil. 2018;9:115–36. doi:https://doi.org/10.2147/SAR.S183256.

Hasson-Ohayon I, Mashiach-Eizenberg M, Lysaker PH, Roe D. Self-clarity and different clusters of insight and self-stigma in mental illness. Psychiatry Res. 2016;240:308–13. doi:https://doi.org/10.1016/j.psychres.2016.04.060.

Hill JV, Leeming D. Reconstructing 'the Alcoholic': Recovering from Alcohol Addiction and the Stigma this Entails. Int J Ment Health Addiction. 2014;12:759–71. doi:https://doi.org/10.1007/s11469-014-9508-z.

Holst C, Tolstrup JS, Becker U. Risk of somatic disease and mortality in individuals of parents with alcohol use disorder: a register-based cohort study. Addiction. 2022;117:905–12. doi:https://doi.org/10.1111/add.15722.

Hser Y-I, Lanza HI, Li L, Kahn E, Evans E, Schulte M. Maternal mental health and children's internalizing and externalizing behaviors: Beyond maternal substance use disorders. J Child Fam Stud. 2015;24:638–48. doi:https://doi.org/10.1007/s10826-013-9874-3.

https://werberat.de/wp-content/uploads/2026/01/Alkoholleitfaden_DWR_Version_2026_V2.7_Online-Version.pdf, zuletzt aufgerufen am 7.1.2026).

https://wordpress.nibis.de/gshahle/files/2019/05/2017-01-07-Erziehungsmittel-und-Ordnungsmaßnahmen.pdf

https://www.daserste.de/information/reportage-dokumentation/dokus/sendung/der-kinderpsychiater-die-macht-des-dr-winterhoff-folge-1-100.html, zuletzt aufgerufen am 11. April 2025

https://www.springermedizin.de/emedpedia/detail/psychiatrie-und-psychotherapie-des-kindes-und-jugendalters/adverse-childhood-experiences-ace-belastende-kindheitserlebnisse?epediaDoi=10.1007%2F978-3-662-49289-5_53 https://www.tagesschau.de/inland/gesellschaft/kinderpsychiater-winterhoff-gericht-100.html, zuletzt aufgerufen am 11. April 2025

Psychiat Prax 2023; 50: 175–177 (https://www.thieme-connect.com/products/ejournals/pdf/10.1055/a-2063-0747.pdf)

Hughes K, Bellis MA, Hardcastle KA, Sethi D, Butchart A, Mikton C, et al. The effect of multiple adverse childhood experiences on health: a systematic review and meta-analysis. Lancet Public Health. 2017;2:e356-e366. doi:https://doi.org/10.1016/S2468-2667(17)30118-4.

Kaufman J, Yang B-Z, Douglas-Palumberi H, Crouse-Artus M, Lipschitz D, Krystal JH, Gelernter J. Genetic and environmental predictors of early alcohol use. Biol Psychiatry. 2007;61:1228–34. doi:https://doi.org/10.1016/j.biopsych.2006.06.039.

Kilian C, Manthey J, Carr S, Hanschmidt F, Rehm J, Speerforck S, Schomerus G. Stigmatization of people with alcohol use disorders: An updated systematic review of population studies. Alcoholism Clin Exp Res. 2021;45:899–911. doi:https://doi.org/10.1111/acer.14598.

Klein M. Alkoholsucht und Familie – Kinder in suchtbelasteten Familien. 2008. https://www.bpb.de/shop/zeitschriften/apuz/31101/alkoholsucht-und-familie-kinder-in-suchtbelasteten-familien/. Accessed 17 Apr 2024.

Leonhard A, Leonhard C, Sander C, Schomerus G. The effect of alcohol use disorder symptom and recovery narratives on problem-recognition: A randomized online trial. Addict Behav. 2022;134:107426. doi:https://doi.org/10.1016/j.addbeh.2022.107426.

Leza L, Siria S, López-Goñi JJ, Fernández-Montalvo J. Adverse childhood experiences (ACEs) and substance use disorder (SUD): A scoping review. Drug Alcohol Depend. 2021;221:108563. doi:https://doi.org/10.1016/j.drugalcdep.2021.108563.

Li W, O'Brien JE, Zhu Y, Chen Q. A Path Analysis Investigating the Relationships between Family Violence, Addictive Behaviors, and Trauma among Adolescents in China. J Fam Viol. 2021;36:709–20. doi:https://doi.org/10.1007/s10896-020-00179-9.

Matthews S. Self-Stigma and Addiction. In: Avery JD, Avery JJ, editors. The Stigma of Addiction: An Essential Guide. Cham: Springer International Publishing; 2019.

Mayes, L., und Truman, S. Substance abuse and parenting. In: Bornstein MH, editor. Handbook of Parenting 4. New Jersey: Lawrence Erlbaum Associates; 2019. S. 329–359.

Meulewaeter F, Schauwer E de, Pauw SSW de, Vanderplasschen W. „I Grew Up Amidst Alcohol and Drugs:" a Qualitative Study on the Lived Experiences of Parental Substance Use Among Adults Who Developed Substance Use Disorders Themselves. Front Psychiatry. 2022;13:768802. doi:https://doi.org/10.3389/fpsyt.2022.768802.

Mielke H. (n.d.) Kinder in alkoholkranken Familien. https://nacoa.de/sites/default/files/images/stories/pdfs/neu/Kinder%20in%20alkoholkranken%20Familien.pdf. Accessed 17 Apr 2024.

Najavits LM, Weiss RD, Shaw SR. The Link Between Substance Abuse and Posttraumatic Stress Disorder in Women: A Research Review. Am J Addict. 1997;6:273–83. doi:https://doi.org/10.3109/10550499709005058.

Olmsted, M. E. et al. Assortative Mating Among Adult Children of Alcoholics and Alcoholics. *Family Relations.* **52**, 64–71. https://doi.org/10.1111/j.1741-3729.2003.00064.x (2003).

Park K, MinHwa L, Seo M. The impact of self-stigma on self-esteem among persons with different mental disorders. Int J Soc Psychiatry. 2019;65:558–65. doi:https://doi.org/10.1177/0020764019867352.

Pattyn E, Verhaeghe M, Sercu C, Bracke P. Public stigma and self-stigma: differential association with attitudes toward formal and informal help seeking. Psychiatr Serv. 2014;65:232–8. doi:https://doi.org/10.1176/appi.ps.201200561.

Pescosolido BA, Martin JK, Long JS, Medina TR, Phelan JC, Link BG. „A disease like any other"? A decade of change in public reactions to schizophrenia, depression, and alcohol dependence. Am J Psychiatry. 2010;167:1321–30. doi:https://doi.org/10.1176/appi.ajp.2010.09121743.

Potthast N, Neuner F, Catani C. The contribution of emotional maltreatment to alcohol dependence in a treatment-seeking sample. Addict Behav. 2014;39:949–58. doi:https://doi.org/10.1016/j.addbeh.2014.01.015.

Randles D, Tracy JL. Nonverbal Displays of Shame Predict Relapse and Declining Health in Recovering Alcoholics. Clinical Psychological Science. 2013;1:149–55. doi:https://doi.org/10.1177/2167702612470645.

Reynolds M, Mezey G, Chapman M, Wheeler M, Drummond C, Baldacchino A. Co-morbid post-traumatic stress disorder in a substance misusing clinical population. Drug Alcohol Depend. 2005;77:251–8. doi:https://doi.org/10.1016/j.drugalcdep.2004.08.017.

Rodrigues S, Serper M, Novak S, Corrigan P, Hobart M, Ziedonis M, Smelson D. Self-Stigma, Self-Esteem, and Co-occurring Disorders. Journal of Dual Diagnosis. 2013;9:129–33. doi:https://doi.org/10.1080/15504263.2013.777988.

Sansone RA, Whitecar P, Wiederman MW. The prevalence of childhood trauma among those seeking buprenorphine treatment. J Addict Dis. 2009;28:64–7. doi:https://doi.org/10.1080/10550880802545101.

Schäfer I, Schomerus G, Milin S. Traumatische Erfahrungen – ein blinder Fleck der Stigmaforschung? [Traumatic experiences: a blind spot in stigma research?]. Psychiatr Prax. 2013;40:99–101. doi:https://doi.org/10.1055/s-0032-1332915.

Schomerus G, Speerforck S. Suchtbehandlung ohne Schuldzuschreibung – eine Utopie? [Treating Substance Use Disorder Without Blame – is that Even Possible?]. Psychiatr Prax. 2023;50:175–7. doi:https://doi.org/10.1055/a-2063-0747.

Schomerus G, Corrigan PW, Klauer T, Kuwert P, Freyberger HJ, Lucht M. Self-stigma in alcohol dependence: consequences for drinking-refusal self-efficacy. Drug Alcohol Depend. 2011;114:12–7. doi:https://doi.org/10.1016/j.drugalcdep.2010.08.013.

Schomerus G, Lucht M, Holzinger A, Matschinger H, Carta MG, Angermeyer MC. The stigma of alcohol dependence compared with other mental disorders: a review of population studies. Alcohol Alcohol. 2011b;46:105–12. doi:https://doi.org/10.1093/alcalc/agq089.

Schomerus G, Baumann E, Sander C, Speerforck S, Angermeyer MC. Some good news for psychiatry: resource allocation preferences of the public during the COVID-19 pandemic. World Psychiatry. 2021a;20:301–2. doi:https://doi.org/10.1002/wps.20875.

Schwandt ML, Heilig M, Hommer DW, T. George D, Ramchandani VA. Childhood trauma exposure and alcohol dependence severity in adulthood: mediation by emotional abuse severity and neuroticism. Alcohol Clin Exp Res. 2012;37:984–92. doi:https://doi.org/10.1111/acer.12053.

Stolzenburg S, Tessmer C, Corrigan PW, Böttge M, Freitag S, Schäfer I, et al. Childhood trauma and self-stigma of alcohol dependence: Applying the progressive model of self-stigma. Stigma and Health. 2018;3:417–23. doi:https://doi.org/10.1037/sah0000112.

Taplin C, Saddichha S, Li K, Krausz MR. Family history of alcohol and drug abuse, childhood trauma, and age of first drug injection. Subst Use Misuse. 2014;49:1311–6. doi:https://doi.org/10.3109/10826084.2014.901383.

Topkaya N. Gender, Self-stigma, and Public Stigma in Predicting Attitudes toward Psychological Help-seeking. ESTP 2014. doi:https://doi.org/10.12738/estp.2014.2.1799.

Van der Kolk, B. A. (2014). *The Body Keeps the Score: Brain, Mind, and Body in the Healing of Trauma*. New York: Viking.

Yaghoubi-Doust M. Reviewing the Association between the History of Parental Substance Abuse and the Rate of Child Abuse. Addict Health. 2013;5:126–33.

Entstigmatisierung und Öffnung durch Selbstreflexion 5

5.1 Gemeinsame Wahrheit und Verantwortung erkennen

Wir werden meistens erst aktiv, Gespräche zu suchen, wenn Konflikte offensichtlich oder Leidensdruck in unserem Umfeld unerträglich geworden sind. In dysfunktionalen Systemen und Beziehungen im Alltag, die von Alkoholabhängigkeit überlagert sind, besteht oft eine Diskrepanz zwischen vereinbarten Regeln sowie dem tatsächlichen Verhalten individuell dysfunktional wirkender Rollen. Übertragen wir dieses Phänomen auf Metaebene in einen fiktiven Unternehmenskontext, könnte etwa eine Betriebsvereinbarung vorsehen, dass während der Arbeitszeit keine Drogen konsumiert werden dürfen und bei Zuwiderhandlungen Arbeitnehmenden eine Abmahnung droht. Gleichzeitig könnte eine Führungskraft im selben Unternehmenskontext Alkohol nicht als Droge, sondern als Stilelement der eigenen Rolle interpretieren und tagsüber Drogen in Form von Champagner, Sekt oder Wein im Kundenkontakt, mit nahestehenden Kolleg:innen oder Vorgesetzten konsumieren und dies öffentlich ganz normal als besonderes Berufserlebnis präsentieren.

Egal, ob Alkohol nun offiziell oder inoffiziell als Droge in einer Betriebsvereinbarung festgehalten wird: Solange wir Alkohol in der Öffentlichkeit wie ein harmloses Genussmittel behandeln, bleiben unter uns Irritationen in sozialen Räumen, in denen wir uns täglich viele Stunden und oft viele Lebensjahre gemeinsam aufhalten (müssen), bestehen.

Wie unterschiedlich werten wir gleiche Handlungen, wenn

Ergänzende Information Die elektronische Version dieses Kapitels enthält Zusatzmaterial, auf das über folgenden Link zugegriffen werden kann [https://doi.org/10.1007/978-3-662-71271-9_5].

C. Schürmann, *Empathie und Empowerment bei Alkoholabhängigkeit*,
https://doi.org/10.1007/978-3-662-71271-9_5

- eine Managerin mittags einen „edlen Tropfen“ in einem Nobelrestaurant trinkt,
- oder ein Bauarbeiter „mittags ein Bier“ in seinem Bauwagen auf der Baustelle trinkt,
- oder eine Arbeitslose „von der Stütze“ gesponsert schon frühmorgens „ihren Kurzen“ braucht?

Die Top-Managerin vertreibt vielleicht Produkte, die der Gesellschaft keinen Mehrwert bringen, sondern sogar eher Schaden anrichten. Der Bauarbeiter baut vielleicht an einer Brücke, die irgendwann Ihr Leben retten kann. Und die „Alki“, die von der Stütze lebt, war vielleicht mal eine Soldatin oder Mutter, die für andere ihren Job machen musste. Ich selbst stigmatisierte Menschen mit Alkoholproblemen regelmäßig als ich noch Alkohol trank. Ich war bei abschätzigen Gedanken ganz vorne mit dabei. Mit meinem teuren Glas Rotwein in der Hand konnte ich recht aufgeblasen reagieren, wenn man mich herausforderte oder provozierte (Abb. 5.1).

Ansonsten, würde ich meinen, war und bin ich eine eher freundliche Person.

Als ich noch regelmäßig unter Alkoholeinfluss stand, habe ich Menschen nach Kategorien, die ich heute gar nicht mehr definiere, sehr unterschiedlich bewertet:

Mama ließ meinen Papa und mich *„wegen eines versoffenen, dahergelaufenen, einfachen Arbeiters“* sitzen. Mein geltungsbedürftig geprägter Leistungsanspruch strebt

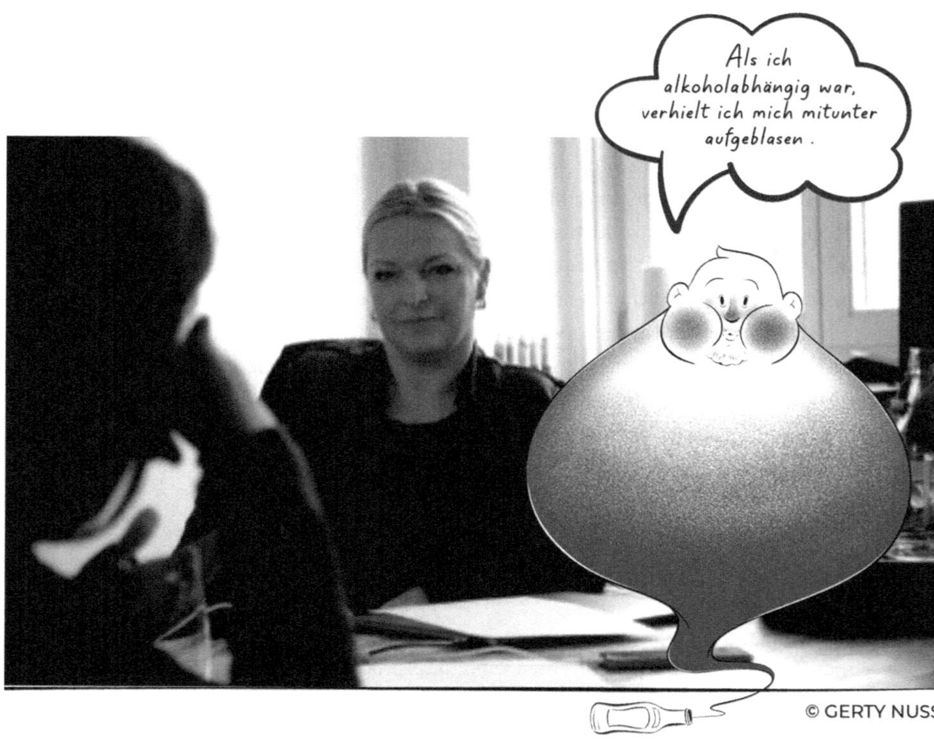

Abb. 5.1 Als ich Probleme mit Alkohol hatte, verhielt ich mich mitunter ziemlich aufgeblasen

heute noch nach Rampenlicht, weil ich einfach gerne gesehen werde und gerne kreativ wirke.

Wir unterstützen und vertreten heute die Interessen von Betroffenen und Mitbetroffen, die von und durch Alkoholkonsum geschädigt wurden. Nicht mehr, und nicht weniger. Mit aller Konsequenz auf allen Ebenen in allen Rollen. Nicht nur, weil ich mir das vielleicht aus unermüdlichem Geltungsdrang selbst in den Kopf gesetzt habe. Sondern, weil es mir meiner Auffassung nach durch meine Biografie bis heute mehr oder weniger in die Wiege gelegt wurde. Und, um auch das einmal klar herauszustellen: Wir respektieren jedes Individuum für seine Wirkung und wertschätzen jedes Lebewesen. Selbst Menschen, die sich im Auftrag der Alkohollobby engagieren. Denn noch vor wenigen Jahren hätte ich das selbst sein oder Menschen betreffen können, die mir nahestanden. So wenig ich für einzelne Anteile meines sozialen Wesens und meine Handlungen pauschal verurteilt werden möchte, so wenig möchte ich andere Menschen wegen einer von vielen Verhaltensweisen pauschal verurteilen.

Mit unserer Arbeit möchten wir auch aufzeigen und dazu inspirieren, dass wenige soziale Handlungen so heilsam sein können wie *Vergebung und Versöhnung* mit sich selbst und seinen Nächsten. Gerade in der heutigen Zeit würde uns miteinander mehr Demut füreinander gut zu Gesicht stehen.

Wir möchten Sie dazu einladen, gemeinsam mit uns zu reflektieren, wie die sozialen Schäden, die wir uns durch Alkohol selbst und anderen zufügen, viel stärker in Verantwortung unserer Gemeinschaft als auf individueller Ebene aufgelöst werden können. Denn wir alle sind in unseren verschiedenen Lebensrollen und Lebenswelten auf unsere Weise mitbetroffen. Ich führte als Mitbetroffene ein für meinen Geschmack zu vorverurteiltes Leben. Für mich war das als Betroffene und Mitbetroffene Schuldigkeit und Leid genug. Jetzt sind Sie und ich in der Verantwortung, auch als Profis.

„Gesellschaftliche Verantwortung beginnt im Trialog"

Als echte Gruppe gelten wir ab drei Personen. Sobald eine Dysfunktion in einem System zu dritt wertneutral beschrieben werden kann, haben wir einen großen Schritt geschafft. Mit drei Personen senken sich bilaterale Spannungen leichter und eine Auflösung innerer Verstrickungen kann einfacher ermöglicht werden. In einer Dreieckskonstellation lassen sich Konflikte und Missverständnisse leichter identifizieren, sachlicher analysieren und neue Lösungsansätze effektiver entwickeln.

In dysfunktionalen Systemen und Beziehungen, die von Alkoholabhängigkeit betroffen sind, können Normen diffus erlebbar werden, da betreffende Personen häufig keine klaren Werte herausbilden oder kommunizieren können, solange die Erkrankung noch nicht gut reflektiert ist. Anvertraute erleben in suchtbelasteten Kontexten oft einen Alltag mit vielen Widersprüchen. Dies kann zu Beliebigkeit und Unklarheit in der verbalen und nonverbalen Kommunikation führen, die insbesondere für sozial und emotional Abhängige sehr belastend und verunsichernd sein kann. Unabhängig davon, ob sie selbst eine emotionale Belastung mitbringen oder nicht. Dysfunktionale Systeme können von Machtgefällen, intransparenten und gewaltvollen Kommunikationsstrukturen sowie emotionaler Manipulation oder Machtmissbrauch geprägt sein. Viele der Mitwirkenden in diesem Buch haben mit Menschen zu tun, die verschiedene Rollen in dysfunktionalen Systeme miterleben. Dysfunktionalität zeigt sich nicht immer von Anfang an. Aber irgendwann auf unserer Lebensreise verstehen wir, warum wir wo mit wem wann positiv wirken können oder warum wir wann schon selbst negativ auf andere Menschen (mit und ohne bewusste Absicht) gewirkt haben. Nichts geschieht ohne Sinn. Aber zu viel Ausgesprochenes bleibt in persönlicher Beschuldigung stecken. Und zu viel Unausgesprochenes kann unter uns nicht rechtzeitig kommunikativ kanalisiert werden.

Als erfahrenes Team sind wir in der Lage, viele Betroffene und Mitbetroffene in unterschiedlichen sozialen Kontexten und Phasen zu empowern. Alle in unserem GERTY-NUSS-Spektrum sind Mitbetroffene von psychischen Erkrankungen durch mindestens eine mitbetroffene Rolle. Jede:r hat in unterschiedlichen Betroffenheiten bereits intensive Erfahrungen mit Abhängigkeitserkrankungen im privaten und beruflichen Alltag gesammelt. Die meisten unserer mitbetroffenen Peers haben bereits nahestehende Personen durch eine Abhängigkeitserkrankung verloren und sind qua ihrer Berufsrolle Profis in sozio-psychologischen, therapeutischen, medizinischen, pädagogischen, kommunikativen oder beratenden Funktionen.

Wir wissen heute: Klare Kommunikation und eine offene Haltung können in dysfunktionalen Systemen Veränderungs- und Heilungsprozesse für alle Beteiligten anstoßen.

Um eine positive Kommunikationskultur zu leben, braucht es ein starkes Bewusstsein bei mindestens einem Großteil der Beteiligten, dies zu wollen. Eine erste Chance für ein dysfunktionales System, in einen Veränderungsmodus zu wechseln, liegt oftmals in einer spürbaren Irritation. Irritation ist eine kleine Chance, Menschen innehalten und umdenken zu lassen. Mit Irritation meine ich nicht provokante, wertende oder negative Aussagen. Ein einfaches, klares Wort oder konkretes Hilfsangebot kann bereits genügen. Dabei geht es nicht nur um die gut gemeinte Nennung eines Angebots, sondern um die konkrete Umsetzung. Lassen Sie es uns ***Verbindlichkeit*** nennen.

Sie beobachten in Ihrem sozialen Umfeld einen Fall, der Ihnen Sorgen bereitet. Seit einiger Zeit denken Sie über diese Person nach und hegen den Verdacht, dass ein ***emotionales Problem*** bestehend ist, das Ihrem Gefühl nach angesprochen werden sollte.

Beispiele für emotionale Themen, die immer häufiger im Kontext von psychischer Gesundheit in sozialen Medien und in unseren Interventionen mit Fachkräften von Mitbetroffenen angesprochen werden, sind:

- (Selbst-)Stigmatisierung
- Abhängigkeit von Substanzen oder Verhalten inkl. digitaler Abhängigkeit
- Traumatisierung
- Angst oder Trauer
- Stress und Überforderung
- Identitätsfragen
- Soziale Isolation, Spaltung und Einsamkeit
- Selbstwertproblematik
- Emotionaler Missbrauch oder Gewalt

Diese Themen betreffen auch Sie in Ihrem Alltag vermutlich mindestens indirekt. Stehen Sie zu einer Person mit einem emotionalen Problem in einer engen Beziehung, wird Ihnen ihr Wohlbefinden vermutlich am Herzen liegen. Möglicherweise tragen Sie auch eine soziale Rolle, die mit Erwartungen an Solidarität oder Verantwortung als Profi zu so einem dieser emotionalen Themen verbunden ist. Immer wieder grübeln Sie allein über die möglichen Probleme dieser Person oder sprechen im Vertrauen mit anderen über Ihre Bedenken. Ihre Sorgen werden dabei bestätigt.

Subtile Anzeichen emotional belasteter Menschen
Bei weiteren Treffen mit der betreffenden Person wird Ihr Eindruck immer deutlicher: Sie leidet emotional. Die Person wirkt auf Sie nicht mehr authentisch, zeigt häufig Zynismus und wirkt kommunikativ schwer zu fassen. Sie reagiert unvorhersehbar emotional und wirkt zunehmend teilnahmslos, meidet ungeplante oder spontane Begegnungen sowie soziale Zusammenkünfte. Vielleicht nehmen Sie auch wahr, dass diese Person emotional gelöst, entspannt oder sogar euphorisch wirkt, wenn sie Genuss- oder Suchtmittel konsumiert oder bestimmte Handlungen ausführt, um sich emotional zu regulieren.

Falls Sie so einen „emotionalen Fall" in Ihrem sozialen Umfeld vermuten, dann bitte ich Sie, aktiv zu werden. Sprechen Sie Ihre Sorgen offen und klar an.

Minimal konkretes Hilfsangebot
Wenn Sie der Meinung sind, dass ein direktes Ansprechen möglicherweise ungünstige Reaktionen auslösen könnte, suchen Sie den Kontakt zu einer nahestehenden Vertrauensperson dieser Person. Sprechen Sie diese vertraut und klar auf Ihre Sorgen sowie konkreten Beobachtungen an. Vereinbaren Sie gemeinsam eine Strategie, wie ein Gespräch mit der betreffenden Person gestaltet werden könnte. Wenn Sie zu dem Schluss kommen, dass es besser ist, sich nach diesem Impuls wieder als vertrauter Mitwisser zurückzuziehen, ist Ihr Auftrag an dieser Stelle bereits erfüllt. Bleiben Sie weiterhin unvoreingenommen und wertschätzend im Kontakt mit der betroffenen Person und seien Sie aufmerksam für sich selbst und Ihr Umfeld. Dies ist ein Mindestmaß an sozialer Verantwortung, das wir alle füreinander übernehmen können.

Maximal konkretes Hilfsangebot
Vereinbaren Sie direkt ein Treffen mit der Person in einem vertrauten und entspannten Rahmen zu einem für beide Seiten passenden Zeitpunkt. Geben Sie sich und der Person bei diesem Treffen viel Raum für gegenseitige Wertschätzung und einen offenen Austausch. Wenn eine positive Gesprächsatmosphäre entsteht, nutzen Sie die Gelegenheit, um offen auszusprechen, dass Sie das Gefühl haben, dass Ihr Gegenüber emotional belastet ist und Sie sich darüber Gedanken machen. Diese Ansprache ist bereits ein maximales Hilfsangebot. Alles Weitere kann sich dann entwickeln und positiv verändern. Es liegt dann vor allem in der Hand der tatsächlich Betroffenen, selbstwirksam zu werden.

In unseren Trainingsmodulen und Simulationen, die wir für Sie und Ihre Arbeit mit Betroffenen und Mitbetroffenen entwickelt haben, gehen wir auf verschiedene Rollen, Beziehungen, Diagnosen, Komorbiditäten, Erkrankungsphasen und Gesprächssituationen ein, in denen wir aktiv Einfluss auf die emotionale Gesundheit unserer Mitmenschen nehmen können. Und zwar durch eine wertschätzende Haltung, unvoreingenommene Beobachtung und stigmafreie bzw. wertneutrale Kommunikation.

Zwischen jedem Gesprächsanlass gibt es unendlich viele Möglichkeiten, zu handeln oder nicht zu handeln. Sie können in jedem Moment immer wieder eine neue Entscheidung für sich treffen, wie Sie mit möglichen Abhängigkeitserkrankungen oder mit emotionalen Problemen in Ihrem sozialen Umfeld umgehen wollen. Probleme mit Abhängigkeit werden Ihnen immer häufiger begegnen, davon können wir aktuell ausgehen. Also tun Sie sich bitte selbst und allen Ihren Mitmenschen einen Gefallen, und entwickeln Sie eine Haltung. Oder falls Sie sich als Profi bereits eine Haltung erarbeitet haben, vielleicht reflektieren Sie diese mit unseren Impulsen erneut. Damit finden Sie womöglich neue Gedanken, Emotionen und Reflexionen als Inspiration, mit denen Sie sich in Zukunft im Umgang mit Alkoholabhängigkeit sicherer fühlen. Vielleicht geben Ihnen unsere Simulationen und die verschiedenen Rollen, Perspektiven und Situationen neue Worte an die Hand, mit denen Sie mehr bewirken und sich selbst weniger strapazieren müssen. Auch können Sie in unserer Zielgruppe als Profis Betroffene und/oder als Mitbetroffene Profis sein. Wer wüsste das nicht besser als wir selbst, die an diesem Buch mitwirken.

Ohne Ansprechen und ohne Spiegelung von außen sinken unsere Chancen, dass innerhalb eines dysfunktionalen Systems eine Veränderung initiiert werden kann. Deshalb ist das Schweigen des Umfelds ein vermeidbares Risiko für soziale Systeme. Während des Schweigens im Umfeld eskalieren in dysfunktionalen Systemen oft mehrfach täglich kraftraubende und verletzende Auseinandersetzungen ohne Lösungen. Ursprungsprobleme werden häufig verdrängt. In dysfunktionalen Systemen können unausgesprochene Uneinigkeiten und Verletzungen über Jahre verschwiegen oder mit Verharmlosungen überschattet ausgesessen werden.

Kinder, die demgegenüber dauerhaft von stark belasteten Erwachsenen betreut und dann später als Erwachsene mit ähnlichen Verhaltensmustern in neuen Rollen konfrontiert werden, können unter Umständen ein Leben lang mit unbewussten Glaubenssätzen und (Selbst-)Stigmata zu kämpfen haben. Manche von uns versuchen als Bewältigungsstrategie Außergewöhnliches zu leisten, um einen liebenswerten Status vor ihrem inneren Auge erreichen zu können.

Reflexion Carolin Januar 2026

Das erste große Trauma in meinem Leben war, durch Alkohol von meiner Mama abgekapselt worden zu sein. Es hat mich so sehr gekränkt, dass Gerti nach ihrer Trennung von Fritz nicht einfach in meiner Nähe geblieben ist und ihre Verantwortung als Mutter trotz ihrer eigenen Themen übernahm. Ich habe das nie richtig verstehen können und es hat mich zutiefst verletzt. Dass Mama so weit von mir weg zog, dass ich sie nicht locker innerhalb eines Tages oder einer Woche regelmäßig hätte besuchen können, konnte ich bis vor Kurzem nicht gut annehmen. Diesen Umstand begriff ich als maximale Abwertung meiner Rolle als Kind und es kränkte mich sehr.

Ich dachte, ich sei ihr nicht wichtig. Ich dachte, sie liebt mich nicht wirklich. Ich dachte, sie wäre zu „primitiv", um eine gute Mama sein zu können. Denn wäre sie eine gute Mutter, würde sie mich lieb haben und sich um mich kümmern. So schlimm war ich doch gar nicht. Und gleichzeitig war Gerti in dem Wohnviertel, in dem sie mit einem neuen Partner ein paar Jahre lebte, die beliebteste Nachbarin und Babysitterin bei den umliegenden Kindern. Das bekam ich emotional damals nur schwer mit mir vereinbart. Ich verabscheue das Wort „primitiv" heute sehr. Wenn sich Menschen heute in den Augen anderer Menschen „primitiv" verhalten, habe ich meistens Mitgefühl.

Wenn ich mir die Bilder von Gerti und mir heute ansehe, die ich nach langer Zeit wieder gefunden habe, dann sehe ich da sehr viel Mutterliebe, Stolz und auch Wehmut und Belastung in manch einem Blick von ihr. Ich glaube sie hat die 70 km Schwelle zu mir bewusst gewählt, weil sie Sehnsucht zu ihrer Heimat und „Omimi" (Oma Betty) hatte. Und, weil sie mich vor ihr über diese Distanz vielleicht absichern wollte. Vielleicht bin ich heute auch wegen genau dieser damaligen Distanz stabil, weil sie mich rechtzeitig vor weiteren schlimmen Eskalationen ihrer Erkrankung schützen konnte.

Vor meiner eigenen Alkoholabhängigkeit konnte sie mich nicht schützen. Die war zu kultiviert, um rechtzeitig in Deutschland damals auffliegen zu können. Jedenfalls musste ich ihren schweren Erkrankungsverlauf als Jugendliche nicht mehr hautnah miterleben. Davor wurde ich als Kind bewahrt.

Und dafür bin ich auch irgendwie meinem System dankbar.

Wenn ich heute eine Wahl hätte, hätte ich es aber wenigstens irgendwann versucht, anders mit ihr in Beziehung zu kommen. Und ich hätte mich in jedem Fall ganz anders ihr gegenüber verhalten. Ich glaube, ich hätte mit meinem heutigen Wissen und meinem heutigen Wesen damals einen positiven Einfluss auf sie nehmen können. Nicht, dass ich sie sicher hätte retten oder dazu bringen können, ein längeres Leben zu führen oder in eine professionelle Behandlung zu gehen. Es wäre vielleicht mit meinem Zutun eine Chance gewesen. Vielmehr glaube ich aber, hätten wir durch einen anderen Umgang einfach die Zeit, die wir miteinander hatten, wertschätzender und liebevoller miteinander verleben können. Wir hätten vielleicht ein paar Jahre mehr als Mutter und Tochter leben können. Vielleicht hätte ihre Erkrankung aber auch einen anderen Verlauf nehmen können, hätte sie mit mir zusammen professionelle Hilfe erhalten können, lange bevor sie chronisch abhängig von Alkohol wurde. Sie hätte schon professionelle Hilfe vor und direkt nach meiner Geburt gebraucht. Sie war 20, als sie mich bekam, und hatte nach eigenen Angaben eine schwere Kindheit hinter sich. Als ich noch sehr klein war, flüchtete sie schon oft. Statt an professionelle Hilfesuche zu denken, versuchte sie, die Schmach ihrer Familie zu kaschieren. „Was die Leute im Dorf" heute noch alles über uns als Familie wissen wollen, wollen Sie wiederum bestimmt nicht wissen. Mich nervten die mitleidigen Blicke irgendwann mir gegenüber als kleines Kind, wenn die Sprache auf meine Mama kam. Mütter scheuen heute noch professionelle Psychotherapien, weil sie in wichtigen Entwicklungsphasen ihrer Kinder nicht so lange von ihren Kindern getrennt sein möchten. Manche Mütter scheuen sich davor, stationäre Einrichtungen gemeinsam mit ihren Kindern aufzusuchen, weil sie befürchten ihre Kinder zu traumatisieren oder weil sie Sorge haben, ihre Kinder würden in ihrem sozialen Umfeld stigmatisiert. Zudem plagen Mütter Ängste, ihnen würden ihre Kinder weggenommen.

„Die muss mit ihrer Alki-Mutter auf Therapie, oh Gott, die Arme!"

Heute, glaube ich, hätten wir gerettet werden können, wären wir damals vielleicht Menschen wie Dr. Albrecht Ulmer als Mediziner oder Christian Lorenz als Therapeuten oder Behandlungsansätzen wie dem Münsterlinger Modell frühzeitig als Mutter und Tochter begegnet. Vielleicht war es eine Qual für Gerti, aus der Ferne mitzubekommen, wie sehr ich mich in manchen Situationen schwer tat und wie nah mir Alkohol als Tröster immer wieder kam.

Eine Trennung war besonders schmerzhaft.

In dieser Zeit machte ich ein Praktikum bei einem privaten Fernsehsender in München und telefonierte öfter als sonst leicht angetrunken mit Mama. Das war die Phase, nachdem wir uns nach jahrelanger Funkstille eine Zeit lang öfter sahen, bevor ich nach Köln zog. Zwischen 2004 und 2009 war unser Kontakt etwas besser. Ich bin sicher, sie war damals mindestens überwiegend nüchtern, wenn nicht sogar ein paar Jahre wirklich stabil trocken. Es hieß ja laut des Briefs, den ich von ihr wieder fand, dass sie 2004 im Krankenhaus keine gute Prognose hatte.

Wenn wir damals sprachen und ich leicht alkoholisiert war, stigmatisierte sie mich nicht. Wir genossen auch die wenigen entspannten Telefonate, wenn wir sie führen konnten. 2010 sahen wir uns in Frechen bei Köln mit einer Bauchspeicheldrüsenentzündung. Ob sie mich dann live nochmal sah, als es mir besser ging, erinnere ich aktuell nicht genau.

Die Selbststigmatisierung bei Kindern aus suchtbelasteten Familien so wie ich das als Kind und Erwachsene erlebt habe, spielt eine entscheidende Rolle bei der Manifestierung von Sprachlosigkeit über Generationen, unabhängig davon, wie viel Kontakt wir zu den Indexpatient:innen haben. Durchbrechen wir das Stigma nicht, wie ich das für meine Familie mit meiner Alkoholfreiheit schaffen konnte, sinken die Chancen für Betroffene und Mitbetroffene in dysfunktionalen Beziehungen, positive Veränderung aus eigenen Kräften anstoßen zu können. Familien ohne Unterstützung erfahren häufig soziale Ausgrenzung, was den Kreislauf von Schuld, Scham und weiterer Isolation für Nachwachsende besonders verstärkt. Die Ergebnisse solcher Stigmatisierung verwirklichen sich nicht nur individuell, sondern auch kollektiv in Form von gesellschaftlicher Abwehr gegenüber einer offenen Auseinandersetzung mit psychischen Störungen und insbesondere gegenüber

Alkoholproblemen. Alkohol wird häufig bei nicht diagnostizierten und unbehandelten psychischen Störungen zur emotionalen Regulierung genutzt. Auch wird Alkohol bei emotionalen Belastungen als Selbstmedikation oder als kultiviertes und sozialisiertes alltägliches Hilfsmittel zur Stimmungsaufhellung oder Entspannung herangezogen. Wir verschweigen untereinander zu lange, wie wenig hilfreich Alkohol auf Dauer ist. Wir täuschen uns selbst gegenseitig untereinander darüber, wie viel mehr Alkohol wir mit der Zeit brauchen, um uns weniger gestresst zu fühlen. Wir sprechen auch nicht darüber, wie schlecht es uns wirklich nach Alkoholkonsum geht. Es ist schwer in Worte zu fassen, wie es als Angehörige sein kann, anderen immer wieder bei Selbstbetrug zusehen zu müssen und für selbstschädigende Verhaltensweisen als Angehörige auch noch mitbeschuldigt zu werden. So wie meine Oma Leni von mir für die Alkoholabhängigkeit ihrer Tochter lange verantwortlich gemacht wurde.

„Männer mit Depressionen suchen zu selten medizinische Hilfe", so ein Psychiater aus Leipzig.

Alkoholkonsumstörungen und Depressionen sind bei Männern häufig unterversorgt, weil sie aus ihrer Kultivierung, Sozialisation oder emotionalen Belastung heraus ihre eigene Verantwortung im offenen Umgang kaum annehmen können, ohne sich im ersten Moment noch stärker durch eine Diagnose abwerten oder (für immer?) mit einem Stigma wie „psychisch labil/instabil" im Leistungssystem unserer Solidargemeinschaft intensiver auseinandersetzen zu müssen.

„Männer gehen ohnehin weniger zum Arzt als Frauen", sagt Prof. Himmerich. „Und gerade seelische Probleme gesteht sich ein Mann ungern ein. Denn diese widersprechen dem Bild vom starken Geschlecht, das uns seit der Antike begleitet. Eine Schwäche einzugestehen – das wird einer Frau zugestanden, aber nicht einem Mann."[1]

Kritiker:innen könnten nun lamentieren, dass wir versuchen wollen, über unsere vereinzelte Betroffenheit ganz Deutschland depressiv, abhängig oder krank reden zu wollen. Das ist eine Herausforderung, der wir in der Präventionsarbeit immer wieder begegnen. Wir klären über Prävalenz und Risiken von Zivilisationserkrankungen auf, um Menschen ihren eigenen Gestaltungsspielraum für ihre Gesundheit niederschwellig im Alltag näherzubringen. Entsprechend malen wir eher rote als schwarze oder blaue Zahlen, was die gesellschaftliche Relevanz mangelnder Selbstfürsorge angeht. Zudem leiden wir unter generationsübergreifender Vernachlässigung und Missbrauch unserer Kinderrechte für kommerzielle Zwecke und leiden an mangelnder Wertschätzung für Selbsthilfe, Ehrenamt und Angehörigenarbeit in Deutschland. Über die Verdeutlichung der Problematik möchten wir vordergründig den politischen Handlungsbedarf und die Mitverantwortung von Politik und Wirtschaft bei Alkoholerkrankungen in Deutschland weiter unterstreichen.

---

[1] https://www.uniklinikum-leipzig.de/presse/Seiten/Pressemitteilung_5654.aspx, zuletzt aufgerufen am 25.11.2025

5.1.1 Kulturelle Abhängigkeit: Wie viel „WIR" steckt in Dir?

Wie Sie vermutlich selbst wissen, ist uns oft in sozial oder emotional angespannten Situationen nicht aktiv bewusst, dass sozialem Verhalten eine Vielzahl kognitiver und emotionaler Prozesse zugrunde liegen, die vor der eigentlichen Handlung abgelaufen sind. Jeder Mensch folgt dabei in verschiedenen Situationen einem bestimmten Prinzip: Seine Aktionen oder Reaktionen sind stets subjektiv bedeutungsvoll und auf sein eigenes Verständnis von Sinn ausgerichtet (Wirtschaft und Gesellschaft, Max Weber, 1921/1922). Wir nehmen unsere Umwelt wahr, interpretieren sie anhand unserer Erfahrungen und entwickeln daraus Bewertungsmaßstäbe. Dabei prägen Sprache, Kultur, Glaube und Ideologien, die in einem sozialen System vorherrschen, unser Wahrnehmungs- und Urteilsmuster. Unser individuelles Beurteilungsvermögen ist somit eng mit unserer Sozialisation verbunden. Daraus lässt sich die Hypothese ableiten, dass persönliche Entscheidungen im Rahmen sozialer Netzwerke und kollektiver Abhängigkeiten von verschiedenen Personen mitgeprägt wurden und daher auch ein Kollektiv, und nicht nur eine Einzelperson Verantwortung tragen.

Ein einfaches Beispiel für die soziale Prägung individuellen Handelns aufgrund gesellschaftlicher Rahmenbedingungen können wir am Beispiel des sog. „kultivierten Alkoholtrinkens" gut beobachten (Abb. 5.2).

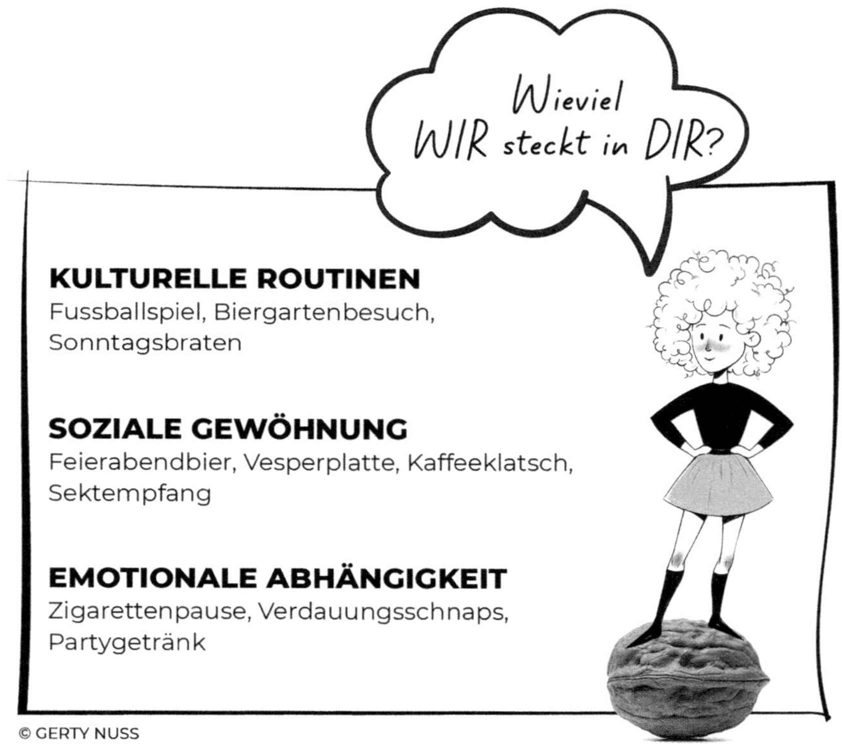
Wieviel WIR steckt in DIR?
KULTURELLE ROUTINEN
Fussballspiel, Biergartenbesuch, Sonntagsbraten
SOZIALE GEWÖHNUNG
Feierabendbier, Vesperplatte, Kaffeeklatsch, Sektempfang
EMOTIONALE ABHÄNGIGKEIT
Zigarettenpause, Verdauungsschnaps, Partygetränk
© GERTY NUSS

Abb. 5.2 Wie viel WIR steckt in DIR?

Mit der Übung „Wie viel WIR steckt in DIR?“ können Sie verschiedene Faktoren, die Ihre sozialen Handlungen beeinflussen, reflektieren (siehe Arbeitsblatt „Normative Kultivierung“ über Springer-Link).

Ein Einflussfaktor, Alkohol zu trinken, kann eine soziale Aktivität sein, wie ein Fußballspiel ansehen, einen Biergarten besuchen oder einen Sonntagsbraten mit der Familie zu essen. Nach meiner früheren kulturellen Prägung sind das Aktivitäten, bei denen mir der Konsum von alkoholhaltigem Bier als nahezu naturgemäß vorkam. Über kulturelles Vorleben kann sich Alkoholtrinken gewöhnlich in den Alltag als Feierabendbier einschleichen Werden wir emotional abhängig, knüpfen wir Konsum in unserer Kommunikation noch aktiver an normative Funktionalitäten wie Pause, Verdauung oder einen Grund zu feiern, um unseren Wunsch oder Drang, Alkohol zu trinken (CRAVING), zu rationalisieren und zu normalisieren.

Beispiele

Beispiel 1
Öffentliche Meinung:
„Alkohol ist ein unbedenkliches und beliebtes Genussmittel.“
Sozialer Handlungsimpuls:
„Wenn ich mein Leben unbeschwert genießen möchte, trinke ich Alkohol.“

Beispiel 2
Öffentliche Meinung:
„Alkohol ist eine zellgiftige Droge, die Menschen bereits bei geringen Mengen schadet.“
Sozialer Handlungsimpuls:
„Besser ist es für mich, ich trinke keinen Alkohol.“ ◀

Ist Alkoholtrinken wie in Beispiel 1 eine beliebte, erwartungsgemäße und unbedenkliche gesellschaftliche Handlung, bei der man nur sein persönliches Limit individuell im Auge behalten braucht, werten wir als Gesellschaft Menschen, die ein Problem mit Alkoholtrinken haben oder keinen Alkohol trinken wollen, als von der Norm abweichend. Wer sein persönliches Limit nicht kennt oder nicht halten kann, ist weniger gesellschaftlich akzeptabel. Wäre Alkoholtrinken als Gesundheitsrisiko öffentlich bekannt und Alkoholkonsum eine rein private Angelegenheit, müssten sich Menschen, die ohne Alkohol leben wollten, gesellschaftlich überhaupt nicht in der Art rechtfertigen, wie sie es in der Vergangenheit immer wieder tun und sich ausgeschlossen fühlen mussten. Eine Entstigmatisierung von Menschen, die Probleme mit Alkohol haben oder die aus freiwillige Selbstbestimmung heraus keinen Alkohol trinken, kann also erst dann erfolgreich in Deutschland ansetzen, wenn wir Alkoholtrinken offiziell von höchster Stelle aus neu bewerten und mit unserer öffentlichen und privaten Kommunikation dort wirken können, wo Stigma entsteht: bei tiefsitzender identitärer und sozialer Verunsicherung Betroffener und

Mitbetroffener sowie bei denen, die von Alkohol abhängig arbeiten oder in Abhängigkeit zu Alkohol leben müssen. Erst wenn wir ein echtes Verständnis für die Wirkung von Alkohol und unseren gesellschaftlichen Umgang miteinander entwickeln können, schaffen wir eine tragfähige Grundlage für flächendeckende Aufklärung, objektive Bewertungen und freiwillige Entscheidungen für eine soziale Handlung mit oder ohne Alkohol.

Gerade Menschen, die selbst oder durch jemanden in ihrem Umfeld von Sucht belastet sind, tragen häufig eine lange Zeit ungelöste Konflikte und negative Selbsterfahrungen mit sich herum. Suchtbelastete Systeme haben es im Vergleich zu Systemen ohne dysfunktionale Abhängigkeiten schwerer, sichere Entscheidungsräume zu finden.

Bei Abhängigkeitsproblemen fühlen sich Menschen befangen, zwischen Empathie und Mitgefühl für andere Menschen oder Abgrenzung und Schutzraum für sich selbst, ein richtiges Maß abzuschätzen. Verhalten kann in einem sozialen Gefüge ein breites Kontinuum an subjektiven Bewertung annehmen. Von zusätzlicher Belastung bis förderlicher Unterstützung können wir als Personen individuell und kollektiv sehr unterschiedlich aufeinander wirken. Soziales Verhalten kann auch als gut gemeinte Hilfeleistung destruktiv, sich selbst und anderen gegenüber schädlich wirken – und sogar anderes schädliches Verhalten bei weiteren Individuen auslösen. Genauso können wir konstruktiv wirken und uns gegenseitig motivieren, wenn wir das gar nicht aktiv beabsichtigen.

Wir können uns mit unserer Kommunikation und unserem Verhalten als soziale Wesen positiv wie negativ „anstecken“. Beabsichtigen wir aufrichtig, dass alle soziale Einheiten in einem System gleich gute Entfaltungsmöglichkeiten erhalten, dann fördern wir automatisch eine respektvolle Atmosphäre für alle. Wie wir unsere Kommunikation gestalten, ist oft die erste sozial spürbare Markierung für einen positiven Raum. Und so möchte ich Ihnen direkt zentrale Begrifflichkeiten nennen, die uns für eine stigmafreie Haltung elementar erscheinen.

Wir sprechen von „Abhängigkeit“, nicht von „Sucht“

Der Begriff „Abhängigkeit“ wirkt neutraler und berücksichtigt stärker die Deskription physischer, psychischer oder sozialer Bindungen an Substanzen oder Verhaltensweisen. „Abhängigkeit“ umfasst eine Metaebene und bezieht sich sowohl auf medizinische Aspekte als auch auf gesellschaftliche und persönliche Dimensionen. Der Begriff „Sucht“ ist emotionaler sowie sensationeller aufgeladen und assoziiert ein Krankheitsbild, das schwer zu kontrollieren scheint und somit gesellschaftlich stigmatisiert wird. „Abhängigkeit“ animiert als neutraler Begriff, eine Diagnostik differenzierter zu betrachten, ohne sofort pathologisierende Konnotationen zu verwenden. Änderungen zu den diagnostischen Kriterien für Abhängigkeit (ICD-11) sind in den „International Statistical Classification of Diseases and Related Health Problems“ der WHO („World Health Organization“) erfasst.

Wir sprechen nicht von „Co-Abhängigkeit“, sondern von „Mitbetroffenheit“

Der Begriff „Co-Abhängigkeit“ beschreibt eine oft dysfunktionale Beziehung, bei der Angehörige ihre eigenen Bedürfnisse zugunsten einer Person mit Abhängigkeit vernachlässigen. Viele Fachleute kritisieren diesen Begriff, weil er Angehörige leicht pathologisiert und stigmatisiert. Etwa so, als wären sie selbst an den Problemen schuld oder krank. Es wird davor gewarnt, dass der Begriff „Co-Abhängigkeit" zu schnell dazu führen kann, Angehörige als Mitverantwortliche in einem Krankheitsbild zu sehen, was das Verständnis für ihre tatsächlichen Belastungen wiederum erschwert. Hingegen wirkt der Begriff „Mitbetroffenheit" empathischer, weil er den Blick auf individuelle Belastungen und emotionale Herausforderungen lenkt, ohne Angehörige weiter zu bewerten oder zu beurteilen. Das Label „Co-Abhängigkeit" verleitet im Sprachgebrauch zu sehr, sich und andere als passive Opfer zu stigmatisieren und eine indirekte Suchtidentität anzunehmen, was Betroffene und Mitbetroffene wiederum hindern kann, aktiv Hilfe zu suchen. Dabei sind viele oft selbst Opfer ihrer strukturellen Lebensumstände und tief vorbelastet. „Mitbetroffenheit" soll daher eine offene, verständnisvolle Perspektive fördern, um echte Unterstützung und Empathie im Behandlungskontext zu ermöglichen.

Wenn wir mal ehrlich sind, wissen wir insgeheim, dass viele unter uns in sozialen Räumen eine Dysfunktion oder Abhängigkeit mit leben oder miterlebt haben, die (noch) nicht adäquat besprochen werden konnte und weiter hemmend wirken kann. Was uns voneinander jeweils unterscheidet, ist, wie wir Dysfunktion oder Abhängigkeit für uns einordnen, wie wir es benennen und wie wir damit umgehen.

> *„Wir stecken in Jobs, die wir hassen, weil wir Geld verdienen müssen, um Dinge zu kaufen, die wir nicht brauchen, um Menschen zu beeindrucken, die wir nicht mögen. Ich finde, darüber darf man zumindest mal nachdenken, ob das logisch erscheint."*
> Stefan Schultz (Psychologe, Organisationsberater und Mediator)

5.1.2 Mechanismen der Selbst- und Fremdtäuschung

Wie gehen wir mit unüberwindbar erscheinenden Krisen und gesellschaftlich gewachsenen Abhängigkeiten wie unserem strukturellen Alkoholproblem in Europa in Zeiten um, in denen nicht mehr viel Zeit für schwerwiegende Veränderungsprozesse und nachhaltige Transformation zu bleiben scheint?

Nicht selten begegnen uns Gedanken oder Argumente ähnlich wie: „Lieber lebe ich mein Leben kurz und richtig *(mit Rausch)*, als lange in Selbstgeißelung *(ohne Rausch / nüchtern)*."

So eine individuelle Haltung kann sich aufgrund beobachtbarer kultivierter und sozialisierter Lebensstile innerhalb von sozialen Systemen über Generationen einprägen und weitertragen. Viele Peers, die sich in Deutschland für ein alkoholfreies Leben entschieden haben, berichten davon, wie lange sie sich in einem mit Alkohol kultiviertem Leben unbewusst quälten, weil ihnen das Bewusstsein für ein positives alkoholfreies Leben schlichtweg aus Erfahrungs- und Wissensmangel aufgrund unzureichender Aufklärung fehlte.

Unabhängige Gelassenheit und emotionale Klarheit.

Das sind für viele nüchtern oder weitestgehend konsumunabhängig lebende Menschen die spürbasten Unterschiede in ihren Leben ohne Suchtmittel wie Alkohol. Für mich persönlich war ein bedeutsamer Gedanke für meine emotionale Heilung und mein Wohlbefinden im Hier und Jetzt, mich von alten Konsummustern und Routinen zu lösen. So war es mir während meiner Gesprächs- und Verhaltenstherapie möglich, mich über neue Einsichten und neues Selbsterleben und über ein positives Denken und selbstwertiges Fühlen in ein stigmafreies Leben ohne Selbstverurteilung weiterentwickeln zu können.

Viele Menschen, die in Deutschland ein Alkoholproblem überwinden konnten, berichten von schwierigen Lebensphasen und emotional belasteten Umfeldern, in denen sie eine Art Identitätskrise durchlebten. Die Krisen hatten ihre Wurzeln nicht nur in persönlichen Entscheidungen, sondern sind auch in sozialen, familiären oder gesellschaftlichen Kontexten verankert. Deutschland war bis 2024 noch ein Land als sozialer Kontext, in dem zu jeder Zeit, bei jeder Gelegenheit, überall verfügbar und erwartungsgemäß angepriesen, alkoholhaltige Getränke ab 14 Jahren in Begleitung von Erziehungsberechtigten schrankenlos angeboten werden konnten. Wer in so einem gesellschaftlichen Kontext ohne private Schutzmaßnahmen aufwächst, trägt nach meiner Meinung automatisch ein höheres Risiko in sich, alkoholhaltige Getränke regelmäßig zu konsumieren. Regelmäßiger Konsum kann dann durch kulturelle oder berufsbedingte Routinen in eine soziale Gewöhnung und davon in eine emotionale Abhängigkeit übergehen. Das Abendmahl in der Kirche, das gemeinsame Feierabendbier auf der Baustelle oder der Entspannungswein nach einem anstrengenden Tag zu Hause können bei erhöhtem Stresserleben oder in emotional belasteten Situationen auch zur Stressbewältigung oder emotionalen Regulierung genutzt werden. Ohne, dass dieses Verhalten als bedenklich unter uns schnell auffällt. Die Übergänge sind hier, wie ich aus eigener Abhängigkeitserfahrung weiß, häufig unmerklich fließend oder merklich – aber verdrängend – fließend.

Als ich mein Leben emotional abhängig von Alkohol führte, konnte ich über lange und relevante Strecken meinen Konsum gut kontrollieren und erwartungsgemäß bis vortrefflich funktionieren. Es gab Phasen, in denen ich zusätzlich auch von Nikotin abhängig war, in denen ich sehr viel leistete, problematisch lange Bildschirmzeiten aufwies und mit Zucker und anderen Bewältigungsstrategien versuchte, meine unangenehmen Gefühle durch Ablenkungsverhalten zu kompensieren.

Ich lebte schön brav von Geburt an meine Suchtrisiko-Identität und war als ehrgeizige COA (Child of Addict) im Kontext Deutschland stets bemüht, mir und der Gesellschaft zu beweisen, dass ich verantwortungsbewusster, charakterstärker und willenskräftiger als meine Mama im Umgang mit allen Konsum-, Leistungs- und Stressbewältigungsangeboten bin. Ich konnte mir lange nicht bewusst machen, dass Alkoholabhängigkeit eine allgegenwärtige und ernst zu nehmende Zivilisationserkrankung ist. Stattdessen kam es mir so vor, als wäre ich als Einzelschicksal (unter ein paar mehr oder weniger offen bekannten Mitbetroffenen) dazu verdonnert, mein gesamtes Leben schamhaft mit diesem geerbten Makel meiner Persönlichkeit heimlich zu fristen. In jeder Konsum- und Leistungssituation strengte es mich früher an, wenn ich mein Verhalten ob Abstinenz, kontrollierten Konsums oder riskanten Konsums rechtfertigen oder erklären musste. Dabei sind Abhängigkeitserkrankungen soziale Erkrankungen, die das Leben mehrerer Menschen prägen. Sowohl

Ursachen als auch Symptome und gegenseitige Wechselwirkung korrespondieren miteinander.

Aus dieser Erkenntnis folgte für mich eine entscheidende persönliche Verantwortung: Es war keine isolierte Entscheidung, allein von der Alkoholabhängigkeit loskommen zu wollen, sondern vielmehr ein komplexer Entstigmatisierungsprozess, bei dem ich mir bewusst werden konnte, welche inneren Überzeugungen mich geprägt und in meinem Denken und Fühlen abhängig gemacht haben. Nachdem ich das verstanden hatte, durfte ich im nächsten Schritt selbstaktiv erfahren, dass nur ich selbst die Denkmuster und Verhaltensweisen, die mir schadeten, aktiv verändern kann.

„Wir Alkis sind nicht nur Alkis.“
„Wir Alkis sind nicht von Natur aus oder naturgemäß Alkis.“
„Wir Alkis können, müssen aber nicht von Geburt an Alkis sein.“

Reflexion

Welche persönlichen Erfahrungen und Gefühle assoziieren Sie spontan mit den Begriffen Abhängigkeit und Sucht?

Welches Verhalten war für Sie in den letzten Wochen oder Monaten schwer nachvollziehbar und an welchen sozialen Zusammenhängen und Dynamiken könnte das liegen?

In Gesprächen mit Profis, die in der Angehörigenfürsorge oder Familien- und Paartherapie arbeiten, erfahre ich immer wieder, wie oft über Generationen und Jahre unbesprochene emotionale Abhängigkeitsthemen die Beziehungen, Gesundheit und die Lebensqualität von Menschen strapazieren.

So unterstützt Susanne Freund Angehörige, wenn destruktive Verhaltensmuster – häufig für einzelne Systemmitglieder unreflektiert oder unbemerkt – auf soziales Miteinander wirken.

„Selbst in Fernbeziehungen oder in hybriden Alltagen, wenn wir nicht direkt im Kontakt stehen, können wir dennoch negativ aufeinander einwirken, sogar unbewusst“, weiß Susanne Freund.

In dysfunktionalen Räumen können Grenzen anderer Menschen leichter überschritten werden, ob mit oder ohne Vorsatz. Sowohl Täter:innen als auch Opfer in solchen Dynamiken leiden häufig unter einem niedrigen Selbstwertgefühl, das durch vorherige negative Erfahrungen geprägt sein kann. Angehörige mit schweren und chronischen Selbstwertverletzungen können beispielsweise irgendwann unter narzisstischen Persönlichkeitsstörungen (ICD-11: „schwierige Persönlichkeiten“) leiden.

Ebenso wie ich es 2022 schaffte, weit vor der chronifizierten Abhängigkeitsphase meiner Mutter Gerti aus meiner eigenen Alkoholkonsumstörung auszusteigen, habe ich es seit meiner therapeutischen Arbeit geschafft, meine Selbstwertverletzungen zu behandeln und meinen eigenen Selbstwert wieder positiv aufzubauen. Auch mit unserer EMDR-Therapie konnten wir große Fortschritte erzielen. Zusammen mit der Psychoedukation durch Christian Lorenz, darf ich mich selbstaktiv und stabil dabei beobachten, wie mein Selbstwert und ich zusammenwachsen. Ich bin für diese Erfahrung aus tiefstem Herzen sehr dankbar und gleichzeitig schnürt mir ein und derselbe Gedanke immer wieder meine Kehle zu:

Warum konnte ich das nicht schon 20 oder 30 Jahre früher so positiv erfahren?

Falls Sie gerade gedanklich mutmaßen und versuchen, uns in ein breiteres Diagnoseschema zu stecken: Weder Carolin Schürmann oder ihre Mutter hatten oder haben Diagnosen für Persönlichkeitsstörungen erhalten. Das Aufgreifen der Thematik schwerer Selbstwertverletzungen als Folge von alkoholbedingten Negativerfahrungen und möglicher Risikofaktor für Persönlichkeitsstörungen ergibt sich aus unserer Kooperationsarbeit mit Selbsthilfe für Angehörige (wie mit u. a. Susanne Freund) und aus intensivem Erfahrungsaustausch mit diversen Betroffenen und Mitbetroffenen. Viele Menschen, die selbst unter Abhängigkeitserkrankungen leiden oder von Abhängigkeitserkrankungen als Angehörige mitbetroffen sind, berichten von Erfahrungen mit belastenden Verhaltensweisen, die eng an Selbstwertverletzungen gekoppelt sind. Da ich, Carolin Schürmann, meine verletzten Selbstwertgefühle und die damit verbundenen und mittlerweile gut behandelten Diagnosen (kPTBS/Alkoholkonsumstörung) selbst aktiv reflektieren kann, fühle ich mich in der Lage, mit meinem professionellen Umfeld die besonderen Herausforderungen mit Selbstwertverletzungen hinsichtlich früher Anzeichenerkennung in unseren Kommunikationsangeboten aktiv mit aufzugreifen.

Wie stark unsere gesellschaftliche, familiäre und individuelle Identität von Alkoholtrinken als sozial erwartbare Gemeinschaftsaktivität eingenommen ist, erkenne ich nicht nur, wenn ich durch Altstädte flaniere, sondern erkenne ich auch besonders daran, dass ich eigentlich keine Person kenne, die nicht mindestens indirekt in ihrem sozialen Umfeld bereits Vorerfahrungen mit Alkoholproblemen gemacht hat. Meistens sind unsere Erfahrungen mit Alkohol ambivalent und meistens in allen unseren Rollen unterschiedlich erlebt worden. Machen Sie sich bitte einmal kurz bewusst, was Sie selbst bereits schon alles mit Alkohol oder in Verbindung mit Alkohol erlebt haben und welche Vorurteile Sie bisher schon über Alkoholprobleme und Menschen mit Alkoholproblemen in sich tragen. Überlegen Sie, wie Sie zu Alkohol bisher standen und wie Sie zu Alkohol in Zukunft stehen wollen. Je klarer Sie in Ihrem persönlichen Verhältnis zu Alkohol sein können, desto klarer können Sie in Ihren Rollen in Kontakt mit Alkoholproblemen agieren. Eine Reflexion über Ihre eigenen Werte und Überzeugungen kann Ihnen helfen, sich der eigenen Position bewusst zu werden. Wenn Sie für sich eine klare Haltung einnehmen, dann werden Sie auch im Kontakt mit Betroffenen und Mitbetroffenen emotional unabhängiger und zieloffener für Ihre Patient:innen agieren können.

Unwissenheit über emotionale Gesundheit und psychologische Grundbedürfnisse sowie Fehlinformationen über Alkohol haben meine (Selbst-)Stigmatisierung lange Zeit negativ beeinflusst und meinen stigmatisierenden Umgang mit Betroffenen und Mitbetroffenen erst möglich gemacht.

- Ich dachte wirklich, mein Primitivo (Rotwein) könne mir nicht so schaden wie meiner Mutter ihr Kurzer (Schnaps). Ich dachte, guter Rotwein in regelmäßig kontrollierten Maßen ist ein unbedenkliches Genussmittel und nur Schnaps ist ein „Alkoholikergetränk".
- Ich dachte, solange ich morgens nur leichte Katererscheinungen (Kopfschmerzen) und keine Entzugserscheinungen (zitternde Hände) habe, gehöre ich noch zur normal trinkenden – nicht süchtigen (!!) Gesellschaft.
- Ich war der Auffassung, wenn ich mehr als das verantwortungsvolle Maß trinke, dann bin ich auch selbst schuld, wenn ich gesundheitliche Beeinträchtigungen davontrage. Wenn es mir wegen meines verantwortungslosen Alkoholkonsums nicht gut geht, dann muss ich das selbst und alleine lösen, da ich alleine dafür Verantwortung trage. „Was mensch sich selbst einbrockt, muss mensch auch selbst wieder auslöffeln."

Ich hoffe, dass Sie sich durch Lektüre unseres Fachbuchs und in Auseinandersetzung mit unseren Übungen so viel neues Wissen durch unsere Erfahrungen aneignen können, sodass Sie sich im Anschluss im Umgang mit Betroffenen und Mitbetroffenen in Ihrem sozialen Umfeld sicherer fühlen. Denn aus meiner eigenen Erfahrung weiß ich, dass wir stärker dazu tendieren, uns selbst und andere Menschen abzuwerten, wenn wir ein Gefühl der Verunsicherung oder Angst verspüren oder uns schlichtweg Informationen und Wissen fehlen.

Indem wir uns solche Mechanismen bewusst machen, können wir uns selbst besser vor Selbstabwertung schützen oder empathischer in unsicheren Situationen für andere Menschen reagieren. Gerade im Umgang mit emotionalen Belastungen, psychischen Erkrankungen und insbesondere bei Alkoholabhängigkeit entwickeln wir in verschiedenen Rollen und Gesprächssituationen leichter Unsicherheit, als uns lieb ist.

Wir sprachen bislang nur nicht so gerne offen darüber, nicht wahr?

Gespräche über Alkoholkonsumstörungen sind in den meisten Fällen für mindestens einen Teil der Gesprächsteilnehmenden unangenehm. Die empfundene Unannehmlichkeit kommt vordergründig von der Stigmatisierung von Alkoholproblemen als Folge eines persönlichen Fehlverhaltens im Umgang mit Alkohol. Ein Kontrollverlust wird von Betroffenen meistens als persönliches Versagen und weniger als Krankheitssymptom wahrgenommen. Von daher haben Betroffene und Mitbetroffene im Gespräch über Probleme mit Alkohol das Bedürfnis, ihren Selbstwert zu schützen und können deshalb dazu neigen, ihre Schilderungen zu beschönigen, um sich selbst im Gesprächsmoment weniger schwach zu fühlen. Das ist sozusagen unser gemeinsamer „Casus knacksus". Nutzen wir hilfreiche Gesprächsmomente beispielsweise nur mit 80 % Transparenz, ist die Wahrscheinlichkeit ziemlich groß, dass in den 20 % Intransparenz genau der Schlüssel liegt, der uns für unsere Recovery besonders gut helfen kann.

Im Kontext von Abhängigkeitserkrankungen nehmen Sie als sozialpädagogische, pflegende, therapeutische oder medizinische Fachkräfte, ebenso als Lehrkräfte und Führungskräfte eine entscheidende Rolle und manchmal auch unbemerkt eine Schlüsselposition ein, die über Ihre unmittelbaren Aufgaben hinausgeht. Häufig sind Sie erste Ansprechpersonen, die Auffälligkeiten im Verhalten von Betroffenen und Mitbetroffenen wahrnehmen können. Diese Mitbetroffenheit und Verantwortung bringt es mit sich, dass Sie in gewisser Weise auch als Suchtberater:in und mentale Ersthelfer:in agieren. Ihre potenziell vertrauensbildende Rolle ermöglicht es uns, unterstützende Gespräche zu führen, die dazu beitragen können, Betroffenen zu helfen, ihre Herausforderungen zu erkennen und die nötige Hilfe zu suchen. Es hilft, wenn Sie als Fachkraft sensibel, klar und mutig auftreten und bei Auffälligkeiten oder Irritationen mit Alkohol in Ihrem beruflichen Umfeld nicht zögern, ein offenes Gespräch zu suchen.

5.1.3 Als Vorbild keine Schwäche erlaubt?

Eltern, Lehrkräfte, Personen aus dem Gesundheits- und Pflegebereich, unternehmerische Führungskräfte oder politische Führungspersönlichkeiten – viele sozial tragende Rollen in unserer Gesellschaft sind in einem Spannungsfeld zwischen hohen Erwartungen und innerer Unsicherheit.

Soziale Beziehungen werden durch modernen Arbeits- und Familienalltag, kultivierten Konsum, Stress oder dysfunktionale Atmosphären belastet. Im aktuellen Zeitgeschehen steigt unter uns allen das Risiko emotionaler Überreaktionen. Je stärker die soziale Abhängigkeit oder das Machtgefälle, desto leichter kann Stigma entstehen, das in sozialen Systemen Ausgrenzung, Selbstzweifel, Herabwürdigung und Abwertung begünstigt. Wir alle tragen mehr oder weniger Selbstzweifel und Selbststigmatisierung mit uns herum. Mit zunehmendem Alter steigt die Wahrscheinlichkeit, traumatische Erlebnisse zu sammeln, weil wir immer kompliziertere Entscheidungen treffen müssen. Je mehr wir gewohnheitsmäßig soziale Rituale nutzen, um Stress mit Konsum zu bewältigen, desto größer ist die Gefahr, omnyvers und interdependent abhängig zu werden und auch andere in ihrer Belastung zu verstärken. Deshalb ist es im Hier und Jetzt so wichtig, in vertrauensvollen Räumen eine gute Balance zwischen Empathie und Selbstschutz zu finden.

Was mich allerdings immer wieder irritiert, sind die Verunsicherungen oder überraschten Reaktionen auf fachlicher Seite, wenn ich heute offen und positiv über meine Alkoholkonsumstörung, meine omnyversen Abhängigkeitserfahrungen und mein Selbststigma von früher spreche. Ab und an habe ich den Eindruck, dass meine offene Kommunikation für Fachkräfte, die ich privat als Patientin außerhalb der Suchtmedizin und Suchthilfe antreffe, ungewöhnlich erscheint.

Als ob sie so eine offene Art der Kommunikation selten oder noch nie in ihrer Praxis erlebt hätten?

Bis heute empfinden meiner Einschätzung nach viele medizinische Fachkräfte Unbehagen, wenn sie bei Abklärungsgesprächen auf Alkoholprobleme zu sprechen kommen müssten, weil sie unangenehme Reaktionen erwarten oder selbst betroffen oder mitbetroffen sind. Ohne dass wir es offen äußern, ist doch eigentlich jeder Person klar, dass so gut wie niemand, der ein Problem mit Alkohol verspürt, das ehrlich und offen transparent legt. Abfragen, die zu Alkoholkonsum unter uns gemacht werden, egal ob öffentlich oder anonym, sind meistens aufgrund sozialer Erwünschtheit und Selbststigmatisierung positiver oder harmloser dargestellt.

Wie Sie aus dem nächsten Kommunikationsschema entnehmen können, hat mich meine Negativwahrnehmung als Kind mit meiner vermeintlich in die Wiege gelegten Veranlagung fast Kopf und Kragen gekostet. Ein Irrtum in meinem eigenen System war, dass ich von Geburt an Fehlfunktionen in mir trage, die nicht zu beheben sind. Ich lebte mein Leben lang so, dass ich es nüchtern schwer aushalten konnte und traute mir nicht zu, das selbstaktiv ändern zu können. Ich traute mir nicht zu, ein anderes Leben zu führen und ich hatte keinen Willen, keinen Alkohol zu trinken, weil das Trinken auch ein sehr positiv besetzter Teil meines Lebens und meiner kulturellen Identität wurde. Beim „Trinken" verbrachte ich früher die beste Zeit mit meinen liebsten Menschen.

Ich kann doch nicht alles von mir aufgeben, was ich so lange so gut fand?

Vor allem nicht aufgrund folgender Glaubenssätze während meiner besonders belasteten Lebensphasen:

„Ich bin nicht gut genug, so wie ich bin."

Ich war immer von dem Gefühl getrieben, dass ich immer erst etwas demonstrieren, beweisen, erreichen oder mich anpassen muss, um akzeptiert zu werden.

„Ich muss immer stark sein und kann keine Schwäche zeigen."

In meinen Vorbildrollen hatte ich ständig den inneren Druck verspürt, meine Emotionen kontrollieren zu müssen und mich nicht mehr verletzlich oder schwach zeigen zu dürfen, um anderen Halt geben zu können.

„Ich kann meine Vergangenheit nicht hinter mir lassen."

Ich bin mit dem Glauben aufgewachsen, dass meine Erfahrungen und Traumata mein Empfinden und Verhalten dauerhaft prägen werden.

„Ich verdiene es nicht, glücklich zu sein."

Obwohl ich es besser weiß, ertappe ich mich immer wieder dabei, mich nicht zu trauen, echtes, pures Glück zuzulassen. Erlebe ich einen besonders positiven Moment, ertappe ich mein Gehirn immer wieder dabei, dass es gleichzeitig nach einem Problem oder einer ungelösten Aufgabe sucht, um es auf die Agenda zu setzen.

Vermutlich sind Ihnen einige dieser Glaubenssätze oder Hirnfunktionen aus ihrem privaten oder beruflichen Leben selbst bekannt und vielleicht fragen Sie sich, wie wir mit solchen Glaubenssätzen im Alltag miteinander bewusster umgehen können. Ich habe den Begriff „Glaubenssatz" bis vor ein paar Jahren noch belächelt. Heute ist mir bewusst, wie wichtig es für eine selbstbestimmte Lebensführung ist, sich vor Augen zu halten, welche Dynamiken sich hinter solchen Glaubenssätzen in uns selbst verbergen. Unsere Kommunikation kann darauf stigmatisierend und entstigmatisierend wirken.

Zur Selbst-Entstigmatisierung und Bestärkung können Sie Betroffene und Mitbetroffene von Abhängigkeitserkrankungen beispielsweise mit folgenden Aussagen unterstützen:

- „Jede Erfahrung gehört zu Deiner Geschichte und macht Dich einzigartig."
- „Du hast bereits viel Mut gezeigt, indem Du hier bist und über Dich sprichst."
- „Du darfst einfach so sein, wie Du bist – Du brauchst nichts zu verdienen oder zu erreichen, um wertvoll zu sein."
- „Mut zur Verletzlichkeit ist ein Zeichen von Stärke."
- „Deine Vergangenheit ist ein Teil von Dir, aber sie bestimmt nicht alles."

Stigmatisierung und Barrieren durch moralische Urteile und Schuldzuweisungen, die sich durch das Stigma in unsere Denk- und Verhaltensmuster miteinander eingebrannt haben, können subtil sein.

Als mir Kinder in einer Schule berichteten, wie abfällig sie Menschen über Personen mit Alkoholproblemen reden hörten, erklärte ich ihnen, dass mitbetroffene Personen mit solchen Aussagen womöglich zum Ausdruck bringen möchten, dass sie Abhängigkeitserkrankungen als eine negative Erlebnisse erfahren mussten. Ich erkläre, dass manche Menschen persönlich Leid durch den Alkoholkonsum anderer Menschen in ihrem Leben erfahren und häufig aufgrund ihrer eigenen Erfahrungen nicht in der Lage sind, Abhängigkeitserkrankungen emotional neutral oder differenzierter sehen zu können. Viele Menschen haben viel Leid durch Menschen erfahren, die abhängig von Alkohol sind oder waren und reagieren oft aus persönlichem Schutzbedürfnis mit negativen Bewertungen auf alkoholkranke Menschen. Chronische Alkoholabhängigkeit kann aus Menschen Monster machen. Ich hasste meine Mutter auch als junge Schülerin, wenn sie betrunken am Telefon war oder wenn sie sich in meinem Beisein schlecht behandeln ließ.

Viele Betroffene berichten in systemischen Analysen, wie Opfer von alkoholbedingten Schädigungen selbst zu Täter:innen unter Alkoholeinfluss wurden. Abhängigkeitsbedingtes alkoholisiertes Verhalten widert uns naturgemäß an und lässt uns besonders als Betroffene und Mitbetroffene nur schwer von moralischen Urteilen und Schuldzuweisungen Abstand zu uns selbst und unserem Umfeld gegenüber gewinnen. Viele Menschen neigen daher dazu, bei emotionaler Herausforderung im Umgang mit Abhängigkeit zwischen „gutem" und „schlechtem" Verhalten unterscheiden zu wollen. Solche Schwarz-Weiß-Denkmuster führen allerdings dazu, dass alkoholabhängige Menschen von sich selbst und anderen als „schwach" oder „fehlerhaft" betrachtet werden. Dichotome Sichtweisen vernachlässigen die komplexen Ursachen von Abhängigkeitserkrankungen, helfen uns aber, uns bei emotionaler Überlastung kognitiv zu entlasten und durch Ausgrenzung für uns schädlicher Einflüsse andere Menschen abzuwerten. Auch deswegen sah ich in emotional belasteten Phasen gerne Dokus oder Formate wie „Das Sommerhaus der Stars". Moralische Überlegenheitsgefühle können zu einer negativen Haltung gegenüber Betroffenen führen, die als „selbstverschuldet" oder „Persönlichkeitsmerkmal" wahrgenommen werden. Genau solche Denkmuster können sowohl in uns selbst als auch in unserem Unterstützungssystem um uns verhindern, die vielschichtigen und oft traumatischen Hintergründe zu verstehen, die individuell zu dieser komplexen Erkrankung führen können.

„Da wir Alkoholabhängigkeit als Persönlichkeitsschwäche stigmatisieren, fällt es gerade starken Persönlichkeiten so schwer, ihre Schwäche für Alkohol als größtes vermeidbares Problem zu erkennen" (Carolin Schürmann, 2025).

Wenn wir in Deutschland eine Aufklärungs- und Präventionspolitik hätten, die die Gesundheit der Menschen über die Interessen eines kulturstiftenden Wirtschaftszweigs stellt, könnte viel Leid vermieden werden. Aber unsere Politik schwächelt da leider noch immer als Vorbild. Würde Alkohol mehr als Zellgift und weniger als Kulturgut inszeniert, könnten diverse Folgeschäden präventiv vermieden werden. Leid entsteht oft in Familien, weil es an Wissen, Erfahrungen und einer uneingeschränkten Vorstellungskraft fehlt. Es wird häufig davon ausgegangen, dass sich alle alkoholabhängigen Menschen in ähnlicher Weise verhalten oder dieselben Charaktereigenschaften und gleichen Vorerfahrungen aufweisen.

„Zu viel trinken tun wir alle, das ist doch normal. Und Probleme haben wir auch alle immer mehr. Die einen stecken das eben besser weg als die anderen, so ist das nun einmal."

„Zum Psychiater gehen doch nur die Weicheier, die unterm Pantoffel stehen oder die Neureichen, die ihren Tussen die Chihuahua-Handtaschen tragen und vegane Smoothies schlürfen."

So kann es durchaus vorkommen, dass Menschen in Gesprächen mit alkoholabhängigen Menschen eine distanzierte oder wertende Haltung einnehmen. Mangelnde Empathie kann dazu führen, dass sich Betroffene unverstanden und abgelehnt fühlen. Und nun stellen Sie sich einmal vor, eine Betroffene ist schon so weit, ein mögliches Alkoholproblem anzusprechen und erfährt dann im Kontakt zu einer möglichen Ansprechstelle Zurückweisung, eine lustige Anekdote über Alkoholproblemchen oder ein Ausweichen und Relativierung der Thematik. Diese eine kleine irritierende Erfahrung kann weitere mögliche Handlungen nachhaltig blockieren, die im Einzelfall irgendwann über Leben und Tod entscheiden können.

So wie bei mir.

Aus Angst, dass ich wie meine Mama eine Lebererkrankung entwickeln könnte, ließ ich regelmäßig mein Blutbild checken. Jedenfalls glaube ich, dass ich auf eine aktive Nachfrage zu meinem Alkoholkonsum oder, warum mich meine Leberwerte so stark interessierten, in dem Moment offener hätte reagieren können als in anderen Situationen außerhalb einer Arztpraxis, in denen ich meine Fassade viel stärker nach oben zog. Statt mit mir über meine emotionalen oder sozialen Herausforderungen zu sprechen, erzählte mir die medizinische Fachkraft, die mich nicht kannte, von ihren eigenen Alkoholerfahrungen und mehr oder weniger verantwortungsbewusstem Konsumverhalten, rechtfertigend in epischer Breite. Ich glaube, sie wollte mir und sich selbst ein gutes Gefühl vermitteln, indem sie sagte: *„Na sehen Sie, Frau Schürmann, machen Sie sich keine Sorgen, das Gläschen am Abend schadet uns schon nicht."*

Sie sagte es vermutlich etwas anders und sie meinte es ehrlich gut mit mir und sich selbst.

Erst in der heutigen Rückschau verstehe ich die Vernachlässigung meiner eigenen Gesundheit und kann mir mein Verhalten während meiner unbehandelten Traumafolgestörung und Alkoholkonsumstörung mittlerweile selbst verzeihen.

Verstünden wir auch gesellschaftlich Alkoholabhängigkeit als ernst zu nehmende Erkrankung und Alkoholkonsumstörung als Symptom für gescheiterte Problemlösungen, Stressbewältigung oder Selbstmedikation und nicht als persönlichen Trinkstil oder Versagen, wäre unsere Sprache und Kommunikation dazu grundsätzlich wesentlich empathischer, weniger beurteilend und nicht so verklärend.

Da Abhängigkeit und vor allem der Begriff Sucht so negativ und affektiert konnotiert ist, haben wir bei jeder Form der Sprache darüber das Gefühl, wir würden über etwas Obszönes reden. Aufgrund des abwertenden Stigmas vermeiden es auch viele medizinische oder pädagogische Fachkräfte, das Thema Sucht direkt anzusprechen. Diese Vermeidung ist symbolisch für die uns gegenseitig blockierende Annahme, dass Sucht für alle rechtschaffenden (verantwortungsbewussten) Bürger:innen ein Tabu- und Randthema ist, über das nicht offen gesprochen werden sollte, wenn man sicherstellen möchte, nicht versehentlich ausgegrenzt (oder „falsch verstanden") zu werden.

Eigentlich hatte ich aus meinem persönlichen Umfeld heraus keinen Grund, Angst vor einem offenen Gespräch über mein Alkoholproblem mit Bezugspersonen zu haben. Die Angst kam hauptsächlich aus mir selbst und meinen Wahrnehmungen, wie ich Menschen regelmäßig über Dritte reden hörte, die auch alkoholabhängig waren. Ich wollte nicht, dass ich jemals wie meine Mutter wahrgenommen und so über mich gesprochen wird, wie ich andere oft über Mütter mit mutmaßlichen Alkoholproblemen reden hörte. Ich wollte das Bild nicht loslassen, dass ich selbst von mir geschaffen hatte, weil ich vor dem Bild dahinter zu große Angst hatte. Oft hörte ich stigmatisierende Äußerungen über Dritte, die nicht im Raum waren und diese Art von Kommunikation wollte ich über mich als Mutter niemals hören. Für Mitbetroffene ist Abwehrhaltung von Betroffenen ebenfalls schwer auszuhalten und hinzunehmen. Ich kenne die Abwehrmechanismen von abhängigen Menschen als Betroffene und Mitbetroffene genauso gut. Abwehr ist meistens unangenehm und meistens bekommen Abwehr Angehörige und Fachkräfte im Umgang mit Betroffenen zu spüren, wenn Betroffene am wenigsten bereit sind, Hilfe anzunehmen. Meistens ist das aber auch genau dann, wenn sie am meisten Hilfe benötigen würden. Wenn Sie mit CRAFT und Motivational Interviewing arbeiten, wissen Sie vielleicht auch, dass Abwehr und Widerstand große Chancen in sich bergen, dass Betroffene eine neue positive Selbsterfahrung und Veränderung erleben könnten.

Seitdem wir in vollem Umfang begreifen konnten, was uns als alkoholgeschädigte Kinder und als alkoholgeschädigte erwachsene Kinder in Deutschland widerfahren ist, haben sich zwei Prozesse freisetzen können. Als erstes wurde es uns möglich, hinter unsere eigene Fassade der Stigma-Symptomtragenden blicken und unser selbst ohne Alkohol erkennen zu können. Mit unserer alkoholfreien Selbsterkenntnis folgt nun ein neuer Weg über nüchterne Selbstidentifikation zur spürbaren Selbstliebe. Als zweites konnten immer mehr Betroffene unter uns, deren Schmerz aus der Kindheit noch nicht geheilt, aber deren Verstand klar wie Kloßbrühe wurde, ihre Erfahrungen plötzlich sehr klar öffentlich äußern.

„Ich finde es richtig stark, dass Du Kindern und Familien hilfst und Dich gegen Alkoholwerbung einsetzt. So hat Gertis Tod wenigstens einen Sinn. Ihre Geschichte hat nicht nur Dir geholfen, dein Alkoholproblem richtig verstehen zu können, sondern hilft auch anderen Menschen, Alkoholprobleme früher für sich erkennen zu können."

„Und das hoffentlich mit weniger Scham und Selbstverurteilung",

füge ich hinzu, als mich ein heranwachsender Lieblingsmensch mit diesem wundervollen Gedankenimpuls gerade mit einem Blick über die Schulter beim Schreiben unterstützt.

Viel zu viele Menschen (insbesondere Frauen!!) wissen viel zu wenig über ihre Sexualität, ihren Körper und emotionale Gesundheit, obwohl Frauen als Gesundheitsmanagerinnen ihrer Familien die Top-Adresse für Healthcare Communication bei Anbietenden von Gesundheitsleistungen sind. Sind wir so sehr mit der Gesundheitspflege anderer Menschen beschäftigt, dass wir uns selbst zu stark aus den Augen verlieren? Oder sind wir so stark von Idealen der Konsumgesellschaft geprägt, dass wir eben nicht so gerne über Blut oder anderen menschlichen Ausfluss sprechen? Frauen sind aufgrund gesellschaftlich tabuisierter Natürlichkeit leider auch häufig Opfer von Selbststigmatisierung, Scham, Schuldgefühlen, sexueller Unterdrückung und gesellschaftlicher Ungleichbehandlung.

Kennen Sie Lichen? Lichen sclerosus ist eine chronische Hauterkrankung, die vor allem im Genitalbereich auftritt, besonders bei Frauen. Lichen zeichnen sich durch Veränderungen wie Rötungen, weißliche Flecken, Juckreiz und Schmerzen aus. Die Erkrankung ist nicht ansteckend und kann zu weiteren Symptomen wie Einrissen, Blutungen und Schmerzen beim Geschlechtsverkehr führen. Die Erkrankung ist schwer zu diagnostizieren, tritt aber bei den meisten Betroffenen bereits merklich in der Kindheit auf. Da erwachsene Kinder aber nicht gerne über frühe Beschwerden im Genitalbereich kommunizieren, wird die Erkrankung häufig erst sehr spät diagnostiziert und behandelt, obwohl sie mit einem jahrelangen kontinuierlichen Leidensdruck einhergehen kann. Das ist ähnlich wie mit regelmäßigem Alkoholkonsum und regelmäßigen Katererscheinungen. Wir nehmen manche Leiden einfach hin, besonders wenn wir glauben, dass wir an ihnen selbst Schuld tragen. Auch ich dachte, ich müsse diverse Leiden ertragen, wenn ich mich schon so unkontrolliert und unvernünftig verhalte. Ich vermute, ich schämte mich so sehr für Leiden wie auch meine chronische Parodontitis, weil ich sie mit „unvernünftigen Handlungen" meinerseits in Verbindung brachte, die noch mal welche waren?

Zu verstehen, dass ich mich für kein erkrankungsbedingtes Verhalten schämen brauche, sondern dass auch dies Teil meiner COA-Erfahrungen ist, die ich annehmen und mir dabei Hilfe nehmen darf, war für mich persönlich ein weiter Weg. Und selbst ich, die tendenziell offenherzig und auch schamlos in der Öffentlichkeit sein kann, bin nicht immer hundertprozentig frei von Stigma und Selbststigma. In Teilen sicher auch gerade wegen meiner bisherigen Erfahrungen. Ich vermute, je länger wir uns selbst immer wieder enttäuschen, desto stärker kann sich das Selbststigma der Charakterschwäche in unserem System festigen. Seitdem ich alkoholfrei lebe, versuche ich deshalb meine Werte und Ziele immer klar im Blick zu halten. Ich wähle meine Ziele so, dass ich sie ohne zu viel Stress aus mir heraus gut erreichen kann. Das gelingt mir nicht immer auf Anhieb gut, aber es fällt mir mittlerweile leichter, frühzeitig nachzujustieren. Ohne Alkohol lebe ich sicherer so, dass ich mich selbst und andere weniger enttäuschen kann.

Je länger sich Betroffene von Abhängigkeitserkrankungen selbst dabei beobachten, wie sie über eine Handlung oder ein Verhalten immer wieder die Kontrolle verlieren, obwohl sie es nicht wollen, dann geraten Erfahrungen, die wir als persönliches Versagen bewerten, immer stärker in unser Bewusstsein und Selbstkonzept. Wir speichern dann unterbewusst ab, dass wir es nicht schaffen. Befürchten wir, ohne Alkohol nicht unseren Standard einer erwartungsgemäßen Rolle oder Funktion übernehmen zu können und identifizieren uns dann als ewig „Abhängige"? Wir neigen dazu, alkoholabhängige Menschen in einheitliche Kategorien zu stecken, in denen sie häufig als unzuverlässig, schwach oder verantwortungslos wahrgenommen werden. Solche Vorurteile und Verallgemeinerungen ignorieren individuelle Potenziale und schüren falsche Vorstellungen von Menschen, die unter Abhängigkeitserkrankungen leiden. Oft hält sich dann die Annahme im Raum, dass Sucht eine bewusste Entscheidung sei und durch den eigenen Willen direkt und jederzeit veränderbar sein könnte.

Neben vorurteilenden Barrieren im Hilfesystem, erleben wir in unserer Zusammenarbeit außerdem, wie schwer es ist, in Gesprächen mit Betroffenen und Mitbetroffenen einen angemessenen Platz zwischen Distanz und Nähe für alle Beteiligten zu finden. Ich rate daher immer, sich vor einem Gespräch selbst zu überlegen, welche Rolle, Form und Intensität von Unterstützung man selbst in welchen Konstellationen und Situationen übernehmen kann und will. Außerdem hilft es, sich im Vorfeld klar zu machen, welche Zielsetzung und welches Bewusstsein ein jedes Gespräch haben soll.

In Gesprächen mit Fachkräften, die noch nicht auf Abhängigkeiten geschult sind, überrascht mich immer wieder, wie unterschiedlich das Wissen, die Erfahrung und Empathie bei medizinischen und pädagogischen Fachkräften in den Bereichen Psychologie, Abhängigkeit und Kommunikation ausgeprägt ist. In meiner Wahrnehmung müssten alle Menschen, die täglich mit dem Wohlbefinden von anderen Menschen in Verantwortung umgehen, sei es im Kontext von therapeutischer Behandlung, in privaten oder beruflichen Rollen, wesentlich besser auf Krisenprävention, mentale Ersthelfer:innen- und Kommunikationskompetenzen geschult werden.

5.1.4 Verschleierung bei kontrolliertem Konsum

Kommunikation im Raum kann über Leben und Tod entscheiden. Einige verantwortliche soziale Rollen verstehen die Komplexität und die psychologischen Faktoren einer Abhängigkeit nicht vollständig, was zu einer mangelnden Bereitschaft führen kann, sich emotional zu engagieren, wenn es (wie so oft bei Alkoholkonsumstörungen) zu unangenehmen Auseinandersetzungen kommt. Anstatt sich auf die individuellen Erlebnisse und auf den jeweiligen Kontext der Betroffenen einzulassen, neigen Fachkräfte vielleicht eher dazu, in der Kommunikation einen klinischen Ton oder eine distanzierte Haltung einzunehmen. Das Verhalten von alkoholkranken Menschen ist Ausdruck und Symptom der Alkoholerkrankung. Es kann ekelhaft und gemein sein. Alkohol macht aus Menschen Monster, die eigentlich sehr liebenswerte und soziale Wesen sind, wenn sie nüchtern sein können. Auf dem Weg dorthin scheitern viele Menschen, alleine oder gemeinsam.

Ein offener Umgang mit Abhängigkeit, Kontrollverlust und Konsumverhalten ist zwischen Betroffenen, Mitbetroffenen und Helfenden eine dauerhafte Anspruchsarbeit in Behandlung unserer Persönlichkeiten. Es ist eine Zur-Schau-Tragung und Reflexion unseres Innersten, unserer Bedürfnisse und Emotionen. Das ist anstrengend und geht an die Substanz. In gewisser Weise ist die Alkoholindustrie mit ihren Fake Stories über Alkohol selbst schuld, dass sie jetzt verschiedenste Erlebnisberichte und Therapietagebücher ihrer ehemals besten Kundschaft lauthals vorgetragen bekommen, finden Sie nicht?

„Mehr alkoholfreie/nüchterne positive Lebensmomente in emotional sicherer Gemeinschaft“

sind ein Therapieziel, auf das sich Betroffene, Angehörige und Helfende bei (Alkohol-) Abhängigkeit vielleicht irgendwann gemeinsam einlassen können. Dennoch kommen wir uns auf dem Weg zu diesem Ziel immer wieder in die Quere, belügen uns selbst oder andere. Wir verstellen uns selbst oft, wenn wir als Angehörige versteckt mitbetroffen sind oder selbst auch Alkoholprobleme haben. Wir möchten nach außen den Eindruck erwecken, als hätten wir mit der Kernproblematik „Sucht“ nichts zu tun. Je größer die eigene Verantwortung für problematischen Konsum wahrgenommen wird, desto höher war bisher die Wahrscheinlichkeit, dass Betroffene bei Kontrollverlust oder miterlebten Schäden eigene Gedanken, Emotionen oder soziale Handlungen eher „verschleiern“.

Die Alkoholindustrie verschleiert über ihre Lobby die Ausmaße des Missbrauchs, die durch ihre Produkte selbst und nicht durch die Kundschaft erzeugt werden. Menschen, die bei Fehlverhalten durch Alkohol „ertappt“ oder dafür verurteilt werden, verschleiern das Ausmaß ihrer emotionalen Abhängigkeit. Mitbetroffene in sozialen Gefügen wie Familien oder Berufsgruppen, die auf Alkoholprobleme in ihrem System angesprochen werden, neigen dazu, ihre eigene Mitbetroffenheit durch kontrollierten Begleitkonsum ebenso zu „verschleiern“. Mit solchen Aussagen wie vielleicht: *„ICH trinke nie mehr als 2 Gläser zu offiziellen Anlässen“.*

Auch dominierte lange die Vorstellung, dass vollständige Abstinenz Grundlage für therapeutische Leistungen und das einzige Ziel bei Abhängigkeit sein sollte, zu oft Diskurse zwischen zuweisenden Fachkräften und Betroffenen – ohne alternative Ansätze oder persönliche Herausforderungen und Ziele in Betracht zu ziehen. Rigide Ansichten und unreflektierte Anmaßungen können den Druck auf Betroffene unnötig erhöhen und ihre selbststigmatisierende Wahrnehmung des „schuldhaften Versagens“ oder „Nicht-stark-genug-Seins“ bestärken. „Rückfälle“ – unter Umständen auch fremdbestimmte, nicht erreichbare Ziele – werden dann wiederum meistens als persönliches Versagen betrachtet, was die Betroffenen für ihre Negativerfahrungen zusätzlich bestraft und die Motivation zur Aufrechterhaltung der Recovery beeinträchtigen kann.

Unter der **systemischen Diskriminierung** verstehen wir strukturelle Vorurteile im System. Die strukturelle Diskriminierung, wie wir sie besonders in Deutschland erleben, führt dazu, dass Menschen, die unter Abhängigkeitserkrankungen in unserer Gesellschaft leiden, als weniger verantwortungsbewusst und damit leider auch in vielen Augen als weniger behandlungswert, therapierbar oder wertvoll für unsere Gesellschaft betrachtet werden. Diese soziale Abwertung kann sich wiederum auf die Bereitschaft und Qualität sozialer und medizinischer Hilfestellungen in der Behandlung von durch Alkohol erkrankten Menschen negativ auswirken.

Auch im Kontext der **Diskussion über kontrollierten Alkoholkonsum** gibt es Argumente, die heute individuellen sozialen Faktoren Rechnung tragen, die vor 20 oder 30 Jahren möglicherweise weniger Beachtung fanden. Einige Individuen, ob nun von einer Abhängigkeitserkrankung betroffen oder nicht, möchten aus verschiedenen Gründen für sich das Recht auf kontrollierten Drogenkonsum beanspruchen. Legaler Suchtmittelkonsum könnte unter bestimmten Bedingungen als vorteilhafter wahrgenommen werden, wenn der Nutzen potenziell die Risiken überwiegt und Personen sich unterstützen müssen oder möchten, um ihren emotionalen Zustand auszugleichen. In solchen Fällen sollte meines Erachtens die Einholung medizinischer und psychotherapeutischer Expertise entscheidend sein, um einen individuellen, kontrollierten Drogenkonsum in offener Abstimmung mit den Betroffenen und ihren Bezugspersonen gemeinsam zu „legitimieren". Ein liberaler und offener Umgang mit Drogenkonsum könnte bei hoher Selbststigmatisierung und starker Abhängigkeit helfen, Schamgefühle während der Therapiearbeit zu verringern, die mit heimlichem und problematischem Konsum einhergehen. Forschungsarbeiten haben ja gezeigt, dass Stigmatisierung mit einem höheren Risiko für psychische Probleme und soziale Isolation korreliert. Ein offenerer Umgang mit Drogenkonsum kann also Scham- und Schuldgefühle minimieren und Individuen ermutigen, Hilfe zu suchen, und ihre Selbstakzeptanz fördern.[2]

Ich persönlich sehe aufgrund meiner einschlägigen Vorerfahrungen für keinen Menschen einen Vorteil oder Nutzen darin, Alkohol zu trinken. In meinen Augen überwiegen bei Alkoholkonsum immer die Gesundheitsrisiken dem vermeintlich sozialen oder betäubenden Zusatznutzen, den Alkohol als Nebenwirkung seiner Toxizität aufzeigt. Bei starker Abhängigkeit mit chronischem Verlauf würde ich eher eine medizinische Begleitmedikation als Alternative andenken, anstatt weiter nur kontrolliert Alkoholkonsum oder absolute Abstinenz zu befürworten. In Fällen chronischer Alkoholabhängigkeit wird oft eine medizinische Begleitbehandlung empfohlen. Medikamentös unterstützende Behandlungen können helfen, die physischen und psychischen Entzugssymptome zu lindern und den Heilungsprozess zu unterstützen.[3]

---

[2] Corrigan, P. W. (2004). *How stigma interferes with mental health care. American Psychologist,* 59 (8), 614–625.

[3] National Institute on Drug Abuse. (2021). *Principles of Drug Addiction Treatment: A Research-Based Guide.*

Mit Dr. Albrecht Ulmer kam ich relativ schnell in Kontakt, als ich begann, mich in der Öffentlichkeit als Peer zu zeigen. Albrecht hat mich während meiner operativen Eingriffe, in meinen emotionalen Höhe- und Tiefpunkten als Mensch und Experte unterstützt und begleitet. Während Vorträgen, bei Kongress-Frühstücken oder am Wochenende am Telefon. Mit Albrecht spüre ich viel Menschlichkeit und Verständnis. Hegte ich Zweifel oder hatte ich Ängste, fand Albrecht stets die richtigen Worte für mich. Durch unsere Zusammenarbeit konnte ich viel Hoffnung und Kraft schöpfen. Ich wünschte, meine Mama Gerti wäre ihm vor mir begegnet.

„Chronische Alkoholabhängigkeit ist eine schwere chronische Krankheit wie beispielsweise Diabetes mellitus oder Bluthochdruck. Wir haben über Jahrzehnte Alkoholerkrankungen in unserer Praxis systematisch dokumentiert. Über diese Dokumentation können klare regelhafte Aussagen über den Krankheitsverlauf getroffen werden. Chronische Alkoholerkrankungen erstrecken sich über sehr viele Jahre, Jahrzehnte bis zu lebenslangen Verläufen. Diese Beobachtung ist deshalb so relevant, weil chronische Erkrankungen anders als akute Leiden behandelt werden müssen. Eine Heilung von Alkoholerkrankungen ist möglich und wünschenswert, doch viele Betroffene leiden noch immer unter unzureichender Behandlung und sozialer Stigmatisierung. Unsere Gesellschaft weist Betroffenen und Mitbetroffenen oft Schuld zu, wodurch das Leben mit chronischer Abhängigkeit für Betroffene und Angehörige eine enorme Belastung ist. Es fehlt an hausärztlicher oder fachärztlicher Begleitung, die Alltagssicherheit bietet. In der psychosozialen Behandlung, die sich auf Lebensstilveränderungen, kontrollierten Konsum oder Abstinenz sowie die psychologische Ursachenforschung stützt, gibt es große Herausforderungen: Nicht alle Betroffenen können diese erfolgreich umsetzen“, so eine Stellungnahme von Albrecht Ulmer.

Dr. Albrecht Ulmer ist Gründungsmitglied und langjähriges Vorstandsmitglied der Deutschen Gesellschaft für Suchtmedizin. Gleichzeitig ist er aktives Mitglied mehrerer internationaler Fachgesellschaften im Bereich Suchtforschung. Dr. Ulmer verfügt über eine der größten, systematischen Praxisdokumentationen über Alkoholerkrankungen. Zusammen mit seinem Team ist es ihm von 1984–2018 gelungen, Ansätze für eine medikamentöse Behandlung von Alkoholabhängigen zu entwickeln. Sein Buch „Alkoholabhängigkeit anders behandeln? Ansätze zu neuen Hoffnungen“ stellt diese Ansätze vor, um weitere Forschung und Entwicklung zur medikamentösen Behandlung der chronischen Alkoholerkrankung anzuregen. „Alkoholabhängigkeit anders Behandeln? Ansätze zu neuen Hoffnungen“ können Sie hier bestellen: https://shop.tredition.com/booktitle/Alkoholabhängigkeit_anders_behandeln/W-1_163860.

Alkohol ist weltweit das schädlichste Suchtmittel. Im Vergleich dazu zeigt der kontrollierte Konsum von Cannabis eine weitaus geringeres gesundheitliches und soziales Schädigungspotenzial auf. Studien deuten darauf hin, dass kontrollierter Cannabiskonsum mit einer verringerten Rate von Gewalttaten und Arbeitsausfällen verbunden sein kann. Dies gilt insbesondere unter älteren Personen mit langanhaltender Polyabhängigkeit, die möglicherweise weniger negative Konsequenzen durch den kontrollierten Cannabiskonsum erleben.[4,5]

Zusätzlich zeigt eine Übersichtsarbeit, dass der kontrollierte Gebrauch von Cannabis in einigen Fällen weniger gesundheitliche und soziale Risiken aufweist als der Konsum von Alkohol.[6]

Unsere Welt steht Kopf und spielt seit 2022 in Europa besonders spürbar verrückt. Politische Diskussionen über Verhältnis- und Alkoholprävention fallen hinter internationalen Krisen in ihrer Dramaturgie zurück, obwohl sie in vielen Fällen unserer aktuellen Konflikte eigentlich keine unwesentliche Rolle spielen. Einige Menschen auf unserem Erdball verhalten sich so, dass es schwer ist, ihnen unvoreingenommen und wertschätzend zu begegnen. Wir sind als soziale Wesen darauf ausgelegt, nicht nur in Solidargemeinschaften symbiotisch interagieren zu können, sondern vor allem nach individuellem Wohlbefinden und persönlichem Zusatznutzen zu streben. Zu unseren psychologischen Grundbedürfnissen zählen das Gefühl der Zugehörigkeit, Autonomie, Selbstschutz und Lustgewinn, die wir abhängig von sozialen Systemen und ihren Funktionsweisen unterschiedlich gut erfüllen können oder nicht. Wir sind auf soziale Bindungen angewiesen, vor allem als Heranwachsende wie auch als wieder Ausscheidende im Alter. Wir brauchen Stressbewältigung wie auch emotionale Regulation, damit unser System „rund läuft". Menschen nutzen gefühlsregulierende Hilfsmittel, um für die Stärkung sozialer Bindungen Hemmungen im gemeinsamen Umgang abbauen zu können. Dieses Grundbedürfnis, verbunden mit Statussymbolik, ist ein wichtiger Treiber für soziale Selbsterhaltung und für die kommunikative Kommerzialisierung unserer Wirtschaftsgüter, speziell für FMCG (Fast Moving Consumer Goods), zu denen auch alle legalen Suchtmittel, insbesondere Alkohol, zählen.

Milliarden Menschen nutzen mehrmals täglich Hilfsmittel, um Stress und negative Emotionen in einem Leben zu bewältigen, in das sie durch diverse Entscheidungen und soziale Handlungen selbst- und fremdbestimmt hineingerieten. Legalisierte Hilfsstrategien wie öffentliches, privates und verschleiertes Alkoholtrinken, regelmäßige Zuckeraufnahme, heimliches Kiffen, verstohlenes Zocken oder „kontrolliertes" soziales Netzwerken im Internet beispielsweise, **normalisieren emotionale Abhängigkeiten und Rauschgefühle,** die unsere Motivation für selbstwirksame und nüchterne Stressbewältigung wie beispielsweise Atmen, Spazieren oder Meditieren weiter schwächen oder klein halten.

---

[4] Frieden, T. R. (2015). *The Importance of Evidence-Based Public Health Policy. American Public Health Association.*

[5] Baltes-Flueckiger L, Steinauer R, Meyer M, Guessoum A, Herrmann O, Mosandl CF, Kronschnabel J, Pichler EM, Vogel M, Walter M. (2025) *Effects of legal access versus illegal market cannabis on use and mental health: A randomized controlled trial.* Addiction 120:1982-1992.

[6] Hall, W., & Degenhardt, L. (2009). *Adverse Effects of Cannabis. The Lancet*, 374(9692), 1383–1391.

Anstatt uns individuell konsumunabhängig auf das besinnen zu können, was uns die Natur an Instinkten und natürlichen Ressourcen zur Stressregulierung mitgegeben hat, verfolgen wir kultivierte, kommerzialisierte Rituale und sozial erwünschtes Konsumerleben in unserem Alltag, wie es uns in allen Kanälen kommuniziert und jeher kultiviert wird. Ein Spaziergang benötigt nach Feierabend mehr Überwindung als ein Aperol Spritz oder ein Snickers. Letzteres haben wir als entspannenden Energiekick gespeichert und in unserem Hirn direkt parat. Dass wir dabei wenig inneren Frieden und Gemeinschaft, sondern hauptsächlich Übergewicht, Bluthochdruck, Neid oder Minderwertigkeit empfinden, interessiert das globale Wachstum dahinter nicht allzu sehr.

Sie sind abhängig? Selbst schuld! Vermutlich haben Sie zu lange unverantwortlich konsumiert und ihre eigene Entscheidungsfreiheit einfach nicht genug zu schätzen gewusst. Wer nicht Maß halten kann, der hat es nicht anders verdient. Für die weniger verantwortungsbewussten Konsument:innen unter uns mit beispielsweise Fettleber, Bluthochdruck, Depression oder Übergewicht haben wir natürlich sehr viele kurative Angebote. Die können Sie einfach bestellen, regelmäßig einnehmen. Da müssen Sie nicht weiter über Probleme sprechen oder sich mit irgendwelchen Lebensstiloptimierungen und Verbotspolitiken oder gar mit unzähligen Kindheitstraumata herumschlagen, die Sie gar nicht haben wollten ...

Gestatten Sie mir diesen sarkastischen, kursiven Tonfall an dieser Stelle.

Im Jahr 2026 ist jeder Ton, der die skandalösen Ungerechtigkeiten unseres Weltsystems anprangert, notwendig, um für unsere nachwachsenden Generationen zumindest alles gesagt, wenn auch nicht alles getan, haben zu können. Ich stelle mir oft selbstkritisch die Frage, ob ich weiterhin eine von vielen Abhängigen, nur eben ohne Alkohol bleibe oder ob ich jemals einen wirklich emotional komplett unabhängigen Zustand in dieser Gesellschaft erreichen werde?

Will ich das überhaupt?

Ist eine emotionale Unabhängigkeit, wie ich sie als Therapieziel in meinem Erstgespräch skizzierte, wirklich erstrebenswert und für mich überhaupt auf dieser Welt als erwachsenes Kind und Familienmensch lebbar?

Nach meiner Erfahrung macht es einen großen Unterschied, wie ich mich als Mensch oder Patientin sehe. Wenn ich mich selbst als abhängig, aber gleichzeitig als „gesund“ oder „normal“ betrachte, hilft mir das sehr konkret bei Herausforderungen oder äußeren negativen Einflüssen. Ich kann dann meinen inneren Kompass anpassen und lernen, mich selbst zu schützen, zu stärken und stabil zu bleiben, ohne auf externe Hilfsmittel angewiesen zu sein. So denkt und fühlt eine vermeintlich „gesunde“ Person. Also eine Person, die selbstverständlich im wahrsten Sinne des Wortes ein nüchternes und emotional unabhängiges Leben führen kann und möchte. Ich meine, dass Menschen mit einem „gesunden“ und positiven Selbstbild auch ein unabhängiges und nüchternes Leben leichter fällt.

Im Umkehrschluss meine ich, je länger Menschen sich selbst als chronisch krank und Lebensversager:innen erleben, oder mit Abhängigkeitserkrankungen unbehandelt umgehen oder unfreiwillig und unbewusst abhängig sind oder waren, desto schwerer fällt es diesen ICHs, sich selbst als unabhängige Person emotional sicher zu fühlen. Es gibt Menschen, die leben ein lineares „Damals und Heute" mit und ohne Abhängigkeit. Und es gibt andere, deren „Damals und Heute" nicht so linear verläuft und die nicht nach einigen Jahren problematischen Alkoholkonsums mit stabilen Ressourcen ihr altes Leben mit der Zeit selbstbestimmt komplett hinter sich lassen können. Sehr viele Menschen, die jahrelang verdeckt und unbehandelt unter einer Abhängigkeitserkrankung oder Gebrauchsmittelstörung leiden, blicken auf tendenziell weniger unabhängige, selbstbestimmte oder echte nüchterne Erlebnisse und Selbsterfahrungen im Verhältnis zur Gesamtlebenszeit zurück. Es gibt eine große Betroffenen- und Mitbetroffenengruppe in Deutschland, die emotionale Belastungen, Vernachlässigung und Trennungen häufig unfreiwillig und fremdbestimmt miterlebt hat. Über Generationen, unbehandelt im strahlenden Lichte materieller Überversorgung. Das ist eine sehr heterogene Gruppe von Menschen in Deutschland, die weniger in sich und andere Menschen vertrauen können. Menschen, die in suchtbelasteten Systemen heranwachsen und ganze Leben über Generationen in dysfunktionalen Systemen verbringen, empfinden häufig Leere, Einsamkeit, Angst oder Verhaltensunsicherheit, sogar in sozial stabiler Umgebung.

Menschen, die sich selbst als „stabil", „gesund" oder „normal" wahrnehmen, können oft resiliente Strategien entwickeln, um mit Herausforderungen umzugehen. **Studien zeigen, dass ein positives Selbstbild mit einer höheren Lebensqualität und besseren Bewältigungsmechanismen verbunden ist.**[7]

Die Wahrnehmung von sich selbst als chronisch krank kann hingegen zu einer Self-Fulfilling Prophecy führen, bei der das Individuum in der Rolle des „Kränklichen" feststitzt. Dies wird durch stigmatisierte Sichtweisen von Suchtverhalten und chronischen Erkrankungen verstärkt, die Selbstwertgefühl und Motivation beeinflussen.[8] Unabhängig von der emotionalen Belastung in meiner Familie erkannte ich im Abgleich und Austausch mit vertrauten Personen und Expert:innen, dass mein mangelndes Selbstvertrauen, die richtigen Entscheidungen für mich alleine treffen zu können, mit dem Konzept des **„generationalen Traumas"** erklärbar sein könnte. Das Konzept zeigt, wie Erfahrungen von Trauma über Generationen hinweg weitergegeben werden. Menschen, die in solchen Umfeldern aufwachsen, haben oft Schwierigkeiten, sich als unabhängige Individuen zu fühlen, was zu einem Mangel an Vertrauen in ihre eigenen Fähigkeiten führt.[9]

[7] Schmitt, M., & van der Dussen, M. (2016). *The Role of Self-Identity in Recovery from Substance Use Disorder. Journal of Substance Abuse and Rehabilitation,* 7, 31–42.

[8] Corrigan, P. W. (2004). *How stigma interferes with mental health care. American Psychologist,* 59 (8), 614–625.

[9] Yehuda, R., & McFarlane, A. C. (1995). *Confusion and Diagnostic Issues in Posttraumatic Stress Disorder. Psychological Bulletin,* 117 (4), 432–439.

5.1.5 Zwischen Selbstzweifeln und Größenwahn

Was mir in den Phasen meines nüchternen Lebens besonders gut gefällt, ist mein Selbstvertrauen, meine Klarheit und mein selbstsicheres Auftreten, wenn ich mich unabhängig von anderen Menschen oder Hilfsmitteln selbst regulieren kann. Bin ich autark selbstfürsorgend und unabhängig von externen Hilfen, bin ich frei von Scham- und Schuldgefühlen vor allem mir selbst und meinem Umfeld gegenüber. Ich empfinde mich dann im Optimalzustand emotionaler Unabhängigkeit. Empfinde ich intensive Gefühle durch meine Mitmenschen, süße Konsumgüter, eigene Dienstleistungen oder legale Suchtmittel, kann sich das mitunter erfüllender als in alleinigen nüchternen Atemübungen anfühlen. Es ist meist mit weniger Anstrengung verbunden, wirkt aber auch weniger selbstwirksam. Extern ausgelöste Gefühle sind bei mir bislang weiterhin mit Schatten von Unsicherheit, Selbstzweifel oder Schuldgefühlen belegt. Selbst bei einem guten Stück Kuchen bekomme ich manchmal ein schlechtes Gefühl an gewissen Tagen, wenn ich keinen vernünftigen Ausgleich dazu geschafft habe. Denke oder verhalte ich mich anders, als ich es von mir erwarte, agiere ich also zunächst in meiner Wahrnehmung im Widerspruch zu meinen Werten, Normen und Zielen. Dann steigt automatisch meine Unsicherheit. Meine inneren Zwiegespräche verstärken sich und mein Selbstwertgefühl kommt darüber kurz in Bedrängnis. Wenn es sehr offensichtlich für mich ist, kann ich über positive Reflexion direkt handeln. Geschieht der Mechanismus nicht so offensichtlich und nicht direkt im Moment der sog. „möglichen Zuwiderhandlung“, aber im Unterbewusstsein und im Grundgefühl zu mir selbst, was ja mehr oder weniger in meinem Verständnis mein Selbstwertgefühl darstellt, dann erwischen mich die Folgen meistens unerwartet. Denn Selbstwertgefühle sind nicht wirklich aktiv spürbar.

Mittlerweile habe ich ein umfängliches Grundverständnis für meine Mitbetroffenheit und habe mich intensiv mit Traumafolgestörungen auseinandergesetzt. Ich erlebe mich positiv dabei, stabil unabhängig von Alkohol leben zu können, was ich mir 42 Jahre überhaupt nicht vorstellen konnte. In Anbetracht meiner unvoreingenommenen Grundhaltung, dass kein Mensch ein Leben lang sicher vor starkem Verlangen, Krisen und Suchtverhalten ist, bin ich heute gleichmütiger gegenüber kontrolliertem Drogenkonsum anderer Personen gegenüber als zu den Anfängen meiner ersten Nüchternheitserfahrungen. In anstrengenden Phasen, wenn ich meine Grenzen wieder intensiver teste, springe ich in meiner inneren Wahrnehmung und in meinem Selbstbild wieder stärker zwischen eigenen Wertungen hin und her: krank versus gesund, schwach versus stark. Eigentlich weiß ich, dass ich zwischen diesen Schwarz-Weiß-Mustern viele strahlende Farben und Grautöne in mir trage und gerade mit meiner Arbeit an diesem Buch das Farbspektrum wieder maximal ausreize. Ich weiß, dass ich mich selbst lieben darf, egal wie krank, wie stark, wie abhängig oder wie schuldig ich manchmal sein mag. Vom Wissen zum Handeln braucht es eben auch genau diese gleichmütige Geduld, auch mit uns selbst.

- *„Heute Abend hältst du dich wieder an deine Schlafenszeit, gehst deutlich vor 23 Uhr ins Bett und machst dich bis spätestens 22:00 Uhr frei von allen Bildschirmen."*
- *„Nur ein kleines Stück Schokolade, nur eine Handvoll Gummibärchen und dann ist Schluss."*
- *„Du kannst diese Woche keine Termine und Anfragen mehr annehmen, auch wenn das noch so lukrativ erscheinen mag."*

Das sind drei von diversen gebrochenen Vorsätzen, mit denen ich in meinem alkoholfreien Leben immer wieder umgehe. Häuften sich meine Selbstenttäuschungen in den letzten Monaten während meiner Alkoholfreiheit wieder, stieg auch meine Selbstunsicherheit, litt mein Selbstwert und ich unter Konzentrationsproblemen, Schlafstörungen und Unsicherheiten im Umgang mit anderen. Zu gut erinnere ich mich noch an diesen Teufelskreis aus der Zeit, als ich mein Alkoholproblem bereits in meiner bewussten Reflexionsebene durch Spiegelungen aus meinem Umfeld vor Augen hatte und immer wieder versuchte, durch Trinkregeln an meinem Leben mit kontrolliertem Alkoholkonsum festhalten zu können. Immer dann, wenn ich die Regeln brach und konsumierte, redete mir meine Suchtstimme ein, dass es *gerade völlig normal sei, zu konsumieren,* dass ich mich *genauso mit oder ohne Konsum meinen Mitmenschen gegenüber verhalte* und sie mir nichts vorhalten könnten. Oder ich dachte, dass ich mich sogar durch den geregelten Konsum gerade *viel besser in meinen sozialen Rollen einbringen* könnte.

Ich verharmloste jeden unkontrollierten Konsum, rationalisierte die Rahmenbedingungen, wofür ich wieder eine Regel brach und versuchte mich damit zu beruhigen, dass ich *unter Konsum keinem außer mir schadete.* War ich mir nicht selbst genug wert? Ich redete mir ein, dass *jede:r von uns seine Fehler* habe und wir ja *so oder so viele Risiken in uns tragen* und *ich es ja eh nicht in der Hand habe, wann und wie ich sterbe.*

Zukunftsängste und Hoffnungslosigkeit gehören seit der Pandemie und dem Kriegsausbruch in Europa sowie der neuen außenpolitischen Unsicherheit mit Trumps Machtübernahme im Jahr 2025 nicht nur bei psychisch belasteten Menschen zum emotionalen Standardrepertoire.

So oder so?

Meine persönliche Herausforderung bleibt es, keine Emotion und keine Rahmenbedingungen in meinem Leben zu pauschalisieren und immer schonungslos ehrlich meine eigenen Entscheidungsgrundlagen im Auge zu behalten. Meine Selbststigmatisierung konnte ich bis 2025, während ich das Buch schrieb, nicht vollumfänglich ablegen. Neu ist, dass ich mich dafür nicht mehr verurteile und Gedanken und Gefühle weniger verdränge oder überspiele. Ich schaue genau hin, bleibe offen und geduldig mit mir. Ich habe bislang weder vor, mich bis zu meinem Lebensende als „kranken Mensch" zu pauschalisieren, noch mich als stigmafreie Persönlichkeit aufzugeben.

Das Stigma wird nicht über mich siegen.

Seitdem ich meine Autobiographie mit dem Filter „Selbststigmatisierung" analysiere, frage ich mich wieder intensiver:

„Ist das normal, was ich denke, fühle, sage oder tue?"

Aus meinem alten leistungsorientierten und selbstkritischen Denkmuster heraus müsste ich mich eigentlich uneingeschränkt selbst liebend und selbstsicher als ein perfektes, erstrebenswertes Vorbild stabil darstellen können, um wirklich als professionelle Peer gelten und auf echter Augenhöhe mit Profis wirken zu dürfen, oder?

Kuckuck, meint der Selbstzweifel.

Auf der einen Seite postuliere ich mit meinem Wirken eine **„Stigmafreiheit".** Und auf der anderen Seite erwische ich mich selbst immer wieder bei **Selbstabwertung** oder **Selbstausgrenzung,** wenn mich Selbstzweifel plagen. Mein Drang, „in Ordnung" und für etwas von einer hohen Instanz angesehen zu sein, ist nach wie vor zumindest in meinem emotionalen Empfinden ab und zu da. Ich bin mit Gedanken herangewachsen, die in „gut und schlecht" werteten, in „Freund und Feind", in „verdient meine Wertschätzung" oder „verdient keine besondere Wertschätzung". Ich bin vor allem mit der Gewohnheit herangewachsen, meine Selbstzufriedenheit immer von der Zufriedenheit von Menschen abhängig zu machen, die sich durch ihre Rollenfunktion zu meinen Rollen in irgendeiner Form ein Urteil erlauben durften.

Seitdem ich alkoholfrei lebe, habe ich es geschafft, mich aus diesem Muster weitestgehend zu befreien. Mit dem Ergebnis, dass ich neuerdings mit meinen eigenen Bewertungen klarkommen muss und dabei merke, dass das gar nicht so einfach ist, sich selbst immer alleine die eigene Absolution für Entscheidungen zu geben. Dabei fiel mir während meiner Reise bis hierhin auf, dass ich, solange ich vordergründig ein Selbstbild einer belasteten Person oder einer durch Sucht in ihrem Umfeld belasteten Person in mir trage, meine Fähigkeit zur Selbstakzeptanz eher negativ beeinflusst wird. Auch meine Suche nach dem, was „normal" ist, ist ein typisches Verhalten, das tief in sozialen Konstrukten verwurzelt ist, da Individuen oft den Vergleich mit anderen suchen, um sich selbst einzuordnen. Das gehört zu unserem normalen Überlebensverhalten als soziale Wesen dazu. Eine Art emotionaler Dualität, sowohl ein Teil einer bestimmten sozialen Gruppe sein zu wollen als auch sich von Konnotationen dieser Zugehörigkeit zu distanzieren (ich bin ein unabhängiges Individuum), führt bei mir zeitweise zu einem erhöhten Stresslevel und erschwert manchmal meine unabhängige und selbstbestimmte Identitätsweiterentwicklung.

Da ich selbst dem Anspruch gerecht werden möchte, als Peer mit unserem Assistance-Program Ihnen als Profis ebenso wie weiteren Betroffenen und Mitbetroffenen nachhaltig helfen zu können, hinterfrage ich immer wieder meinen emotionalen Status und spüre, dass ich dabei noch phasenweise recht selbstkritisch bin und in manchen Situationen aus alten lebenslang gewohnten Denkmustern fehlgeleitet denke und nicht immer direkt mit genügend Gleichmut agiere. Ein für mich spannender Aspekt meiner inneren Dualität ist beispielsweise das Zusammenspiel aus meinem starken Selbstbewusstsein und meinem geschwächten Selbstwertgefühl. Einerseits habe ich viele positive Erfahrungen sammeln können, die mich in meinen Stärken und Talenten außerordentlich bestätigten. Meine Kognition weiß also, dass es sinnvoll ist, meine Erfahrungen an Sie weiter zu geben und dass ich durchaus das Potenzial in mir trage, anderen durch mein Wirken einen Mehrwert zu bieten. Andererseits machte ich ebenso viele negative Erfahrungen, die meine Selbstwertgefühle verletzten und durch die sich in mir Minderwertigkeitsgefühle einnisteten, denen ich mit Erfolgserlebnissen, externer Bestätigung und Wertschätzung alleine nicht Herrin wurde.

Selbst wenn ich heute sehr klar antizipieren kann, warum ich mich in der Vergangenheit wie verhalten habe, löst das noch nicht direkt und automatisch immer ein ausgewogenes Selbstvertrauen aus. Ich akzeptiere mich viel stärker als zu der Zeit, als ich noch in riskanter Weise Alkohol trank. Heute achte ich sehr genau auf meine inneren Stimmen und arbeite täglich daran, im Diskurs der Selbstfürsorge und Selbstliebe am meisten Platz auf meiner inneren Bühne zu geben. Gleichzeitig beobachte ich ebenso selbstliebend, dass ein Teil in mir in gewissen Situationen immer wieder von alten Ängsten und Fluchtverhalten angesprochen wird und ich auch alkoholfrei immer wieder emotionale Lernschlaufen drehen darf. Mein System ist im Prinzip noch immer auf der Lauer und in Alarmbereitschaft. Ich traue mir noch nicht 100 % über den Weg. Vor allem wenn ich mein Handy zu oft unreflektiert in der Hand halte oder ich zum Beispiel zu lange ohne Pause an diesem Buch schreibe, befürchte ich, mich selbst zu stark zu fordern. Wann ist es richtig, den eigenen Drang walten zu lassen und wann ist es besser, mich mir selbst und meinen alten Verhaltensmustern in den Weg zu stellen?

„Ich muss ja auch davon überleben können“, sagt eine fast naiv klingende Stimme gerade in mir.

Nicht nur, dass ich meine persönliche Geschichte wie viele weitere Peers in Teilen öffentlich gemacht habe, um das beredte Schweigen in unserer Gesellschaft über Probleme mit Alkohol weiter aufzulösen. Ich habe auch noch entschieden, mich im „Suchtbereich“ mit einem Kommunikationsangebot gemeinsam mit Familie und Freunden selbstständig zu machen. Ich brenne noch immer schnell für große Ideen, fordere mich schon ein Leben lang gerne heraus und habe wenig Angst davor, beruflich zu scheitern. So bin ich nun mal?

Sie fragen sich, woher mein starkes Selbstbewusstsein in Zusammenspiel mit meinen Selbstwertverletzungen herrührt? Nun, neben diversen Traumata und trotz Schwächung meines Selbstbilds, konnte ich mich in meinen öffentlichen Rollen auch oft gut auf mich selbst verlassen. Ich habe mich während meiner turbulenten Schulzeit trotz langer Durststrecken und Mobbingerfahrungen selbst dabei erleben dürfen, wie ich mich immer wieder unter schwierigen Voraussetzungen herauslösen oder durchsetzen konnte. Lange arbeitete ich im Agenturumfeld und hatte zuvor im Gegensatz zu vielen anderen einen gescheiterten Studienversuch und -wechsel erfolgreich mit hoher Motivation und Disziplin zu Ende gebracht. Ich weiß, dass, wenn ich mich für etwas begeistere und ein für mich erstrebenswertes Ziel vor Augen habe, ich sehr hartnäckig sein und Berge versetzen kann. Mit guten Ideen scheitern und Neues einfach ausprobieren, war Teil meines alltäglichen Berufserlebens und stresst mich womöglich nicht so sehr wie andere Menschen. Ich arbeitete schon immer gerne. Sicher oft, um meine Selbstwertgefühle zu stärken. Daher kann ich mir auch heute noch gut vorstellen, nach einem gescheiterten Versuch im Suchtfachbereich ohne Probleme eine Zukunft in einem völlig anderen Bereich zu finden. Auch das gibt mir ein sicheres und freies Gefühl. Nochmal komplett umzudisponieren und als Lehrkraft oder Altenpflegerin zu arbeiten, wenn die Gelder im Suchtfachbereich weiter weniger werden oder ich des Themas und meines Selbstbezugs müde geworden bin, ist keine Vorstellung, die mich aktuell unruhig werden lässt. Ganz im Gegenteil. Seitdem ich mit GERTY NUSS unterwegs bin, ruhe ich öfter in mir, als dass ich unkontrolliert getrieben bin. Und diese Entwicklung gibt mir schon zusammen mit meiner Alkoholunabhängigkeit ein wesentlich selbstsichereres Gefühl als früher. Bei der Wahl meiner Ausbildung und Berufsausübung habe ich meistens gute Entscheidungen für mich und andere treffen können und so verlasse ich mich heute zum Beispiel auf meine innere Stimme, die sagt: *„Wenn du heute einen guten Lauf hast, dann schreib, solange du kannst und möchtest."*

Mit meinem neu gewonnenen Blick durch selbstschädigende Gedanken hindurch zu ehrlichen Einblicken in die damit verbundenen Selbststigmatisierungseffekte und Verhaltensweisen, erhielt ich erneut eine Chance, ehrlich selbst Verantwortung für mein Leben zu übernehmen. Ein wichtiger Schlüssel zu meinem täglichen Wohlbefinden liegt in der Annahme, dass ich und andere Menschen sogar Fehler machen müssen, um sich weiterentwickeln zu können. Allerdings unterscheide ich bei meiner Selbstbewertung in spontane und *vorsätzliche Fehler.* Zweitere kategorisiere ich, ohne moralisch zu werden, mit *Selbstbetrug* als zentrales *Symptom für Abhängigkeitserkrankungen.* Wenn Sie selbst schon einmal mit emotionaler Abhängigkeit oder Suchtproblemen konfrontiert waren, so kennen Sie vielleicht den Unterschied, ob man sich spontan in einer Situation anders verhält, als man sich vorgenommen hat, oder ob man sich schon beim geplanten Vorhaben und der eigenen Grundeinstellung zu Konsum „falsch entscheidet". Als ich alkoholabhängig war, scheiterte ich regelmäßig und immer häufiger trotz steigendem Leidensdruck an meinen eigenen Trinkregeln. *„Unter der Woche trinke ich nicht"* konnte ich nicht mehr halten. Obwohl ich spürte, dass ich die Kontrolle verlor, konnte ich mir den Kontrollverlust lange nicht richtig eingestehen.

Im Juli 2026 werde ich vier Jahre alkoholfrei sein.

Meine Alkoholfreiheit ist Teil meiner Persönlichkeit und meiner Identität geworden und benötigt in keiner Sekunde mehr ein Abwägen. Das ist die größte mentale und emotionale Entlastung, die ich bisher in meinem Leben über einen so langen Zeitraum so deutlich spüren durfte und sie trägt mich in vielen schweren Momenten heute noch als eine meiner größten spürbaren persönlichen Errungenschaften.

Ich nehme meine Verantwortung in all meinen Rollen und Lebenswelten sehr ernst, dennoch nicht immer gleich selbstüberzeugend wahr. Immer dann, wenn ich ein Stigma in meinem Selbstbild zulasse, das von Altlasten und alten Ängsten belegt ist, beginne ich wieder selbstkritischer mit mir umzugehen. Dann verhalte mich weniger selbstfürsorgend und vertraue mir selbst weniger. Immer dann, wenn ich ohne Wertung unvoreingenommen liebend und fürsorgend in mich sehe, treffe ich fast automatisch konstruktivere Entscheidungen für mich und sehe mich direkt weniger passiv. Immer dann, wenn ich mich selbst nicht für Denk- oder Verhaltensweisen abwerte, wenn ich problematische Denk- oder Verhaltensmuster ohne Selbstverurteilung konstruktiv analysiere, dann stehen mir plötzlich neue Möglichkeiten offen, mich immer wieder anders oder neu so zu erleben, dass ich mir weiter stärker vertrauen kann.

Neben meiner noch nachhallenden **„geerbten Suchtidentität“** trage ich wie jeder Mensch noch weitere Selbststigmata in mir, die meine Wahrnehmung, meine Werte und mein Handeln täglich beeinflussen. Ich bin in Bayern geboren, in Deutschland herangewachsen und als Demokratin in Europa sozialisiert worden. Ich bin eine Frau, die gerne tanzt und singt, die genauso gut ein Mann oder ein geschlechtsneutraler Mensch sein könnte. Ich bin ein 46-jähriges, erwerbsfähiges Individuum in einer kriselnden Weltgesellschaft und ich bin bekennende aktiv ökumenisch lebende Christin. Ich bin diplomierte Sozialwirtin, verstehe mich als durchaus kreative Gesundheitsstrategin und vielseitige Kommunikationsexpertin. Ich bin ein ichbezogener, reflektierter Mensch. Ich bin in meinem Selbst verunsichert und gehöre gerne zu sozialen Gruppen, die mir selbst imponieren und mich faszinieren. Mit meiner beruflichen Weiterentwicklung zu einer Peer für Selbststigma kann ich meine Persönlichkeit und meinen verletzten Selbstwert positiv und authentisch für weitere Betroffene und Profis konstruktiv einbringen. Was nicht heißt, dass ich nicht auch vielen Menschen stark auf die Nerven gehen kann und das auch manchmal gerne bewusst tue. Irritation, Ärger und Wut sind wichtige emotionale Signale, um einen Veränderungsprozess und Bewusstsein für neue Denkweisen herbeizuführen.

Die meisten meiner professionellen Partner:innen fragten mich direkt, als ich sie auf ihre Erfahrungen mit meinem Erkrankungsbild ansprach, warum mir Diagnosen so wichtig seien. Für meine Begleiter:innen spielt das bei meiner Behandlung und im Umgang mit mir eine untergeordnete Rolle. Für mich war dennoch wichtig, zu verstehen und offiziell festhalten zu können, dass ich unter keiner chronischen Alkoholabhängigkeit leide. Ich habe ein über einen langen Zeitraum stark emotional belastetes Leben hinter mir, in dem viele Personen, inklusive meiner Person, direkt oder indirekt von Alkohol geschädigt wurden. Mit etwas Abstand nach vier Jahren Alkoholfreiheit erkenne ich meine frühe emotionale Abhängigkeit von gesellschaftlichem Ansehen und damit meine Abhängigkeit in meiner Rolle als Kind und als Frau von gesellschaftlichem Erfolgsdenken immer klarer.

So bin ich der Meinung, dass es eine signifikante Korrelation und eine große volkswirtschaftliche Nutzung transgenerational verdeckter Alkoholkonsumstörungen und komplexer Traumaerfahrungen sowie der sozial chronisch ausbeuterischen Funktionen der sozialen Rolle „(Ehe-)Frau“ in unserer Gesellschaft gibt, die sich bei Patient:innen mit kPTBS (sowie auch bei Anpassungsstörungen, Angststörungen oder Depression) in folgender oder ähnlicher Weise zeigen können:

„Die 11. Version der Internationalen Statistischen Klassifikation der Krankheiten und verwandter Gesundheitsprobleme (ICD-11) hat die belastungsbezogenen Störungen als neue Gruppe von psychischen Störungen eingeführt. Diese Störungsgruppe beinhaltet u. a. die posttraumatische Belastungsstörung (PTBS), die komplexe PTBS (KPTBS), die anhaltende Trauerstörung und die Anpassungsstörung. Im Vergleich zur bisherigen Ausgabe, der ICD-10, konnten diese Störungen sinnvoll revidiert oder mit einem spezifischen Störungsprofil neu eingeführt werden.“[10]

---

[10] https://www.springermedizin.de/posttraumatische-belastungsstoerung/anpassungsstoerung/belastungsbezogene-stoerungen-in-der-icd-11/26605950, zuletzt aufgerufen am 13.4.2025

Besonders Angehörige im Umfeld chronischer transgenerationaler Alkoholabhängigkeit erleben oft einen Alltag, aus dem sie nur schwer oder kaum entkommen können.

Zu den Symptomen der Posttraumatische Belastungsstörung zählen das emotionale und somatische Wiedererleben in der Gegenwart vorvergangener traumatisierender Ereignisse in Form von sog. intrusiven Erinnerungen und Flashbacks. Weitere Symptome, die zur PTBS zählen, sind assoziierte Merkmale zur Vermeidung. Dazu gehört das „Numbing" (betäubt sein), emotionale Abstumpfung und Unempfänglichkeit für die Umgebung. Diese werden als depressive Begleitsymptome unabhängig von der PTBS eingestuft. Die dritte Symptomgruppe beinhaltet Wahrnehmungen einer erhöhten aktuellen Bedrohung mit erhöhter Wachsamkeit und übermäßigen Schreckreaktionen. Konzentrationsprobleme, Schlafschwierigkeiten und erhöhte Reizbarkeit sind bei der PTBS auch häufig zu beobachten, werden aber als unspezifisch nicht zu den diagnostischen Merkmalen der PTBS gezählt. Typisch für belastungsbezogene Störungen ist eine Funktionsbeeinträchtigung sozialer Rollen in Familie und Beruf, die in der ICD-11 neu eingeführt wurde. Zusätzlich zur PTBS ist bei der kPTBS eine sog. Störung der Selbstorganisation zu beobachten, die in drei Symptomgruppen zusammengefasst werden kann (Bachem et al. 2021; Eberle und Maercker 2023). In der ICD-11 werden als Störungselemente der Selbstorganisation Probleme mit der emotionalen Regulierung benannt, bei denen die Abstufung und Kontrolle einzelner Gefühlsausdrücke beeinträchtigt sein können. Emotionale Ausbrüche, starke Erregbarkeit und eine herabsetzende Einstellung zu sich selbst belasten betroffene Patient:innen in ihrer Selbstorganisation. Charakteristisch ist beispielsweise die Überzeugung, ein beschädigtes Leben zu führen sowie andauernde Scham- und Schuldgefühle. Manifestiert sich eine kPTBS zu einer Persönlichkeitsstörung, leiden Menschen häufig unter Konflikten und Streitigkeiten mit Mitmenschen, sind anfällig für überspannte Ansichten und unfähig, auf andere Perspektiven einzugehen und anderen Menschen zu vertrauen. Schließlich ist bei kPTBS auch eine erhöhte Neigung zu Dissoziationen zu beobachten. Bei Extrembelastungen können auch Merkmale der anhaltenden Persönlichkeitsstörung mit der kPTBS wie feindselige Weltanschauungen, sozialer Rückzug, Gefühle der Leere und Hoffnungslosigkeit sowie chronische Gefühle der Nervosität und Entfremdung korrespondieren (mindestens 2 Jahre nach Traumaereignis).

Die transparente Auseinandersetzung mit meinen Selbstzweifeln als Profi und ein ehrlicher Umgang mit meinem kleinen Größenwahn als Peer, empfinde ich eher als Zugewinn denn als Schädigung meines Images gegenüber Ihnen oder meines Selbstbilds gegenüber mir selbst. Mir hilft es, mein selbstliebendes Kontinuum in meiner Persönlichkeitsstruktur weiter ausbauen zu können und Ihnen hilft es womöglich, Menschen mit mangelnden Selbstwertgefühlen in all ihren unterschiedlichen Facetten und zum Teil Widersprüchen besser verstehen und unterstützen zu können.

Ein lieber Freund und langer Weggefährte meinte einmal zu mir:

„Wir glauben daran, dass dein Konzept aufgeht, Caro. Und dann kannst auch du dir hoffentlich sicher sein, dass du großartig bist."

In vielen Momenten kann ich mich heute schon ohne externe Bestätigung großartig und gut fühlen, ohne zu zweifeln oder Angst zu haben, dass meine Wahrnehmung oder Gefühle falsch sein könnten. Ich bin in vielen Momenten und Bereichen gefestigt, stabil und unumstößlich. Ich treffe immer mehr gute Entscheidungen, denen ich vertrauen kann. Ich beobachte mich ehrlich selbstkritisch und mache mich für Fehlverhalten weniger fertig als früher.

Vorbildrollen wie Eltern, politische, systemrelevante Kräfte oder Führungskräfte sind häufig unter Druck, mit hohen Erwartungen und viel Verantwortung konfrontiert. Werden diese Rollen auch noch in dysfunktionalen Systemen mit einem geringen Selbstwertgefühl und einer hohen emotionalen Abhängigkeit ausgeführt, können emotionale Reaktionen sehr unterschiedlich stark empfunden, verstanden oder gezeigt werden. Das Risiko, dass durch emotionale Reaktionen Individuen sich und anderen emotionale Schäden zuführen können, die gesundheitliche und sozial negative Konsequenzen mit sich bringen, ist also bei der Verdrängung von Abhängigkeitserkrankungen relativ hoch. Je größer die soziale Abhängigkeit, je höher das Machtgefälle und je stärker die emotionale Bindung zwischen Individuen, desto höher ist die Wahrscheinlichkeit, dass vorangegangene Selbstwertverletzungen zu emotionaler Reaktivität führen kann, die wiederum weitere emotionale Belastungen bei weiteren Individuen in einem sozialen System nach sich ziehen können. Insbesondere in sozialen Systemen, in denen im Übermaß viel Alkohol getrunken wird, Alkohol regelmäßig zur Stressbewältigung oder emotionalen Regulierung herangezogen wird, können selbst- und fremdschädigende Verhaltensweisen früh abgeschaut, verinnerlicht, nachgelebt und wiederum weitergegeben werden. Das wirkt sich in zwei Dynamiken negativ aus. Die eine Dynamik funktioniert wie eine Ansteckung oder Nachahmung und die andere Dynamik wie eine Verletzung oder Abschreckung. Ein Unfall ist es eigentlich in beiden Fällen nicht mehr, seitdem es Sozialerhebungen zu häuslicher Gewalt und Studien zu sozialen Schäden von Alkoholkonsum generell gibt.

Als Betroffene und Mitbetroffene tragen wir in Gedanken und in unseren Gefühlen nicht nur Scham- und Schuldgefühle in Bezug auf unser eigenes Handeln mit uns herum, sondern sind im Prinzip pauschal allen negativen Assoziationen gegenüber Alkoholkonsumstörungen ausgesetzt. Die Bandbreite an möglichen Verletzungen und Belastungen scheint im Kontext von „Alkoholmissbrauch“ nahezu unermesslich. Alkohol missbraucht Menschen, nicht andersherum. Selbststigmatisierung, Selbstwertverletzungen und Selbstzweifel tragen wir alle mehr oder weniger ausgeprägt in uns. Alkohol nutzt unsere dunkelsten Ecken und übelsten Gedanken, um sich immer wieder ins Spiel zu bringen. Je älter wir mit Alkohol werden, desto höher ist die Wahrscheinlichkeit, dass wir Traumata durch oder mit ihm erlebt haben. Je stärker wir an eine staatlich verharmloste Droge, als Hilfsmittel in sozialen Ritualen getarnt, gewohnt sind, um unseren Stress, den wir uns selbst antun, gemeinsam zu regulieren, desto leichter werden wir miteinander abhängig. Als Fach- und Führungskraft im medizinischen oder in einem anderen systemrelevanten Sektor ist Ihnen vermutlich bewusst, wie groß die Mitbetroffenheit in ihrem Umfeld ist und wie unzureichend sie bislang thematisiert werden konnte. Aufgrund des bestehenden Stigmas. Stellen Sie sich vor, Sie wären eine Führungspersönlichkeit, eine politische Kraft oder einfach ein fürsorgender Erzieher, eine leidenschaftliche Lehrkraft, ein verständnisvoller und einfühlsamer Therapeut, oder einfach nur ein liebender Elternteil: Wie schwer wiegt die emotionale Belastung, wenn Sie als verantwortungsvolle Rolle oder als Profi selbst emotional abhängig wären und Sie sich nicht so Recht zu helfen wüssten?

Wie oft fühlten Sie sich selbst durch eine eigene Mitbetroffenheit in verschiedenen Rollen in sich verunsichert und unwohl?

5.1.6 Abwehrverhalten und Verharmlosung

Solange Alkoholabhängigkeit als persönliche Schwäche wahrgenommen wird, wehren wir natürlich „Anschuldigungen" zu abhängigen Trinkverhalten ab oder verharmlosen unseren Kontrollverlust im Umgang mit Alkohol. Wie wir unsere sozialen und emotionalen Abhängigkeiten wahrnehmen und mit ihnen umgehen, hängt von unseren Ressourcen, Erfahrungen und unserer Vorstellungskraft ab. Bessel van der Kolk[11] beschreibt in „Das Trauma in dir", wie bedeutend die Vorstellungskraft für unsere Lebensqualität ist.

> *„Sie ermöglicht uns, der Routine unseres Alltagserlebens zu entkommen, indem wir Fantasien über Reisen, Essen, Sex, Verliebtheit oder darüber, dass wir in irgendeiner Sache das letzte Wort haben könnten, entwickeln – über all die Dinge, die das Leben eines Menschen interessant machen.*[12]

In den Momenten, in denen mir mein Alkoholproblem bewusst war, habe ich meinen Alkoholkonsum besonders relativiert und versucht ihn harmloser und „kultivierter" darzustellen, als er war. Über andere Menschen mit Alkoholproblemen konnte ich mitunter selbst recht abschätzig denken und sprechen. Mir war mein Alkoholproblem zwar unterbewusst bewusst, aber ich wollte es nicht wahrhaben und habe meine damit verbundenen negativen Gedanken immer wieder verdrängt. Ich versuchte meinen Konsum immer wieder zu kontrollieren und sah meine Probleme, die ich mit Alkoholtrinken vergessen wollte, überwiegend außerhalb meiner eigenen Gestaltungsmöglichkeiten. Ich fühlte mich ohnmächtig und kraftlos, mein Leben so zu verändern, dass ich es ohne Ausgleich so führen könnte, dass ich mich nüchtern entspannen und ohne Alkohol innere Ruhe empfinden könnte.

Meine Hauptmotivationen, weiterhin Alkohol zu trinken, obwohl er mir nicht guttat:

- Ich kannte Alkoholtrinken als verlässliches Beruhigungs- und Entspannungsmittel. Alkoholprobleme interpretierte ich als persönliche Schwäche.

[11] Facharzt für Psychiatrie und Gründer des Trauma Centers in Boston, USA

[12] Van der Kolk, 2024, S. 33

- Ich begann schon früh in meiner Jugend regelmäßig Alkohol zu trinken und hielt länger funktional durch als meine Mama. Es gab Phasen, in denen ich wenig Bezug zu Alkohol hatte und so fühlte ich mich in Abgrenzung zu meiner Mama dem Alkohol überlegen.
- Hatte ich „zu viel" getrunken, akzeptierte ich den Rauschzustand als Spiegel meines Leids und ließ mich emotional hineinfallen.
- Ich wollte negative Gedanken und Gefühle betäuben, unausweichlich scheinende Situationen verdrängen – mein aktives Bewusstsein ausschalten.

Der Caro von damals in mir traute ich nicht zu, ohne Alkohol leben zu können. Und ein Leben ohne Alkohol erschien mir grundsätzlich wenig erstrebenswert, weil ich nüchternes Leben als absolute Eintönigkeit und Langeweile in mir abgespeichert bzw. nie so richtig lange einen Alltag ohne Alkohol positiv erlebt hatte. Mir fehlte eine Vorstellung meines alkoholfreien Ichs in einem leidenschaftlichen, entspannten und aufregenden Leben. Aus Angst, es komplett alkoholfrei eh nicht zu schaffen und mich enttäuschen zu müssen, quälte ich mich also trotz selbstkritischem Bewusstsein und wiederholtem Leidensdruck durch Katererscheinungen lieber mit Alkohol weiter, als es ernsthaft ohne Alkohol zu versuchen.

Wie weit sind Sie gerade in Ihrer Vorstellung eines alkoholfreien Lebens? Wie gerne sprechen Sie über Alkoholprobleme? Welche Situationen erinnern Sie, in denen Sie in beruflichen oder privaten Rollen im Umgang mit Alkoholproblemen unangenehme Gedanken oder Gefühle hatten?

Wie ich Ihnen bereits dargelegt hatte, sprechen wir so ungern über Probleme mit unserem Alkoholkonsum, weil Alkoholkonsum in vielen Kulturen tief verankert und als normale soziale Handlung betrachtet wird. Neben der normativen Kultivierung von Alkoholtrinken schaffte es die Alkoholindustrie, dass Alkohol durch Werbung und soziale Inszenierung in unserer Wahrnehmung vordergründig mit positiven Gefühlen und Ereignissen assoziiert wird. Über die dunkle Seite wagt kaum ein Mensch offen zu sprechen. Negative Auswirkungen des Alkoholkonsums werden von der Industrie als unkultiviertes Trinkverhalten abgeurteilt. Über ihr manipulatives „Verantwortungsnarrativ" wird die stark nachfragende Kundschaft damit stigmatisiert und so zum Schweigen mithilfe von Scham- und Schuldgefühlen verurteilt. Paradoxerweise werden gleichzeitig unsere psychologischen Grundbedürfnisse wie Zugehörigkeit, Lustgewinn und Stressbewältigung durch die Kommerzialisierung und Kultivierung von Alkoholtrinken im Alltag bewusst angesprochen. Das „Trinken" wird oft mit Alkoholtrinken in unserer Sprache gleichgesetzt und meist nicht als problematisch, sondern als erwünscht und sozialisierend angesehen. Gesellschaftliche Aufeinandertreffen, Gespräche, Diskussionen und soziale sowie sexuelle Annäherung werden unter Alkoholeinfluss als angenehmer und leichter empfunden. Alkoholtrinken läuft häufig beiläufig mit, als soziale Handlung oder als Gesprächsinhalt. Alkoholtrinken war in Deutschland bis 2024 noch selbstverständlich, alltäglich und normal. Erst im August 2024 schaffte es die DGE (Deutsche Gesellschaft für Ernährung) öffentlich einen alkoholfreien Lebensstil als Empfehlung auszusprechen: „Es gibt keine potenziell gesundheitsfördernde und sichere Alkoholmenge für einen unbedenklichen

Konsum. Die DGE empfiehlt daher, auf alkoholische Getränke zu verzichten.“ (https://www.dge.de/wissenschaft/referenzwerte/alkohol/, zuletzt aufgerufen am 20.05.2025).

Die Sprachlosigkeit und Diskrepanz zwischen unserer Kommunikation über und mit Alkohol und unseren eigentlichen Erlebnissen, Gedanken und Gefühlen zu Alkohol liegt vor allem darin, dass Alkoholtrinken als gesellschaftliche Norm erlebt wird, während Alkoholprobleme als Abweichung der Norm und persönliche Schwäche oder als Fehlverhalten stigmatisiert werden.

Ich erlebte in verschiedenen sozialen Rollen, wie der missbräuchliche Umgang mit Kommunikation, Emotionen, Konsumgütern oder Suchtmitteln über Generationen unbewusst weitergeben werden kann. Und wie wenig wir offen und ehrlich darüber in unserem Umfeld sprechen können, ohne eine persönliche Abwertung, Verurteilung oder Beschuldigung zu riskieren. Kernarbeit unserer Reflexionsübungen ist die Auflösung (selbst-)stigmatisierender Mechanismen in unserer Sprache, um negative Denkmuster und Angst vor Abwertung zu überwinden. Im Reflektieren der besonders schwierigen Momente für meine Oma Leni, meine Mama Gerti und mich, die von Scham, Schuldgefühlen, Sprachlosigkeit und stigmatisierendem Umgang überlagert waren, versuchen wir für die neuralgischen Stellen unserer sozialen Begegnungsräume in der Gesellschaft einfache Hilfestellungen für eine bessere Verständigung für alle Betroffenen, Mitbetroffenen und Angehörenden von Abhängigkeitserkrankungen zu formulieren. Was meine Mama und ich als COAs erlebt haben, gibt es weltweit unzählige Male – und oft noch viel dramatischer. Gleichzeitig wird in unserer Gesellschaft immer noch viel zu oft der Missbrauch von Genuss- und Konsummitteln – wie Alkohol, Drogen oder Medien – als persönliche Schwäche abgestempelt.

Und genau das macht es uns Betroffenen und Mitbetroffenen so schwer, uns zu öffnen, ohne befürchten zu müssen, unsere Gesichter zu verlieren oder Menschen, die uns nahe stehen, zu beschämen. Das Risiko, eine Abhängigkeitserkrankung zu entwickeln, kann mit der persönlichen Konstitution einer Person zusammenhängen, wird aber durch die Beschaffenheit der konsumierten Substanz sowie durch die Kultivierung der Droge im sozialen Umfeld maßgeblich beeinflusst. Wie Angehörige mit Suchtmitteln im Alltag umgehen, wirkt sich als Verhaltens- und Interpretationsrahmen auf die ganze Familie aus. Zu Angehörigen zählen nicht nur die nächsten Verwandten, sondern alle, die im Leben und Alltag von Menschen eine wichtige Rolle für deren Wohlbefinden spielen. Erziehende, Lehrkräfte, medizinisch und therapeutisch Helfende, Kolleg:innen und Vorgesetzte im Arbeitsumfeld. Das sind alles Angehörige, mit denen Eltern und Kinder viel Zeit im Alltag verbringen. Je nach Lebensphase ist unsere Kommunikation stark von diesen sozialen Multiplikator:innen um uns herum geprägt. Nach unseren ersten Lebensjahren in der Kernfamilie formt die Kommunikation unserer Bezugspersonen im Alltag unsere Werte und Normen und damit unser emotionales und kognitives Leitsystem, wie wir also denken und fühlen. Van der Kolk zitiert dazu Ausführungen von Robert Penn Warren („World Enough and Time“), die ich sehr trefflich für unsere gesellschaftliche Alkoholkonsumstörung in Deutschland finde:

„Sie leben das kleine Stück Zeit, das Ihnen zugedacht ist; aber dieses Stück Zeit ist nicht nur ihr eigenes Leben; es ist die Summe aller Leben, die gleichzeitig mit dem Ihren stattfinden ... Was sie sind, ist ein Ausdruck der Geschichte.“[13]

Als Angehörige, Fachkräfte oder Profis werden auch Sie vermutlich selbst kleinere oder größere Skandale in Ihrem persönlichen Umfeld und unserer Gesellschaft mit Alkohol und Stigma beobachtet und vielleicht selbst einige Situationen miterlebt haben.

Bevor wir uns mit der Reflexion meines früheren Abwehrverhaltens weiterbeschäftigen, möchte ich mit Ihnen noch einen kurzen Blick in das Manifest der DG-SUCHT werfen. Die Deutsche Gesellschaft für Suchtforschung und Suchttherapie e. V. hat zur Entstigmatisierung von Suchterkrankungen die Gesamtproblematik von Stigma und Abhängigkeitserkrankungen einleitend in ihrem Manifest trefflich wie folgt auf den Punkt gebracht:

„Die Einstellungen gegenüber Menschen mit psychischen Erkrankungen sind oft geprägt von Stigmatisierung und Ausgrenzung. Dies hat Auswirkungen auf die Selbstwahrnehmung der Betroffenen und die gesellschaftlichen Bedingungen. Das Ausmaß der Stigmatisierung ist bei Suchterkrankungen ganz besonders stark ausgeprägt und übersteigt das Ausmaß der negativen Sicht auf andere psychische Erkrankungen. Als Folge davon nehmen Menschen mit Suchterkrankungen auch besonders selten Behandlung oder Hilfe in Anspruch.“[14]

Zu Recht wird in diesem Manifest ein ***„offener, wertschätzender, vorurteilsfreier Umgang mit Menschen mit Suchterkrankungen, ihren Familien und ihrem sozialen Umfeld“*** gefordert. Was leichter gesagt als getan ist. Zumal ich aus eigener Erfahrung weiß, wie schwer es ist, mit Menschen mit Abhängigkeitserkrankungen umzugehen, die gerade stark als Betroffene oder Mitbetroffene darunter leiden und es dennoch krankheitsbedingt und aufgrund des negativen Stigmas in Deutschland über Alkoholabhängigkeit nicht zugeben oder sich nicht eingestehen können. Aus eigener Erfahrung weiß ich, wie anstrengend wir uns als Betroffene und Mitbetroffene untereinander verhalten können, besonders wenn wir emotional unter Druck geraten. Deshalb möchte ich Ihnen verschiedene Blockaden aus meiner problematischen Zeit mit Alkohol in der folgenden Reflexion verdeutlichen.

Selbstabwertung & Selbstüberhöhung

Ich bin die Tochter einer Alki. Ich trage von Geburt an eine Schwäche in mir, mich emotional nicht so gut wie andere regulieren und kontrollieren zu können. Ich bin ähnlich wie meine Mutter. Aber stärker, weil ich die Kontrolle über Alkohol behalten kann und bessere Ressourcen um mich habe als sie. Und weil ich schlauer und hübscher bin als Gerti. Ich habe mich im Griff, wenn es drauf ankommt. Ich darf auf keinen Fall ausfallen, ich bin unersetzlich. Ich muss in jedem Fall weiter funktionieren.

---

[13] Van der Kolk, 2024, S. 41

[14] https://www.dg-sucht.de/fileadmin/media/pdf/Manifest_Entstigmatisierung_28.11.24.pdf, zuletzt aufgerufen am 1.4.2025

Ich wertete mich selbst in mir ab und erhöhte mich nach außen in Abgrenzung zu meiner Mama („Ich bin zwar die Tochter einer Alkoholikerin, aber eine kultivierte Trinkerin wie Ihr“).

Ich verinnerlichte die negativen gesellschaftlichen Einstellungen gegenüber „richtig krassen Alkoholiker:innen“ und dachte, dass der einzig hilfreiche Umgang mit diesen „Ausnahmezuständen“ und „Einzelfällen“ (aka Menschen) Ignoranz und Isolation sein muss – auch aus Selbstschutz?

- *„Die richtig krassen Alkoholiker sind willensschwach und verantwortungslos.“*
- *„Die richtig krassen Alkoholikerinnen können nicht mehr anders, die müssen trinken.“*
- *„Den richtig krassen Alkoholiker:innen kannst Du nicht mehr helfen, wenn es sie richtig erwischt hat, ist es zu spät für Hilfe. Da hilft nichts mehr, außer gehen lassen ...“*

Oder sie vielleicht einfach mit Hilfsmitteln oder „Drogen“ aktiv begleiten?

Mich plagten Schuldgefühle und ich schämte mich bei dem Gedanken daran, ich könnte irgendwann das gleiche „Problem“ wie meine Mutter sein. Da ich es hätte besser wissen müssen als Tochter einer Alki, verurteilte ich mich noch mehr als meine eigene Mutter und erkannte lange nicht meinen eigenen Bedarf für Hilfe. Ich empfand meine Qualen als entweder „relativ normal“ oder „selbstverschuldet“. Ich hatte Angst, dass mich meine Mitmenschen für immer so unverantwortlich wie meine Mutter sehen könnten, würde ich mich öffentlich und ehrlich zu meinem Konsumproblem bekennen. Verantwortung als Familienmensch war mein größter Wert und mein Leben schien davon plötzlich wie abgenabelt.

Gleiches Recht auf kultivierten Lebensstil für alle

„Ich darf das auch und kann das wie ihr! Ich habe das gleiche Recht wie alle, stilvoll zu leben und somit exquisiten Alkohol verantwortungsgeil „zu trinken“! Ich lebe stilvoll, bin leistungsstark und ein Mensch mit Genuss. Also darf auch ich meinen Stress mit Wein erleichtern. Mein guter Primitivo ist nicht so primitiv wie billiger Fusel. Ich habe mich immer angestrengt und mein Bestes gegeben, ich habe es verdient, entspannt mitzutrinken. Ich bin schon so lange dabei, mir kann das nicht mehr passieren ...“

Mein Drang dazugehören zu wollen und meine zeitweise wahrgenommene Alki-Tochter-Opferrolle trugen mich in meiner multifaktoriellen Krise noch tiefer in die selbstbeschämende Selbstmedikation, verkauft von der Lobby als erworbener statusgerechter Lebensstil. Unter regelmäßig wiederkehrender Fassungslosigkeit und Enttäuschung, unter Stress, mit vielen emotionalen Höhepunkten und persönlichen Teamerfolgen wie auch unter emotionalen Schmerzen konnte ich häufig nicht anders, als abends immer wieder Rotwein zu trinken. Alkohol sollte meine eher starken Emotionen drosseln und meine vielen Gedanken zur Ruhe kommen lassen. Dabei verstärkte er jeweils im Laufe unserer erst genussvollen Begegnungen irgendwann (wenn ICH es einmal wieder übertreiben musste) zusätzlich meine Emotionen und Gedanken auf negative Art und Weise. Ich trank für diesen ersten kurzen genussvollen Moment, um zur Ruhe kommen zu können, obwohl ich lieber nicht oder weniger getrunken hätte. Nach dem ersten Glas war das schlechte Gewissen erstmal wieder ausgehebelt. Nach dem zweiten Glas lag der Ball wieder bei mir im Spielfeld. *„Wenn Du jetzt aufhörst, dann hast Du es unter Kontrolle, na also!“*

Ich hatte sehr oft die Kontrolle über mein Leben. Sehr oft. Heute mehr denn je. Und dennoch bin ich weder vogelfrei, unabhängig oder kann steil und fest behaupten, für immer komplett suchtfrei zu sein. Das wäre eine Selbstverschätzung und Lüge.

Da ich mit zunehmendem Alter, zunehmender Verantwortung und einer Zunahme an unkontrollierbaren Konsequenzen in meinem Umfeld (wie u. a. Pandemie, Krieg in Europa, Klimawandel, etc.) immer mehr Themen, Gedanken und Probleme zu bewältigen hatte und die Pandemie eh so ein surrealer Ausnahezustand als Lebensstil war, beruhigte ich mein Alarmsystem immer wieder mit nachvollziehbaren Gründen fürs zunehmend impulsive Problemtrinken (Selbstmedikation).

„Andere trinken im Moment auch mehr als ***normal.*** *“*

Dadurch, dass wir „Alkoholtrinken“ als „Trinken“ sprachlich bedeutungsgleich setzen und als Alltagstätigkeit normalisieren, verharmlosen wir gemeinsam in unserem Sprachgebrauch Stressbewältigung und emotionsregulierende Selbstmedikation mit hochriskantem Selbst- und Fremdschädigungspotenzial.

Hatte ich im Alltag regelmäßig Gelegenheit, mit verschiedenen Menschen zu unterschiedlichen Anlässen und mit unterschiedlichen Lebensstilen ganz normal Alkohol zu trinken, freute ich mich über das Gefühl, „normal“ dabei sein und dazu gehören zu können und verdrängte meinen persönlichen Druck. Ich bin und war Lebensweltenbummlerin und in verschiedenen Kulturkreisen „zu Hause“. Ich forderte auch selbst gerne bei anderen Menschen ein, zu trinken und mitzutrinken. Meinen Drang rechtfertigte ich als Lust, Verdienst, passend zu Fisch oder mit dem Drama in meinem Leben.

Fiel ich mit unverhältnismäßigem Konsum auf und wurde ich auf meinen Konsum kritisch angesprochen, beschönigte ich die jeweilige Konsumsituation als Ausnahme.

- *„Es ist gerade eine schwierige Phase, ich weiß, dass ich gerade zu viel trinke. Du brauchst Dir keine Sorgen zu machen, ich bin nicht wie Gerti.“*
- *„Ich trinke nur so freizügig, wenn ich zum Feiern unterwegs bin. Heute darf alles mal egal sein, okay?* **Klar, okay, wofür sind wir denn sonst hier?** *Wo ist die Bar?“*

Ich stellte meinen Alkoholkonsum kontrollierter dar, als er wirklich war und verharmloste mein Trinkverhalten.

- *„Ich trinke nur ab und zu zu viel.“*
- *„Ich trinke zwar regelmäßig, aber sehr kontrolliert.“*
- Ich machte auch immer mal Witze wie: *„Kein Alkohol ist auch keine Lösung“ oder „Irgendwo auf der Welt ist gerade schon 18 Uhr.“*

Wenn ich Alkohol in Gesellschaft trank, fand ich unendlich viele Gründe, meinen Prosecco, meinen Aperol Spritz, meinen Lillet Cranberry, meine Weißweinschorle oder meinen geliebten Primitivo vor mir oder anderen zu rechtfertigen.

- *„Ich genieß meinen Rotwein, um abends entspannen und abschalten zu können."*
- *„Andere trinken auch ihr Feierabendbier. Seit Generationen und wurden über 80!"*
- *„Andere trinken viel mehr (oder öfter) als ich."*
- *„Andere trinken Hochprozentiges, ich nur genussvolle Getränke."*
- *„Ich habe es mir verdient."*
- *„Heute gönnen wir uns einen richtig entspannten Abend."*
- *„Weil heute ein besonderer Tag / besonderer Anlass ist."*

Ich kultivierte meinen eigenen Konsum der Norm entsprechend in meinen Lebenswelten und passte meinen Konsum je nach Gemeinschaft so unauffällig wie möglich an:

- Ein kleiner Prosecco bei einem Empfang.
- Die kleine Erfrischung an der Bar, bevor es zum Boarding geht.
- Die gemeinsame Kippe nach einem Pitch oder die Kippe „danach".
- Ein Rotwein und eine Hand voll Nüsse als Entspannungs-Kick während eines Inlandflugs oder einer ICE-Reise.
- Das warme Gefühl von Zuhause und Sicherheit und ein entspannendes Gespräch mit einer vertrauten Person auf dem Balkon oder am Telefon.
- Mit Papa zum Feierabend beim Kochen.
- Mit Freund:innen oder Bekannten am Wochenende, Feiern oder Partys ...

Wer konsumiert nicht hin und wieder gerne irgendwie dann doch regelmäßiger mehr, als wir es zugeben wollen, um entspannen zu können?

Ich lehnte es ab, wenn ich mich besser fühlen wollte, mein Trinkverhalten als problematisch anzuerkennen oder es mir eingestehen zu wollen, vor allem nicht vor anderen. Ich ignorierte körperliche Warnsignale, wertete mögliche gesundheitliche Konsequenzen ab und stellte ein grundsätzliches Lebensrisiko als unveränderbar dar. *„Sterben müssen wir alle, bis dahin habe ich wenigstens Spaß."*

Je größer meine Probleme wurden, desto weniger reflektierte ich bewusst mein Bewältigungsverhalten. Ich fühlte mich schlecht wegen des Alkoholkonsums und gab mir die Schuld. Ich knickte immer häufiger bei meinen eigenen Trinkregeln ein. Nicht weil ich wollte, sondern weil ich nicht anders konnte. Gerade als mir mein Problem deutlicher wurde, verdrängte ich es und trank mehr für die Verdrängung meines schlechten Gewissens als für den Genuss oder die Entspannung.

Als mein Konsum problematisch wurde, begann ich, ihn zu vertuschen, zu verheimlichen oder zu verschleiern.

- Ich begann, keinen Alkohol mehr im Haus halten zu wollen und holte mir ad hoc immer öfter mal einzelne Flaschen von der Tankstelle oder von unterschiedlichen Supermärkten.
- Ich trank zu Hause vor oder trank auf dem Weg zu einer Gemeinschaft oder ich trank schon beim Vorbereiten eines Treffens oder beim Kochen vor dem Essen.
- Ich verfälschte oder verbesserte meine Erzählungen über meinen Alkoholkonsum oder sprach gar nicht mehr offen darüber.

Das täuschende Verhalten, während wir problematisch Alkohol konsumieren, trägt erheblich dazu bei, das Problem zu verschleiern und charakterschwächende Verurteilungen Außenstehender zu verstärken. Diese Dynamik schwächt unser Selbstbild, was wiederum Betroffene im Versteckspiel noch stärker gefangen hält und noch mehr stresst und belastet. Durch das Täuschen und den Stress mit der Täuschung, geraten wir in eine immer anstrengendere Logik und erhalten ein immer negativeres Bild von uns selbst. Versuchen Sie sich einmal hineinzufühlen, wie es sein könnte, wenn Sie sich immer wieder über einen längeren Zeitraum mit Verhaltensweisen, die Ihnen selbst eigentlich nicht gefallen, enttäuschen. Diese Wahrnehmung und diese Gefühle sind unangenehm und schwer auszuhalten. Also schrauben wir entweder die Erwartungshaltungen an uns selbst herunter oder relativieren unser Verhalten. Mit der Zeit nehmen wir von unserer Eigenverantwortung Abstand und geben anderen Menschen oder unveränderbaren Umständen Schuld für unser Verhalten. Oder wir versuchen, uns kultiviertem Trinkverhalten in unserem Umfeld einfach locker anzupassen, um nicht mit irritierendem Verhalten wie Abstinenz oder Kontrollverlust negativ in Gemeinschaft aufzufallen und uns noch, solange es geht, zugehörig fühlen zu können. Menschen, die durch Alkoholkonsum erkrankt sind, leiden nicht nur an der überwältigenden Alkoholpräsenz im deutschen Alltag, sondern sind auch durch Konsumzwang oder Konsumaversion emotional strapaziert. Umgeben von einem alkoholkultiviertem Umfeld ist es einfach auch schwer, Ratschläge, Sorgen oder Kritik im Kontext von Problemen mit Alkohol anzunehmen. Vor allem, wenn das Umfeld Alkohol selbst als wenig problematisch ansieht. Während die Hilfsbedürftigkeit von Betroffenen am deutlichsten im Umfeld beobachtbar wird, sind Mitbetroffene am meisten gefordert, wenig urteilend zu agieren. Gerade dann, wenn wir als Mitbetroffene mit unseren eigenen Emotionen angesprochen sind, liegt der Schlüssel zur Verständigung im wertneutralen Perspektivwechsel und echter Anerkennung der Belastung.

Jede Kommunikation, die ich als Kritik an meiner Person verstand und meinen Selbstwert zusätzlich angreifen konnte, hielt ich in meinen problematischen Konsumphasen möglichst weit von mir fern. Alltägliche Unterstützung, die meine Rollenfunktionalität stabilisierten, konnte ich gut annehmen. Neue Hilfestellungen, die mir Wege aus meiner Dysfunktionalität offerierten, blockierte ich zunächst aus Angst vor Überforderung und zu großer Veränderung ab.

Die Angst vor einem lebenslangen Stigma als Versagerin, gegen dass ich bereits als Kind einer „Alkoholikerin" kämpfte, sowie die Abscheu, die ich selbst mit Alkoholabhängigkeit in Verbindung brachte, hinderten mich, von mir aus offen und ehrlich über meine wahren Probleme mit Alkohol zu sprechen.

Menschen, die mit Alkoholkonsumstörungen in ihren sozialen Systemen leben, erfahren unermesslich viel Stress, Konflikte und emotionale Belastungen. Jede Konfrontation schwächt Beziehungen, Ressourcen und die Fähigkeit, sich positiv wahrzunehmen oder positiv miteinander zu kommunizieren. Wenn Betroffene und Mitbetroffene aus der Negativspirale der Selbstabwertung aussteigen möchten, sind unvoreingenommene **Anerkennung und Wertschätzung** die wichtigsten Voraussetzungen für Veränderung. Positive Selbstwertgefühle und positive Selbsterfahrungen sind die zentralen Multiplikatoren, Veränderungen angehen und umsetzen zu können. Erst wenn Menschen sich sicher, wertgeschätzt und akzeptiert fühlen, steigt die Motivation, sich mit unangenehmen Gefühlen wie Enttäuschung, Wut oder Stress auseinanderzusetzen. In einem emotional sicheren Umfeld können Belastungen erst bearbeitet werden, wenn Menschen mit Abhängigkeitserkrankungen ihre Emotionen NICHT als unerlaubt, unanständig, unkontrollierbar oder unveränderbar erleben. Ein wertschätzender Umgang hilft also, negative Selbstbilder zu durchbrechen und über positive Selbsterlebnisse und Gedanken umzulenken. Abwehr und Widerstand kommen meistens aus Scham- und Schuldgefühlen und dem Druck, nicht verstanden oder als Mensch anerkannt zu werden – unabhängig von Abhängigkeiten und unabhängig von „asozialem Verhalten".

In vertrauensvoller und emotional stabiler Umgebung mit Wertschätzung und Anerkennung meiner Person unabhängig von meinen Rollen, Taten oder Leistungen, konnte ich mich selbst positiv erleben. Ich fand Kraft und Mut, mich mit meinen Emotionen und Belastungen selbst ehrlich auseinanderzusetzen und mein Leben ohne Alkohol selbstbestimmt in die Hand zu nehmen. Besonders durch wertschätzende Anerkennung wird die Bereitschaft zur Selbstreflexion und Veränderung ermöglicht. Statt sich mit Moral, Fehlverhalten und Schuld gegenseitig zu konfrontieren oder aus Unsicherheit zu ignorieren, legt eine wertschätzende Haltung in jedem sozialen Gefüge das Fundament, emotionale Belastungen konstruktiv angehen zu können.

5.1.7 Über Willensstärke und Charakterschwäche

Die Wahrnehmung und Einstellung zu uns selbst und zu psychischen Erkrankungen übernehmen wir als Heranwachsende maßgeblich aus unserer Umgebung und sozialen Prägung. Ich wuchs in Familien auf, deren Werte sich stark an Tradition und Leistung orientierten, aber auch auf Vergebung, Nächstenliebe und Barmherzigkeit bauten. Entsprechend gab es zum einen sehr klare Vorstellungen und Erwartungen an unsere Personen und zum anderen bekamen Gerti und ich viele Hilfen im Alltag angeboten.

Insofern kann man an unserer Lebensgeschichte auch besonders deutlich erkennen, dass Hilfe aus dem Umfeld nicht effektiv wirken kann, wenn sich Betroffene nicht verstanden fühlen, sich selbst abwerten und selbst stigmatisieren.

Oma Leni ließ ihre Tochter nie fallen, genauso wenig wie mein Vater und seine Familie mich. Leni unterstützte Gerti bis zuletzt, ging selbst regelmäßig als Angehörige zu Selbsthilfegruppen und telefonierte ein Leben lang regelmäßig mit ihr. In den meisten Lebensphasen täglich oder mehrmals täglich. Es war für beide eine ambivalente Beziehung, die sie viel Kraft kostete. Trotz ihrer fürsorgenden Haltung war es meiner Familie lange nicht möglich, unser Selbststigma zu durchbrechen, Ursachen von Abhängigkeitserkrankungen richtig zu verstehen und einen empathischen Umgang miteinander zu finden.

An einem Abend im April 2025 saß ich mit Oma Leni in einem Kinderzimmer und sortierte Socken, bevor wir zu einem Konzert loswollten. Ordnung und Wäsche ist und war schon immer ein transgenerationaler Brennpunkt in unserer Familie. Ich erinnere, wie gestresst Mama oft von Oma Leni war. *„Alarmstufe rot"* hieß es immer, wenn die Oberpfälzer:innen in Franken anreisten. Die beiden waren wie Feuer und Wasser. Sie liebten sich sehr und gleichzeitig litt Gerti ebenso unter Oma Lenis Erziehungsstil, Kommunikationsweise und Härte als Mama und Oma. Oma Leni litt genauso unter den Emotionen ihrer eigenen Tochter und fand nicht immer die richtige Empathie. Sie ist jetzt 87 Jahre alt und altersmilde geworden, was sie selbst so reflektieren kann. Das Leben zeichnete sie, ebenso wie Gerti und mich. Auch ich war extrem herablassend meiner Mutter gegenüber, besonders als Jugendliche und junge Frau.

Magdalena (Oma Leni) war eine der ersten Frauen in den 1960er-Jahren, die sich in meinem Geburtsort von ihrem Mann aufgrund einer Abhängigkeitserkrankung („Spielsucht") scheiden ließ. Seine Abhängigkeit war offensichtlich. Magdalena zog daraufhin mit meiner Mutter Gertrud nach Nürnberg, arbeitete in Teilzeit und bildete sich in Teilzeit weiter. Sie erzählt davon, wie häufig Gerti still sein musste und wie schwer ihr das viel. Wenn sie von früher erzählt, nutzt sie ihre eigenen O-Töne, aus denen ich die Problematik der beiden heute ganz anders raushören kann als früher. Früher, als Teenager und junge Frau ging ich meistens schon nach fünf Minuten, wenn Oma Leni und ich im selben Raum waren, innerlich die Decke hoch. Ich konnte sie lange nicht wirklich gut ausstehen. Ihre Art zu kommunizieren empfand ich früher als viel zu hart und selbstgefällig. Wir stritten und diskutierten viel. Heute kann ich anders hinhören und ich kann meine eigenen Empfindungen als Kind besser einordnen und heute in unseren Gesprächen emotional nach hinten oder vorne stellen. Heute sprechen wir meistens von Mutter zu Mutter oder von Oma zu Enkelin. Wir schätzen uns mittlerweile, können uns aber immer noch gut in die Wolle bekommen. Meine Mama Gerti sagte damals öfter zu mir: „Du verkennst deine Oma". Das sagte sie meistens, wenn sie mit Magdalena gerade gut gestellt war. Mama blendete in diesen Momenten aus, wie verzweifelt sie im Kontakt mit ihrer Mutter sein konnte und wie stark sie das bei mir von klein auf immer wieder unreflektiert rausließ. Ich war immer Mamas seelischer Mülleimer, besonders in Bezug auf Probleme mit ihrer Mutter und mit „ihrer beider Männergeschichten".

Ich bin als Kind von Fritz und Gerti mit starken Stimmungsschwankungen in unserer Familie aufgewachsen. Der Überhang lag in Konfrontation mit meiner Mama bei negativen Ausbrüchen. Wenn ich gut genug drauf war, ans Telefon zu gehen, wenn Gerti anrief, bekam ich immer wieder die geballte Wut und Traurigkeit ab, die Gerti ihrer Mutter Leni gegenüber aufstaute. Was ich damals gut nachvollziehen, aber nicht immer gut aushalten konnte. Wenn ich mir jetzt vor Augen halte, wie oft meine Mama bei mir anrief und wie selten ich phasenweise ans Telefon ging, schmerzt der Kloß gerade, während ich schreibe, heftig in meiner Kehle und meiner Brust.

Jedenfalls wollte ich Ihnen ein typisches Beispiel nennen, welches zeigt, wie wir als Familien in unserer Alltagskommunikation viel richtig und falsch machen können. Besonders in unbedarft scheinenden Situationen und Unterhaltungen schwingen oft unmerklich starke emotionale Belastungen und unaufgelöste Konflikte mit. Ich habe schon früh in meinem Leben besondere Antennen dafür entwickelt, Zwischentöne und Befindlichkeiten herauszuhören und zu spüren.

Wir waren bei Ordnung und Wäsche.

Ich stigmatisierte mich im Smalltalk mit meiner Oma beim Sockensortieren direkt wieder automatisch selbst:

„Tja, wie sollen sie es auch richtig lernen, bei einem Vorbild wie mir ...“

und musste innerlich schmunzeln, als ich mir selbst zuhörte. Da waren sie wieder, die alten Denk- und Verhaltensmuster. Sich selbst kleiner machen, damit sich andere in der Kommunikation mit mir stärker fühlen können, ist so ein typisch automatisierter Mechanismus in mir von früher.

Auch ich bin als alkoholunabhängiger privater Familienmensch nicht immer so in Balance wie ich das anderen in meiner Berufsrolle rate. Ich finde es vor allem anstrengend, grundlegende Regeln wie „Hände waschen“, „Licht aus“ oder „Türen schließen“ über viele Jahre mehrfach am Tag gegenüber verschiedensten Mitbewohnern wiederholen zu müssen. Und Wäsche war und ist schon immer ein Problem für mich. Ich nutze ganz bewusst an dieser Stelle „immer“. Es müsste eigentlich kommunikativ korrekt und positiv für eine mögliche Verhaltensänderung motivierend „bislang“ heißen.

„Denn auch mit 46 Jahren kannst Du noch eine Wäschefee werden! Finde einfach heraus, welcher Wäschetyp Du bist und welcher Umgang für Dich am besten im Alltag möglich ist“,
sagen die ehemalige Werberin und Zynikerin gerade in mir.

Meine pragmatische und harmoniesüchtige innere Stimme darauf:
„Gut, dass wir das Wäschethema während der Manuskripterstellung wieder an Papa abgeben konnten.“

Bevor die Kritikerin in mir weiter loslegen möchte, widmen wir uns besser direkt meinem nächsten Impuls für Ihre Gedanken und inneren Stimmen:

Als Kind war ich häufig mit der Ordnung in meinem Zimmer überfordert.

Ich erinnere, wie ich einmal alle Klamotten aus meinem Schrank zog, um ihn so ordentlich wie Oma Leni einzusortieren und erinnere, wie ich beim Zusammenlegen mehrfach Wutausbrüche bekam, wild mit Sachen um mich schmiss und meine Wut an meinen Spielsachen und Katzen ausließ. Ich fühlte mich mein Leben lang regelmäßig falsch oder ungenügend. Heute sammle ich täglich in allen Räumen diverse Kleidungsstücke ein und habe noch immer keine Lösung für mein Wäschethema, die für alle Beteiligten umsetzbar scheint. Dafür erarbeite ich hilfreiche Reflexions- und Kommunikationslösungen für Sie und fühle mich heute weniger falsch.

Oma Leni sagte, als sie mir beim Sockensortieren zusah:

„Jeder Mensch kann Ordnung halten. Er muss nur wollen. Deine Mama sagte immer als Kind: Ich kann das nicht. Das hat mich damals verrückt gemacht. Sie hat bei mir sehen können, wie Ordnung funktioniert, und konnte es nicht umsetzen. Ordnung kann doch jeder. Ordnung ist das halbe Leben. Ich habe immer Ordnung gehalten und kann das heute noch ohne fremde Hilfe.“

Oma Leni erzählte das auch schon vor 10, 20 und 30 Jahren und nicht gerade selten. Als ich sie das früher als Kind, Jugendliche und junge Frau sagen hörte, bog ich direkt in meine Wut ab und dachte nur noch „Natürlich, DU hast immer alles richtig und perfekt gemacht.“

Ich habe ihr damals oft nicht mehr richtig zugehört und mich nur noch darauf konzentriert, wie doof ich sie finde und wie ich so schnell es geht diesen Kommunikationsraum wieder verlassen kann. Das war früher regelmäßig der Fall, wenn wir uns sahen. Wenn ich Oma Leni heute zuhöre, höre ich anders hin. Erstmal bin ich mittlerweile stolz auf sie, dass sie ihr Leben lang so stabilisierende Strukturen und Ordnung halten konnte. Ich höre heute, wie verzweifelt beide, meine Mama und meine Oma, damals auch miteinander waren und sage, ohne wütend zu sein, zu meiner Oma:

„Leni-Oma, vielleicht konnte Mama das wirklich nicht. Vielleicht konnte sie wirklich keine Ordnung halten und ist selbst daran verzweifelt. Bestimmt fühlte sie sich falsch und vermutlich haben ihr deine Ansagen wenig helfen können. Sie war ein Kind aus einer suchtbelasteten Familie und Trennungskind. Wer weiß, was sie damals eigentlich gebraucht hätte, um Ordnung für sich selbst halten zu können.“

Ich schätzte an Oma Leni ungemein ihre Ordnung, heutige Kritikfähigkeit und ihre aktuelle Empathie. Meiner Meinung nach hat sie diese Gelassenheit nun, weil sie nicht mehr unter irgendeinem Druck steht oder angsterfüllt ist. Seitdem sie sich emotional sicherer fühlt, lässt sie Menschen mehr hinter ihre Fassade blicken. Und so hörte sie meine Meinung zu ihrer Mutterrolle und konnte mir wertneutral zustimmen. Ich kann mich heute in beide Frauen, in meine Mama und in meine Oma, wesentlich besser hineinversetzen als früher, da ich die Emotionen meiner Mama als Kind und Erwachsene in Teilen selbst durchleben konnte (musste). Ich kenne emotionale Überforderungen als Kind und als Mutter.

In unserem Gespräch erinnert Oma Leni weiter:

„Ich kann in keinem Raum ein Bild schief hängen sehen, deine Mama schien das nie zu kümmern. Einmal waren wir zusammen mit mehreren Leuten beim Essen. Plötzlich steht Gertrud demonstrativ auf und richtet ein Bild gerade, das an der Wand hing. Darauf sagte ich laut über den Tisch (den Kommentar konnte ich mir nicht verkneifen): ‚Bei Dir zu Hause kümmert es Dich doch auch nicht, und hier fällt es Dir auf?‘“

Die Situation konnte ich mir gut vor mein inneres Auge rücken, denn ich habe als Kind viele dieser Spitzen an Tischen zwischen erwachsenen Menschen vernommen und häufig Unbehagen empfunden. Besonders zwischen meiner Oma und meiner Mama. So kann ich heute direkt und spontan in ruhigem Ton zu meiner Oma Leni darauf sagen: „Damit hast du Mama bestimmt ganz schön verletzt und vorgeführt." Wir schauen uns kurz tief in die Augen und Oma Leni sagt: „Ja, ich weiß." Ich sage daraufhin: „Und Du musstest in dem Moment wohl einfach mal Deinen Druck rauslassen und Deine Wut auf sie und diese Erkrankung."

5.1.8 Geschichten, die der Alkohol schreibt

... ohne dass wir ihn trinken.

Was mir auch noch durch den Kopf schoss, ich aber nicht mehr weiter mit Oma Leni, sondern nun mit Ihnen kurz reflektieren möchte, ist: Ich dachte, das hätte ich sein können. Vermutlich sah Gerti das Bild schief hängen und wollte eigentlich ihrer Mama in dem Moment zeigen, dass sie auch Ordnung wahrnehmen und umsetzen kann. Vielleicht wollte sie den Moment nutzen und diesen Menschen am Tisch beweisen, dass bei ihr noch nicht Hopfen und Malz verloren waren. Oder sie wollte in dem Moment ihre Mutter selbst auf den Arm nehmen und machte die Handlung aus einer gewissen Gehässigkeit heraus.

Versuche ich nun das Bild unserer Familie mit meiner Selbstreflexion geradezurücken?

Es gibt Narrative, die brannten sich bereits als Kind wie Brandmale in mein Gehirn und meine Seele ein. Eines davon war jenes in meiner Kindheit:

„Deiner Mutter ist nicht zu helfen, sie kann nicht anders. Die ist selbst schuld. Sie hat ihre Familie kaputt gemacht. Ihr waren Männer und Alkohol immer wichtiger. Alles wurde ihr ermöglicht, und trotzdem hat sie ihr Leben in den Sand gesetzt. Sie hat es nicht verdient, dass ihr geholfen oder um sie geweint wird."

Die Entstehung meines inneren Narrativs liegt schon sehr lange zurück, wurde von meiner Mama Gerti und mir selbst unterschiedlich interpretiert und mit meinen negativen Emotionen als Kind über die Jahre aufgeladen (siehe progressives Modell). Ich erinnere, dass mein Vater dieses Narrativ nie auf diese Weise aktiv bediente. Er widersprach allerdings auch nicht sehr laut, wenn dieses Narrativ so oder in ähnlicher Tonalität von mir über meine Mutter geteilt wurde. Papa sprach einfach gar nicht mehr mit oder über Mama. Meine Oma väterlicherseits erzählte mir im Vertrauen, dass sie bis zum Lebensende meiner Mama (2013) regelmäßig mit „ihrer Gerti" telefonierte. Sie betonte stets, was für ein „lieber Mensch" Gerti eigentlich war, „trotz ihrer Männergeschichten, ihres Trinkens und auch wenn ihr früher zu oft die Hand mir gegenüber ausrutschte ..." Leider habe ich mich früher emotional leichter mit negativen als mit positiven Narrativen zu meiner Mutter getan. Ich glaube, die positiven Beschreibungen zu meiner Mutter waren für mich in der Innenschau damals unangenehmer. Meine Mama negativ zu bewerten und von mir weg zu halten, war auch eine Art Selbstschutz und Überlebensstrategie.

„Menschen werden vergessen, was du gesagt hast, sie werden vergessen, was du getan hast, aber sie werden niemals vergessen, wie du sie hast fühlen lassen."
(Maya Angelou)

Nicht nur aus selbst erlebten kommunikativen Verletzungen und meiner beruflichen Leidenschaft für Kommunikation heraus sehe ich Sprache als mächtigste Waffe im Kampf gegen Stigma an.

„Ich war gedanklich schon alkoholabhängig, bevor ich ihn getrunken habe, weil ich oft als Kind hörte und spürte, dass ich die gleiche Veranlagung wie meine Mama habe."
(Carolin Schürmann, 2026)

Wenn ich früher hätte begreifen können, wie Menschen warum mit und über Alkohol kommunizieren, wäre ich vielleicht an manchen Stellen aufmerksamer, weniger naiv und gutgläubig, sondern skeptischer, kritischer oder selbstbestimmter gewesen. Alkoholtrinken war auch in meiner Familie (bis auf den Fall meiner Mama Gerti) eine normale erwachsene und natürlich über Vernunft gesteuerte Handlung. Ab 16 Jahren durfte ich zu Hause offiziell rauchen und trinken, weil es gesetzlich erlaubt war und weil das viele einfach ganz normal taten. In meiner Kindheit konnte ich nahezu jeden Menschen spätestens ab 16 Jahren zu einem bestimmten Ritual Alkohol trinken sehen. Selbst die ganz disziplinierten oder alkoholkritischen Einzelfälle unter uns tranken zu ganz besonderen Gelegenheiten den ein oder anderen edlen Tropfen voller Freude und Genuss mit. Also zum Beispiel bei der Geburt eines Kindes – was ja nicht täglich vorkam – oder wenn jemand starb. Oder wenn jemand eine besonders schlimme oder besonders gute Nachricht erhielt, konnte es durchaus auch mal tagsüber als Ausnahme ein „Stamperl" (bayerisch: Schnaps) sein. „Der beruhigt die Nerven und den Magen." Schnaps ist nur schädlich, wenn Alkoholiker:innen ihn trinken? Andere, also die meisten von uns, können und dürfen sich natürlich ab und zu mal ein Kräuterlikörchen gönnen? Vor allem die hochwertigen Marken mit der besonders stilvoll und schützend anmutenden Papierumwickelung? Durch die normative Kultivierung von Alkohol kann er sich im Prinzip zu jedem besonderen Moment in unserem Leben gesellen, ohne dass er als Droge negativ auffällt. Auffällig ist nur, dass in den Geschichten, die wir über uns mit ihm erzählen, er meistens besser abschneidet als wir selbst.

Jeder Moment, der uns als Familie besonders ans Herz ging, egal ob dramatisch oder euphorisch, war stets wie selbstverständlich von Alkohol begleitet.

Nur nicht bei Oma Leni. Die lehnte Alkohol kategorisch ab, zumindest solange ich sie in Verbindung mit der Erkrankung meiner Mama kenne. Von früher gab es von Oma Leni auch andere, wenn auch sehr wenige Momentaufnahmen. Als ich in den 1980ern und 1990ern in Franken (der Region mit der weltweit dichtesten Brauereistruktur) heranwuchs, waren nicht nur Menschen rund um die Uhr um mich, die Alkoholtrinken als völlig normale Routine- und Alltagshandlung als verantwortungsvolle Erwachsene vorlebten. Es gab auch immer wieder kritische Stimmen. Auch von Bezugspersonen, die selbst schlechte Erfahrungen mit alkoholerkrankten Menschen oder schädlichen Verhaltensweisen durch Alkoholkonsum erfahren oder beobachten konnten. Anstatt aber aufgrund manch fürsorgender Warnungen zu Alkoholkonsumstörungen weniger mitzutrinken, fühlte ich mich manchmal sogar noch eher angestachelt, zu beweisen, wie gut ich Alkohol mittrinken kann. Während wir also irgendwie alle immer wieder miteinander Alkohol tranken, normalisierten vor allem auch unzählige Bilder, Lieder, Witze, Töne, Gespräche, Sketche, Filmszenen, Erzählungen, alltägliche und besondere gemeinsame Momente – und vor allem Werbung – unser Leben mit Alkohol.

Es ist in Deutschland heute noch kaum möglich, 24 h lang nicht mit Alkohol in irgendeiner „unverfänglichen" Form konfrontiert zu werden. Selbst auf den Fachtagungen und Kongressen der Suchtmedizin wird in der DACH-Region wie selbstverständlich zum Ausklang Wein mit Alkohol oder zum gemeinsamen Fußballabend mit Leinwand Bier mit Alkohol ausgeschenkt. So komme ich immer wieder auf die gesellschaftliche Verantwortung und soziale Kompetenz entscheidender Persönlichkeiten beim Gestalten unserer Lebensräume zu sprechen. Verzeihen Sie mir bitte meine Penetranz und erneute (narzisstisch anmutende) Empörung als Betroffenen- und Mitbetroffenenvertreter:in an dieser Stelle. Ich finde diese Geste, auf Suchtfachveranstaltungen alkoholhaltige Getränke wie selbstverständlich zu reichen, meiner verstorbenen Mutter gegenüber als Affront fast schlimmer als mir selbst gegenüber. Es stört mich mittlerweile nicht mehr so sehr somatisch, sondern eher intellektuell, wenn ich neben Alkoholtrinkenden während ihres Konsums auf meine Weise als Peer professionell nüchtern wirken soll. Natürlich überlasse ich es jeder Person, die mit mir professionell Zeit verbringt, unabhängig von mir, eigene Konsumentscheidungen zu treffen. Ich störe mich überhaupt nicht daran, wenn eine Person in meiner Nähe aus irgendwelchen persönlichen Bedürfnissen heraus ein Suchtmittel konsumieren oder ein Verhalten ausleben möchte oder muss. Mich strengen lediglich unreflektierte oder emotional widersprüchliche Handlungen ohne adäquate Einordnungen an, weil ich dann in innere Rollenkonflikte gerate. Dann fangen die Beraterin und die Strategin in mir an, Diskussionen zu führen. Während die Beraterin mit der Indexperson offen kommunizieren möchte, hat die Strategin in mir die Belange aller Mitbetroffenen (inkl. meiner Existenz) im Blick und bleibt professionell ausgeglichen.

Generell fühle ich mich mit Menschen wohler, wenn sie keinen Alkohol trinken. Das heißt aber im Umkehrschluss nicht, dass ich Menschen weniger schätze, die Alkohol trinken. Die Menschen, die mir persönlich bewusst Zeit schenken möchten, trinken in meiner Anwesenheit aus Respekt keinen Alkohol, wenn sie sich mir nähern wollen. Genauso schenke ich auch manchen Menschen bewusst Zeit, die gerade das Bedürfnis haben, Alkohol zu trinken, ohne dazu irgendetwas zu meinen oder zu moralisieren. Im Sinne der Gleichbehandlung plädiere ich auf Fachveranstaltungen zu Sucht dafür, entweder auch neben Süßkram und Alkohol beispielsweise Nikotin, LSD oder Cannabis mit aufs Tablett zu legen, oder sich darauf zu einigen, KEINE DROGEN im Arbeitsumfeld von Profis und Peers aktiv zu reichen.

So wie er es bis in die größten Säle renommierter Suchtkongresse schafft, so schafft es Alkohol auch, dass wir oft über ihn sprechen, auch wenn wir ihn nicht trinken. Während ich auf Kur in den Bergen bei einer Kurzwanderung war, wurden wir von den Veranstaltenden proaktiv angehalten, auf der Hütte keinen Alkohol zu trinken. Während wir die Speisekarten auf der Almhütte studierten, Getränke und Speisen auswählten, saßen wir in für mich bislang auf Kur ungewohnt privater Nähe zusammen. Ich fühlte mich ein wenig unbehaglich, weil mir an diesem Tag nicht so nach sozialem Austausch war. So blieb ich stillsitzend und zurückhaltend am Tisch, versuchte, meine Füße am Ofen zu wärmen, und lauschte den Tischgesprächen. Raten Sie mal, welches Thema unter den Top 3 am Tisch rangierte? Es waren natürlich nicht Politik, Klima oder das Wetter, weil das in der heutigen Zeit keine entspannten Smalltalk-, sondern eher Sprengstoffthemen sind. Es ging um Reisen, Speisen und natürlich um Alkohol. Von harmlosen Trinkerfahrungen, über kulturelle Besonderheiten bis hin zu seiner sozialen Wirkung unter uns. Frappierend finde ich in solchen Momenten, wie stark sich das kommerzielle Storytelling in unser aller kulturelle Identität eingebrannt hat. Selbst Menschen, die noch nie Alkohol getrunken und keine emotionale Beziehung zu ihm haben, können eine persönliche Geschichte zum Thema Alkohol in sozialen Gruppen beitragen.

Lange schien es unter uns so, als können die meisten Menschen so verantwortungsbewusst mit Alkohol umgehen, dass sie sich selbst und anderen damit keinen emotionalen oder körperlichen Schaden zufügen könnten. Lange predigten medizinische Fachkräfte von gesundheitlichem Nutzen regelmäßigen Alkoholkonsums. Lange schien es so, dass Menschen, die Probleme mit Alkoholkonsum entwickeln, unter uns in der Minderheit seien, wie vom Deutschen Werberat im Januar 2026 noch immer in den Raum gestellt. Heute wissen wir, dass es keine gesundheitlich unbedenkliche Menge bei Alkoholkonsum gibt und die Alkoholindustrie ihren Hauptumsatz über Menschen generiert, die durch den Konsum ihrer Produkte schwer erkrankten und keine freien Kaufentscheidungen mehr treffen können. Jede lebenslange Markenloyalität bei Alkoholprodukten basiert auf einer emotionalen oder physischen Abhängigkeit. Sowohl Konsumstopp als auch Konsumkontrolle führen mit hoher Wahrscheinlichkeit bei Premiumkund:innen zum frühzeitigen Tod nach einem meistens konsumdeterminierten abhängigen Leben. Fern unserer individuellen Identität, fern unabhängiger Emotionen.

Versetze ich mich heute in Menschen, die Alkoholmarketing mitverantworten und selbst emotional von einem Leben mit Alkohol abhängig sind und stelle mir vor, sie würden mir persönlich mit meiner heutigen Erfahrung begegnen, unterstelle ich für diese mögliche Interaktion eine gewisse emotionale und kognitive Überforderung auf beiden Seiten. Gleichzeitig bin ich fest davon überzeugt, dass wir die strukturelle Alkoholkonsumstörung und damit verbundene volkswirtschaftliche Hemmung in Europa nur nachhaltig miteinander auflösen können, wenn wir gemeinsam in reellen Lebensräumen echte Verbindungen (wieder) aufnehmen und miteinander möglichst unvoreingenommen ins Gespräch kommen.

Stellen wir uns vor, ich treffe eine Person, die fest davon überzeugt ist, dass die Alkoholindustrie ein verantwortungsvoller Partner für Gesellschaft und Wirtschaft ist. Sie glaubt, dass Alkohol ein wichtiger Bestandteil unserer Kultur ist, der soziale Bindung fördert und unser Leben bereichert. Gleichzeitig ist diese Person selbst emotional abhängig und kämpft mit Kontrollverlust sowie inneren Spannungen. Einerseits ist diese Person durch die kommunikative Manipulationen der Industrie vermutlich tief emotional mit den Produkten verbunden: Sie fühlt Zugehörigkeit, Anerkennung, Komfort und emotionale Sicherheit – überlebenswichtige Emotionen, die durch Alkoholwerbemaßnahmen als Lifestyle- und Identitätsinszenierung über die Verharmlosung alltäglichen Alkoholkonsums

(„Feierabendbier") erzeugt werden. Diese kulturelle Abhängigkeit ist nicht nur ein persönliches Problem, sondern ein Resultat gesellschaftlicher Manipulation einer Suchtmittelindustrie, die uns in eine Markenwelt als Komfortzone führt, in der wir glauben, frei zu entscheiden. Tatsächlich sind wir aber in einer kulturellen und medialen Norm verstrickt, die unser Verhalten lenkt, ohne dass wir es bewusst wahrnehmen. Diejenigen, die ihre kulturelle und emotionale Abhängigkeit von Alkohol leugnen, leben als „Survivor" einer kommerziell manipulierten Strategie, die uns glauben machen soll, dass wir selbstbestimmt konsumieren. Dabei reagieren wir aber nur auf kommerzialisierte Impulse und können kaum noch unabhängig und frei für unsere Grundbedürfnisse selbst Entscheidungen treffen.

Alkoholtrinken war unter uns so normalisiert, dass es bis zur Erreichung unseres 16. Lebensjahres in Deutschland kaum mehr eine freie Entscheidung ist, sondern eher ein automatisierter Reflex, in erwachsener Gemeinschaft Alkohol zu trinken. Wir sind als Gesellschaft in diesem „Survivor"-Status gefangen gewesen, weil wir durch politisch und kulturell hofierte Marketingstrategien sowie kommerzialisierte Rituale zu alkoholtrinkenden Erwachsenen passiv geprägt wurden, anstatt den hohen Stellenwert eines Konsumprodukts kritisch zu hinterfragen oder unsere Emotionen selbstaktiv steuern zu lernen. Die Studienlage ist erdrückend, und dennoch hält unsere Politik der Lobby den Rücken frei, weiter unreguliert Werbung zu betreiben, die den frühzeitigen Konsumbeginn bei Heranwachsenden nachweislich begünstigt.

„Alkohol ist hierzulande so günstig und verfügbar wie kaum anderswo in Europa. Trotz Forderungen aus der Wissenschaft und von Suchthilfeverbänden, das zu ändern, hat sich politisch kaum etwas getan", erklärt die Psychologin Dr. rer. nat. Carolin Kilian vom Zentrum für Interdisziplinäre Suchtforschung der Universität Hamburg in einem Interview für die Medical Tribune.

5.2 Abhängigkeit als System verstehen

Ich stelle mir vor kritischen Situationen, in denen ich Sorge habe, etwas falsch machen zu können, immer die Frage, was schlimmstenfalls passieren könnte. Im Fall eines Alkoholproblems in einer Arbeitsgemeinschaft oder einer Familie empfinde ich aus meiner früheren Mitbetroffenheit heute die Schamgefühle neben den körperlichen, emotionalen und mentalen Belastungen, die der Konsum selbst mit sich brachte, als unangenehmste Erfahrung und **Schweigen** als meinen größten Fehler.

5.2.1 Grundregeln bei der Ansprache von Alkoholproblemen

Wenn Sie also den „Verdacht" hegen, dass eine Person in Ihrem Umfeld emotional von Alkohol abhängig sein könnte und ihr Umfeld darunter leidet, ist eine Ansprache, wie wir Sie Ihnen exemplarisch vorführen, eine Chance für alle Beteiligten und Mitbetroffenen, Sie persönlich in Ihrer Rolle als Fachkraft und Profi eingeschlossen. Da „Verdacht" für Betroffene einen negativ bewertenden Klang nach Schuld in sich trägt, möchte ich Sie dazu einladen, in Zukunft bei mutmaßlichen Alkoholproblemen eher von **„Hinweis, Anzeichen oder von Beobachtungen"** als von „Verdachtsfällen" zu sprechen. Jede Form einer Wertung, Moralisierung oder Beschuldigung ist im Kontakt mit vermuteten Alkoholproblemen unangemessen und kontraproduktiv.

Für eine erste Ansprache bei möglichen Alkoholproblemen können diese 3 Grundregeln helfen:

1. **Angemessener Zeitpunkt**
2. **Vertrauensvolle und wertschätzende Gesprächsatmosphäre**
3. **Unvoreingenommene, beschreibende und positive Sprache**

Jedes Gespräch, dass Sie zu Alkoholkonsumstörungen führen werden, wird anders sein und doch werden sich Gespräche auch oft ähneln. Naturgemäß kann eine gewisse Scham und Unsicherheit mitschwingen, wenn wir offene Gespräche über unsere emotionalen Grundbedürfnisse führen. Öffnung bedeutet Überwindung, Kraft und Vertrauen. Es ist immer wieder eine neue Situation, ein neuer Fall, eine neue Geschichte oder eine neue Fragestellung.

Mir ist durchaus bewusst, dass Sie schon sehr viele Gespräche geführt haben. Gute wie schlechte, lange wie kurze, geplante und plötzliche. Sie haben sicher auch schon mit einigen Überraschungen und Irritationen umgehen müssen und fühlten sich bestimmt nicht nur einmal in Ihrem Leben hilflos. Sie sind alle Profis und von irgendeinem Fach. Und Sie alle haben mindestens ein Problem mit einer Alkoholabhängigkeit in Ihrem Umfeld. Ich unterstelle Ihnen das ganz frech, weil Sie mein Buch lesen. Oder Sie interessieren sich einfach für meine Geschichte und meine Person. Vielleicht empfinden Sie mir gegenüber eine leichte oder starke Gehässigkeit oder arbeiten für die Alkoholindustrie. Wenn dem so ist, dann dürfen Sie sich jetzt bei diesem Gedanken und Gefühl gerne wohl und unschuldig fühlen. Es ist völlig normal, dass Sie Loyalität zu Ihrem Leben, Wirkungsfeld und eine Art „Werte-und-Kultur-Zuhause" verspüren, dass nicht zu mir als Person, meinem Leben oder meiner Kommunikation emotional passt.

Ja, ich stehe für Alkoholfreiheit und nein, ich stehe als Person nicht für Prohibition. Ja, ich arbeite als Profi und als Peer und nein, ich bin keine „geheilte" Patientin. Ja, ich gehe sehr offen mit einigen privaten Themen und Erfahrungen um und nein, das ist nicht die ganze Wahrheit aus meinen Leben. Auch ich habe meine Geheimnisse, die ich weiter zum Schutz meiner Privatsphäre, in der ich noch mehr als mein eigenes Leben verantworte, hinter meiner Fassade halte. Nicht um zu täuschen oder zu tarnen, sondern aus Selbstschutz für mein Umfeld. Es wird vielleicht andere Zeitpunkte geben, zu denen ich in respektvoller Fürsorge weitere Erfahrungen offen teilen kann, die Ihnen helfen, empathischer mit Alkoholabhängigkeit umzugehen, oder auch nicht. So oder so bleibe ich bis auf Weiteres als Mensch in all meinen Rollen in enger Betreuung meiner anvertrauten Profis und Peers.

Wenn Sie sich selbst lieben und ehrlich schätzen, dürfen Sie mich auch gerne für immer mit einem guten Gefühl doof finden. Wenn Sie sich mit mir unwohl fühlen, dann hat das vielleicht einen Grund. Und dieser Grund hat alles Recht, da zu sein, anerkannt und wertgeschätzt zu werden. Ich vermute, dass alle Menschen, die mein Buch lesen, eine gewisse Erwartung an das Werk, an mich und an sich selbst haben werden. Meine Erwartung ist, **einen respektvollen Umgang miteinander zu finden, der Menschen weniger beschämt.**

Egal was mensch sagt, was mensch tut, wie mensch riecht oder wie mensch aussieht. Egal auf welcher Seite Sie stehen. Nur weil Ihnen ein Mensch „linksverschwurbelt" (so wie ich vielleicht – by the way: NATÜRLICH GENDERE ICH!) oder „rechtsradikal" vorkommt, heißt das nicht, dass diese Person kein Recht hat, angehört zu werden, wenn sie Hilfe benötigt oder Hilfe geben kann. Egal ob eine Person Suchtmittel konsumiert oder nicht, sollte eine Person Hilfe bekommen oder Hilfe geben können, wenn Hilfe benötigt wird. Was glauben Sie denn, wie lange es noch in Europa dauern wird, bis immer mehr Menschen immer mehr Hilfe benötigen, die wir nicht anbieten können, weil Kriterium X oder Paragraph Y das nicht hergeben? Weil wir das schon immer so gemacht haben? Nur bei der Alkoholgesetzgebung, da können wir sehr liberal und unbürokratisch sein. Auch, weil das Menschen schon seit Jahrtausenden so gemacht haben? Vor ein paar Jahrhunderten gab es allerdings noch keine Alkohollobby und keinen internationalen Fußballverband.

Egal ob eine Person von Nikotin, Alkohol, Kokain, THC, Pornos, Shoppen, Essen, Menschen, Internet, Gefühlen, Lachgas, anderen Substanzen, Medikamenten oder Verhaltenszwängen abhängig ist oder war, sollte diese Person als betroffene Erfahrungsexpertin angehört und als Fachkraft oder Profi auch ernst genommen werden, wenn sie etwas zu sagen hat, dass andere Menschen vor weiteren Lebensschäden bewahren kann. Gerade denen, die in der Lage sind, bei „gestörten" Persönlichkeitsthemen offen und ehrlich reflektieren zu können, sollten wir aufmerksam zuhören.

Einer Person, der ich diese Woche sehr genau zugehört habe, war die Autorin Wiebke Lorenz, die auf eine sehr empathische und selbstsichere Art und Weise bereits viel zur Enttabuisierung psychischer Störungen beigetragen hat.

Für mich ist die Mutterrolle ein emotional herausforderndes soziales Konstrukt. Die Mutterrolle wird in unserem Kulturkreis oft mit besonderen Erwartungen und Verantwortlichkeiten in Verbindung gebracht. Wenn eine Mutter ein bestimmtes Verhalten zeigt, wird dies häufig durch die Linse dieser Rolle moralisierend betrachtet. Eine Person ohne Kinder, die zu viel Alkohol trinkt, ist weniger schuldhaft als eine Person, die mit einem Kind zu viel Alkohol trinkt. Das „Muttersein" ist eine soziale Rolle, die verstärkt zu emotionalen Reaktionen führen kann.

Testen Sie es einmal selbst. Lesen Sie die beiden Sätze und achten darauf, wie die Aussagen auf Sie wirken.

Eine Person nimmt die Hand eines Kindes.
Eine Mutter nimmt die Hand eines Kindes.

Eine Person übersieht ein Kind.
Eine Mutter übersieht ein Kind.

Eine Person trinkt zu viel Alkohol.
Eine Mutter trinkt zu viel Alkohol.

„Gerti war keine gute Mutter. Ihr war alles andere wichtiger als ich, ihr Kind. Was für eine verantwortungslose und charakterlose Person. Die geht mir so auf die Nerven!! Und jetzt ruft sie zum Hundertsten Mal an!!!! Wieso kapiert sie es nicht??? Ich will nicht mit der reden! Sie hat MICH verlassen, warum kann sie mich dann jetzt nicht einfach in Ruhe lassen?"

Mama und ich hatten nicht nur ein Alkoholproblem. Wir litten an einer sozial geprägten und kulturell manipulierten strukturellen Sprachbarriere. Es fehlte uns jegliches Verständnis für sozio-psychologische Grundbedürfnisse und emotionale Verhaltensgrundlagen. Traumaerfahrungen machen etwas mit uns. Mit unseren Körpern, Seelen, wie wir denken und fühlen, uns verhalten und reagieren. Oft nehmen Gefühle sehr viel Raum ein, ohne, dass wir sie verstehen oder besprechen. Manchmal, ohne, dass wir sie bewusst reflektieren, ändern, uns entlasten oder entschuldigen können. Eine Person, die heute vielleicht „steinreich", „megaerfolgreich" oder „superclever" erscheint und dabei auch noch empathisch mit ihrem Umfeld umgehen kann, kann sich in einer anderen Situation vielleicht „total feige" oder „wie ein Scheusal" verhalten. Genauso könnte das Image und Verhalten dieser Person von einer anderen Person, die eine gleiche Situation mit ihr beobachtet, als „armselig" und „dennoch mutig" beurteilt werden. Es geht immer um Urteile, wenn wir andere Menschen bewerten und unser eigenes Verhalten rechtfertigen. Natürlich hat eine ungeschminkte Frau mit unfrisierten Haaren und üblem Mundgeruch eine andere Wirkung auf uns als eine geschminkte, parfümierte Frau. Bei manchen löst ein Parfüm keine emotionale Regung oder moralische Wertung aus, bei anderen können Parfüms oder Gerüche Panikattacken verursachen. Alkohol machte aus meiner Mama und mir Menschen, die wir nie sein wollten und brachte uns in Lebenssituationen, in die kein Mensch geraten möchte. Auch Oma Leni wollte ihre Tochter nicht an Alkohol verlieren.

„Das Schlimmste ist die intellektuelle und emotionale Belastung und der starke Abbau ihres eigentlich so liebenswerten, besonderen Wesens. Sie war irgendwann nicht mehr sie selbst, wenn es wieder so weit war", erinnert meine Oma Leni über Gertis Leben mit Alkohol.

Alkoholkranke Menschen werden sozial weniger gut verträglich, aus verschiedensten Gründen in unterschiedlichsten Arten und Weisen. Jede Sucht zeigt sich und verläuft bei jedem Menschen anders und doch gibt es viele Parallelen. Die Scham, die tragen wir alle, ebenso wie eine „Fahne" in ungewöhnlichen (nicht verantwortungsbewusst wirkenden) Situationen. Sind Sie mit einer Person, die an einer Alkoholabhängigkeit erkrankt ist während einer beschämenden Situation in Kontakt, meiden Sie bitte jede Form von Hohn, Ekel oder Moralisierung in Ihrer Kommunikation. Schuld kann es bei einer Erkrankung niemals geben. Jede Form der Verurteilung oder Beschuldigung von erkrankungsbedingtem Verhalten ist ein Hindernis für Behandlung oder Heilung. Schuldgefühle führen dazu, dass sich Betroffene isolieren und Hilfe vermeiden.

Deshalb: Achten Sie, wenn Sie über Alkoholprobleme und mit alkoholkranken Menschen über Ihre Erkrankung sprechen, auf eine angenehme und wertschätzende Atmosphäre und nutzen Sie bitte keine negativen Worte. Der Fokus eines Gesprächs sollte auf Verständnis, Ressourcen und Lösungen liegen. Denn Schuldgefühle und negative Gedanken sind bei Alkoholerkrankungen allgegenwärtig und wirken sich negativ auf unsere Selbstwertgefühle aus. Dabei sind unsere Selbstwertgefühle wahre Wunderheiler und unsere stärksten Schützenhilfen im Kampf gegen Sucht. Deshalb liegt im Abbau von Schuldgefühlen ein goldener Schlüssel, um ein gesundes Selbstbild zu entwickeln, sich auf positive Veränderungen einzulassen und sich wieder auf die eigenen Stärken konzentrieren zu können. Schaffen wir es, im Umgang mit alkoholerkrankten Menschen respektvoll zu bleiben, gewinnen mehr als eine Person. Die alkoholerkrankte Person wird weniger beschämt, und wir selbst bekommen auch wieder ein besseres Bild von uns selbst und von der Person, die damit eine größere Chance erhält, weiter genesen zu können.

Also, wenn Sie selbst feststellen, dass es Ihnen zunehmend schwerfällt, eine Person, die in ihrem Umfeld offensichtlich an einer Alkoholerkrankung leidet, mit Respekt zu behandeln, gehen Sie das Problem bitte offen an und holen Sie sich bitte Hilfe über dritte Personen in angemessenen Rollen und Funktionen hinzu. Es ist völlig normal, dass wir im Umgang mit manchen Menschen irgendwann an unsere persönlichen Grenzen kommen.

Keine Menschen unnötig beschämen – ich glaube, das ist ein angemessener Nenner, auf den sich vielleicht sogar Kolleg:innen der Alkohollobby für einen Moment wenigstens kurz theoretisch einlassen mögen. Besonders, wenn es um Alkoholabhängigkeit, Sucht und Emotionen geht, spielt Scham eine beliebte Hauptrolle.

Raten Sie mal, warum es im Verhältnis zur Erfahrungshäufigkeit so wenig öffentliche Berichte von Angehörigen alkoholerkrankter Menschen gibt? Neben der Scham- und Schuldgefühle sorgen vor allem auch zu Recht Persönlichkeitsrechte dafür. Ich darf Ihnen meine Erfahrungen als „Tochter einer Alki“ so offen mitteilen, weil meine Mama schon über 10 Jahre verstorben ist und mein Papa noch immer ein Gottvertrauen in Menschen hat. *„Es wird gut gehen“*, meinte er gerade (16.01.2026), egal welche Kommunikation Sie über mich öffentlich wahrnehmen werden. Also ja, ich gebe es offen und schamlos zu. Es tut mir als 46-jährige erwachsene Tochter immer noch gut, die Sichtweise eines vertrauten (Groß-) Elternteils anzuhören und mir Sicherheit holen zu können. Ich bin unendlich dankbar, dass Fritz und Gerti meine Eltern sind und sie jeden Weg mit mir gehen. Egal, was ich in meinem Leben getan oder gesagt oder nicht getan und nicht gesagt habe. Und egal, was Sie über mich denken, berichten oder erzählen. Ich möchte mit Ihnen auf einen gemeinsamen Nenner kommen, der uns miteinander weniger beschämt. Das wird uns nicht von heute auf morgen gelingen, aber wir können für den Moment festhalten, dass wir das als gemeinsame Haltung und Mission aufnehmen können.

Dazu noch eine letzte kurze Selbstreflexion zu meiner Person
Ich habe öffentlich, privat und intim so viele „schamlose" Momente übererlebt, dass ich mich heute sicher fühle, durch Negativkommunikation oder Negativbewertung meiner Person im öffentlichen Bereich persönlich keinen emotionalen Schaden mehr nehmen zu können. Mein Selbstwert bleibt stabil, egal ob GERTY NUSS von 1 oder 10.000 oder 1.000.000 Menschen wahrgenommen, geliebt oder verachtet wird. Ich habe meine Maske immer dann fallen lassen, wenn ich emotional sicher war. War ich emotional unsicher, half mir Alkohol, mich zu beruhigen, zu tarnen oder zu entstressen. In kürzester Zeit fühlt es sich verlässlich erstmal gut und das Leben trotz allem um uns herum machbar an. Genau für diesen Moment trainieren wir nach einer Alkoholabhängigkeit „Ersatz", bis sich die Ersatzhandlungen für dieses Gefühl in unsere neue Identität und Lebensweise als Ritual oder Routine positiv eingegliedert haben. Die Social-Media-Influencer:innen unter uns kennen das Risiko der Suchtverlagerung. Seit meiner Alkoholfreiheit lebe ich ehrlicher. Ich täusche nicht. Meinen eigenen Weg gehe ich heute alleine. Alkoholfrei fühlte ich mich bislang nicht mehr einsam. Ich gehöre zu mir. Ich fühle mich wieder mit Menschen zu Hause und zugehörig, auch wenn ich mit fremden Menschen, die mir zulächeln, im Regionalexpress sitze. Ich habe unendlich viel Liebenswertes in meinem Leben, für das ich jeden Tag gerne und motiviert aufstehe. Ich springe nicht mehr nur mit Elan aus dem Bett, und ging nie wieder betrunken hinein. Ich habe genug Schäden durch Stigma überlebt. Jede Kommunikation über mich hilft, meine Geschichte weiter zu verbreiten. Ich überlasse es Ihnen im tiefen Vertrauen zu mir selbst, welche Worte und Geschichten Sie heute und in Zukunft über mich teilen möchten. Das ist meine Grundregel für die Ansprache meiner Alkoholprobleme.

Die Analysen, Reflexionen, Simulationen und Trainings, die wir Ihnen zusätzlich für Ihre täglichen Gespräche als Arbeitsblätter, Workbooks und Fachfortbildungen an die Hand geben, sind eigentlich total simpel. Wir haben nichts weltbewegend Neues erfunden und doch können unsere Gespräche ab morgen durch unsere Reflexionsimpulse angenehmer und wieder verbindlicher für mehr Menschen unter uns werden. Ich finde, unsere Stigma- und Suchtforschung hat bislang einen großen Dienst im Sinne von Millionen von Alkoholopfern und ihrer Angehörigen geleistet. Es ist uns täglich ein besonderes Vergnügen, mit all den menschennahen wissenschaftlichen Ansätzen mit unserem Umfeld reflektieren und in jedem Kontakt neue Augen öffnen zu können.

Ein Blick, Wort oder falscher Ton kann im Umfeld von Sucht und verletzten Selbstwerten eine Welt aus den Angeln heben, Leben retten oder vernichten. Ein Wimpernschlag kann über Hilfe oder Verlust entscheiden. Ein Wort kann neue Veränderungsgedanken in einem unerwarteten Moment (während des 17. stationären Entzugs zum Beispiel) anregen oder Schicksale für immer besiegeln. Ihre Empathie und Ihr Empowerment können sich nur dann mit Ihnen weiterentwickeln, wenn Sie wirklich mit einer klaren und ehrlich wertschätzenden (authentisch anerkennenden) Haltung in ein Gespräch über und mit Alkoholabhängigkeit gehen können.

„Hätte ich früher etwas sagen sollen?", fragte mich mein Papa Fritz nach unserem ersten Dreh mit dem ZDF im Oktober 2024. Ich weiß nicht, ob es mir damals mehr geholfen

hätte, wenn Papa mich für meinen Weinkonsum früher „kritisiert" hätte. Papa hat auf alle Fälle viel Potenzial für stigmafreie Sprache und ist kein Mensch, der andere Personen gerne abwertet. Ich glaube, ich wäre heute nicht so stabil alkoholfrei, hätten wir nicht so viele liebevolle und vertrauensbildende Gespräche (auch bei einem „guten" Glas Rotwein) miteinander führen können. Auch Papa und ich lernten in den letzten Jahren eine neue Kommunikation und einen neuen Umgang miteinander, seitdem wir uns nicht mehr regelmäßig zum Essen und Trinken treffen, sondern wieder im Alltag als Mehrgenerationenhaushalt zusammenleben.

„Ich habe ihr immer wieder gesagt, dass sie zu viel trinkt. Aber Carolin war taub, wenn ich sie auf ihren Alkoholkonsum ansprach. Sie wollte das einfach nicht hören. Sie wollte nicht, dass wir sie in die gleiche Schublade wie ihre Mama stecken. Carolin meinte immer, sie ist anders. Was hätte ich darauf noch sagen sollen?" So in etwa erinnert Oma Leni unsere gemeinsame Vergangenheit mit Alkohol.

Ehrliche Gespräche über Alkoholprobleme waren bislang deshalb so selten oder für Gesprächsteilnehmende unangenehm, weil diese Unterhaltungen von so großer gesellschaftlicher Scham belagert sind. Unsere Scham kommt wiederum durch die Stigmatisierung von Alkoholproblemen als vermeintlich individuelle Schwäche in Abgrenzung zu einer strukturell alkoholabhängigen vermeintlich kultivierten Geltungsgesellschaft. Unsere angeblich nur individuelle Schwäche für Alkohol beruht wiederum auf der normativen Kultivierung des Alkoholtrinkens in Deutschland (Feierabendbier, Stadionbier), die spätestens seit 1967 als Marketing-Extension bewusst von Alkohollobby, Politik, Kultur und Sport (besonders Fußball) genutzt und trotz offiziellen, wissenschaftlich begründeten Wissens seit 1988 Millionen Menschen unnötig tötet. Alkoholabhängigkeit und Konsumgebrauchsstörungen jeglicher Art sind soziale Phänomene, denen wir uns nun im nächsten Teilkapitel weiter mit systemischen Analysemethoden nähern.

5.2.2 Das Konzept der Genogramme

Wenn Sie also Stigmatisierung im Umgang mit Betroffenen und Mitbetroffenen überwinden und ein besseres Verständnis für dysfunktionale Dynamiken in Ihrem privaten oder beruflichen Umfeld entwickeln möchten, bietet sich eine analytische Reflexion mit Genogrammen an. Das Konzept des Genogramms wurde in den 1980er-Jahren entwickelt, um Familienmuster sichtbar zu machen und Therapieprozesse zu fördern. Genogramme sind visuelle Darstellungen familiärer Beziehungen. Sie ermöglichen die systematische Dokumentation von Strukturen, Verhaltensmustern, wiederkehrenden Konflikten und emotionalen Dynamiken über mehrere Generationen hinweg. In Abb. 5.3 haben wir Ihnen verschiedene Darstellungsformen zusammengetragen, die wir bei der ALH-Akademie in Köln 2025 von Günter Rupp gelernt haben.

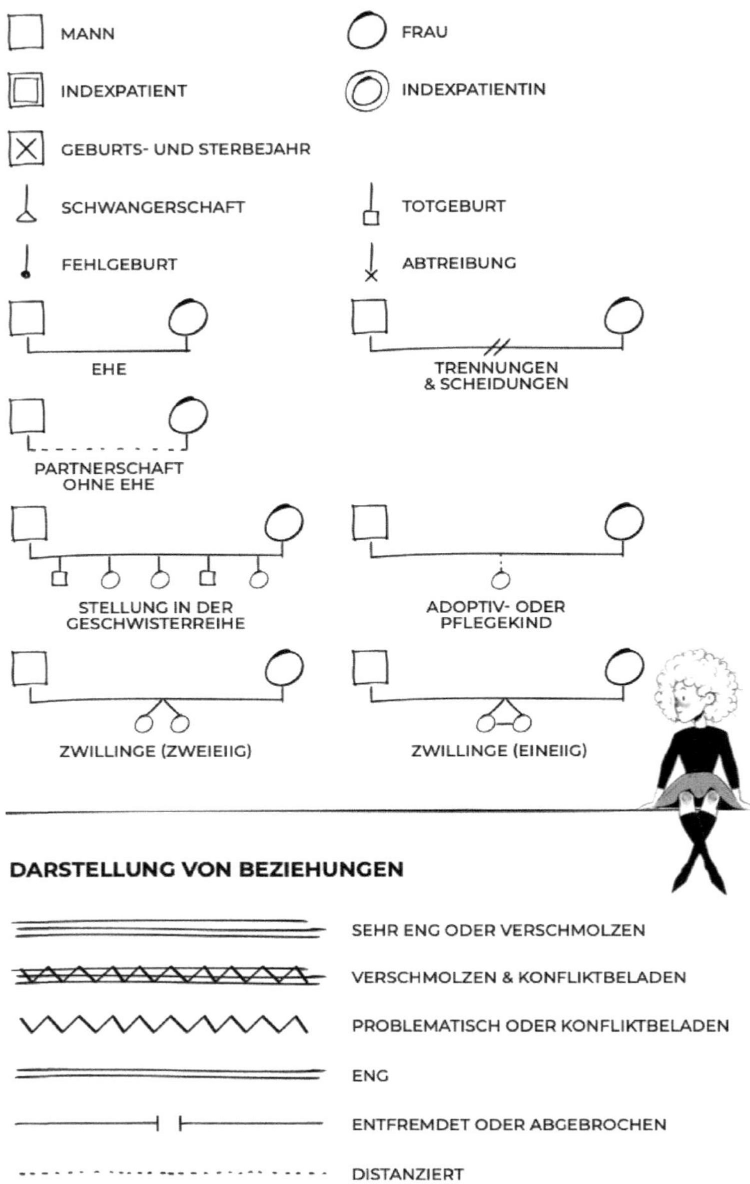

Abb. 5.3 Darstellung von Genogrammen

Im Gegensatz zu herkömmlichen Stammbäumen enthalten Genogramme zusätzliche Informationen zu Bindungsqualität, psychischen Erkrankungen, Traumata und sozialen Rollen. Genogramme werden in der systemischen Familien- und Traumatherapie, in der Psychotherapie, Sozialarbeit, Medizin und Pädagogik eingesetzt, um historisch gewachsene Rahmenbedingungen in einem sozialen Kontext begreiflich machen zu können. Kennen wir mehr Hintergründe über das Leben einer Person, können Verhaltensmuster, die uns zunächst wie persönliche (negative oder unangenehme) Charakterzüge erscheinen mögen, frühzeitiger als Symptome einer gescheiterten sozial erworbenen Bewältigungsstrategie erkannt werden. Sind Menschen regelmäßig gereizt oder in stark schwankenden Gemütszuständen und verändern sie ihr Verhalten stark abhängig von ihrer Konsumumgebung, kann eine Abhängigkeitserkrankung oder psychische Störung vorliegen, was nichts mit der eigentlichen Persönlichkeit einer Person zu tun haben muss. Aber einen Hinweis auf einen Hilfebedarf darstellen kann. Genogramme helfen, komplexe familiäre Muster zu erkennen, Repetitions- und Generationenprobleme aufzuzeigen sowie Ressourcen und Schutzfaktoren sichtbar zu machen. Durch das visuelle Abbilden von Familien- oder auch Gruppenstrukturen im Berufs- oder Therapieumfeld können Helfende systemische und interpersonelle Problematiken besser verstehen.[15]

Fast ein Jahr, nachdem mein Schwein das erste Mal im Juli 2024 auf dem interdisziplinären Kongress für Suchtmedizin in München bei Ulrich Preuß und Martin Schäfers Symposium zu Alkoholabhängigkeit pfiff, pfiff es im Juni 2025 ein zweites Mal, als ich bei der ALH in Köln mit Günter Rupp unvorbereitet zusammenwirken durfte. Das erste Pfeifen traf mich mindestens genauso unverhofft nach einer PTBS-Symptom-belasteten Nacht, nachdem ich mein Erkrankungsbild durch den Vortrag von Christian Lorenz erstmals in neuer Komplexität „zufällig“ neu begreifen konnte.

Im Sommer 2025 war ich Seminarteilnehmerin zum Thema „Vertiefungskurs Systemische Ansätze: Sucht und Familie“ und konnte nochmal selbst intensiv erleben, wie sinnvoll Interventionen mit Profis, kombiniert mit Peer-Erfahrungen, in Rollenspielen wirken können. Es war frappierend spürbar, welchen Unterschied Peer-Arbeit für das Perspektivenerlebnis im Raum hinsichtlich diversifizierter Erlebnistiefe und offener Authentizität mit empathischem Multiplikatoreffekt macht. Wenn Sie mit Profis der sozialen Arbeit und Psychotherapie arbeiten, sind nach meiner persönlichen Wahrnehmung meistens auch Betroffene oder Mitbetroffene von Abhängigkeitserfahrungen in verschiedenen sozialen Rollen dabei. Wenn Mitbetroffene, Betroffene und Profis als helfendes System offen zusammenwirken, können immer mehr Perspektiven öffentlich beobachtet werden, weil sich weitere Peers in Reflexion neuer Erkenntnisgewinne selbst und gegenseitig entstigmatisieren können. So war es natürlich, dass neben mir noch weitere Personen in dem Weiterbildungsseminar anwesend waren, die selbst betroffen oder mitbetroffen waren oder noch sind. Bevor überhaupt meine Schweine in den letzten beiden Jahren für meine Peer-Arbeit pfeifen konnten, mussten im Vorfeld einige Nüsse geknackt werden. Eine der

[15] McGoldrick, M. & Gerson, R. (1985): Genograms in Family Assessment. Deutsch: McGoldrick, Monica; Gerson, Randy (2000): Genogramme in der Familienberatung. Bern: Verlag Hans Huber.

ersten Nüsse waren unsere Rollenspielanleitungen, die wir direkt als entstigmatisierende Interventionen für Führungskräfteteams, Fachkräfte und Angehörige entwickelten.

Mein erster Kontakt zu Rollenspielen war 2007/08 in einem Fachsemester der Sozialwissenschaften. Wir verbrachten ein paar Tage in einer Selbstversorgerhütte im Bayerischen Wald. In den Bayerischen Wald führen übrigens auch die Wurzeln der kleinen GERTY NUSS. Seit August 2020 gibt es den Höllenweinsee „wirklich". Jedenfalls lernten wir im Seminar „Soziale Handlungskompetenzen" wie Rollenspiele funktionieren. Meine erste Rolle spielte ich in der Grundschule bei meinem Lieblingslehrer, der mich so toll förderte. Meine zweite Rolle spielte ich vor einer Seminarleiterin, die meine Energie damals schon erkannte. Als ich während des Seminars mit Ende 20 Jahren in der Rolle war, kamen plötzlich Emotionen aus mir heraus, die den gesamten Raum einnahmen und die ich selbst nicht bewusst kannte. Es war so heilsam für alle im Raum, plötzlich so offen reflektieren zu können. Wir sind ungeplant durch das Rollenspiel über eine Schwelle der Schamgrenze gelangt, die uns sonst eher das Bier oder der Wein zum Feierabend gegeben hätte.

Rollenspiele haben für mich einen ähnlichen Effekt, wie wenn ich früher leicht angetrunken in Gesprächen war. Also der Moment, für den die meisten Menschen überhaupt Alkohol trinken. Dieser besonders gelungene Hüftschwung auf der Tanzfläche mit einem leichten Schwips, der mich noch nicht ins Wanken brachte. Diese Momente liebte ich besonders. Ich fühlte mich selbstsicherer und hatte eine klare Vorstellung davon, wie ich beeindruckend und verantwortungsvoll und dabei locker, charmant und pragmatisch rüberkommen wollte.

So geht es mir heute in unseren GERTY-NUSS-Rollenspielen.

Der Vorteil unserer Rollenspiele: Sie funktionieren auch nüchtern gut und bringen uns in emotionales Erleben zwischen Menschen und für Menschen, damit sich mehr Menschen wieder mehr fühlen oder in andere Menschen einfühlen können. Rollen ermöglichen es uns, verschiedene Facetten eines Themas aufzuzeigen. Sie schaffen mehr Dimensionen in einem Raum und machen Gefühle und Gedanken erlebbar und besprechbar.

Frei von Scham- und Schuldgefühlen.

5.2.3 Das Nuss-Elixier: Rollenspiele auf Basis von Genogrammen

Seit Oktober 2023 ist die gegenseitige Entstigmatisierung von Menschen in verschiedenen Abhängigkeitssituationen und sozialen Rollen unser selbst erklärtes Ziel bei GERTY NUSS.

Von der ersten Erprobung bis zur letzten Umsetzung in diversen Formaten mit unterschiedlichsten Zielgruppen erlebten wir mit immer mehr Menschen, wie einfach und effektiv die intuitivste Art und Weise sozialer Reflexion – das Rollenspiel – ist. Beladen mit verdeckten Emotionen, festgefahrenen Verhaltensmustern oder eingeschränkten Sichtweisen kann jeder Mensch in fiktiven Rollen niederschwellig und nahezu unmerklich in Kontakt zu neuen Perspektiven in sich kommen. Über Rollenspiele können wir uns Gedanken und Gefühle erlauben, die uns unsere echten sozialen Rollen oft versagen oder verdecken. Rollenspiele machen alle vorstellbaren sozialen Räume fiktiv erlebbar und Emotionen unbewusst nachvollziehbar. Rollen geben Menschen Freiheiten, ihre tiefsten Schmerzen und versteckten Traumata und verborgenen Erkenntnisse herausholen, reflektieren, verarbeiten oder neu auflösen zu können. Rollenspiele erweitern unseren emotionalen und kognitiven Horizont und ermöglichen uns, verschiedene Perspektiven und Blickwinkel einnehmen zu können. Diese Erfahrungen generieren ein breiteres und tieferes Verständnis für soziale Herausforderungen.

Die Synergie von Rollenspielen und Genogrammen im systemischen Kontext schafft vielfältige Potenziale zur gemeinsamen Entstigmatisierung im Trialog aus Sicht von Betroffenen, Mitbetroffenen und Fach- oder Führungskräften.

In der Arbeit mit Menschen, die von Abhängigkeitserkrankungen betroffen sind, sind systemische Methoden wichtig, um tief verwurzelte Dynamiken sichtbar zu machen, Ressourcen zu aktivieren und den Weg zu einer stigmafreien Recovery zu ebnen. Die Kombination aus Genogrammen und Rollenspielen bietet dabei ein kraftvolles Setting, um sowohl individuelle als auch systemische Aspekte im Schutzraum professioneller Begleitung zu reflektieren. Beide Techniken sind hochwirksam, weil sie sowohl komplexe Abhängigkeitsstrukturen sichtbar als auch Dysfunktionalitäten und Belastungen direkt in Interaktion erlebbar machen. Die Visualisierung sozialer Zusammenhänge reduziert die persönliche Verantwortlichkeit individueller Problemstellungen und hilft damit, Schuldgefühle abzubauen sowie Ressourcen zu aktivieren. Systemische Sichtweiten und Sichttiefen fördern gegenseitige Akzeptanz und verringern Vorurteile, weil unerwünschtes oder irritierendes Verhalten auf diese Weise in einen Kontext gesetzt werden können. Rollenspiele sind interaktive Übungen, bei denen bestimmte Szenarien durchspielt werden, um soziale Rollen, Kommunikationstechniken, Konflikte und unterschiedliche Emotionen zu erfassen. Rollenspiele machen Problemmuster erlebbar und sind hilfreich, um Führungs- und Fachkräfte oder Angehörige optimal auf reale Situationen vorzubereiten und neue Verhaltensweisen kontextbezogen zu erproben.

Durch das Nachspielen belastender Situationen (z. B. Familientreffen, Personal- oder Arztgespräche) können Betroffene und Mitbetroffene Vermeidungsmechanismen leichter erkennen und nachvollziehen. Bewusstes Erleben von Unterstützung und Empathie im Rollenspiel generiert außerhalb des belasteten Alltags positive emotionale Erfahrungen.

Neue Erfahrungen wie ***„in sicheren Rahmen anders reagieren zu können“***

- stärkt das Selbstvertrauen aller Mitwirkenden,
- fördert die Bereitschaft, unangenehme Gefühle zu benennen
- und entkräftet das negative Selbstbild, das oft bei Betroffenen und Mitbetroffenen mit Selbststigmatisierung verbunden ist.

Die Kombination aus Genogramm und Rollenspielen wirkt entstigmatisierend, weil sie Dysfunktionalitäten greifbar macht und gleichzeitig konkrete Handlungsmöglichkeiten aufzeigt. Rollenspiele ermöglichen neue Erkenntnisse direkt in einer sicheren und wertschätzenden Interaktion zu erfassen und ermutigen uns, ohne Scham unsere Verhaltensmuster zu verändern.

In der Villa CARA, die wir Ihnen als Nächstes vorstellen, haben wir verschiedene Rollen miteinander vereint, die sich aus diversen Peer- und Profierfahrungen aus unserem Netzwerk fiktional ableiten.

Vorstellung Villa CARA

Als *Sandra* gerade wieder eine Zeit lang nüchtern lebte und mit ihrem Sohn *Paul* eines Tages nach einem Tagesausflug am 1.6.2025 in ihr Zuhause zurückkehrte, wirkten Angehörige mit ihren Aufträgen und Bedürfnissen ununterbrochen auf Sandra ein. Als Sandra spürte, dass sie ihr Zuhause nicht nüchtern aushielt und Paul ein anderes Umfeld benötigte, beschloss sie, ihr Zuhause zu verlassen. Während sie packte, sagte sie zu Angehörigen: *„Übernehmt endlich selbst Verantwortung und holt Euch Hilfe!“*

Als das Rollenspiel um die Indexpatientin Sandra aufgelöst wurde, konnte sich die Person, die Sandras Rolle spielte, im ersten Moment nicht mehr bewusst an alles Gesagte und die vielen Aufträge der Angehörigen im Raum erinnern. Sie konnte sich nicht erinnern, was die fiktiven Akteure im Raum von ihr wollten. Aber sie konnte sich an das Gefühl erinnern, was es mit ihr machte. Die Bedürfnisse aller anderen im Raum schienen gleichzeitig alles Aufträge zu sein, die sie nicht erledigen konnte und drohte, daran zu verzweifeln.

Ziel und Zweck unserer Arbeit ist es, die Belastung auf individueller Ebene für Betroffene und Mitbetroffene von Abhängigkeitserkrankungen, die durch die Stigmatisierung in unserer Gesellschaft zur Krankheitslast selbst noch hinzukommt, gemeinsam mit Ihnen als Fachkräften und Profis auf Mikro- und Makroebene situativ und kommunikativ aufzulösen. Da Stigma zumeist erst in bilateraler oder kollektiver Wechselwirkung offen beobachtbar und für weitere Personen beschreibbar wird, impliziert die Thematisierung von Stigmatisierungsprozessen auch immer eine gewisse Mitbetroffenheit mehrerer Rollen in einem System.

Durch die Veröffentlichung persönlicher Leidenswege mit Alkohol konnten sich diverse Personen in den letzten Jahren selbst entstigmatisieren, ihre eigene Mitbetroffenheit konstruktiv reflektieren und positiv für sich auflösen. Gleichzeitig birgt die Veröffentlichung persönlicher Geschichten, die von Abhängigkeit betroffen sind, ebenso das Risiko, dass sich das gesellschaftliche Stigma negativ auf Mitbetroffene auswirken kann. Weil sehr viele Menschen nach wie vor stark unter persönlichen Negativerfahrungen im Kontakt mit Alkoholkonsumstörungen leiden und Alkoholabhängigkeit in der Öffentlichkeit nach wie vor stärker als persönlicher Makel, denn als gesellschaftlich mitverursachte systemische Erkrankung und strukturelles Problem wahrgenommen wird, fühlt sich eine direkte und indirekte Mitbetroffenheit in dysfunktionalen Abhängigkeitsverhältnissen für viele Menschen noch immer wie eine persönliche Diskreditierung an. Beginnen Betroffene und Mitbetroffene, ihre Leidensgeschichten gemeinsam offen zu reflektieren, schaffen sie automatisch eine größere Mitbetroffenheit und Reflexionsbreite in sozialen Umfeldern, Freundeskreisen, Ortschaften, Regionen und irgendwie auch in ganz Deutschland als empathische Recovery-Bewegung.

Damit wir unsere Detailanalysen und Lösungsansätze zum Abbau von Stigma bei Abhängigkeitserkrankungen anschaulich reflektieren können, haben wir als Kollektiv Fallbeispiele weiterer Profis und ihr Erfahrungswissen in einem fiktiven transgenerationalen Familiensystem für verschiedene mögliche Entwicklungsphasen einer fiktionalen Indexpatientin „CARA“ nachgestellt.

Wie wir denken, fühlen und unsere Umgebung bewerten, schauen wir uns ab. Wie unsere Familie mit Beziehungen, Trennungen und Problemen umgeht, hat Einfluss auf unser Sozialverhalten. Je nachdem mit welchen Ideologien, Glaubenssätzen oder Aufträgen wir uns identifizieren, können wir uns in Deutschland als „Loser:innen“, „Kriegsverbrecher:innen“, „Nazis“ oder als „Dichter:innen und Denker:innen“ als mögliche emotionale Erblasten auseinandersetzen. Ein progressiver Stadtmensch in Berlin fühlt anders und kommuniziert anders als ein konservativ-traditioneller Landmensch in Bayern. Alkis pöbeln gegen Kiffer:innen, Kölner:innen gegen Düsseldorf, Rechte gegen Linke und Autofahrer:innen gegen Klimakleber:innen. Und die meisten Kämpfe kämpfen Eltern und Kinder in Deutschland ohne Lobby auf verloreneren Plätzen. Noch immer haben wir keine Kinderrechte explizit im Grundgesetz verankert, dafür sollten wir uns nach Jahrtausenden Evolution wirklich alle miteinander mal als Spezies Mensch mindestens eine Gedenkminute lang gemeinsam wertschätzend schämen.

Es gab noch nie so wenige Eltern und Kinder in Deutschland und noch nie waren so viele Familien unter uns, die eine respektvolle Unterstützung benötigen. Noch nie hatten wir so viele Menschen, die in den nächsten Jahren in Rente gehen und in Pflege, pharmazeutische oder therapeutische Langzeitversorgung kommen werden. Die Herausforderungen des demographischen Wandels reflektiere ich in verschiedenen Rollen seit 1999, als ich mein Studium der Politik- und Sozialwissenschaften antrat, und betrauere heute die strukturelle und emotionale Überlastung mit unserer gesellschaftlichen Medien-, Alkohol- und Zuckerkonsumstörung, deren transgenerationale Chronifizierung vor allem Familien stark im Alltag täglich belastet. Deshalb sind so viele Familien in Deutschland auch so stark urlaubsreif, vom Feierabend mit Alkohol geprägt oder „ständig krankgemeldet“. Könnten mehr Menschen respektvoll fürsorgend für sich und andere Menschen im Alltag vorsorgen, müssten wir nicht so regelmäßig mit Konsum aus unserem Alltag flüchten.

Zwischen unseren tradierten Rollenvorstellungen kämpfen während der Zuspitzung globaler Krisen scheinbar immer weniger Menschen für diverse Lebensformen und echte Inklusion in unserem Alltag. Wir drohen in immer ausdifferenzierteren radikalen Bubbles an der aktuellen Weltlage wie Seifenblasen zu zerplatzen. Umso wichtiger, dass wir gemeinsam sichere Räume schaffen, zu denen wieder mehr Menschen ohne Angst vor Abwertung kommen und eine authentisch liebevolle Gemeinschaft bilden können. Gefühlt halten uns immer mehr Ängste, Neid und gegenseitige Vorverurteilungen ab, uns selbst gegenseitig Hilfe sein zu können. Es fasziniert mich immer wieder aufs Neue, welche Macht in unserer Kommunikation liegt, Menschen in Bewegung zu setzen, zu manipulieren oder regungslos und mundtot machen zu können. Und es ist frappierend, wie wenig wir Kommunikation kollektiv positiv untereinander einsetzen können, weil wir individuell so stark von unreflektierten Emotionen belastet sind. Entsprechend spielen suizidaler Sog und suizidale Prävention bei systemischen generationsübergreifenden Betrachtungen, die sich mit den letzten 100 Jahren in Deutschland mit Suchtverläufen beschäftigen, leider keine untergeordnete Rolle.

Um weitere Familien und Heranwachsende mit Suchtgefährdung und Suchtbelastung zukünftig besser vor vermeidbaren Leiden und Verlusten schützen zu können, möchten wir nun mit Ihnen einen Blick in die Zukunft wagen und Ihnen neue Ansätze für eine gemeinsame Entstigmatisierung im Alltag anbieten. Dazu steigen wir nun in eine fiktionale Analyse ein.

5.2.4 Fallbeispiele in der VILLA CARA 1999–2050

Fallbeispielbeschreibung: *Transgenerationales Trauma und Suchtmittelkonsumstörung als Bewältigungsstrategie in Überforderungssituationen*

Cara ist 1999 geboren. Ihr Vater ist Hayka aus der Ukraine (*1969). Ihre Mutter ist Sandra aus Sachsen (Leipzig, *1968). 2022 lebt CARA (23) mit ihrer Mutter (54 Jahre), ihrem Stiefvater Jan (43 Jahre, *1979) und ihrem Halbbruder Paul (14 Jahre, *2008) in einem großzügigem Einfamilienhaus am Stadtrand von Leipzig. CARA studiert Psychologie. Über eine Online-Single-Plattform lernt sie Mario kennen. Sie wird schwanger, bricht frühzeitig die Schwangerschaft ab, beendet die Affäre und 2027 erfolgreich ihr Studium. Als sich die politische Lage in Europa 2030 drastisch zuspitzt, flüchtet CARAs Mutter Sandra zu Bekannten nach Litauen, nachdem Jan Sandra wegen eines jüngeren Mannes verlässt. CARA und Paul bleiben zusammen in Deutschland. 2030 ist CARA (31 Jahre) polyabhängig. Ihr Bruder Paul (22 Jahre) konsumiert Cannabis, Internet und Lachgas in problematisch riskantem Ausmaß. CARA und Paul leben zusammen in einer Genossenschaftswohnung und helfen in der Nachbarschaft einer Familie, zu der sie regelmäßig sozialen Kontakt pflegen. CARA und Paul verdienen sich bei der Familie Geld mit Babysitten und Nachhilfeunterricht hinzu. CARA nimmt in dem Krankenhaus, in dem sie arbeitet, an Selbsthilfegruppen für Angehörige in suchtbelasteten Familien teil und versucht dort für sich und Paul Unterstützung zu finden. Dort lernt sie den Pfleger Moritz kennen. 2034 zieht CARA (35 Jahre) mit Moritz zusammen, Paul bleibt alleine in der Genossenschaftswohnung zurück. Im Jahr 2036 bekommt CARA (37 Jahre) eine Tochter namens Anna. 2039 trennt sich Moritz von CARA (40 Jahre). Anna wird zunächst im Nestmodell aufgezogen. CARA pendelt zwischen ihrem Elternhaus und der gemeinsamen Wohnung mit Moritz wöchentlich hin und her. Als Moritz 2041 eine neue Familie gründet, lösen sie das Nestmodell auf und Anna lebt überwiegend bei CARA (42). 2042 macht sich CARA selbständig. Seit 2030 macht CARA in ambulanter Behandlung Fortschritte und führt ihr erstes Gespräch zu ihrer eigenen Hilfsbedürftigkeit. 2047 wird CARA ein x-tes Mal stationär aufgenommen.

Video-Simulationen zu unseren Rollenspielen finden Sie in unserem YouTube-Kanal: www.youtube.com/@GERTYNUSS. Sowie auf www.peer-assistance-program.com.

ÜBUNG: VILLA CARA und das Nuss-Elixier

Unsere fiktive Persona „CARA“ ist die verschollene Tochter unseres Freigeists Hayka, den Sie separat in unserer skizzierten Kinderwelt bei www.gertynuss.de/kids finden können.

CARA ist keine fiktionalisierte Adaption von „Caro“, sondern steht als Name für „Schatz“ oder „Liebe“. CARA lebt in ihren Rollen stellvertretend für viele Menschen verschiedene omnyverse Abhängigkeiten (Abb. 5.4).

In unsere **„Villa CARA“** flossen verschiedene Fach- und Lebenserfahrungen unterschiedlich mitwirkender Profirollen und sozialer Rollen von Mitbetroffenen aus unserem Netzwerk, die sich mit systemischen Analysen und integrierten Beratungsansätzen intensiv beschäftigen. Unser besonderer Dank für seine Expertise zu systemischen Ansätzen geht an Günter Rupp und das Team der ALH in Köln (https://www.alh-akademie.de).

Die Villa CARA ist inspiriert von verschiedenen Settings, die wir in simulierten Rollenspielen mit Klient:innen immer wieder erleben: die transgenerationale Transmission von Konsum- und Kommunikationsverhalten sowie die transsektorale Weitergabe von Selbststigmatisierung und Bewältigungsstrategien in verschiedenen Systemen.

Bevor wir einen Blick IN die Villa CARA hineinwerfen und Ihnen skizzieren, wie Sie Genogramme zur Entstigmatisierung von Abhängigkeitserkrankungen in Ihrer Arbeit nutzen können, schauen wir uns kurz gemeinsam an, in welchen sozialen Kontexten sich unser fiktiver Wohnraum exemplarisch befinden könnte.

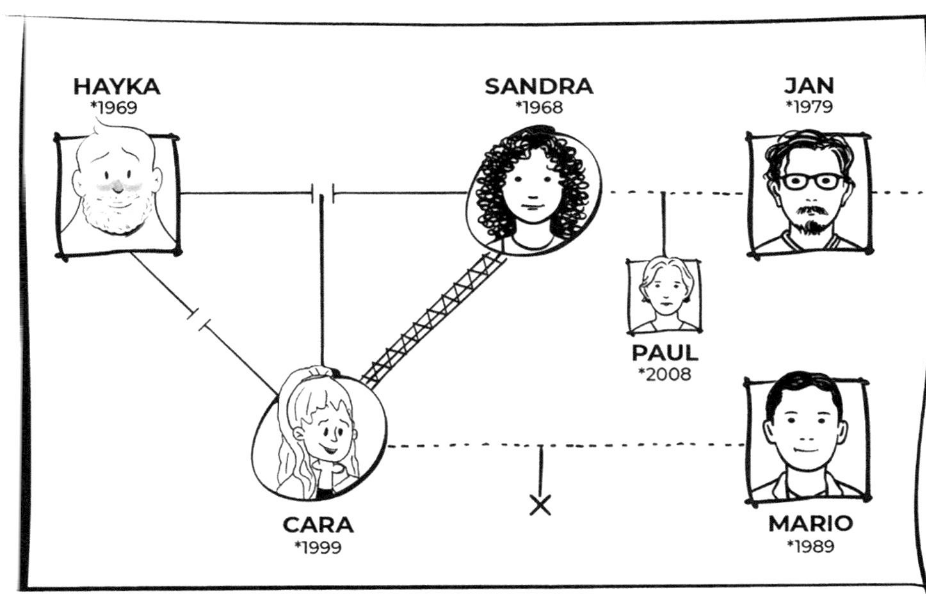

Abb. 5.4 Genogramm „Villa CARA“

Transsektorale und transgenerationale Transmissionen erlernter Bewältigungsstrategien

Menschen, die eine Alkoholabhängigkeit entwickeln, tun dies meistens nicht alleine, sondern im Kreise von Familien und sozialen Umfeldern. Wenn wir in einem Umfeld belastet sind, suchen wir nach Möglichkeiten, uns zu entlasten, Lust zu gewinnen oder Unlust zu vermeiden. Dabei orientieren wir uns als soziale Wesen meistens an vorgelebten Strategien und gegebenen Rahmenbedingungen.

Uns anders als in unserem sozialen Umfeld gewohnt zu verhalten oder unsere sozialen Räume, die uns Zugehörigkeit, Geborgenheit und Sicherheit geben, umzugestalten, zu verändern oder zu verlassen, empfinden wir als eher anstrengend oder bedrohlich. Deshalb tun wir oft sehr lange Dinge, die uns nicht guttun, aber emotionale Sicherheit geben, weil wir es gewohnt sind. Manchmal auch, ohne es überhaupt selbst zu merken. Wenn Arbeits- und Lebensräume zusammengeführt werden wie beispielsweise im Homeoffice, dann schwinden auch noch die Grenzen zwischen Arbeitserleben und privatem Erleben. Ein Feierabendwein steht dann plötzlich nicht mehr mit einem Team um 19 Uhr im Restaurant, sondern um 17 Uhr zu Hause alleine. Welche Einflussfaktoren auf verschiedenen Ebenen in diversen Arbeitsumfeldern im Kontext von funktionalem Alkoholtrinken zu beobachten sind, haben wir Ihnen in Abb. 5.5 veranschaulicht.

Berufsbedingte Einflussfaktoren auf Stressbewältigungskompetenz

	Emotionale Faktoren	Sozio-kulturelle Faktoren	Psychologische Faktoren
Bau & Handwerk	Körperliche Erschöpfung, Verletzungsrisiko, Aggression, Machtdynamiken	Tradierte Männerbilder, Gruppenzugehörigkeit, kulturelle Normen zum Alkoholgebrauch	Umgang mit Gefahr, Wettbewerbsdruck, Überlebensstrategien, Hierarchien
Gewerbe & Industrie	Monotonie, Isolation, Frustration	Arbeitskultur mit Unterordnung, Normen zum Alkohol oder Rauchen bei Pausen	Bewältigung von Langeweile, Vereinsamung, Stressmanagement in monotoner Umgebung
Medizin & Pflege	Emotionale Erschöpfung, Hochdruck, Mitgefühlsmüdigkeit	Berufsethik, Altruismus, Verständnis für Sucht, Teamnormen	Umgang mit Leid, Selbstfürsorge, Verantwortungsdruck, Perfektionismus
Vertrieb, IT & Kommunikation	Erfolgsdruck, Zielorientierung, soziale Belastung	Wettbewerbskulturen, Erfolgs- und Leistungsdruck	Selbstwert, Angst vor Versagen, Erfolgsmotivation, Selbstüberforderung
Kreatives Arbeiten & Medien	Unsicherheit, kreative Blockaden, Karriereangst	Kultur des Alterns, Werte hinsichtlich "Künstlerseele", Exzellenzansprüche	Selbstzweifel, Entgrenzung, Selbstüberforderung, Inspirationsdruck

Abb. 5.5 Berufsbedingte Einflussfaktoren auf Stressbewältigungskompetenz. (KI-unterstützt, GERTY NUSS, 2025)

Diese Tabelle habe ich mithilfe meiner KI erzeugt. Ich denke, alltägliches Alkoholtrinken zur emotionalen Regulierung und Stressbewältigung basiert auf verschiedenen Motivationslagen in unterschiedlichen Arbeitswelten und wird innerhalb dieser über Generationen auch privat weitergegeben. Selbst wenn Eltern und Kindergenerationen beispielsweise andere Berufswege gehen, so können sie doch regelmäßig einen gemeinsamen Feierabend zelebrieren. Mit oder ohne Alkohol. So wie mein Papa und ich zum Beispiel.

Eine typische Fragestellung eines fiktiven Fallbeispiels, die besonders Führungskräfte in unseren Schulungen interessiert

„Ich habe früher im Team immer gerne mitgetrunken. Ich war sozusagen als Arbeitskraft und als alkoholtrinkende Person einer von ihnen. Jetzt bin ich seit Kurzem ihr Chef und gehöre nicht mehr wie früher dazu. Es ist schwer genug, mich aus meinem Team heraus als Vorgesetzter gegenüber meinen Kumpels zu behaupten. Wenn ich ihnen nun auch noch ihr Feierabendbier streitig mache, befürchte ich, als Führungskraft nicht angenommen zu werden. Wir haben Druck und ich bin angewiesen, dass das Team meinen Anweisungen nicht nur folgt, sondern wir auch auf Arbeitssicherheit achten und gemeinsam gerne gute Leistung bringen. Wie soll ich mich jetzt gegenüber den Jungs zum Feierabendbier als Führungskraft positionieren?“

Was würden Sie empfehlen?

Reicht es, mit gutem Beispiel voran zu gehen und ohne alkoholhaltiges Getränk dabei zu sein?

Können Sie weiter als Führungskraft im Kreise Ihrer Mitarbeitenden locker und unbedarft Alkohol trinken, nach allem, was wir über Alkohol mittlerweile wissen?

Kann es besser sein, lieber mit Alkohol im Gespräch zu bleiben als Menschen durch Abstinenzgebaren abzuschrecken, einzuschüchtern oder zu beschämen?

Ich würde sagen, für ein gemeinsames Verständnis respektvoller Fürsorge ist es ausschlaggebender, welche Haltung wir zu Alkohol einnehmen, als wie viel oder ob wir ihn persönlich trinken. Menschen können auch Hilfsmittel in ihrem Alltag nutzen, die ihnen gute Gefühle geben, ohne sie kulturell zu verherrlichen. Ich finde kommunikative Normung und visuelle Orientierungen helfen enorm, ein Produkt als das wahrzunehmen, was es ist. Gift ist Gift. Drogen sind Drogen. Die Alkoholindustrie betreibt über ihre normative Kultivierung wirtschaftlichen Missbrauch an unserer Gesellschaft aufgrund bewusster mangelnder Gefahrenwarnung.

Da Alkoholtrinken als normale Stressbewältigung in unserer Gesellschaft kultiviert wird, geraten Angehörige bei Alkoholproblemen schnell an emotionale Grenzen, sich und ihre Anvertrauten nicht abzuwerten oder minderwertig zu fühlen. Diese sog. „offenen Geheimnisse“ beeinträchtigen nicht nur Betroffene und ihre Familien mit Stigmatisierung, sie verzögern oder verhindern auch einen möglichen offenen und fürsorgenden Umgang mit der strukturellen Alkoholproblematik in Deutschland. Außerdem verstärken sie auch das Gefährdungspotenzial aller in dem betreffenden System. Menschen, die Alkoholprobleme in ihrem sozialen Umfeld beobachten und darüber schweigen, tun dies häufig, weil sie bislang in unserer Gesellschaft befürchten mussten, durch die Ansprache eines „Suchtverdachts“ ihren Mitmenschen, sich selbst oder ihrem Verhältnis zu der betroffenen Person zu schaden. „Tragen“ wir Menschen mit Alkoholproblemen diskret mit uns „mit“, beabsichtigen wir in vielen Fällen, diesen Menschen in erster Linie helfen und sie schützen zu wollen, statt sie zu ignorieren oder ausgrenzen zu wollen.

„Wie soll ich denn jetzt Hubert auf sein Alkoholproblem ansprechen, wenn wir das die Jahre zuvor auch nie gemacht und ihm etliche Verstöße gegen unsere Hausordnung durchgehen haben lassen. Ich mach mich ihm gegenüber doch unglaubwürdig, wenn ich plötzlich ein Problem mit Alkoholtrinkern wie ihm haben soll. Für Hubert war es bisher am besten, wenn wir ihn mit seinem Bier einfach in Ruhe gelassen haben.“

So eine Aussage könnten wir in verschiedenen sozialen Kontexten laut oder unausgesprochen in einem Raum vernehmen.

Eine adäquate Alkoholprävention empfinden wir als Gesellschaft im Jahr 2026 angeblich wie einen Kulturkampf oder nationale Identitätskrise *(„Sie hatten doch Recht, wir sind alle ...?“)* und nicht wie eine fürsorgliche solidarische Recovery-Bewegung? Seitdem ich in meiner neuen Berufsrolle arbeite, begegnen mir ständig COAs. Es werden immer mehr, die sich unter uns offen zu erkennen geben. Dank unter anderem der internationalen Interessensvertretung für (erwachsene) Kinder aus suchtbelasteten Familien, NACOA Deutschland e.V.. Mit unserer Arbeit treffen wir auf immer mehr Fallbeispiele und systemische Schäden, die über Generationen weitergegeben werden, weil sich gegenseitig und oft untereinander verstärkend die immer gleichen Bewältigungsmuster vorgelebt und nachgeahmt werden. Biologisch, genetisch, kognitiv, emotional und sensitiv. So fühlt sich das in fast jedem Kontakt an. Vielen belastenden Systemen gemein ist eine überwältigende Sprachlosigkeit über Gefühle oder emotional stark eingefärbte, oft negative, verurteilende und beschuldigende Kommunikationsweisen.

Ich erinnere mich aber auch besonders in meiner Rolle als Strategin in Kreativworkshops an einige Überraschungsmomente, als in sozialen Räumen plötzlich unerwartete Wortmeldungen den Wissensstand aller Beteiligter um genau die Aspekte erweiterten, die sowohl der Gemeinschaft als auch den einzelnen Individuen für eine Idee, ein Problem oder Bedürfnis als Erfahrung und hilfreicher Beitrag bis dato fehlte. Egal in welchen Rollen ich mit anderen Menschen interagiere, habe ich eine Erfahrung immer als sehr wertvoll empfunden: gegenseitige Offenheit und Authentizität. Ein kurzer Impuls, Geistesblitz oder einfach ein neuer Gedanke, der allen in dem Raum in diesem Kontext bis dahin nicht bewusst sein konnte, tritt in einen Raum ein. Und alles kann sich ändern. Ein Gedanke kann eine Perspektive ändern. Eine neue Perspektive kann wieder einen neuen Gedankengang formen. Über neue Gedankengänge können wir in verändertes Handeln geraten. Im neuen Handeln erleben wir uns intensiver, wir rücken selbst wieder näher an uns heran und können unser selbst darüber klarer erkennen. Wir können beginnen, neu zu fühlen und darüber bisher erlebtes anders zu verarbeiten oder neu zu überschreiben und ggf. umzuprogrammieren.

Bei mir waren diese ersten Impulsgebenden mein Leistungsumfeld und später das Kernteam von GERTY NUSS mit Familie und unser bis heute stetig weiterwachsendes Netzwerk. Alle hatten mit ihrem Wirken überlebenswichtigen Einfluss auf mein Leben und in entscheidenden Lebensphasen und Momenten Verantwortung mit übernommen oder mir überlassen, wann immer es lebensnotwendig für mich war.

Durch mich selbst und all diese Personen war es mir möglich, mich selbst finden und erkennen zu können und meine Selbststigmatisierung langsam abzubauen. In Begleitung dieser Impulsgebenden schrieb ich das Konzept für GERTY NUSS und über diese Arbeit geriet ich immer häufiger in einen inneren Trialog. Mein inneres Kind sprach mit meinem erwachsenen Innen und Außen, mit meiner erwachsenen Berufs- und meiner erwachsenen Familienrolle. Mein eigenes inneres Team fing an, sich auszutauschen und miteinander zu unterstützen anstatt sich gegenseitig zu fordern und auszulaugen.

Erfahrungsaustausch kann Ideen und Leben retten und genau deswegen habe ich mich zum jetzigen Zeitpunkt für meinen persönlichen und eigenen Weg als Peer entschieden und befürworte auch als Angehörige und ehemalige Führungskraft den trialogischen Ansatz.

Wenn sich Menschen als „Team“ oder „Gemeinschaft“ erkennen, können sie ab dieser Erkenntnis viel mehr erreichen, als in ihrer individuellen Vorstellungskraft bis dorthin passiert. Das funktioniert nicht nur bei interpersoneller Betrachtung, sondern auch bei intrapersoneller Analyse. Die „innere Pluralität“ bzw. das „innere Team“ beschreibt eine Selbstanalyse, in der wir anerkennen, dass jede Person in ihrem Inneren verschiedene Persönlichkeitsanteile trägt (Schulz von Thun, 2000). Also kann nicht nur in Interaktion mit Menschen um uns, sondern auch in uns selbst ein Miteinander und ein Gegeneinander herrschen.

In Konfrontation mit Suchtmittelkonsum kann z. B. sehr schnell ein inneres Gegeneinander stattfinden, vor allem dann, wenn Ihnen bewusst wird oder bereits bewusst ist (Lernphase alias Rückfall), dass Sie gerade abhängig sind und ein Stück Ihres selbst an einen externen Faktor abgeben. Innere Vielfalt kann sowohl Ressourcen als auch Konfliktpotenziale in unserer Selbstwahrnehmung und unserem Verhalten enthalten, insbesondere wenn belastende familiäre Muster wie Selbststigmatisierung und Abhängigkeit übertragen wurden.

Selbststigmatisierung repräsentiert die innere Tragik, negative gesellschaftliche Stereotype zu internalisieren und sich selbst abzuwerten.

Typischerweise können folgende innere Rollen und Stimmen bei Betroffenen auftreten:

Kritiker:in

Stimmen, die Scham und Selbstvorwürfe verstärken.

„Du bist nicht gut genug“
„Du hast versagt“
„Schon wieder ...“

Opfer
Stimmen, die sich als hilflos oder ausgeliefert erleben.

> *„Das Leben ist unfair“*
> *„Ich kann nichts ändern“*
> *„Ich bin einfach schwächer“*

Selbstzweifler:in
Stimmen, die Zweifel an den eigenen Stärken und Ressourcen säen.

> *„Ich schaffe das nie“*
> *„Ich bin nicht stark genug“*
> *„Ich kann(s) nicht anders“*

Ankläger:in
Stimmen, die Schuld (ab)wälzen

> *„Das ist alles deine Schuld“*
> *„Das hast du dir selbst eingebrockt“*
> *„Wegen Dir geht es mir so schlecht“*

Diese Stimmen können die Negativspirale um Selbststigmatisierung verstärken: Die familiäre Übertragung belastender internaler Stimmen legt die Grundlage, dass Betroffene sich selbst in einem negativen Licht sehen, ihre Ressourcen nicht erkennen und eine suboptimale Selbstfürsorge entwickeln. Bei Familien, in denen Alkoholabhängigkeit eine Rolle spielt, werden belastende Muster oft unbewusst weitergegeben. Eltern, die selbst vielfach mit Scham, Schuld und Selbststigmatisierung konfrontiert waren, vermitteln diese inneren Stimmen an ihre Kinder, entweder direkt oder durch modellhaftes Verhalten. Ich konnte diese Dynamik zwischen Oma Leni, Mama Gerti (bis 2013) und Kind Carolin beobachten. Durch meine reflektierte Rückschau und frühe Erkenntnis transgenerationaler Belastungen gelingt es mir heute, meine erwachsenen sozialen Rollen überwiegend unabhängig von meinen negativen Vorerfahrungen positiv selbstbestimmt ausführen zu können.

Eltern, die hingegen unreflektierte negative Überzeugungen in sich tragen, können diese in Form von inneren Stimmen weitergeben, etwa durch Selbstkritik, Angst, unsicherem und inkonsistenten Verhalten oder Überkompensation. Sie kämpfen zudem mit dem Konflikt, nicht offen über ihre Suchtbelastung sprechen zu können, um sich nicht noch mehr abzuwerten. Kinder übernehmen in ähnlicher Weise innere Stimmen. Sie fühlen sich mitunter schuldig, minderwertig oder unzureichend, weil sie die Zweifel ihrer Eltern spüren, sich selbst aber kaum erlauben können, ehrlich über die eigenen Gefühle und den gemeinsamen Schmerz zu sprechen. Innere Konflikte und blinde Flecken liegen meistens verdeckt und unausgesprochen hinter Fassaden, die wir mit den nächsten Modellen unterschiedlich betrachten und auflösen können.

5.3 Gemeinsam neue Perspektiven entdecken

Jede Person, deren Aufmerksamkeit unsere Kommunikation heute erreicht, trägt vermutlich ein noch nicht ganz gelöstes Thema mit Alkohol oder einer anderen Abhängigkeit in sich. Und wenn es „nur" das Thema und die Fragestellung ist, wie Sie als Fachkräfte oder Angehörige Menschen mit Abhängigkeitserkrankungen empathischer begegnen können, damit sich (Selbst-)Stigma im gemeinsamen Umgang besser auflösen oder weniger aufbauen kann.

5.3.1 Hemmungen im „ABC-Modell" entlarven

Selbstsicherheit, wie ich sie früher als leitende Angestellte empfand, spüre ich als Gründerin von GERTY NUSS nicht immer ganz so deutlich im Rücken. Während ich mich in den letzten Jahren vor Institutionen wie dem Deutschen Werberat wie ein trotziges Kind auf einer Turnmatte hin und her wälzte, fühlt sich das zwar seltsam, aber irgendwie auch richtig und sinnvoll an. Unser Team und Netzwerk geben mir emotionale Sicherheit, sodass das verletzte und wütende Kind in mir wohl mit hoher Wahrscheinlichkeit noch einige Turnstunden während meiner Recovery absolvieren kann, ohne die nötige Bodenhaftung zu verlieren.

In meiner Kindheit hieß es noch sprachlich unbedarft: „Ein Indianer kennt keinen Schmerz". Heute ist der Schmerz meiner erwachsenen Kindheit mein kognitiv und politisch größter Treiber. Meine erlebten emotionalen und psychischen Schmerzen treiben mich an, einen klaren Handlungsbedarf für die Politik in Deutschland zu unterstreichen, um der Stigmatisierung von Menschen mit Abhängigkeitserkrankungen durch die kommerziell liberalisierten Verhaltensregeln für alkoholhaltige Getränke des Deutschen Werberats endlich ein Ende zu setzen. Für mich und für viele Millionen andere Erwachsene, die in Familien mit Abhängigkeit und Stigmatisierung aufgewachsen sind oder noch immer leben, spielen unsere Kindheitserfahrungen – und die unserer Vorfahren – eine sehr große Rolle. Oft eben täglich in unserem Alltag in all unseren Rollen, die wir dem alkoholdurchtränkten System dennoch als Mitbürgerinnen zur Verfügung stellen (müssen).

Es gibt Peers und COAs unter uns, die durch Flaschenklirren oder Alkoholfahnen Panikattacken entwickeln oder dissoziieren können. Millionen Menschen leiden täglich mit den Folgen einer Alkoholkonsumstörung und müssen oft ein Leben lang einen Weg finden, den sie sich selbst nicht ausgesucht haben. Ca. 10.000 wundervolle neue Wesen werden jedes Jahr in Deutschland mit Fetaler Alkoholspektrumstörung (FASD) geboren. Diese Kinder und deren liebenswerte Familien und sozialen Unterstützungssysteme haben jeden Tag ein Leben lang besondere Herausforderungen, mit ihrem persönlichen Alltag so umzugehen, wie wir ihn als Gesellschaft an den Leistungstragenden ausgerichtet haben.

Ich werde weiter Gespräche führen bis ich nicht mehr fühlen, denken oder sprechen kann und weiter im Glauben bleiben. Das bin ich meinem Leben und meinen Erkenntnissen schuldig. Wie gesagt, würde ich mit meinen Erfahrungen und meinen Ressourcen schweigen, wäre das Selbstbetrug an mir, meinem Leben und unserer Zeit.

FASD ist die einzige fremdverursachte Erkrankung, die zu 100 % vermeidbar ist. NULL ALKOHOL in der Nähe von Familien, spätestens nach dem ersten Kinderwunsch und selbst wenn Stiefopa Eugen oder Großonkel Jimmy zu Besuch sind.

Hier möchte ich noch einen weiteren Stigma-Effekt, der für unsere Kommunikation relevant ist, zu bedenken geben. Dr. Annette Binder erforschte bereits im Team, dass die gegenwärtige Art der Kommunikation „Kein Alkohol in der Schwangerschaft" ebenso das Risiko für stigmatisierende Auswirkungen in sich trägt, die Frauen und Mütter negativ auf sich übertragen können. Eine absolute Vorsichts-Kommunikation gegenüber werdenden Mütter kann implizieren, dass

- Alkohol ansonsten außerhalb der Schwangerschaft völlig o. k. wäre,
- dass nur mütterlicher Verzicht ein Zeichen für „gute Mütter" sein kann,
- die Verantwortung alleine bei Müttern liegt, Kinder vor Alkohol zu schützen.[16]

Im Familienleben sollte keine Droge als harmloses Genussmittel und Alkoholtrinken nicht als normale Stressbewältigungsstrategie vorgelebt werden! Für alkoholfreie Familien- und Arbeitsalltage bedarf es weiter positiver Anregungen und staatlicher Unterstützung durch gesetzliche Regulierungen. Alle unsere Wahrnehmungen und Erfahrungen mit Alkohol können unser ganzes Leben lang unsere Sinne, unsere Lebensqualität und unsere Gesundheit stark beeinflussen.

Wie wir unbewusste Verhaltensmuster identifizieren können, die unser soziales Miteinander vermeidbar irritieren, wie wir einfach über Reflexion ein positives Bewusstsein entwickeln und stärken können, das zeigt Ihnen das nachfolgende „ABC-Modell". Ich habe dieses Modell für unsere Arbeit ausgewählt, weil ich früher in meinem Leben mit Alkohol oft nicht bewusst wahrnehmen konnte, wie sehr mich bestimmte Situationen eigentlich belasteten und mein Ablenkungsverhalten begünstigten. Mit Alkohol haben wir Situationen einfach ausgehalten oder über uns ergehen lassen, weil der Alkohol uns in diesen Situationen das Gefühl vermittelt hat, dass wir es aushalten und schaffen können. Auch einfach dadurch, dass wir durch das Alkoholtrinken unsere Sorgen wenigstens für ein paar wenige Stunden ausschalten können. Der Leidensdruck für eine positive Vorstellung für Veränderungsmöglichkeiten, den wir benötigen, um uns selbst aus schwierigen Beziehungen oder Systemen zu lösen, der wird durch regelmäßige Stressbewältigung und Emotionsregulierung über Alkohol unnötig „verwässert" und in die Länge gezogen. Während durch das Alkoholtrinken auch noch unser System immer weiter geschwächt und beschädigt wird, sinkt unsere Bereitschaft, uns auf den Weg zu machen, unser Leben so zu gestalten, dass wir es ohne Drogenkonsum, der uns schadet, aushalten. Und sogar in manchen Fällen gerne mit Freude selbstbestimmt leben können.

---

[16] Quelle: https://www.medical-tribune.de/meinung-und-dialog/artikel/frueh-uebt-sich-wie-politik-alkohol-verhamlost (zuletzt aufgerufen am 16.01.2026).

Als ich die Entscheidung traf, dass ich mein Leben ohne Alkohol leben möchte, musste ich also meine negativen Gefühle selbst an die Hand nehmen. Ich habe seitdem meinen negativen Gedanken und Gefühlen anders zugehört. Ohne Scham und Schuldgefühle, sondern mit dem Willen, sie verstehen und ihnen respektvoll fürsorgend begegnen zu können.

Früher habe ich kurz in meinem Kopf hingehört und mir direkt gedacht:

„Ja, kenn ich. Ich weiß schon, was da gleich als Nächstes kommt. Ich will nicht weiter darüber nachdenken. Das macht mich kaputt. Nein, die Gefühle dürfen jetzt nicht sein. Die müssen schnell und verlässlich weg, sonst kann ich mich nicht um meine Verantwortungen kümmern ...“

Folgen wir diesem Mechanismus bei langanhaltender Belastung ohne professionelle Hilfe zu lange, bleibt irgendwann nicht viel mehr Verantwortung in unserem Leben über, als die unserer Angehörigen, die Blumengestecke für unser Grab zu organisieren.

Als ich entschied, keinen Alkohol mehr trinken zu wollen, wusste ich, dass ich nochmal genau hinhören muss. So hörte ich also mit meinen Ohren in allen Ebenen auf Offenheit gestellt und ließ alle Gefühle an mich ran, die sich mit meinen Gedanken näherten. In dieser Entwicklungsphase war ich bereit und hatte genug professionelle und private Sicherheit um mich, meine Gefühle als Signale emotional annehmen zu können. Ich begann, offen über meine wahren Gefühle zu sprechen und entwickelte den Mut, meine Rollen, Beziehungen und mein Leben so zu gestalten, dass ich es nicht mehr nur betäubt aushielt. Für die Gestaltung meiner neuen Lebensweisen und Wege halfen mir Analysen nach dem omnyversen Rollenverständnis und mit dem Johari-Fenster, systemische Analysen meines Lebens in Genogrammen, therapeutisches Tanzen und Schreiben sowie Rollenspiele auf Basis des progressiven oder dynamischen Modells und schließlich Reflexionen mit dem ABC-Modell.

An diesem einfachen praktischen Beispiel aus der kognitiven Verhaltenstherapie möchte ich Ihnen nun mithilfe einer KI-gestützten ABC-Modell-Übung veranschaulichen, wie Sie über Ihre **Gedanken, Gefühle und Verhaltensweisen** besser verstehen lernen und mit diesem eigentlich einfachen Verständnis sehr komplexe Problemstellungen in ihrem Leben nach und nach selbstaktiv auflösen können. Das ABC-Modell von Albert Ellis kann in verschiedenen Kontexten herangezogen werden, um selbstaktiver mit Unsicherheiten, Angst oder Minderwertigkeitsgefühlen umgehen zu können (Quelle: https://nlp-zentrum-berlin.de/infothek/nlp-psychologie-blog/item/abc-modell-albert-ellis, zuletzt aufgerufen am 14.12.2025).

Ich erinnere mich, wie in meiner Kindheit über andere Menschen mit vermeintlich auffälligen Verhaltensweisen in einem recht abwertenden Tonfall mit rollenden Augen gesagt wurde: *„Die leidet dermaßen an Minderwertigkeitskomplexen, obwohl sie so groß tut ...“*

Wenn in unserem Umfeld Verhalten beobachtet wird, dass ein Minderwertigkeitsgefühl zum Ausdruck bringen könnte – an welche Personen, Situationen, Ereignisse oder Handlungen denken Sie gerade spontan? Kennen Sie vielleicht Kolleg:innen, die ihre eigene Leistung im Vergleich mit anderen Personen herabwürdigen und dafür andere, zu denen sie aufsehen, übermäßig stark loben? Oder kennen Sie Personen, die andere Menschen abwerten, um sich selbst besser fühlen zu können? Kennen Sie Menschen, denen Blickkontakt schwerfällt oder die viel Bestätigung im Kontakt benötigen, um sich öffnen zu können?

> *„Es sind nicht die Dinge, die uns beunruhigen, sondern die Meinungen, die wir von den Dingen haben.“* (Epiktet)

Albert Ellis entwickelte Mitte des 20. Jahrhunderts ein einfaches Modell, mit dem Emotionen und Verhaltensweisen sehr einfach und vor allem ohne Moralisierung oder Bewertung beschrieben werden können. Aufgrund seiner neuro-linguistischen Eignung für entstigmatisierende Reflexionen und Gespräche ist das ABC-Modell also ebenfalls in unserem Peer-Assistance-Program als Intervention gelandet.

Denn für unsere Selbst-Entstigmatisierung und Selbstwertarbeit versuchen wir vorgeprägte Beurteilungen, negative Gedanken und Worte möglichst aus unserem System zu bannen. Unser Ziel ist es, dass sich Menschen mit weniger Vorurteilen begegnen können. Auf unserem Weg zu unvoreingenommenen Begegnungen hilft es, manche Denk- oder Gefühlsblockaden zu überwinden. Und diesen Umlenkungsprozess leistet das Modell wie folgt:

Ereignis ➔ **Beurteilung** ➔ Gefühl

Folgt einem Ereignis direkt eine Reaktion, sprechen wir von einem Reflex oder Automatismus. Als soziale Wesen mit vielen Sinnen haben wir allerdings die Möglichkeit, bewusst nachzudenken und behutsam auf Situationen zu reagieren. Es gibt einen Raum zwischen Aktion und Reaktion, zwischen Ereignis und Gefühl, den wir selbst gestalten können.

„Wenn wir halt wollen“, ächzt gerade die alte Kritikerin in mir.

Die Selbststigma-Expertin weiß dafür heute sehr gut, dass es kognitive, sensitive, kommunikative, psychische, physische und emotionale Belastungen gibt, die uns diesen Raum, während wir handeln, denken und fühlen, nicht immer direkt zugänglich machen. Ein falscher Ton, ein drohender Blick, ein bestimmter Geruch oder ein gewisses Licht können Menschen fast im wahrsten Sinne des Wortes „zu Tode“ erschrecken oder alte Muster immer wieder aktivieren. Besonders wenn unser System unter Anspannung steht. Viele COAs leben heute noch unter unnötiger Anspannung, weil sie ständig verdecktem und belasteten Alkoholkonsum und verschiedenen Formen oft unsichtbarer Gewalt ausgesetzt sind, ohne offen und ehrlich darüber sprechen zu können. Häufig nur, weil Menschen einfach ehrliche Gespräche, die ihren verletzten Selbstwert noch weiter strapazieren, naturgemäß scheuen, obwohl sie sogar gerne Hilfe hätten. Meistens aus Scham, Schuldgefühlen oder Selbstschutz, nicht immer aus mangelnder Empathie oder Selbstliebe, kommen wir nicht so gut ins Gespräch, wie wir uns vielleicht insgeheim wünschen.

Wenn wir aber den Raum der wertneutralen Beurteilung bewusst betreten können, dann haben wir viele Ansatzpunkte, um ein Ereignis unterschiedlich zu bewerten. Eine Beurteilung kann anders ausfallen, je nachdem, welche Bewertungskriterien wir heranziehen. Je nachdem, wie ich ein Ereignis bewerte, habe ich die Chance, während meiner Beurteilungsphase unterschiedliche Gefühle und Gedanken während eines Ereignisses oder

Abb. 5.6 „ABC-Modell" nach Albert Ellis

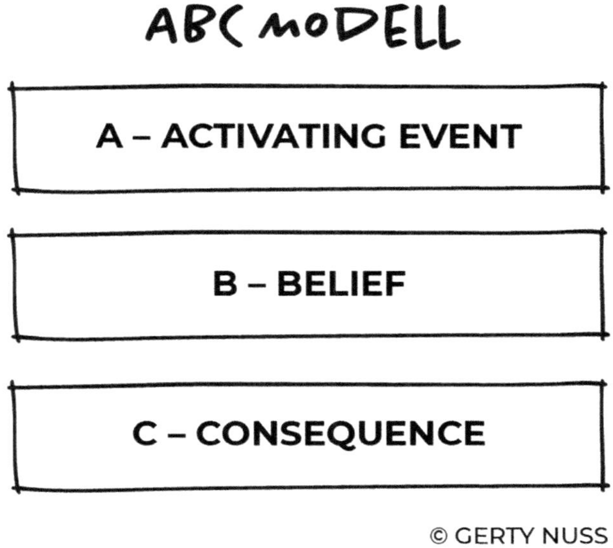

nach einer durchlebten Situation zuzulassen, oder nicht. Auch, um meine Beurteilung ggf. bewusst oder unbewusst umzulenken. Ich kann also aus einer selben Situation herauskommen und sie ungleich beurteilen, je nachdem, mit welcher Einstellung, welcher Perspektive oder mit welchem Erfahrungsschatz ich gerade unterwegs bin (Abb. 5.6).

Um den Raum zwischen Ereignis und Gefühl als gedanklichen Gestaltungsprozess verstehen zu können, entwickelte Ellis ein Schema nach A-B-C.

Unter A (Activating Event oder Experience) versteht die Psychotherapie eine innere oder äußere Wahrnehmung unseres Gehirns. Es empfängt über unsere Sinne verschiedene „Rohdaten". Frühere Erfahrungen fungieren zu den Rohdaten wie Voreinstellungen oder Filter, die dann entweder in den Vordergrund gelenkt oder als irrelevant verworfen werden können. Im Bereich B (Beliefs) bewertet unser Gehirn dann gefilterte Informationen und gibt ihnen eine Bedeutung. Die Interpretationen unseres Gehirns sind nicht immer nur faktenbasiert, sondern können auch Fantasien sein, die uns dann zu Gefühlsregungen oder Verhaltensweisen (C – Consequences) führen. Die Narrative, die wir uns aufgrund eines Ereignisses oder einer Wahrnehmung mit unseren Annahmen und Interpretationen selbst erzählen, bringen uns zu Folgerungen, Äußerungen, Gefühlen, Reaktionen und Handlungen oder auch weiterer interpretativer Wahrnehmung.

5.3.2 Mit dem Johari-Fenster hinter Fassaden blicken

Ein weiteres Konzept, das für den trialogischen Ansatz eine bedeutende Rolle spielt, ist das **Johari-Fenster,** das wir als Grundlage zur Gesprächsöffnung in unserem Peer-Assistance-Program heranziehen (Abb. 5.7). Wie Sie das in Interaktion mit Betroffenen

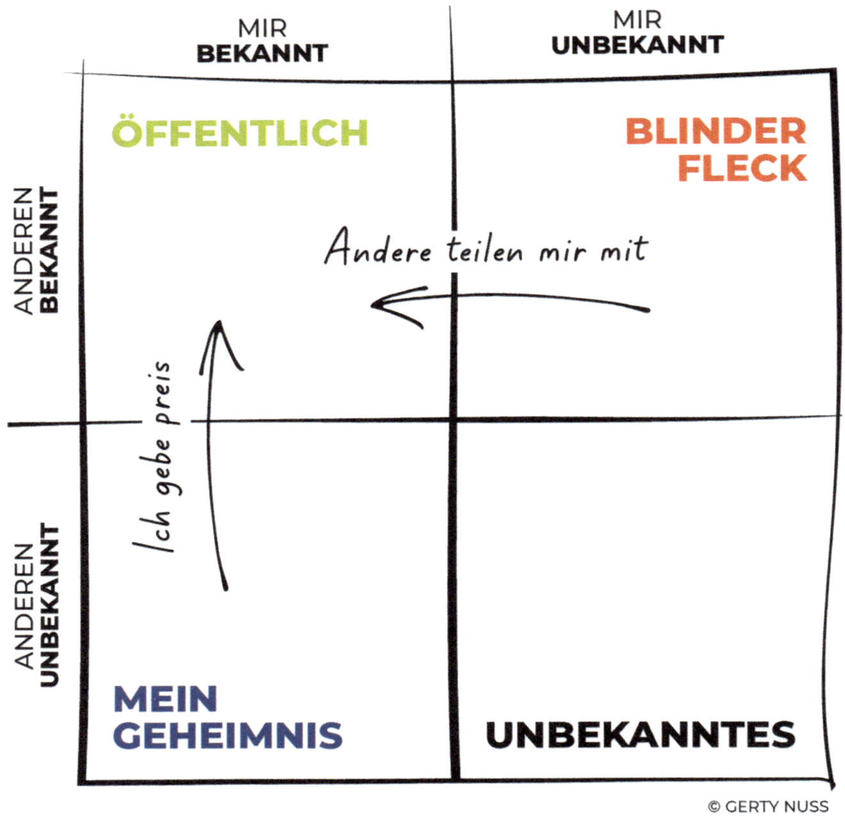

Abb. 5.7 Das JOHARI-FENSTER

und Mitbetroffenen zusammen einfach integrieren können, das zeigen wir Ihnen ebenfalls in unseren **Workbooks.**

Dieses Modell wurde bereits 1955 von Joseph Luft und Harry Ingham entwickelt und visualisiert die Dynamik zwischen Selbst- und Fremdwahrnehmung in zwischenmenschlichen Beziehungen. Das Fenster besteht aus vier Quadranten: dem offenen Bereich (bekannt sowohl mir als auch anderen), dem blinden Fleck (bekannt anderen, jedoch nicht mir), dem versteckten Bereich (bekannt mir, aber nicht anderen) und dem unbekannten Bereich (weder mir noch anderen bekannt). In Bezug auf die Entstigmatisierung ist der offene Bereich von besonderer Bedeutung. Durch die Förderung von gegenseitiger Offenheit und Transparenz können sowohl Betroffene als auch Fachleute ihre Erfahrungen und Einsichten teilen, was zu einem erweiterten Verständnis von Stigmata führt.

Indem Menschen im Rahmen des trialogischen Ansatzes ihre Perspektiven offenlegen, ermöglichen sie es, den blinden Fleck zu verringern und den offenen Bereich zu vergrößern. Die Erkenntnis von Unterschieden und Gemeinsamkeiten kann nicht nur den Erfahrungshorizont einer Gruppe erweitern, sondern auch das gegenseitige Vertrauen in Beziehungen, die von Abhängigkeit belastet sind, stärken. Gemeinsame Öffnung in geschützten Gesprächen ermöglicht uns, neue Perspektiven anzuerkennen und erhöht unsere Bereitschaft, Vorurteile zu überdenken.

Zusätzlich eröffnet der trialogische Ansatz einen Raum mit bislang unbekannten oder unerforschten Aspekten von Krankheitsbildern, Stigmata oder anderen vergangenen Erfahrungen und macht Aspekte sichtbar, die zu einem tiefergehenden Gespräch führen können. Durch diese Interaktion können gemeinsame Lösungsansätze entwickelt werden, die das kollektive Wissen erweitern und letztlich dazu beitragen, Stereotypen zu hinterfragen und Stigmatisierung abzubauen. Durch den integrativen Austausch im Sinne des Johari Fensters wird deutlich, dass die Zusammenarbeit nicht nur zur individuellen Heilung, sondern auch zur Weiterentwicklung der Gemeinschaft beiträgt.

Die Herausforderungen rund um Stigmatisierung sind komplex, aber wenn sich Betroffene, Angehörige und fachlich geschulte Helfende als ein Team auf Augenhöhe zusammenfinden und in einem offenen Dialog oder Trialog stehen, können wir nicht nur das Stigma abbauen, sondern auch den Weg für ein besseres Verständnis ebnen und eine respektvolle Fürsorge für alle Beteiligten während unserer Recovery einrichten.

Der trialogische Ansatz fördert also das aktive Miteinanderwirken von Betroffenen, Angehörigen und Fachleuten und kann als ein möglicher Weg betrachtet werden, um verschiedene Perspektiven auf eine Abhängigkeitsproblematik gleichzeitig in integrierter Abstimmung auf Augenhöhe zueinander zu bringen. Über ein umfassenderes gegenseitiges Verständnis kann Stigma und Selbststigmatisierung in Form von Scham- und Schuldgefühlen abgebaut und Dysfunktionen sowie Spannungen und Konflikte einfacher in Eigenregie der Betroffenen untereinander (selbstaktiv & unabhängig) aufgelöst werden. Eine trialogische Verbindung und transparentes Vertrauen zwischen Erfahrungstragenden, Angehörigen und Fachleuten ist meiner Meinung nach die stabilste Grundlage, einen sicheren Raum für jede Form von Lerneffekt zu schaffen, die uns auf unserem Erkenntnis- und Genesungsweg weiterbringt.

Je länger ich über mein Leben als Kind aus einer suchterkrankten Familie reflektiere, desto klarer wird mir im aktuellen Erleben diverser Erfahrungstragenden während unserer Interventionen, wie hilfreich ein besseres Verständnis für soziales Handeln, psychologische Grundbedürfnisse und emotionale Gesundheit für Kinder sein kann.

Ich kann Kindern und Jugendlichen so viel Unausgesprochenes, aber Beobachtbares in ihrer Umgebung einfacher verständlich und leichter fühlbar machen, indem sie über meine Erfahrungen als Kind ihre eigenen Belastungen ohne Stigma reflektieren können.

Sie lernen z. B., dass jedes Gefühl eine Funktion in unserem Dasein erfüllt. Sie lernen ihre Selbstwertgefühle kennen und erfahren, warum alle Menschen gleichwertig und dabei einzigartig wertvoll sind. Ich finde, soziopsychologische Grundkenntnisse sollten alle Kinder spätestens in der 4. Klasse im Kontext der Sexualkunde inkl. Suchtprävention plus Aufklärung über emotionale Regulierung, mentale Gesundheit und Stressbewältigung erfahren.

Erfahrungstransfer zwischen Profis, Betroffenen und Angehörigen ist deshalb auch schon im Kindesalter so relevant, weil wir Stigma frühzeitig verhindern oder abbauen können, wenn wir Unwissenheit beseitigen. Mindern wir Unwissenheit und stärken wir Verständnis, können wir darüber Unsicherheiten und Angst beilegen. Wenn wir uns selbst sicherer fühlen, fühlen wir uns wohler und brauchen weniger Stereotype und abgrenzende Zuschreibungen zwischen uns. Dann macht uns Andersartigkeit weniger Angst, sondern beflügelt unsere Sichtweisen. Je mehr unterschiedliche Werte und Kulturen in einem System eine Norm bilden können, desto weniger Individuen können sich ausgegrenzt fühlen und desto mehr kann eine Gemeinschaft (zusammen-)wachsen.

Nicht selten gibt es zwischen Fachkräften, Betroffenen und Mitbetroffenen Sprachbarrieren, kulturelle Unterschiede oder emotionale Spannungen. Abhängigkeit betrifft nämlich alle menschlichen Stereotypen. Alkohol ist ja noch immer so verbreitet, dass sog. Alkoholiker:innen jedes Gesicht annehmen können. Jedes. Sogar und besonders das von entscheidenden Personen im Leben von wiederum entscheidenden Personen. Jede Person ist für irgendeine andere Person auf der Welt eine entscheidende Person. Vor allem, wenn wir in einem dysfunktionalen System sprechen. Dort ist jede Person, die in dem sozialen System einer Person mit Abhängigkeitserkrankung eine relevante Rolle im Alltag spielt, entscheidend für den Verlauf einer Abhängigkeitserkrankung. Sozusagen mindestens mitbetroffen oder bei Fürsorgepflicht sogar mitverantwortlich.

Und dort, wo viel Entscheidendes für Familien, Berufsleben, Politik und Wirtschaft passiert, dort ist es wiederum oft entscheidend, welche Drogen kultiviert werden und wie entscheidende Personen in entscheidenden Momenten mit diesen Drogen sozialisiert wurden. Je nachdem kann etwas entscheidend nach hinten oder nach vorne oder überhaupt nicht losgehen oder in manchen entscheidenden Momenten auf der Welt gegen den eigentlichen demokratischen Willen entschieden werden. Das Deutsche Krebsforschungszentrum verweist 2023 auf das Ergebnis einer repräsentativen Erhebung: Von rund 1000 Befragten im Alter von 14 bis 93 Jahren sprachen sich 68 % für ein umfassendes Verbot von Alkoholwerbung und -sponsoring aus. 70 % der Befragten unterstützten eine Anhebung der Altersgrenze auf einheitlich 18 Jahre für den Erwerb und Konsum alkoholischer Getränke (Quelle: https://www.dkfz.de/aktuelles/pressemitteilungen/detail/alkohol-mehrheit-der-deutschen-fuer-werbeverbot-und-hoeheres-mindestabgabealter, zuletzt aufgerufen am 17.2.2025).

Entscheidend ist, wo entscheidende Menschen dazu gehören. In Deutschland, so mutmaße ich, stehen viele entscheidende Personen entschieden, wenn auch nicht immer offensichtlich, zur Alkohollobby. Anders kann ich mir unseren alkoholpolitischen und kinderpolitischen Entwicklungsnotstand nicht erklären. Als soziale Wesen entscheiden unsere Verbindungen und häufig noch unsere Geschlechtsmerkmale und die damit verbundenen Stereotype darüber, ob oder wie wir angesehen oder verschmäht in Deutschland (über-)leben. Nach Stigmatisierung folgt Marginalisierung. Sie bezeichnet den Prozess, durch den Individuen oder Gruppen an den Rand der Gesellschaft gedrängt werden und somit von gesellschaftlichen, politischen, wirtschaftlichen oder sozialen Ressourcen und Möglichkeiten ausgeschlossen werden. Dies geschieht oft aufgrund von Faktoren wie:

- **Sozioökonomischem Status:** Menschen aus einkommensschwachen Verhältnissen haben häufig weniger Zugang zu Bildung, Gesundheitsversorgung und Arbeitsmöglichkeiten.
- **Ethnischer oder kultureller Zugehörigkeit:** Minderheiten können aufgrund ihrer Herkunft oder kulturellen Identität diskriminiert und vom gesellschaftlichen Leben ausgeschlossen werden.
- **Geschlecht:** Frauen oder LGBTQ+-Personen können aufgrund ihres Geschlechts oder ihrer sexuellen Orientierung benachteiligt werden.
- **Besonderheiten:** Menschen mit Besonderheiten sind oft von wichtigen gesellschaftlichen Aktivitäten und Ressourcen ausgeschlossen.

Neben der sozialen Stigmatisierung und Ungleichbehandlung in unserer Gesellschaft sind marginalisierte Gruppen vermutlich auch häufiger in gewaltvolle Übergriffe verwickelt und haben häufiger mit Anfeindungen durch alkoholisierte Mitmenschen zu tun.

Egal, um welche Belastung oder um welches Thema es gehen mag, wir möchten mit unserer Arbeit vor allem eines: Gespräche öffnen, die Verbindungen legen, Beziehungen stärken und darüber Leben retten können.

Literatur

Baltes-Flueckiger L, Steinauer R, Meyer M, Guessoum A, Herrmann O, Mosandl CF, Kronschnabel J, Pichler EM, Vogel M, Walter M. (2025) Effects of legal access versus illegal market cannabis on use and mental health: A randomized controlled trial. Addiction 120:1982–1992.

Corrigan, P. W. (2004). How stigma interferes with mental health care. American Psychologist, 59(7), 614–625.

Frieden, T. R. (2015). The Importance of Evidence-Based Public Health Policy. American Public Health Association.

Hall, W., & Degenhardt, L. (2009). Adverse Effects of Cannabis. The Lancet, 374(9692), 1383–1391.

https://nlp-zentrum-berlin.de/infothek/nlp-psychologie-blog/item/abc-modell-albert-ellis, zuletzt aufgerufen am 14.12.2025).

https://www.dge.de/wissenschaft/referenzwerte/alkohol/, zuletzt aufgerufen am 20.05.2025.

https://www.dg-sucht.de/fileadmin/media/pdf/Manifest_Entstigmatisierung_28.11.24.pdf, zuletzt aufgerufen am 1.4.2025.

https://www.dkfz.de/aktuelles/pressemitteilungen/detail/alkohol-mehrheit-der-deutschen-fuer-werbeverbot-und-hoeheres-mindestabgabealter, zuletzt aufgerufen am 17.2.2025).

https://www.medical-tribune.de/meinung-und-dialog/artikel/frueh-uebt-sich-wie-politik-alkohol-verhamlost (zuletzt aufgerufen am 16.01.2026).

https://www.sciencedirect.com/science/article/pii/S0955395924000161

https://www.springermedizin.de/posttraumatische-belastungsstoerung/anpassungsstoerung/belastungsbezogene-stoerungen-in-der-icd-11/26605950, zuletzt aufgerufen am 13.4.2025

https://www.uniklinikum-leipzig.de/presse/Seiten/Pressemitteilung_5654.aspx, zuletzt aufgerufen am 25.11.2025.

McGoldrick M & Gerson R (1985): Genograms in Family Assessment. Deutsch: McGoldrick, Monica; Gerson, Randy (2000): Genogramme in der Familienberatung. Bern: Verlag Hans Huber.

National Institute on Drug Abuse. (2021). Principles of Drug Addiction Treatment: A Research-Based Guide.

Schmitt, M., & van der Dussen, M. (2016). The Role of Self-Identity in Recovery from Substance Use Disorder. Journal of Substance Abuse and Rehabilitation, 7, 31–42.

Van Der Kolk, B. A. (2024). Zum Ausmaß der Folgen von Traumatisierung in der Entwicklung. Trauma Kultur Gesellschaft, 2(4), 9–20. https://doi.org/10.30820/2752-2121-2024-4-9.

Yehuda, R., & McFarlane, A. C. (1995). Confusion and Diagnostic Issues in Posttraumatic Stress Disorder. Psychological Bulletin, 117(3), 432–439.

Positive Gesprächsführung inspiriert durch Motivational Interviewing & CRAFT

6

Wie positiv eine Kommunikation verlaufen und wahrgenommen werden kann, hängt bei einigen sozialen Konstellationen auch vom ersten Eindruck ab. Unsere Kommunikation, Erscheinungsbild und Haltung können im Aufeinandertreffen verschiedene Dynamiken erzeugen. Menschen lassen sich von Rollen, Titeln oder Uniformen, die letztendlich auch eine Form von Kommunikation und Stigma darstellen, unterbewusst beeinflussen. Kommunikation im Raum nimmt Einfluss darauf, wie Sie sich (im Vergleich zu anderen Personen) fühlen, wahrnehmen und im Raum einordnen. Aus diesem Grund ist der richtige Zeitpunkt für alle Gesprächsteilnehmenden genauso wichtig für den Gesprächsverlauf wie die Atmosphäre im Raum und eine Gesprächsführung auf Augenhöhe. In Kap. 6 erhalten Sie nun verschiedene Impulse, wie Sie Gespräche positiv und motivierend angehen können. Wir beginnen mit unserem Auftreten und einer Betrachtung des Kiesler-Kreis.

6.1 Irritierendes Auftreten im Kiesler-Kreis begreifen

Im Kiesler-Kreis wird die Dynamik zwischen Dominanz (Überlegenheit) und Submission (Unterordnung), sowie zwischen Freundlichkeit (Empathie) und Feindseligkeit (Selbstschutz), deutlich. Ein idealer Kommunikationsstil liegt im Gleichgewicht zwischen den Dimensionen. Ein balanciertes, freundliches Auftreten fördert gegenseitige Wertschätzung und Respekt. Gelingt es, sich selbstbewusst zwischen Dominanz und Submission auszugleichen, können Führungskräfte Empathie in verantwortungsvollen Vorbildrollen zeigen und gleichzeitig weitere mitbetroffene Führungskräfte und Mitarbeitende ermutigen, ihre Stimme für Ihre Meinung und Rechte zu erheben. Schaffen Sie es, Ihr gegenüber zu empowern, reduziert das negative selbstbezogene Gefühle und Selbststigmatisierung. Wenn Betroffene in einem unterstützenden Umfeld ihre Erfahrungen und Meinungen äußern

C. Schürmann, *Empathie und Empowerment bei Alkoholabhängigkeit*,
https://doi.org/10.1007/978-3-662-71271-9_6

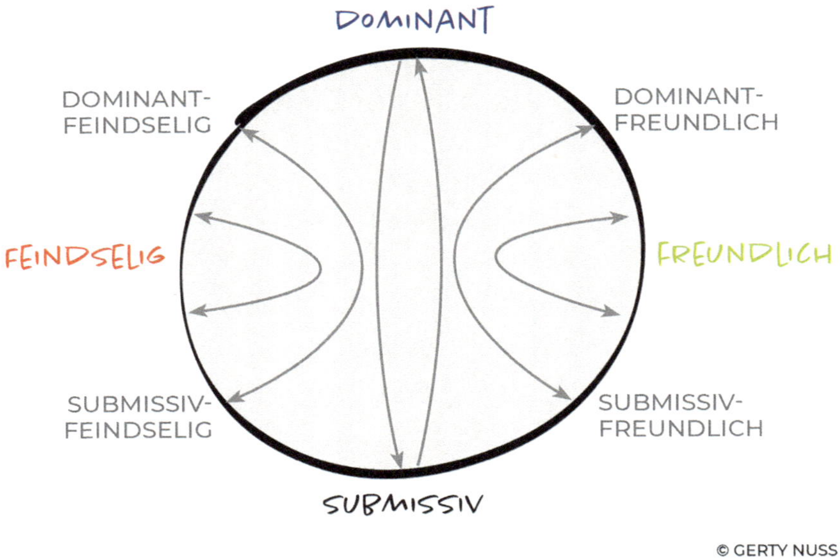

Abb. 6.1 Kiesler-Kreis

können, entwickeln sie ein stärkeres Selbstbewusstsein und ein Gefühl der Kontrolle über ihre Situation, was zu einer positiven Verhaltensänderung beitragen kann (Abb. 6.1).

Treten Sie hingegen als Fachkräfte in der Wahrnehmung von Patient:innen oder Klient:innen oder als Angehörige in der Wahrnehmung von Betroffenen dominant feindselig auf, weil sie vielleicht unter Stress einen weniger freundlichen Tonfall erwischt haben, können Sie mit hoher Wahrscheinlichkeit davon ausgehen, dass Menschen mit verletzten Selbstwertgefühlen ihr dominant erscheinendes Verhalten auf ihre eigene Minderwertigkeit beziehen und je nach Situation und Empfinden eher feindselig oder submissiv reagieren.

Hier können Sie die Achsen des Kreises nochmal im Überblick nachvollziehen:

Dominant-feindselig: autoritär bis herablassend.
Dominant-freundlich: paternalistisch bis bevormundend.
Submissiv-feindselig: unsicher oder distanziert bis beleidigend.
Submissiv-freundlich: offenherzig bis unterwürfig.

Wo innerhalb der Achsen ordnen Sie Ihr Verhalten ein?

In welchen Rollen oder Situationen zeigen Sie unterschiedliche Verhaltensdynamiken?

Bei Stress, wenn die Zeit knapp ist oder eine Situation unübersichtlich wird, greifen wir oft zu einem eher dominanten, herablassenden Tonfall, weil wir in diesem Moment das Gefühl haben, die Situation kontrollieren zu müssen. Das ist auch eine Strategie, um die eigene Unsicherheit zu verbergen und kann auf unser Gegenüber abschreckend oder sogar verletzend wirken. Ich reagierte früher in manchen Situationen submissiv, weil ich mich selbst in einer Rolle nicht genug wertschätzte oder Angst vor Konflikten hatte und konnte in einer anderen Rolle, in der ich mich stark fühlte, gleichzeitig dominant-feindselig auftreten. Wenn wir uns bewusst machen können, wann wir warum wie auftreten, ehrlich hinschauen und berücksichtigen, was uns im Inneren eigentlich bewegt, ist das ein erster wichtiger Schritt, Verhaltens- und Reaktionsmuster zu verändern. Wer die eigenen Muster gut kennt, kann in belastenden Situationen kontrollierter oder empathischer auftreten und auf irritierende Aktionen anderer Menschen ggf. sicherer und emotional unabhängiger reagieren.

Gespräche über Abhängigkeit können auch ungeplant stattfinden oder verlaufen. Vor allem, wenn Sie beispielsweise als Lehrkraft, Hausarzt oder Erzieherin mit Kindern und ihren Eltern in Kontakt sind, gehört diese Art von Gesprächen weniger zu Ihrem Alltag, als wenn Sie in der Suchtberatung, Psychotherapie oder Suchtmedizin arbeiten. Aber auch in der professionellen Suchthilfe können Gespräche ungeplante Verläufe nehmen. Daher ist eine gute Vorbereitung das A und O. Falls Sie nicht ungeplant in eine Gesprächssituation geraten, dann nehmen Sie sich ausreichend Zeit, sich zu überlegen, was Sie mit dem Gespräch erzielen und welche Rolle oder welchen Auftrag Sie für die Person in ihrer möglichen Recovery einnehmen oder übernehmen wollen. Machen Sie sich bitte klar, wo ihre Gesprächsperson steht, was sie im Gespräch mit Ihnen am dringendsten braucht und was Sie der betreffenden Person dafür anbieten könnten. In jedem Fall sollten Sie die betroffene Person darin unterstützen, ihre Ansatzpunkte selbst erkennen und für sich selbst aktiv werden zu können. Um diesem Ziel in einem Gespräch näher zu kommen, gibt es viele Wege, die wir gemeinsam gehen können. Ich möchte Ihnen für eine wertschätzende, motivierende und zielführende Gesprächsführung im Kontext von Abhängigkeitserkrankungen ein paar einfache Anregungen mit an die Hand geben, die Sie für unterschiedlichste Gesprächsanlässe und Verläufe anwenden können. Grundsätzlich gilt natürlich, dass Sie in einer Beratungssituation als erste Vertrauensperson oder als zufällige Anlaufstelle eine vertrauensvolle, motivierende und verbindende Rolle einnehmen sollten. Halten Sie sich bitte vor Augen, dass, wenn Sie mit Betroffenen und Mitbetroffenen von Abhängigkeitserkrankungen zu Ihrer Betroffenheit in Kontakt und in ein Gespräch kommen, Sie die Erkrankung und die Belastungen sowie die damit verbundenen Probleme nicht direkt werden lösen können. Nehmen Sie sich den Druck bitte immer bewusst von Ihren Schultern. Ihre Verantwortung liegt nicht in der Heilung einer Alkoholabhängigkeit, sondern in der Unterstützung einer reflektierten wertschätzenden Selbstwahrnehmung Ihres Gegenübers. Dementsprechend heißt „Menschen auf eine mögliche Abhängigkeitserkrankung ansprechen" nicht unbedingt, Menschen direkt auf eine mögliche Abhängigkeitserkrankung anzusprechen. Vielmehr geht es darum, ein **positives, offenes und unterstützendes Gespräch** zu ermöglichen, in dem Betroffene und Mitbetroffene ihre eigenen Gefühle und Verhaltensmuster offen reflektieren können.

6.2 Körpersprache

Da Sie in Ihrer Rolle als Fachkraft oder Profi von Betroffenen und Mitbetroffenen je nach deren Situation, Befinden und Phase sehr unterschiedlich wahrgenommen werden können, möchten wir Ihnen ans Herz legen, dass Sie vor jeder Gesprächssituation auch bewusst auf Ihre Körpersprache und die Wahl ihrer Worte achten. Während Betroffene und Mitbetroffene Substanzen als emotionale Unterstützung konsumieren oder nach erkannter Abhängigkeitsbelastung wiederholt ihre eigenen Ziele verfehlen, fühlen sie sich im Angesicht von Rollen, die in ihrer Wahrnehmung möglicherweise stärker als sie sind, grundsätzlich submissiver. Spüren Menschen eine Dominanz oder Feindseligkeit im Raum, werden sie sich weniger öffnen, als wenn sie sich freundlich angenommen und auf Augenhöhe mit ihren Gesprächspartner:innen wahrnehmen können.

Positive Körpersprache stärkt positive Selbstwertgefühle, öffnet uns für Veränderung und reduziert negative Gedanken oder Selbstbilder. Im positiven Umgang können sich Betroffene besser verstanden und weniger negativ bewertet oder stigmatisiert fühlen.

- **Offene Haltung:** Ein aufrechter Sitz, entspannte Körperhaltung, Augenkontakt und ein warmes Lächeln signalisieren Akzeptanz, Empathie und Vertrauen.
- **Nonverbale Zustimmung:** Nicken und eine offene Mimik bestätigen, dass man die Sichtweise des Betroffenen ernst nimmt.
- **Körpersignale des Zuhörens:** Vorbeugen, ruhiger und entspannter Ausdruck, vermeiden von verschränkten Armen oder wegschauenden Bewegungen vermitteln Wertschätzung und Akzeptanz.

Negative Körpersprache – wie verschränkte Arme, Wegschauen, skeptischer Gesichtsausdruck oder mangelnder Blickkontakt sowie unruhige Bewegungen – kann Betroffenen das Gefühl vermitteln, nicht angenommen zu sein, sondern eher zu belasten oder zu stören. Blickaufschub, genervte Mimik oder eine Körperhaltung, die Distanz signalisiert, können die Selbststigmatisierung verstärken. Wenn Ihre Körpersprache von Ihren Worten abweicht, könnten sich Betroffene verstanden, aber nicht akzeptiert fühlen, was ihre eigene negative Selbstwahrnehmung und Selbststigmatisierung verstärken können. Deshalb sollte Ihre Körpersprache stets auf Empathie und Akzeptanz ausgerichtet sein. Durch offene, freundliche nonverbale Signale können Sie aktiv mit wenig Aufwand dazu beitragen, Selbststigmatisierung abzubauen, das Selbstwertgefühl zu stärken und die Bereitschaft zur Veränderung bei den Betroffenen zu erhöhen.

6.3 Wortwahl

Auch die Wahl unserer Worte, wie wir Aussagen formulieren, hat Einfluss darauf, wie wir Situationen und uns selbst wahrnehmen. Worte können Erleichterung oder Dramatik erzeugen. Worte können uns ermutigen oder entmutigen. Anbei haben wir verschiedene Wortgruppen exemplarisch als Impulse für Sie zusammengestellt. Die Gruppen lassen sich in gemeinsamen Interventionen noch endlos erweitern. Unsere Sprache ist so vielseitig. Und ihre Wirkung oft unterschätzt. Achten Sie einmal darauf, wie unterschiedlich wir uns fühlen, je nachdem, ob wir uns positive oder negative Worte laut vorlesen. Es macht einen Unterschied.

Veränderung als Fortschritt
Positive Wortgruppe:
„kleine Schritte", „neues Kapitel", „Hoffnung", „Zukunft", „Weg", „Chance", „Lichtblick"
Negative Wortgruppe:
„Rückschläge", „Problem", „Kampf", „Schwierigkeiten", „Blockade", „Verlust", „Desaster"

Rückfall als Lernprozess
Positive Wortgruppe:
„Herausforderung", „Erkenntnis", „Lernprozess", „Neuanfang", „Stärke", „Wachstum"
Negative Wortgruppe:
„Rückfall", „Versagen", „Problem", „Schuld", „Unglück", „Krise", „Drehtür-Effekt"

Emotionen
Positive Wortgruppe:
„Ruhe", „Gelassenheit", „Leichtigkeit", „Harmonie", „Balance", „Achtsamkeit"
Negative Wortgruppe:
„Anspannung", „Stress", „Angst", „Verwirrung", „Sorgen", „Schmerzen"

Beziehung
Positive Wortgruppe:
„Gemeinschaft", „Verbindung", „Hilfe", „Unterstützung", „Gemeinsamkeit", „Vertrauen"
Negative Wortgruppe:
„Isolation", „Einsamkeit", „Verlust", „Widerstand", „Ablehnung", „Streit"

Ist es nicht verblüffend, wie viele Werkzeuge wir alleine durch unsere Sprache und durch unsere Stimme in uns tragen und anderen Menschen zur Verfügung stellen können?

6.4 Umgangston

Um uns empathisch auf die Situation von Betroffenen besser einstellen zu können, lassen Sie uns im nächsten Schritt kurz hineinfühlen, wie unangenehm sich unfreundliche Kommunikation anfühlen kann und wie erleichternd sich im Gegenzug eine wertschätzende Haltung im Gespräch auf unser Gegenüber auswirken kann.

Beispiele für einen negativen Umgangston
„Sie haben es doch selbst in der Hand. Hören Sie auf zu trinken!"

Reduziert die Komplexität einer Abhängigkeitserkrankung auf eine simple Entscheidung und zeigt wenig Verständnis für die Herausforderungen, mit denen die Betroffenen konfrontiert sind. Es verstärkt bei Kontrollverlust das Gefühl, schwach oder nicht richtig zu sein.

„Wenn Sie sich nicht mehr anstrengen, wird Ihr Problem nur schlimmer."

Vermittelt das Gefühl, schwach und selbst schuld am eigenen Leid zu sein.

„Sie sind nicht die Einzige mit diesem Problem, da sind schon viele Menschen durchgegangen."

Diskreditiert individuelle Erfahrungen und wertet persönliche Herausforderungen ab.

„Wir haben schon viele Patienten wie Sie gesehen, machen Sie sich keine Sorgen, das ist nichts Ungewöhnliches."

Wertet die Einzigartigkeit einer Person ab und erzeugt keine Empathie.
„Ich habe das Gefühl, dass Sie meine Hilfe gar nicht wollen."
Wirkt anklagend und erzeugt Misstrauen.
Beispiele für einen wertschätzenden Umgangston:

„Es muss schwer sein, damit umzugehen. Lassen Sie uns gemeinsam herausfinden, wie Sie die Unterstützung bekommen können, die Sie benötigen."

Diese Aussage zeigt Empathie und betont die Zusammenarbeit, anstatt die Patientin unter Druck zu setzen.

„Jede Person hat eigene Herausforderungen. Ich bin hier, um Sie zu unterstützen und zusammen mit Ihnen nach Lösungen zu suchen."

Hier wird die individuelle Situation anerkannt und eine unterstützende Rolle angeboten, die auf die Bedürfnisse der Betroffenen eingeht.

„Es ist so stark und mutig von Ihnen, sich Hilfe zu suchen. Ich möchte sicherstellen, dass Sie die bestmögliche Unterstützung für sich erhalten."

Diese Aussage würdigt den Mut der Betroffenen und schafft eine vertrauensvolle Atmosphäre für Unterstützung.

„Ich verstehe, dass es komplexe Gründe für Ihre Situation gibt. Lassen Sie uns darüber sprechen, was Sie durchgemacht haben, damit ich besser helfen kann.“

Hier wird Wertschätzung für die individuelle Geschichte der Betroffenen gezeigt, was Gedanken und Gefühle zur Selbstentwertung vermindern kann.

„Es ist ganz normal, in schwierigen Zeiten Unterstützung zu brauchen. Ich bin hier, um zuzuhören und Ihnen zu helfen, den nächsten Schritt zu finden.“

Diese Aussage normalisiert Hilfebedarf und ermutigt Betroffene, offen über ihre Bedürfnisse zu sprechen.

Selbstreflexion Carolin (2025)
Der entscheidende Moment auf meinem Weg war, mein problematisches Konsumverhalten nicht als typisches Merkmal meiner minderwertigen Persönlichkeit oder als ein abscheuliches Erbe meiner Mutter zu betrachten, sondern als ein Symptom einer gesellschaftlich gescheiterten Bewältigungsstrategie mit einer schädlich kultivierten Substanz zu verstehen.

Durch diesen Perspektivwechsel änderte sich meine Körperhaltung, meine Wortwahl und mein Umgangston. Ich konnte mich Stück für Stück von dem Stigma eines vermeintlich willensschwachen Charakters distanzieren.

Wenn wir Verhalten in einem Kontext erkennen dürfen, der nicht pauschal auf persönlichem Versagen, sondern auf sozialen Dynamiken basiert, öffnet dies die Tür zu mehr Selbstakzeptanz und Verständnis. Dieser Entstigmatisierungsprozess öffnet Bereitschaft und gibt uns die Erlaubnis, um Hilfe zu bitten und uns Unterstützung zu suchen, da wir erkennen dürfen, dass wir nicht falsch, widerwärtig oder allein mit unseren Alkoholproblemen sind. Wenn wir uns die Erlaubnis geben, offen über Probleme mit Alkohol zu sprechen, erfahren wir, dass es weitere Menschen gibt, die ähnliche Erfahrungen machen. Indem wir unser Verhalten nicht länger als Abweichung von der Norm, sondern als Teil eines lösbaren Problems ansehen, können wir uns besser öffnen und die nötige Hilfe annehmen, um echte Veränderungen in unserem Leben herbeizuführen.

6.5 Motivational Interviewing

6.5.1 Grundlagen

Als vorbildliche Gesprächsarten möchten wir Ihnen nochmal die Grundhaltung unserer Arbeit anhand von zwei elementaren Methoden – dem Motivational Interviewing (MI) sowie dem Community Reinforcement Ansatz und Familientraining (CRAFT) – für unser Peer-Assistance-Program vorstellen. Entscheidend für einen positiven Veränderungsprozess sind einige Denk- und Entwicklungsschritte, die lange vor ersten positiven Gesprächen und erkennbaren Auswirkungen positiver Veränderung geschehen sein müssen. Um individuell zu diesen Denkschritten und Entscheidungen kommen zu können, braucht es besonders für Menschen, die von einer Abhängigkeitsproblematik betroffen sind, verschiedene Impulse. Impulse sind deswegen so wichtig, weil Veränderung bestenfalls von Indexpersonen selbst initiiert werden sollten, um effektiv und nachhaltig selbstbestimmt leben zu können.

Eine der effektivsten und nachhaltigsten Methoden, Menschen bei einer intrinsisch motivierten Verhaltensänderung zu unterstützen, ist das **Motivational Interviewing.**

Gelebter Erfahrungsaustausch fördert das Verständnis für die Komplexität von Abhängigkeitserkrankungen oftmals nachhaltiger als analoger oder digitaler Wissenstransfer. Wobei Wissenstransfer ebenso extrem effektiv für die Veränderungsmotivation sein kann. Der Wissenstransfer innerhalb der alkoholfreien Bewegung in Deutschland (allen voran der Wissenstransfer von Nathalie Stüben und der OAMN-Community) hat mir persönlich in meinen ersten alkoholfreien Monaten 2022 sehr geholfen, Alkohol in tiefster Überzeugung aus meinem Wertesystem und „Relevant-Set" zu streichen. Durch die Streichung aus meinem Werte- und Navigationssystem war ich endlich in der Lage, meine Ziele mit klarem Blick und all meinen Stärken zu verfolgen. Mit den richtigen Zielen vor Augen erkannte ich meine eigenen Entscheidungsgründe für meine Art der Verhaltensänderung und verstärkte sie. Sowohl vertrauensvolle Gespräche in meiner EMDR-Therapie als auch ehrliche und offene Gespräche mit meinem Umfeld sowie das Programm von Nathalie Stüben ermutigten mich im Sommer 2022, meine schambehaftete Ambivalenz gegenüber Alkoholabhängigkeit zu überwinden und mich voll und ganz auf ein alkoholfreies Leben einzulassen.

Erfahrungsaustausch trägt dazu bei, Vorurteile zu verringern und Empathie für schwer vorstellbare Zusammenhänge zu gewinnen. Auch Fachleute, die unter Umständen keine Konsum- und Abhängigkeitserfahrungen haben, lernen durch verschiedene Erfahrungen mit Betroffenen, Vorurteile abzubauen und eine vielseitigere Sensibilität für diversere Lebenswelten um sich herum zu entwickeln. Gerade wenn Fachkräfte mit Betroffenen und Mitbetroffenen aus verschiedenen Kulturkreisen oder sozialen Milieus in Berührung kommen, erhalten sie die Chance, ihre Vorstellung von Abhängigkeitserkrankungen zu erweitern. Durch die Einbeziehung von Angehörigen in trialogischen Analysen wird der sozialen und menschlichen Dimension der Erkrankung viel besser Rechnung getragen, wodurch auch moralische Urteile untereinander abgebaut werden können.

Ein wichtiger Baustein, der in diesem Zusammenhang die Vertrauensbildung weiter unterstützt, ist wie bereits erwähnt das **Motivational Interviewing (MI).**

Diese einfühlsame und zieloffene Gesprächstechnik konzentriert sich auf Partnerschaftlichkeit, Akzeptanz und Anteilnahme, um positive Veränderungen herbeizuführen. Motivational Interviewing (MI) versteht sich als psychotherapeutisches Verfahren, das

Indexpersonen und Gesprächspersonen in Gesprächen über positive Veränderungen auf Augenhöhe bringt.

Im Kontext des trialogischen Ansatzes ermöglicht MI einen respektvollen und empathischen Austausch, der sowohl die Anliegen der Betroffenen als auch die Perspektiven der Angehörigen und Fachleute berücksichtigt. MI basiert auf der Annahme, dass Veränderung von Individuen selbst initiiert werden sollte und dass eine unterstützende und respektvolle Umgebung zur Entfaltung dieser Motivation beitragen kann. MI wurde in den 1980er-Jahren von William R. Miller und Stephen Rollnick entwickelt. Ursprünglich für die Suchtbehandlung konzipiert, hat sich diese Gesprächstechnik als effektiv in verschiedenen Bereichen der Gesundheitsversorgung erwiesen, in denen Verhaltensänderungen notwendig sind.

MI basiert auf der Idee, dass Menschen eher Veränderungen vornehmen, wenn sie freiwillig davon überzeugt sind. Deshalb arbeitet der Gesprächspartner mit offenen Fragen, aktivem Zuhören und wertschätzender Kommunikation. Durch den Austausch wird das Selbstvertrauen gestärkt, Zweifel und Unsicherheiten abgebaut und die Motivation erhöht.

Die Methode basiert auf vier zentralen Prinzipien:

- **Partnerschaftlichkeit**
- **Akzeptanz**
- **Mitgefühl**
- **Evokation**

Im Gespräch über positive Veränderungsmöglichkeiten („Change Talk") wird lautes gemeinsames Reflektieren und Nachdenken gefördert. Ansichten und Gesprächsstrecken, in denen Betroffene eher im Status quo bleiben, nennt man „Sustain Talk".

Techniken, die für Veränderungsbereitschaft beim Motivational Interviewing eingesetzt werden, lassen sich unter „OARS" zusammenfassen[1]:

O – Open-Ended Questions
Offene Fragen, die jede mögliche Antwort zulassen.

A – Affirmations
Affirmationen dürfen als Bestärkung den Fokus auf Fortschritte legen.

R – Reflective Listening Statements
Reflexionen stellen Zusammenhänge her oder betonen besondere Aspekte.

S – Summaries
Verbindende Zusammenfassung oder sammelnde Überleitung.

O: *„Worüber machen Sie sich im Moment am meisten Gedanken?"*
A: *„Ich finde es beeindruckend, wie Sie mit dem Thema umgehen."*
R: *„Ich verstehe, dass Sie das belastet hat. Wie gelang es Ihnen, die Situation zu lösen?"*

[1] Quelle: Demmel, R. & Kemay, G. (2017). Motivational Interviewing: Arbeitshilfen für Therapie und Beratung. Mit einem Geleitwort von Stephen Rollnick. Freiburg i. Br.: Lambertus.

S: *„Darf ich nochmal das Wichtigste heute für uns zusammenfassen?"*

6.5.2 Fallbeispiel: Transgenerationale Transmission und Parentifizierung

CARA in einer Trialog-Situation mit ihrer Mutter Sandra und einem Studienkollegen als Proband für ein Uniprojekt

Während ihres Psychologiestudiums belegt CARA im Sommer 2025 einen Peer-geleiteten Grundkurs zu transgenerationaler Transmission von Abhängigkeit und versucht darüber auch privat einen besseren Zugang zu ihrer Mutter Sandra zu finden. Als Seminararbeit soll CARA gemeinsam mit ihrem Studienkollegen ein trialogisches Beratungsgespräch zu „Parentifizierung in suchtbelasteten Familien" für Angehörige mit Techniken des Motivational Interviewings (MI) simulieren. CARA versucht als Selbsttest mit ihrer Mutter und ihrem Studienkollegen folgenden Gesprächsablauf:

Hintergrund Sandras Alkoholabhängigkeit ist ein offenes Thema zwischen der Mutter und ihrer erwachsenen Tochter. CARAs eigene Alkoholkonsumstörung verdrängen und verharmlosen beide Frauen zum Zeitpunkt der Gesprächsführung. CARA ist unbewusst von den Auswirkungen früherer Parentifizierung ihrer Mutter in ihrer Kindheit und Jugend belastet. CARA und Sandras Beziehung ist im Alltag stark belastet. Beide Frauen leiden beobachtbar unter einer Alkoholkonsumstörung und Selbstwertverletzungen sowie unter diversen unbehandelten Traumafolgestörungen.

Studienkollege

„Vielen Dank, dass Ihr heute beide hier seid. Ich möchte mit Euch gemeinsam einen Raum schaffen, in dem Ihr offen über Eure Gefühle und Erfahrungen sprechen könnt. Mir ist wichtig, dass wir zusammen verstehen, wie sich Eure Beziehung auf Euren Alltag und Euer Miteinander auswirkt – und wie Ihr mehr Verständnis für Euch selbst und füreinander entwickeln könnt. Sandra, ich würde gern mit Dir beginnen. Kannst Du beschreiben, wie es Dir im Alltag mit CARA ergeht? Worüber machst Du Dir am meisten Gedanken?" (O)

Sandra

„Ich bekomme nicht mehr viel mit und weiß gerade nicht, wie ich mich als alte Mama richtig verhalten soll. Ich mache alles, was geht, aber der Alltag wächst mir oft über den Kopf. Ich weiß, dass ich manchmal nicht fair mit CARA umgehe. Ich bin oft so gestresst, dass ich kaum noch weiß, wo mir der Kopf steht. Manchmal rede ich mich heiß und merke, wie ich plötzlich sehr wütend werde. Es fällt mir schwer, in solchen Situationen ruhig zu bleiben."

Studienkollege

„Das klingt anstrengend und es ist mutig von Dir, das so ehrlich anzusprechen. Es braucht viel Vertrauen, sich mit unangenehmen Gefühlen und Wutausbrüchen ehrlich vor anderen Menschen auseinanderzusetzen. Danke, Sandra, dass Du direkt so offen mit uns ins Gespräch einsteigst. Du bist sehr ehrlich, das ist toll. Was würde Dir helfen, um wieder mehr bei Dir zu sein und nicht das Gefühl zu haben, dem Alltag nicht gerecht zu werden?“ (A,R)

Sandra

„Ich weiß es nicht genau. Manchmal denke ich, dass es eh nichts mehr bringt. Ich bin durch und CARA ist erwachsen. Wenn ich weniger Sorgen hätte, dass das Geld immer wieder nicht reicht, hätte ich vielleicht weniger Druck.“

Studienkollege

Ich höre raus, dass Du das Gefühl hast, dass Du als Mama nicht mehr wichtig bist, weil CARA jetzt erwachsen ist. Gleichzeitig fühlst Du Dich für sie verantwortlich und finanziell unter Druck. Das ist sehr verständlich, denn es klingt, als ob die finanzielle Verantwortung für die Familie, die auf denen Schultern liegt, einen großen Teil Deiner Belastung ausmacht. Was könnte dir helfen, um mit deinen finanziellen Sorgen etwas Entlastung zu finden?“ (R)

Sandra

„Ich denke nicht, dass es fair ist, dass wir jetzt so viel und breit über mich sprechen. Ich bin nicht mehr wichtig, ich bin alt. CARA ist wichtig. Ich habe mein Leben schon vermasselt und die finanzielle Lage, die kann niemand ändern, außer wir gewinnen im Lotto.“

Studienkollege

„Es ist völlig verständlich, dass Du das Gefühl hast, als Mama nicht mehr so bedeutend zu sein, weil CARA jetzt erwachsen ist. Und manchmal ist es auch schwer, die eigene Rolle in der Familie positiv zu sehen, wenn man das Gefühl hat, dass es falsch läuft. Gesundheitliche Belastungen bringen viele Familien in finanzielle Bedrängnisse, das ist nicht Deine Schuld, Sandra. Du bist keine schlechte Mama. Wir sprechen gleich auch über CARA. Jetzt darf es erstmal weiter um Dich gehen. Sandra, Du bist heute mit uns hier und öffnest Dich. Ist Dir klar, was für eine große Errungenschaft das ist und wie sehr wir es schätzen, mit Dir heute das Gespräch für unsere Seminararbeit testen zu können? Was glaubst Du, würde Dir aktuell gut helfen?“ (A, R)

Sandra

„Ich weiß es nicht genau. Vielleicht, wenn ich jemanden an meiner Seite hätte, der mich unterstützt und wenn ich wüsste, dass CARA ihr Studium und eigenes Leben gut schaffen kann.“

Studienkollege

„Das ist ein schöner Gedanke. Wir sind alle soziale Wesen und mögen das Gefühl, jemanden an unserer Seite zu wissen. Wenn wir gemeinsam an diesem Punkt anfangen, können wir vielleicht Wege finden, Sorgen loszulassen und einen neuen Blick auf deinen Alltag zu entwickeln. Was könnte für Dich eine erste kleine Veränderung sein, um wieder mehr mit anderen in Kontakt zu kommen?" (A, R, O)

Sandra

„Ja, ich würde gerne im echten Leben jemanden kennenlernen. Im Internet habe ich bisher nur schlechte Erfahrungen gesammelt."

Studienkollege

„Sandra, ich muss Dir wirklich meinen Respekt aussprechen. Ich erlebe selten Menschen, die trotz Negativerfahrungen immer wieder neuen Mut fassen und so klar wie Du Ziele für sich formulieren können. Hast Du konkrete Vorstellungen, wie ein neues Kennenlernen aussehen könnte?" (A, R, O)

Sandra

„Ich habe es am 27. September 2025 geschafft, einen Tag lang gut nüchtern zu bleiben und bin auf dem ersten Recovery Walk in Deutschland in Leipzig mitgelaufen. Dort habe ich viele Menschen getroffen, die Ähnliches wie ich erlebt und mich so lieb behandelt haben, wie ich es seit Jahren nirgends mehr erleben konnte. Ich konnte mich an dem Tag selbst ganz gut leiden und bin mit vielen Leuten ins Gespräch gekommen, die sich auch um ihre Existenzen und Kinder wie ich sorgen. Ich versuche an einer Selbsthilfegruppe teilzunehmen und erhoffe mir über diese Kontakte jemanden kennenzulernen, der mehr Verständnis für mich und meine Herausforderungen mit Alkohol hat."

Studienkollege

„Wow, Sandra, was für eine wertvolle Erfahrung und Danke, dass Du das mit uns teilst. Ich kann mir vorstellen, dass Dein offener Umgang mit deiner Alkoholerkrankung auch für CARA mehr Sicherheit in Eurem Zusammenleben bedeuten kann. Danke." (R)

Sandra

„Vielen Dank, ich versuche weiter dran zu bleiben."

Studienkollege

„Jetzt zu Dir, CARA. Wie fühlst Du Dich?" (O)

CARA

„Es ist schwer für mich, meine Gefühle gegenüber Sandra ehrlich zu beschreiben und es ist mir unangenehm, wenn ich ehrlich bin."

Studienkollege

„Das verstehe ich. Magst Du versuchen uns zu erklären, welche Gedanken Dir gerade durch den Kopf gehen?" (O)

Sandra

„CARA, es ist ok für mich, sei ganz ehrlich, ich fühle mich stabil und sicher mit unserem Gespräch, nutz es ruhig, offen mit uns zu sprechen."

CARA

„Okay, also ich fühle mich irgendwie nie wirklich sicher, egal was Sandra sagt und merke, dass ich Sandra eigentlich nicht vertrauen kann, egal was sie tut. Und das tut mir weh. Mama hat viel durchgemacht und es hat mich oft fertig gemacht, wie schlecht sie sich von fremden Menschen hat behandeln lassen."

Hintergrund

CARA fühlte sich sowohl als minderjähriges als auch als erwachsenes Kind von Sandra bei verschiedenen Verhaltensweisen ihrer Mutter oft verloren und emotional überfordert. Durch ihr Studium und ihren Erfahrungsaustausch mit Beratungsstellen sowie weiteren Betroffenen kann sie mittlerweile die emotionalen Belastungen und strapazierenden Verhaltensmuster in ihrer Familie besser verstehen. Wie stark CARA bereits als Kind Ereignisse und Wahrnehmungen in ihrem Umfeld auf sich selbst als eigene Schwäche bezog, kann sie erst seit kurzer Zeit reflektieren. Wenn CARA unangenehme Gefühle ihrer Mutter gegenüber entwickelt, verurteilte sie sich früher noch mehr, fühlte sich falsch und schuldig. Als es ihrer Mama Sandra sehr schlecht ging, empfand CARA Ekel und schämte sich für das Gefühl. In den Phasen, in denen ihre Mama Sandra euphorisch war, fühlte sie Scham, weil sie das Verhalten ihrer Mama peinlich fand. Wenn ihre Mama Sandra emotional distanziert zu ihr war, spürte sie Kränkung, auch wenn ein Teil in ihr die Distanz der Mutter als Erleichterung empfand.

Studienkollege

Ich kann mir gut vorstellen, wie fordernd Eure Erfahrungen für Dich sind. Was wünscht Du Dir heute von Sandra, damit Du Dich im Alltag mit ihr emotional sicherer fühlen könntest?"

CARA

„Mama, ich wünsche mir, dass Du Dich nicht mehr von anderen Menschen so schlecht behandeln lässt und mich nicht als emotionalen Mülleimer benutzt, um Deinen Kummer abzuladen. Ich bin zwar erwachsen, aber ich bleibe deine Tochter, nicht deine Freundin oder Therapeutin. Bitte lass mich aus Deinen Bekanntschaften in Zukunft raus."

Mit diesem kurzen Auszug aus einer unserer Simulationen möchten wir Ihnen verdeutlichen, wie die OARS-Technik angewandt werden kann. Zudem möchten wir damit zum Ausdruck bringen, mit wie viel Scham das emotionale Spannungsfeld zwischen

Generationen und verschiedenen Rollenerwartungen in Abhängigkeitsverhältnissen durchdrungen sein kann und wie viel Chancen in offenen trialogischen Gesprächen mit positiver Kommunikationstechnik liegen, emotionale Belastungen und Schamgefühle zu identifizieren und gemeinsam aufzulösen, ohne sich in gegenseitigen Vorwürfen aufzureiben.

Sicher ist dieser Gesprächsausschnitt ein sehr idealistisches Bild zwischen einer Sandra und einer CARA. Vermutlich ist der Idealismus meiner Sehnsucht geschuldet, dass ich als Carolin nie mit Gerti diese offene und unbelastete Gesprächssituation erleben konnte.

Als Nächstes widmen wir uns nun einem weiteren empathischen Ansatz, der Angehörige im Umgang mit Alkoholabhängigkeit empowern kann. Erstmalig kam ich mit dem Ansatz im April 2024 in Berlin auf einer Fachtagung für Angehörige der DHS während eines Workshops in Kontakt. Der Ansatz und Gallus Bischof in Person überzeugten uns so sehr, dass Stefan, Janet und ich direkt ein Seminar zur Weiterbildung in Heidelberg im Dezember 2024 dazu bei der GK Quest Akademie absolvierten. Für die Ausgestaltung unseres Peer-Asstistance-Programs haben wir die Prinzipien des CRAFT Familien-Trainings übernommen und zur Anwendung im Trialog mit weiteren sozialen Rollen und Lebensbereichen weiterentwickelt.

6.6 Prinzipien des CRAFT (Community-Reinforcement-Ansatz Familien-Training) als Grundlage trialogischer Peer-Arbeit

CRAFT ist eine Interventionsmethode für Mitbetroffene, die im Alltag in einem engen Verhältnis zu Menschen mit substanzbezogenen Störungen stehen. Meistens sind das Angehörige aus dem privaten Umfeld. Wir möchten die Grundlagen auch für Angehörige aus dem beruflichen Umfeld weiterdenken. Das Training kann mit und ohne Einbeziehung der Betroffenen oder mithilfe von Rollenspielen am Arbeitsplatz und online im Berufsalltag angewandt werden. CRAFT ist ein evidenzbasierter Ansatz zur Verhaltensänderung, der vor allem bei Suchtproblemen in Zusammenarbeit mit Familienangehörigen genutzt wird. Ziel ist es, positive Verstärker im Umfeld von Betroffenen zu stärken, um das gewünschte Verhalten zu fördern und suchtbedingte Verhaltensweisen zu reduzieren. Dabei wird das soziale Umfeld – vor allem Familie und Freundeskreis – aktiv in die Therapieanbahnung und Begleitung eingebunden, um Unterstützung und nachhaltige Veränderungen zu sichern (Smith 2013). Viele Menschen leben alleinstehend. Deshalb ist die ausgelagerte Angehörigenrolle im Arbeitsumfeld heute so wichtig.

Prinzipien nach CRAFT

- Verstärkung positiver Verhaltensweisen
- Vermeidung individueller Verstärker für problematisches Verhalten
- Aufbau eines unterstützenden Alltags
- Stärkung der Veränderungsmotivation
- Einbindung des sozialen Umfelds
- Integration in die Gemeinschaft

Ein trialogischer Ansatz, der auch im Community Reinforcement and Family Training (CRAFT) berücksichtigt wird, kann gegenseitiges Vertrauen fördern und Beziehungen langfristig stärken, die von Abhängigkeitserkrankungen belastet sind. Aufgrund der strukturellen Stigmatisierung von Alkoholabhängigkeit in allen kulturellen, politischen und wirtschaftlichen Bereichen – nicht nur während der Behandlung und im Kontakt mit Medizin oder Pflege – haben wir in unserem Peer-Assistance-Program die Prinzipien von CRAFT, Motivational Interviewing (MI) und positiver Kommunikation sowie die bereits vorgestellten Modelle und Selbstreflexionen in 5 Modulen mit verschiedenen Formaten inklusive strukturierter AI-Reflexionsräumen (voice-only) für diverse Zielgruppen für den Fachbereich und Berufsalltag weiterentwickelt. Eine Übersicht unserer Entstigmatisierungs-Tools haben wir Ihnen am Ende des Buches zusammengestellt.

Da wir uns bei Betroffenheit von Abhängigkeitserkrankungen häufig mit Verhalten konfrontiertsehen, dass uns verletzt, verzweifeln lässt oder entmutigt, kann es besonders auch für Angehörige nach langen konfliktreichen Krisenzeiten sehr erleichternd sein, eine unterstützende Umgebung für sich und die Familie zu schaffen, die Vorurteile und Enttäuschungen überwinden kann. In vielen Lebenskontexten stehen Kolleg:innen oder Sprechstundenmitarbeitende in der Hausarztpraxis oder eine Pflegekraft bestimmten Indexpersonen näher als sonst eine Person im Sinne einer Angehörigen. Viele Menschen unter uns sind vereinsamt. Einige können durch Interventionen wie Community Reinforcement and Family Training (CRAFT) gar nicht erreicht werden, da sie nicht in klassischen Familien oder Beziehungen mit Angehörigen zusammenleben.

Indem also die positive Motivation des gesamten sozialen Umfelds in einen gemeinsamen Veränderungsprozess mit einbezogen wird, können auch die Bedürfnisse und Belastungen aller sozialer Akteur:innen, die durch Abhängigkeitserkrankungen entstehen, frühzeitig und angemessen berücksichtigt werden. 7 von 10 Betroffenen mit Abhängigkeitserkrankungen kamen durch die Hilfe des **Community Reinforcement and Family Training (CRAFT)** ihrer direkten Angehörigen in professionelle Behandlung.[2] Diese 8 Module können in verschiedenen Sitzungen unterschiedlich angewandt werden (Abb. 6.2).

Schulungen zum CRAFT-Familientraining bietet in Deutschland die GK Quest Akademie GmbH mit Hauptsitz in Heidelberg an, deren Seminare wir als Profis und Peers wärmstens empfehlen können (www.gk-quest.de).

Die Trainingseinheiten zeichnen sich durch hohe Flexibilität und individuelle Gestaltungsmöglichkeiten je nach sozialer Situation und Kontext der Klient:innen aus. Sie können also mit unterschiedlichen Modulen starten, Module frei wiederholen oder modifizieren und die Reihenfolgen je nach individueller Problemstellung ändern. Nach unserer Erfahrung hat es sich in jedem Training bewährt, vor Beginn der Module immer wieder den aktuellen Status des betreffenden Systems kurz zu analysieren, einen gemeinsamen

[2] Jane Ellen Smith, Robert J. Meyers, 2013: „Mit Suchtfamilien arbeiten. CRAFT: Ein neuer Ansatz für die Angehörigenarbeit." Übersetzt von Gallus Bischof und Jennis Freyer-Adam; ISBN: 978–3–88414-797-9

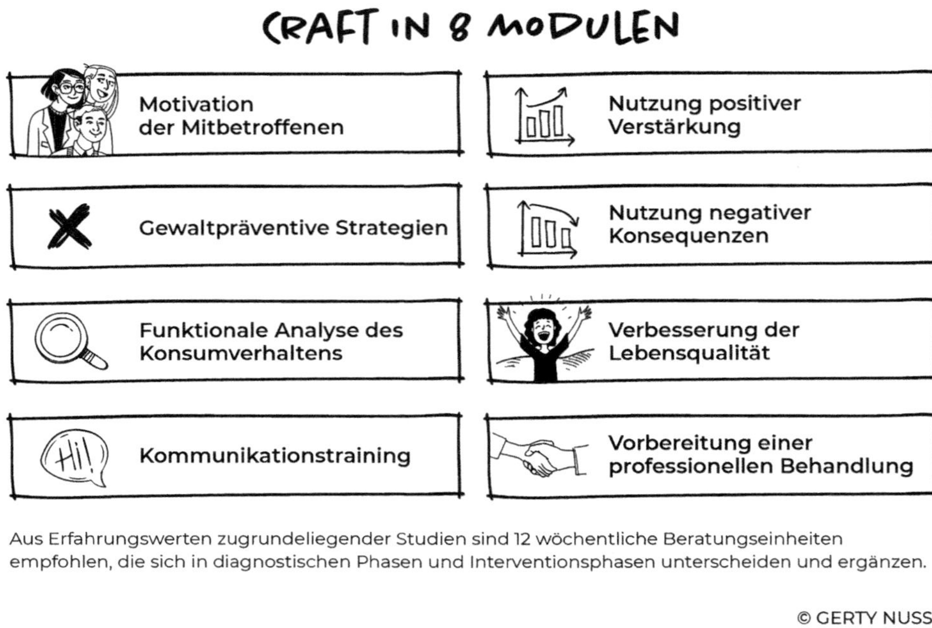

Abb. 6.2 CRAFT-Prinzipien & neue Ansätze für die Angehörigenarbeit

Auftrag zu konkretisieren und die zugrunde liegende Motivation aktiv ins Bewusstsein zu rufen.

Motivation der Mitbetroffenen

Hier geht es darum, das Umfeld zu ermutigen, Personen, die unter Abhängigkeitserkrankungen leiden, aktiv zu unterstützen. Ressourcen, Fähigkeiten und Motivationen werden gemeinsam identifiziert und gestärkt, damit sowohl Betroffene als auch Mitbetroffene einen offenen und positiven Umgang mit ihren Belastungen entwickeln. Ziel dieses Moduls ist es, Indexpersonen in ihrem Erleben als Mitbetroffene zu entlasten und ihnen in ihrer unterstützenden Rolle Mut zu machen, aktiv an der Veränderung des Umfelds der Betroffenen mitwirken zu können. Mitbetroffene lernen mit analytischen und kommunikativen Hilfestellungen, ihre Unterstützung so zu gestalten, dass sie langfristig zum Abbau der Krankheitslast beitragen, ohne ihre eigenen Grenzen zu überschreiten oder ihre eigenen Bedürfnisse zu vernachlässigen. Motivation ist in all unseren Modulen und Interventionen entscheidend, um positive Veränderungen in sozialen Systemen herbeiführen zu können. Somit nehmen Sie als Fachkräfte und wir als Peers eine tragende Rolle bei der Förderung der Motivation ein.

- **Motivation durch Anerkennung:** Wir können Motivation verstärken, indem wir bereits gezeigte Bemühungen aktiv wertschätzen: *„Ich sehe, wie Sie sich um die Indexperson sorgen, das ist eine große Stärke.“*
- **Motivation durch eigene Stärken:** Wenn wir besondere Fähigkeiten der Mitbetroffenen identifizieren und betonen können, stärkt das ihre Motivation und ihr Selbstvertrauen: *„Sie nehmen die Aussagen nicht persönlich, das zeigt mir, wie gut Sie sich in Ihrer Rolle abgrenzen und ihren Selbstwert schützen können.“*
- **Motivation durch Perspektivwechsel:** Sprechen Sie mit Mitbetroffenen darüber, wie sie sich eine positive Veränderung mit der betreffenden Person vorstellen. Auf diese Weise werden mögliche Verbesserungen konkreter und greifbarer: *„Wie sähe ein typischer Alltag für Sie aus, wenn Sie sich auf Ihre Absprachen verlassen könnten?“*
- **Motivation durch gemeinsame Ziele:** Mitbetroffene haben meistens vordergründig Konsumreduktion oder Abstinenz als Ziele vor Augen und setzen sich damit oft selbst unter Druck. Ermutigen Sie Mitbetroffene, weitere Ziele zu formulieren, die sie durch das Training erreichen möchten: *„Was ist Ihnen persönlich wichtig in diesem Veränderungsprozess? Wie stellen Sie sich Ihre Unterstützung vor?“*
- **Motivation durch echtes Verständnis:** Durch aktives Zuhören können Sie die individuellen Herausforderungen der Mitbetroffenen anerkennen und ihnen bei wiederkehrenden Krisen Mut machen, in ihrem eigenen Tempo dran zu bleiben. Nehmen Sie sich immer wieder genügend Zeit, die jeweiligen Situationen systemisch zu analysieren, um die Ursachen für Widerstände und Konflikte immer wieder mit weniger Scham- und Schuldgefühlen ehrlich besprechbar zu machen. Das hilft auch, die Erkrankungslast, die meistens allen Beteiligten an die Substanz geht, auf individueller Ebene zu entmoralisieren.

Gewaltpräventive Strategien

Berichten Mitbetroffene über Gewalterfahrungen, sollten Sie das Thema direkt priorisieren und erarbeiten, von welchen Faktoren die Gewaltbereitschaft begünstigt wird. Um Gewalt zu vermeiden, sollten bekannte Risikofaktoren präventiv bearbeitet werden. Liegt ein grundsätzlich hohes Gewaltpotential vor, skizzieren Sie bitte direkt einen Eskalations- und Notfallplan und nehmen entsprechende Expert:innen und verantwortliche Stellen hinzu.

Checkliste Gewaltprävention

1. Erkennen Sie bei Konfliktthemen den richtigen Moment.
2. Vermeiden Sie persönliche Vorwürfe und Beschuldigungen.
3. Grenzen Sie sich klar mit kurzen Aussagen ab.
4. Bewahren Sie in Gesprächen Ruhe.
5. Nutzen Sie Ich-Botschaften.
6. Beenden Sie Gespräche rechtzeitig, wenn die Situation angespannt ist.
7. Halten Sie Notfallnummern und Notfallkoffer für Gefahrensituationen griffbereit.

Weitere Gewaltformen, die neben körperlicher Gewalt oft im Kontext von Alkoholabhängigkeit vorkommen können, lassen sich wie folgt beschreiben:

Psychische/emotionale Gewalt Systematisches Abwerten, Demütigen, Gaslighting (Realitätsveränderung), Einschüchterung oder absichtliche Herabsetzung zur Kontrolle oder Erniedrigung. Diese Form emotionaler Gewalt führt zu Angst, Scham und Selbstzweifeln. Beispiel: *„Du bist doch sowieso nicht zurechnungsfähig. Das, was Du erinnerst, ist falsch – hör auf, Dich so wichtig zu nehmen.“*

Verbale Gewalt Beschimpfungen, Drohungen, ständige Kritik oder Anschreien; zielgerichtet, um zu verletzen oder zu dominieren. Beispiel: *„Wenn Du das noch einmal tust, schmeiß ich Dich raus!“*

Zwangskontrolle Dauerhafte Einschränkung von Autonomie durch Regeln, Überwachung, Entscheidungen über soziale Kontakte, Termine oder Behandlung. Oft subtil und kumulativ im Erleben. Beispiel: *„Du darfst heute niemanden anrufen – ich entscheide, wann Du Besuch bekommst.“*

Sexualisierte Gewalt Zwang zu sexuellen Handlungen, sexuelle Herabwürdigung, Ausnutzen von Hilflosigkeit oder psychischer Verfassung; auch pornografische Zwangsexposition oder Bedrohungen. Beispiel: *„Wenn du nicht mitmachst, erzähl ich, was Du sonst schon alles kannst.“*

Vernachlässigung Emotionale Unterlassung, systematisches Ignorieren von Grundbedürfnissen (Zuwendung, medizinische Versorgung, Hygiene, angemessene Ernährung) – dies kann bei psychisch erkrankten Angehörigen sowohl durch Überforderung als auch durch absichtliches Ignorieren passieren. Beispiel: *„Geh weg, ich brauche meine Ruhe!“*

Emotionale Erpressung
Androhung von Trennung, Entzug von Kindern, Meldung an Behörden oder Veröffentlichung privater Informationen, um Verhalten zu erzwingen.

Beispiel: *„Wenn Du nochmal trinkst, trenn ich mich von Dir.“*

Jede Form krankheitsbedingter Gewalt ist ernst zu nehmen, nicht zu verharmlosen, aber auch nicht zu skandalieren oder zu moralisieren. Dokumentieren Sie jedes mögliche Anzeichen sachlich und fragen Sie im Gespräch mit Betroffenen oder Mitbetroffenen nach Kontakten zu weiteren möglichen Helfenden im System. Achten Sie auf Hinweise zu Gewalterfahrungen in Gesprächen wie: wiederkehrende Aussagen, Angst vor Angehörigen, unerklärte Terminabsagen, widersprüchliche Angaben. Dokumentieren Sie Irritationen, fragen Sie vertraulich nach. Bitten Sie bei Paaren um Einzelgespräche ohne Begleitperson. Bieten Sie Unterstützung und eine Sicherheitsplanung an. Reflektieren Sie gerade selbst, dass Sie in manchen Rollen in starken Belastungssituationen zu unkontrollierten

Gewaltausbrüchen neigen, oder möchten Sie sich vor Risiken durch Gewaltausbrüche zukünftig besser schützen, dann sprechen Sie bitte auch darüber offen, ohne sich zu schämen und holen sich Hilfe.

Scham- und Schuldgefühle helfen uns meistens nicht, Ursachen für emotionale Ausbrüche rechtzeitig zu erkennen und zu kontrollieren. Beschämung kann Betroffene in noch mehr Scham, Versteck- oder Rückfallverhalten treiben und damit langfristig riskantes Verhalten verstärken. Empathische Reaktionen sollten auf Gefahrenabwehr, Deeskalation, Stabilisierung und zieloffene Behandlung zielen, nicht auf Demütigung. Ressourcenmangel, Versorgungslücken und Kommunikationsprobleme können Gewalt zwischen Fachkräften, Angehörigen und alkoholerkrankten Personen begünstigen.

Funktionale Analyse des Status quo

In diesem Modul analysieren Sie mit den Mitbetroffenen nicht nur das Verhalten der betroffenen Person, sondern des ganzen Systems und des erweiterten sozialen Umfelds. Sie reflektieren auf Basis der bisherigen Erfahrungen und Beobachtungen, warum in welchen Situationen welche Dysfunktionen wie sichtbar werden und welche Funktion der Konsum jeweils erfüllen könnte.

Analyse des Konsumverhaltens:

- Wann, wo und wie oft in welchen Situationen wird konsumiert?
- Was passiert im Kontext und Vorfeld des Konsums?
- Was soll der Konsum bewirken?
- Was passiert in Folge des Konsums und welche Konsequenzen hat das?

Ziel dieser Analyse ist nicht, das Konsumverhalten zu bewerten oder zu moralisieren, sondern es besser zu verstehen. Dadurch können Faktoren, die den Konsum auslösen, früher erkannt, vermieden oder anders bewältigt werden. Mit einem besseren Verständnis für konsumverstärkende Einflüsse können neue Strategien entwickelt werden, die positives Verhalten verstärken und unerwünschtes Verhalten minimieren helfen. Indem wir Gespräche über Probleme im Umgang mit Alkohol normalisieren, können wir die Selbstbeschämung und Selbstverurteilung auf individueller Ebene abbauen und die Motivation stärken, ehrlicher miteinander über unser Konsumverhalten zu sprechen.

Kommunikationstraining

Die Ziele der CRAFT-basierten Kommunikationsstrategien sind die Verbesserung der Lebensqualität sowohl der Angehörigen als auch der Betroffenen, die Reduktion des Konsums bei Indexpatient:innen (IP) und die Förderung der Behandlungsbereitschaft der IPs. Darüber hinaus möchten wir folgende Trainingsziele mit unserem Peer-Assistance-Program im Trialog unterstützen:

- Motivation über positive Atmosphäre und offene Haltung
- Verbesserung der Kommunikationsfähigkeiten und Konfliktlösungspotentiale

- Identifikation und Verstärkung positiver Verhaltensweisen
- Konkrete Hilfestellungen bei Konsum, Konflikten oder Gewalt
- Interpersonelle und intersektorale Stärkung des unterstützenden Netzwerks

So beginnen wir mit einem ersten Kennenlernen aller wichtigen Personen durch die Ansprechperson, um eine positive Stimmung zu fördern. Wichtig ist, die Kontaktperson zu ermutigen, ihre Perspektiven offen zu teilen. Dabei werden gemeinsam Erwartungen geklärt und klare Ziele für das Training formuliert. Wichtig ist, eine Atmosphäre des Respekts und des Verständnisses zu schaffen, in der sich alle wohlfühlen und konstruktiv an den Veränderungen arbeiten können. Die Fachkraft und/oder Peer kann beispielsweise mit positiven Rückmeldungen starten, indem sie die Stärken und positiven Aspekte des Systems hervorhebt und die betroffene Personengruppe ermutigt, offen über Wünsche und Sorgen zu sprechen.

Da Alkoholprobleme noch so stark mit Schamgefühlen und einer negativen Vorstellung unserer eigenen Identität einhergehen, hilft es nach wie vor, wenn wir und besonders ich in meiner Person mit meinen Erfahrungen als Tochter einer Alkoholikerin und mit meinen Erfahrungen als alkoholabhängige Fach- und Führungskraft offen von meinen eigenen Erfahrungen berichte. Mit unseren interaktiven Modulen demonstrieren wir in Gruppenarbeit verschiedene Blockaden an den Modellen, die wir Ihnen bereits vorgestellt haben. In unseren Fach- und Führungskräfteschulungen kann jede Person durch verschiedene emotionale Höhen und Tiefen der Alkoholabhängigkeit in unterschiedlichen Phasen der Erkrankung und mit mehreren Perspektiven verschiedener Rollen gleichzeitig reflektieren, ohne sich in irgendeiner Form offenbaren zu müssen. Dennoch haben sich bisher nach jeder Intervention mit uns Betroffene und Mitbetroffene während der Schulungen oder im Nachgang geöffnet, erlebten eine starke emotionale Erleichterung und zeigten Bereitschaft, sich dem Thema Abhängigkeit, emotionale Gesundheit und Stigma stärker zu öffnen.

Nachdem wir also Räume mit unserer gelebten Peer-Erfahrung in Kombination mit einfachen sozialen Erklärungsmodellen erfüllt haben, sind unsere Programmteilnehmer:innen bereit, in die Selbstreflexion und Kommunikationsübungen einzusteigen.

Denn Kern unserer Arbeit ist es, die Kommunikationsfähigkeiten der Mitbetroffenen und Betroffenen zu verbessern, um Konflikte in der Gruppe zu regulieren und konstruktiv zu begleiten. Hier lernen Teammitglieder, gewaltfreie und respektvolle Gesprächsführung in verschiedenen Rollen und für verschiedene Situationen anzuwenden. Mit interaktiven Trainingsmethoden üben wir positive Kommunikation, bei der die Teilnehmenden langsam herangeführt werden, sich offen über Gefühle und Bedürfnisse auszudrücken. Dabei geht es auch um aktives Zuhören sowie darum, unvoreingenommen und wertfrei aufeinander einzugehen. Letztendlich, um Barrieren und Missverständnisse abzubauen. Konflikte dürfen dabei auch aktiv als Chancen gesehen werden, um den gemeinsamen Veränderungsprozess weiterzuführen und um die Beziehungen durch selbstaktive Konfliktlösungen zu stärken.

Eine der einfachsten Methoden, um Kommunikation gewaltfreier zu gestalten, sind „Ich-Botschaften“.

Positive Ich-Botschaften

„Ich mache mir Sorgen, wenn du trinkst, weil ich nicht möchte, dass es dir schlecht geht.“
„Ich bin froh, wenn wir gemeinsam Aktivitäten machen können.“
„Ich merke, wie wichtig es mir ist, dass es dir gut geht.“
„Ich wünsche mir, dass wir offen über deine Gefühle sprechen können, statt dass du trinkst, um dich zu beruhigen.“
„Ich fühle mich erleichtert, wenn du mir ehrlich sagst, dass du abends Alkohol trinken möchtest.“

Negative Du-Botschaften

„Du trinkst immer wieder, obwohl du weißt, dass es dir schadet.“
„Du bist total abhängig, du kannst es ohne kaum noch.“
„Du hast kein Verantwortungsbewusstsein.“
„Du bist eine Gefahr für dich und alle um dich herum.“
„Du machst immer wieder, was du willst, und nimmst keine Hilfe an.“

Jede Kommunikation, die im Umgang mit Alkoholerkrankungen und jeder Form von Abhängigkeit zwischen uns **ohne persönliche Herabwürdigung** stattfinden kann, ist ein fundamentaler Baustein einer tragfähigen Prävention für die nachwachsenden Generationen. Oder einer ressourcenschonenden Recovery für unsere alternden Generationen Y, X und die sog. „Boomer“. Ich könnte mir gut vorstellen, dass manche schwer traumatisierten und sozial belasteten Menschen mit steigendem Pflegebedarf in pharmazeutisch innovativen Pflegeeinrichtungen mit empathischer Rücksichtnahme auf strukturelle Spätfolgen diverser chronifizierter Konsumerkrankungen besser aufgehoben wären als in Spielhallen oder Eckkneipen. Nur, wer soll den „Luxus“ im Alter ab Mitte des 21. Jahrhunderts für Millionen vereinsamte und verarmte Menschen finanzieren? Besonders, da es sich im Alter bei Armut bislang überwiegend um Frauen oder andere marginalisierte Gruppen handelte. Ich glaube daran, dass ein gemeinsames Bewusstsein für unseren alkoholfreien Mehrwert und unsere Chancen daraus, als soziale Wesen in diversen und inklusiven Systemen zu erwachsen, überleben wird. Die Natur ist ein perfektes System und hält jede Vielfalt, uns weiterzuentwickeln, bereit. In empathischen Gesellschaften wie in Dänemark wird Positivität auch kommunikativ gefördert. Sie können in jeder Gemeinschaft Menschen ermuntern, gemeinsam aktive alkoholfreie Belohnungssysteme miteinander einzuführen, um das Wohlbefinden für alle in sozialen Gruppen zu verstärken. Egal welche Gruppe, und egal worum es untereinander geht. Bilden Sie Interessengruppen und tauschen Sie sich zu Ihren Themen aus. Geben Sie sich gegenseitig positive Anerkennung. Unabhängig von Alkohol und unabhängig von Leistungen. Nutzen Sie als Belohnungen gemeinsame Freizeitaktivitäten oder kleine Anerkennungen untereinander. Das Ziel ist, dass wir gemeinsam wieder lernen, durch positives Erleben unsere Beziehungen (wieder) zu stärken und Verhalten, mit dem wir uns selbst oder anderen schaden können, zu reduzieren. Am besten finden Sie Aktivitäten, die Sie jederzeit niederschwellig und ohne

Konsumzwang gemeinsam tun können und möglichst viele Ihrer Sinne in Bewegung an der frischen Luft aktivieren. Auch in der Stadt wachsen zum Beispiel wilde Pflanzen. Gehen Sie einfach mal ohne Plan los und schauen Sie, welche Gewächse Sie am Wegrand finden. Erkennen Sie typische Wildkräuter wie Löwenzahn, Gänseblümchen, Spitzwegerich, Klee, Brennnesseln oder Schafgarbe, wenn sie daran vorbei gehen? Wissen Sie, was diese Kräuter jeweils in unserem Körper und für unseren Geist bewirken können? Viele Kräuter sind reich an Vitaminen, Mineralstoffen und Antioxidantien. Sie können entzündungshemmend, entgiftend und vitalisierend wirken.

Zwischen Kulturgut und Zellgift liegt eine jahrtausendealte Prägung und Milliardeninvestitionen einer Industrie, die Sie statt mit Alkohol mit positiven Botschaften wie diesen einfach kippen können:

1. Alkohol ist kein Kulturgut, sondern ein Zellgift und die weltweit schädlichste Droge.
2. Lebensfreude und Genuss brauchen keinen Alkohol. Nicht Alkohol, sondern Menschen schaffen besondere Momente.
3. Alkohol manipuliert Gefühle. Emotionen sind existenzielle Signale, kein Anlass zur Betäubung.
4. Mit Alkohol bewältigen wir Probleme, die wir ohne ihn nicht hätten. Alkohol ist Stress für unser System.

Kommen wir nun aber von CRAFT-Prinzipien über heilsame Gewächse zu dem eigentlichen **Ziel und Zweck dieses Buches**.

6.7 Empathie und Empowerment bei Abhängigkeitserkrankungen mit dem GERTY-NUSS-Peer-Assistance-Program

Zu Beginn fiel es mir nicht leicht, aus der Fülle an Erfahrungen und Erkenntnissen in all meinen Rollen die richtigen Worte, Fragen und Antworten in einem einzigen Format als Erstautorinnenwerk zusammenzustellen. Bis zum letzten Moment der Manuskriptfertigstellung diskutierte ich mit verschiedenen Expert:innen, für wen, also für welche konkrete Zielgruppe dieses Buch nun eigentlich primär geschrieben worden sei? Es ist wohl Teil der Komplexität von Alkoholabhängigkeit, Stigmatisierung und Traumafolgeerkrankungen in Deutschland, dass wir nie genau wissen, welche Fachkraft oder Angehörige in welcher Rolle mit welcher Funktion mit welchem emotionalen Thema hinter ihrer Fassade im Kontext von Alkohol mit uns interagiert. Ich habe einige Bürgermeister und Politikerinnen in Bayern in den letzten Jahren kennengelernt, die das Thema Stigmatisierung und Alkoholabhängigkeit aus verschiedensten Rollen sehr intensiv erlebt, auch wissenschaftlich und kulturell durchdrungen und den Mut bereits gefunden haben, in all ihren Rollen kommunikativ mit zur Entstigmatisierung von Alkoholabhängigkeit in Deutschland beizutragen. Gleichzeitig sind mir schon Mediziner und Profis begegnet, die eigene

Stigmatisierungseffekte in ihrer Haltung und Kommunikation noch nicht so gut reflektieren und bearbeiten können. Uns beauftragen Fachkliniken, Fachverbände, Pflegeeinrichtungen, Schulen, und Unternehmen, die bereits schon sehr empathische Fach- und Führungskräfte haben, weil ihnen als Organisation die Bedeutung unserer strukturellen Alkoholabhängigkeit längst bewusst ist. Genauso werden wir von Facheinrichtungen, Branchen und Arbeitgebenden als fürsorgliche Intervention gebucht, wo noch große Unsicherheit im Umgang mit Alkoholproblemen, Sucht und psychischer Gesundheit vorherrscht.

Ich tu mich ehrlich gesagt schwer, eine konkrete Zielgruppe für den Entstigmatisierungsbedarf von Alkoholabhängigkeit im Umgang mit Betroffenen festzulegen. Die Stigmatisierung von Alkoholerkrankungen sowie die gemeinschaftliche Verharmlosung von Alkoholtrinken sind wie geschildert bislang in einigen medizinischen, sozialen, wirtschaftlichen, politischen, medialen und pädagogischen Fachbereichen unter Fachkräften, Führungskräften und Profis in verschiedenen privaten und öffentlichen Rollen noch recht unreflektiert vertreten.

In Fachkliniken, Unternehmen, Schulen und weiteren stationären Einrichtungen besprechen wir häufig im Vorfeld unserer Einsätze, welche emotionalen und kommunikativen Herausforderungen im jeweiligen System interpersonell (Station/Standort/Abteilung/Klasse/Team/Gruppe) vorliegen, und welche Ziele mit unseren Reflexions- und Kommunikationsübungen für die Gemeinschaft und die einzelnen Kräfte mit unseren Schulungen erreicht werden sollen. Die Kernziele unserer Entstigmatisierungsarbeit sind im offenen Umgang mit Alkoholabhängigkeit Sensibilisierung, Aufklärung, Selbstreflexion und Stärkung der Kommunikationskompetenz.

Die **ZIELE** unseres ***Peer-Assistance-Programs*** haben wir in den **5 Modulen SENSE, SCIENCE, SELF, SAY und SET** zusammengeführt.

SENSE – Sensibilisierung für die besondere Bedeutung von **Selbststigma** bei strukturell kultivierter **Alkoholabhängigkeit.**

- Wir veranschaulichen Stigmatisierungseffekte nach Politik, Kulturkreis, Lebenskontext, System, Kommunikation, sozialer Rolle und Erkrankungsverlauf.
- Wir nutzen unsere rollenübergreifenden Peer- und Profi-Erfahrungen als gelebtes Wissen (***„Lived Experiences“***) und sensibilisieren über die Offenlegung unserer erlebten Scham- und Schuldgefühle für die Erkrankungslast, die sich aus Stigmatisierung zusätzlich ergibt
- Wir bieten unsere erlebten Erfahrungen als kurze Impulse, Key Notes, Fachvorträge, Rollenspielanleitungen für interpersonelle Verständigung, oder Gesprächssimulationen und Leitfäden für gemeinsame Kommunikationstrainings an.
- Wir simulieren und trainieren Fürsorge- oder Klärungsgespräche im Kontext psychischer Erkrankungen am liebsten **mindestens im Dialog, gerne im Trialog** oder als Gruppenarbeit.

- Wir haben diverse Formate (Vortrag, Video, Beratungsgespräch, Online-Webinar, Schulung, Workshop, stukturierter AI-Reflexionsraum (voice-only), Gesundheitstag oder Kommunikationstraining) nach unterschiedlichen **transgenerationalen, transsektoralen oder transfunktionalen Rollenbeziehungen** im Privatleben, Berufsleben und helfendem Setting omnyvers angelegt.
- Fach- und Führungskräfte, die besonders von unserer Sensibilisierungsarbeit zur frühen Hilfe und Prävention profitieren können, arbeiten in der **Verwaltung, Kita, Schule oder in Unternehmen.**

SCIENCE – Wissenschaftliche Aufklärung mithilfe diverser praxisorientierter gesprächsanregender Erklärungsmodelle über Stigmatisierung, Kommunikationspsychologie und psychosoziale Grundbedürfnisse im Zusammenhang mit Alkoholismus.

- Wir geben Fachkräften, Führungskräften und Profis **wissenschaftliche Modelle** mit an die Hand, die unserem transgenerationalen und transsektoralen Stigmaerleben als Peers entsprechende Evidenz gibt.
- Wir machen auf **systemische Ursachen und soziale Mitverantwortung** bei unerwünschten Verhaltens- und Kommunikationsweisen sowie Erkrankungsbildern, die effektiv von Lebensstil und öffentlicher Gesundheitspolitik reguliert und in manchen Fällen durch klare Kommunikation sogar komplett vermieden werden könnten, aufmerksam. Wie z. B. auf FASD.
- Wir bieten verschiedene **entstigmatisierende Erklärungsmodelle** aus dem Bereich der Soziologie, Kommunikationswissenschaft, Psychologie und Stigmaforschung an, die wir für unsere Reflexionsarbeit im Trialog mit Peers, Profis und Personen aus dem sozial relevanten Umfeld modifiziert haben, um besonders in der intersektoralen, transgenerationalen und interpersonellen Verständigung niederschwelliger zum Einsatz zu kommen.

SELF – Selbstreflexionen und Erkenntnisgewinn für mehr emotionale Sicherheit, Verhaltensorientierung und Motivation, die dynamische Verantwortung in unterschiedlichen Situationen, Rollen und Funktionen im Umgang mit Alkoholproblemen positiv besprechbar machen. Für folgende und viele weitere Unsicherheiten bieten wir Selbstreflexionen an:

- Wo können wir wie Stigmatisierungseffekte in unseren Systemen, sozialem Handeln und unserer Kommunikation früher erkennen und wie können wir entstigmatisierend in unseren Systemen positiv Einfluss nehmen?
- Warum ist Sprache und Kommunikation so wichtig für emotionale und mentale Gesundheit und wie nutze ich positive Kommunikation als mentale Prävention, emotionale Unterstützung und aktive Selbstheilung?
- Wann sprechen wir von Konsumproblemen und wann von einer Erkrankung? Wann ist eine Abhängigkeit chronisch und wann heilbar?

- Wann sind Gefühle, Denk- und Verhaltensweisen Teil selbstbestimmter Regulierung und in welcher Rolle wird bei welchen Anzeichen unter uns Hilfebedarf Teil unserer Mitverantwortung?
- Wie stabilisieren wir unsere Beziehungen als Helfende, wann entscheiden wir uns in welcher Rolle und Situation im Umgang mit Alkoholabhängigkeit für Selbstschutz und wann bringen wir für unser Umfeld Empathie auf?

SAY – Gesprächsaktivierung und Kommunikationstraining zur gemeinsamen Offenlegung von Stärken, Skills und Ressourcen. Über sichere Räume und offene Gespräche zwischen Betroffenen, Mitbetroffenen und Fachkräften schaffen wir ein tieferes Verständnis und neue Motivation, gemeinsame Ziele leichter zu erreichen.

- Kommunikation wirkt überall in unserem Alltag, als Teil unserer Kultur, Orientierung für unsere Wahrnehmungen und Filter für unsere Empfindungen. Wir helfen mit unseren Kommunikationstrainings, das Bewusstsein für positive, gewalt- und stigmafreie Sprache besonders in Konflikt- und Belastungssituationen aufrechtzuerhalten.
- Wir beraten Fachkräfte und Mitbetroffene, in welchen Phasen und Situationen welche Art unserer Kommunikation Stigma und Schamgefühle eher verstärken oder welche Aussagen und Hilfestellungen Stigmatisierung und blockierende Vorstellungen abbauen hilft.
- Wir haben für verschiedene Rollenkonstellationen und Gesprächsanlässe Leitfäden als Gesprächsvorbereitung und Unterstützung in Gesprächen sowie Video-Gesprächssimulationen mit Positiv- und Negativbeispielen im Vergleich zum Üben konzipiert.
- Mit unseren kurzen Rollenspiel-Interventionen können Fachkräfte und Mitbetroffene über Gesprächsleitfäden hinaus Gesprächsdynamiken und verdeckte Barrieren aus verschiedenen Perspektiven leichter begreifen und ihre Kommunikationsfähigkeiten spielerisch stärken und weiterentwickeln. Das darf sogar Spaß machen.

SET – Implementierungshilfen und Handlungsgrundlagen zur Umsetzung von Entstigmatisierungsmaßnahmen in Ihrem persönlichen Gestaltungs- und Wirkungsumfeld.

Hinsichtlich **Organisationsstruktur, Prozessen und Policy** sollten klare **Anti-Stigma-Richtlinien** im Kontext sozialer Gesundheit formuliert werden. Unter **sozialer Gesundheit** verstehen wir emotionale, mentale, und physische Gesundheit. Echte vertrauliche Kommunikationswege und sicher vertrauliche Ansprechpersonen müssen für alle Rollen in einer Organisation bekannt und jederzeit ansprechbereit sein. Gibt es bereits interpersonell Zweifel hinsichtlich interner Loyalität und Integrität, wissen Sie definitiv, dass Sie ein Thema mit Stigma, Dysfunktionalität und negativer Kommunikation in Ihrer Organisation haben.

Emotionale Sicherheit, Vertrauen und Zugehörigkeit sind das A und O für produktive und empathische Wirkungsstätten, um auch in dauerhaften Krisen emotionalen

Belastungen, psychischen Problemen oder Abhängigkeitserkrankungen würdevoll begegnen zu können.

Um Schamgefühle und Selbststigmatisierung in mitverantwortlichen Rollen zu senken und das Verständnis für die Bedeutung unserer **gemeinsamen stigmafreien Rahmenkommunikation im Therapie-, Familien-, Schul- und Arbeitsalltag** zu schärfen, sollten Sie mit Angehörigen, Helfenden und verantwortlichen Fach- und Führungskräften in Ihrem Umfeld regelmäßig niederschwellige Empathie-Impulse als Commitment vereinbaren. In Krisenzeiten können **Peer-Assistance-Program über externe Trainer:innen als Pflichtkurse für Leitungspersonal** einberufen werden. Am besten definieren Sie solche Fälle und Stufenpläne in Betriebsvereinbarungen, um mit Transparenz frühzeitig Sicherheit für „Antistigmatisierung" zu schaffen. Leiden Mitbetroffene unter emotionalen Belastungen, starker Stigmatisierung oder Selbstwertverletzungen, könnten solche verpflichtenden Kriseninterventionen eine zusätzliche Chance bieten, die Gesprächsbereitschaft und Bereitschaft zur Selbstreflexion zu erhöhen, ohne einzelne mitbetroffene Fach- und Führungskräfte in der Ansprache unnötig weiter zu verunsichern. Die Titel der Schulungen, die wir Mitbetroffenen im Auftrag Ihrer Arbeitgebenden anbieten, heißen ja nicht *„Auch Alki oder völlig überfordert mit Deiner Verantwortung für verdeckte oder offene Alkis als Rolle x, y, z, und jetzt?"* – sondern eben „Empathie und Empowerment im Umgang mit Alkoholabhängigkeit: Tägliche Impulse für Eigenverantwortung, Empathie und Selbstschutz als *Rolle x, y, z*".

Eine **Schlüsselrolle in Ihrer Organisation** können offen lebende und bekannte **Peers** sein. Ich empfehle aus persönlicher Erfahrung und Motivation, in jeder Organisation Peers über ihre Erfahrungen offen berichten zu lassen. Entweder laden Sie GERTY NUSS oder andere offen lebende Peers, die sich professionalisiert haben und mit ihren Angeboten zu Ihrer Organisation gut passen, ein. Nach unseren Interventionen öffnete sich bislang im Verwaltungsapparat, in Arztpraxen, Kliniken, unter Politiker:innen, unter Lehrkräften und in Unternehmen immer mindestens eine mitbetroffene oder bislang verdeckt betroffene Rolle, die dann wiederum die Anti-Stigma-Mission in ihrer jeweiligen Organisation und sozialem Umfeld mit Freude und Stolz weiterführte. Haben Sie in Ihrer Organisation bereits Rollen, die selbst gelebte Erfahrungen offen tragen, nutzen Sie diese Rollen aktiv und binden Sie diese ein, gemeinsam an Manifesten und Entstigmatisierungsmaßnahmen zu arbeiten. Haben Sie Peers unter sich, die als Profis und Führungskräfte in ihren ausführenden Berufsrollen offen mit ihren Belastungen, Lernprozessen und Stigmatisierungserfahrungen in Recovery umgehen können, nutzen Sie diesen Multiplikatoreffekt für Ihre Kommunikation aktiv und transparent. In solchen Fällen können Sie sogar über die Installation und interdisziplinäre Koordination von Peer-Assistance-Beiräten und Support-Gruppen nachdenken und dürfen sich meiner Meinung nach sehr glücklich schätzen. Halten Sie den Erfolg Ihrer Entstigmatisierungsmaßnahmen mit Verantwortlichen über regelmäßige Evaluationen transparent und messbar. Auch für dieses SET können wir Sie in unserem Team professionell beraten.

Unsere möglichen Gestaltungsräume sind so vielfältig wie wir Menschen und unsere Lebenswelten. Im besten Fall ganz unabhängig von unseren Rollen und Funktionen. Dennoch hilft es in der Selbstfürsorge darauf zu achten, was Ihren Werten und Zielen zusagt, was Ihnen persönlich wichtig und für Sie realistisch machbar ist. Dieser Check geht regelmäßig als Selbstschutz- UND Empathie-Impuls auch an meine trialogische Steuerungszentrale aus Bauch, Herz und Gehirn.

Falls Sie mein Buch inspiriert hat, Sie aber nicht die Zeit hatten, alle Kapitel mit Konzentration durchzuarbeiten, fasse ich Ihnen hier nochmal meine Empfehlungen als *Checkliste to go* zusammen, wie Sie **im Umgang mit Alkoholabhängigkeit Stigmatisierung abbauen** können, egal in welcher Rolle oder Betroffenheit Sie sich gerade befinden:

Checkliste

1. Vermeiden Sie jede Form der **Verharmlosung und Verherrlichung von Alkohol** in Ihrer eigenen Kommunikation, gerade und besonders, wenn Sie Alkohol trinken und Verantwortung für andere Menschen und deren Wohlbefinden mittragen.
2. **Sprechen Sie Personen,** die in Ihrem direkten Umfeld öffentlich Alkoholverherrlichung oder Alkoholverharmlosung betreiben oder unterstützen, respektvoll an.
3. Organisieren Sie jede Form sozialer Interaktion in Ihrem Umfeld so, dass Sie **alkoholfrei selbstverständlich und positiv** miterlebt werden kann.
4. **Kennzeichnen** Sie alle Produkte, die in Ihrem Umfeld **Alkohol** enthalten können, deutlich und für alle sichtbar, und kommunizieren Sie den Alkoholgehalt immer transparent und proaktiv. (Als entsprechendes Risiko, nicht als besonderen Benefit.)
5. **Animieren Sie niemanden** in Ihrem Umfeld dazu, **Alkohol zu trinken.** Vermeiden Sie selbst, wenn Sie in Ihren fürsorgenden Rollen von Ihnen Anvertrauten öffentlich beobachtbar sind, Alkohol zu konsumieren.
6. **Sprechen Sie offen und ehrlich über alle Erfahrungen,** die Sie mit Stigma und Alkohol gemacht haben oder machen. Es ist wichtig, ehrlich über unsere Stressbewältigung, unsere emotionale Regulierung, unsere Kommunikationsprobleme und unser Konsumverhalten zu sprechen. Hilfreich für eine bessere Verständigung und gegenseitige Selbst-Entstigmatisierung ist herauszufinden, welche Funktionen welche Kommunikationsweise, der Alkoholkonsum oder ein anderes Verhalten in welcher Situation für die jeweilige Indexperson hat(te).
7. **Vermeiden Sie in Ihrer Sprache negative Begriffe, Bewertungen und Vergleiche,** sondern konzentrieren Sie sich auf konkrete Beobachtungen, wertneutrale Beschreibungen und positive Kommunikation.
8. Nutzen Sie positive Kommunikationselemente wie **Person-First-Sprache,** die den Menschen und nicht sein Verhalten, seine Emotionen oder Diagnose in den Mittelpunkt stellt. Nehmen Sie von Stereotypen, Metaphern und Moralisierungen in ihrer Kommunikation Abstand.
9. Beziehen Sie, wann immer möglich, betroffene Personen mit ein. **Teilen Sie Peer-Perspektiven** und fragen Sie „Betroffene", wie sie im Kontext ihrer Kommunikation als Erfahrungstragende genannt werden wollen. Auch der Begriff „Betroffenheit" kann Personen mit Betroffenenerfahrungen emotional treffen.

10. Finden Sie für sich eine authentische Balance aus positiver **Bestärkung Ihrer eigenen Zielvorstellung** sowie **klarer Identifikation persönlicher Grenzen,** wenn Sie sich persönlich weiterentwickeln oder sich in kontroverse Kommunikationsräume begeben.

Falls Ihnen die Checkliste zu dünn für Ihren Bedarf ist, schauen Sie bitte über den Springer-Link in unser Zusatzmaterial. Wir haben Ihnen dort noch weitere Arbeitsblätter für Ihre Arbeit oder Ihr Leben mit Alkoholabhängigkeit und verschiedene Workbooks mit kurzen Methodenbeispielen und Leitfäden aufbereitet. Diese Materialien setzen sich aus den verschiedenen Modulen des Peer-Assistance-Programs zusammen – ein paar Schätze aus unserer Trickkiste.

Falls Ihnen die Checkliste zu ambitioniert oder die Workbooks zu umfangreich für Ihren Alltag erscheinen sollten, habe ich mir noch überlegt, was meine **Kernbotschaft** an Sie jeweils sein könnte und ich hoffe, Sie finden sich unter einem der jeweiligen Personencluster sicher wieder und möchten sich diesen letzten Impuls freiwillig und motiviert mit in Ihren Alltag nehmen.

Kernbotschaft an öffentliche Rollen/Medien/Politik Entziehen Sie alkoholhaltigen Getränken den ungehemmten Genussmittel-Kultstatus in Ihrer öffentlichen Kommunikation (z. B. über ein AlkG, sichtbare Warnhinweise und Steuererhöhungen) und erkennen Sie Alkoholabhängigkeit als systemische Erkrankung an. Sie tragen Ihre Mitverantwortung bislang auf sehr schmalen Schultern. Ich vermute, die meisten der Millionen Menschen, die bereits öffentlich alkoholunabhängig leben, sind oder waren Opfer alkoholisierter Handlungen in ihrem Umfeld. Soziale Rollen (inkl. Alkohollobby), die noch eine alkoholabhängige Täter:innenrolle mit sich herumschleppen, müssen dringend mit entstigmatisiert werden.

Kernbotschaft an Profis Nutzen Sie bitte bewusst positive Sprache, nehmen Sie bitte gerne an unseren Empathie- und Kommunikationsschulungen teil und versuchen Sie, auf echte Augenhöhe zu kommen. Binden Sie bitte Peer-Perspektiven gleichberechtigt in Forschung und Versorgung mit ein. (Ohne „wann immer es möglich ist", sondern „wie selbstverständlich".)

Kernbotschaft an Mitbetroffene Werden Sie sich Ihrer Verantwortung in Ihrer Rolle bewusst und definieren Sie sich Ihre eigenen Ziele. Informieren Sie sich. Integrieren Sie niedrigschwellige Entlastungsangebote in Ihren Alltag. Definieren Sie Ihre Rolle immer wieder klar. Setzen Sie mit respektvoller Fürsorge Grenzen und holen Sie sich selbst bei Bedarf Unterstützung. Bleiben sie in Verbindung und kommen Sie immer wieder ins Vertrauen.

Kernbotschaft an Helfende Bleiben Sie unabhängig vom Verlauf vertrauensvoll, zugleich klar, offen und kooperativ in Beziehung und Versorgung.

Literatur

Demmel, R. & Kemay, G. (2017). Motivational Interviewing: Arbeitshilfen für Therapie und Beratung. Mit einem Geleitwort von Stephen Rollnick. Freiburg i. Br.: Lambertus.

Jane Ellen Smith, Robert J. Meyers, 2013: „Mit Suchtfamilien arbeiten. CRAFT: Ein neuer Ansatz für die Angehörigenarbeit.“ Übersetzt von Gallus Bischof und Jennis Freyer-Adam; ISBN: 978-3-88414-797-9

Nachwort

Eine helfende Person, die diese Haltungen als Experte omnyvers verinnerlicht, ist nach meinem Dafürhalten Christian Lorenz, über den Sie schon das ein oder andere „Schwein" in meinem Buch pfeifen hörten. Wirkt es auf Sie eigentlich emotional irritierend oder fühlen Sie sich, wenn ich in meinen Ausführungen zwischendurch so eine flapsige Sprache verwende, nicht ernst genommen? Ich begebe mich meistens dann sprachlich auf ein anderes Niveau, wenn ich besondere Emotionen zum Ausdruck bringen möchte. Die Metapher des *„pfeifenden Schweins"* nutze ich als *„Nuss"* natürlich (wie soll es anders sein), ebenfalls aus verschiedenen autobiographischen Gründen ...

Mein erstes Buch, zu dem ich mein erstes Referat Ende der 1980er in der Grundschule hielt, war „Rennschwein Rudi Rüssel". Ich wusste nach meiner ersten Buchvorstellung, dass mir Vorträge unglaublich viel Spaß bereiten und mir freies Sprechen vor Gruppen guttut. Meine Mama Gerti verwendete den Ausspruch „Ich glaube mein Schwein pfeift" gerne, wenn sie etwas sehr positiv überraschte, womit sie nicht rechnete. Zum Beispiel, als ich 1999 mein Abitur mit 3,0 bestand oder zehn Jahre später meinen Studienabschluss nach 20 Semestern schaffte. Als ich 2014 hochschwanger eine silberne Ehrennadel an mein Revier gesteckt bekam, war Mama zwar nicht mehr da, aber ihr Schwein hörte nie auf, für mich weiter zu pfeifen ...

Oder wirke ich auf Sie mit meiner Sprache eher nahbar, wenn ich mich Ihnen gegenüber so locker über pfeifende Schweine äußere?

Um herauszufinden, warum Menschen wie unterschiedlich aufeinander wirken und wie wir untereinander Stigma begünstigen oder abbauen helfen können, dazu haben wir ihnen verschiedene Modelle in diesem Fachbuch vorgestellt.

Wir könnten uns zum Beispiel kurz gedanklich zusammen in den **Kiesler-Kreis** stellen und analysieren, wie Sie und ich unsere Kommunikation jeweils über welche Rolle in unserem Auftreten bewusst und unbewusst einsetzen. Vielleicht könnten wir dann wertneutraler unser Auftreten, Verhalten und auch unsere eigenen Reaktionen aufeinander in einem Raum klarer fassen.

C. Schürmann, *Empathie und Empowerment bei Alkoholabhängigkeit*,
https://doi.org/10.1007/978-3-662-71271-9

Falls wir im Kiesler-Kreis nicht direkt auf Anhaltspunkte stoßen, warum eine mögliche Dysfunktion in unserem gemeinsamen Raum ist, könnten wir zusammen in mein **omnyverses Modell** eintauchen und überlegen, inwiefern transgenerationale oder transsektorale Rollenverständnisse in unseren verschiedenen Lebenswelten einer gemeinsamen Verständigung bislang dienlich oder hinderlich waren. Erinnert Sie meine Geschichte vielleicht an eine ehemalige Patientin, Exfrau, an Ihre Mutter oder Tochter? Fühlen Sie sich in Ihrer Rolle als Peer, Fachkraft, Profi, als Führungskraft, Elternteil oder Kind von mir oder meiner Arbeit emotional unterschiedlich angesprochen?

Wenn Sie ambivalente Gefühle zu verschiedenen Personen in unterschiedlichen Situationen und damit verbundene emotionale Unsicherheiten beobachten, dann lohnt die Erstellung eines **Genogramms,** ein Blick in unser omnyverses Rollenmodell oder in das **ABC-Modell** von Ellis. (Selbst-)Stigmatisierung im Umgang mit Alkoholabhängigkeit begegnen wir als Profis am effektivsten, wenn wir emotionalen Unsicherheiten direkt nachspüren, genau hinschauen und sie klar ansprechen. Je nachdem, in welcher Rolle Sie welche Aktion, Reaktion oder Veränderung initiieren möchten, gibt das Konzept der **„respektvollen Fürsorge“** eine gute Orientierung zur Vermeidung von Selbststigma oder Fremdabwertung. Sprechen Sie offen und ehrlich die Gründe für Ihre Grenzen und genauso klar ihre persönlichen Bedürfnisse in Beziehungen an, die von Alkoholabhängigkeit mitbetroffen sind. Wenn Sie mit einem Thema, einer Person oder einer Beziehung an eine Grenze kommen, ist auch das Teil eines Weges, den wir empathisch mit Empowerment gehen können. Bevor Sie aber in einem System das Gefühl entwickeln, keine gemeinsamen Handlungsoptionen mehr erkennen zu können, mithilfe derer Sie aktiv untereinander Verständnis entwickeln und Selbststigma abbauen können, dann nehmen Sie das **Johari-Fenster** und sprechen aktiv Fassaden und blinke Flecken an. Bedenken Sie ebenfalls, wie viel kulturelle und soziale Prägung Ihre Interaktionen überlagern und welche alten **Überzeugungen progressiv** heute als Hemmnisse in Ihren Rollen wirken, die Sie oder Ihre Interaktionspersonen nicht bewusst reflektieren können. Schließlich lohnt bei jeder Stigmatisierung, Dysfunktion und Abhängigkeit, die im Raum steht, ein gemeinsamer, offener Blick auf das Johari-Fenster.

Das Johari-Fenster begegnete mir das erste Mal damals im Bayerischen Wald, als wir während meines Hauptstudiums ein Erlebnisseminar zu „Soziale Handlungskompetenzen“ mit Rollenspielen in einem Selbstversorgerhaus durchexerzierten. Ein zweites Mal stellte es mir Christian Lorenz knapp 20 Jahre später in unserer gemeinsamen Psychoedukation zu komplexen Traumafolgestörungen vor. Wieder bedeutend wurde das Fenster für mich nach unserer Weiterbildung in Köln, als wir systemische Analysen und Genogramme mit Rollenspiel-Interventionen kombinierten.

Schließlich pfiff mein Schwein stellvertretend für meine Mama Gerti bis zur Abgabe meines Manuskripts ein letztes Mal, als ich Christians Manuskript erstmals zu lesen bekam.

Auszüge aus meiner Mail an Christian Lorenz im November 2025:

> „Als ich Dein Werk las, pfiff mein Schwein zum wiederholten Male. Ist Dir eigentlich bewusst, was Du da kreiert hast? Das ist nach meiner Auffassung ein Meisterwerk, eine eierlegende Wollmilchsau (...) Du schaffst Empathie und Entkomplexisierung par excellence. So ein Werk gibt es noch nicht, oder? (...) Dein Werk bringt sehr viel Licht, ohne zu blenden, viel Klarheit, ohne zu „nüchtern" zu wirken, in den Dschungel bestehender Ideologien und Meinungen. Du schreibst mit einer großen Empathie und Unaufgeregtheit mit genau der Haltung, mit der Du mich seit unserem Kennenlernen immer wieder beeindruckst. Du sprichst alles an, ohne zu überfordern. Du machst alle Fragen auf, bringst für jedes der tausenden möglichen Gesichter der Sucht für jede Persönlichkeit unter Fachpersonen ein Angebot mit. Niederschwelliger geht es kaum für Menschen, die sich dem Thema fachlich widmen. Und nicht nur das: Angehörige und Peers profitieren ebenso, wollen auch auf Augenhöhe mit wissenschaftlich und praxisnah fundierten Informationen versorgt werden. Und das gestaltest Du so unglaublich geschickt und pointiert, lebensnah und vor allem mit einem einzigartigen Verständnis für Abhängigkeitserkrankungen. Ich bin schwer beeindruckt."

Na, was denken Sie jetzt?

> „Typisch, wie stark Frau Schürmann Herrn Lorenz und seine Leistung mal wieder überschwänglich überhöht ..."

Oder denken Sie eher:

> „Wow, was für eine vielversprechende Aussicht auf ein weiteres spannendes Fachbuch ..."

Auch das Buch von Christian *„Integrative Suchttherapie: Störungs- und Behandlungswissen für die tägliche ambulante und stationäre Arbeit"* richtet sich ähnlich wie mein Werk auch an Fachpersonen ohne spezifische suchttherapeutische oder -medizinische Ausbildung, die täglich eine tragende Rolle im Kontakt mit Betroffenen von Abhängigkeitserkrankungen haben. Besonders Pflege, Sozialarbeit, Alltagsbegleitung, Peer-Support und psychosoziale Teams profitieren von evidenzbasiertem und alltagsnahem Wissen. Das Buch bestärkt Helfende genau mit der Haltung, die es braucht, um Stigma und Selbststigma abbauen zu helfen: Beziehung wirkt stärker als Kontrolle.

Kernbotschaft: Wer sicher ist, kann sicher begleiten

... und Menschen, die unter Abhängigkeit leiden, mit Respekt auf Augenhöhe begegnen.

Mein erster Gedanke, als ich Christians Buch las, war: *„Das müsste eigentlich jede Person lesen, die in der Suchthilfe aktiv ist."* Mein zweiter Gedanke war, was hätte dieses Buch nicht schon vor Jahren bewegen können, als meine Mama Gerti noch lebte.

Wenige Wochen nachdem mich Christians erster Manuskriptwurf ereilte, fand ich einen handschriftlichen Brief meiner Mama aus dem Jahr 2004 auf dem Dachboden wieder, den ich Ihnen nun zum Ende vorstellen möchte. Mit den folgenden Zeilen antwortete Mama mir auf einen Brief, den ich ihr nach jahrelanger Funkstille zwischen uns als Erste zukommen ließ. Ich hatte gerade meinen Studienwechsel hinter mir und war in einer neuen Verbindung zu einem Menschen, der kurze Zeit vorher einen Elternteil an eine Erkrankung verloren hatte. Aus dieser Erfahrung heraus entwickelte ich die Sehnsucht, mit meiner Mama wieder Kontakt aufnehmen zu wollen.

13.6.2004

Hallo Carolin,

nun sitz ich da, mit klopfendem Herzen und weiß nicht, wie und wo ich anfange, Dir auf Deinen lieben Brief zu antworten. Lange genug musstest Du ja auf Antwort warten. Entschuldige.

Wie ich Dir ja schon am Telefon gesagt habe, Dein Brief hat mich wahnsinnig gefreut. Dieses Jahr habe ich mich seit Jahren wieder auf meinen Geburtstag gefreut. Im Dezember 2003, als ich ins Krankenhaus eingeliefert wurde, bestand nicht viel Hoffnung, dass ich meinen 45. Geburtstag erlebe. Dann kam der 19. Mai. Normalerweise hole ich die Post aus dem Kasten, doch diesmal ist mir … zuvorgekommen. Ganz wichtig hat er den Brief in den Händen gedreht: „Da ist Post für dich von Carolin, gibt's die auch noch?" Ich war im ersten Moment so baff und erschrocken und vor allem verunsichert. Ich habe direkt gezittert und den Brief nur angestarrt. Ich hatte Angst ihn zu öffnen. Ich dachte: So, das hast du nun davon, jetzt kommt die zweite Abrechnung, wie vor einigen Jahren vor Weihnachten. Erst wollte ich ihn am 21. Mai aufmachen, dann aber Gott sei Dank hat doch die Neugierde gesiegt. Mit jeder Zeile ist mir ein Felsbröckchen vom Herzen gefallen und zum Schluss fast ein ganzes Gebirge und der ganze Kerl war in Tränen aufgelöst (vor Freude und vor allem Erleichterung). Danke Carolin. Das ist so ein schönes Geburtstagsgeschenk. Das zweitschönste, nach dem, dass ich noch hier sein und hoffentlich noch eine ganze Weile bleiben darf. Jetzt, wo ich weiß und fühle, dass trotz allem, was ich dir angetan habe und du ja nicht wusstest, was mit mir los war, wie krank ich war und noch bin, ***du Kontakt mit mir suchst. Das hat mir psychisch einen riesengroßen weiten Schub nach vorne gegeben.*** *Damit hätte ich nicht gerechnet. Das ist das Schönste, was mir im Moment passieren konnte. Ich kann dir gar nicht sagen, wie froh ich bin, endlich einmal von dir persönlich zu erfahren, wie es dir geht, wie du dich beruflich orientierst, was du eben alles so machst und wie du lebst. Super, das hab ich mir schon so lange gewünscht!*

Ich habe mich nicht mehr getraut, auf dich zuzugehen. Nach alldem, was du von meinen letzten Jahren mitbekommen und teilweise auch mitgemacht hast. Ich hatte viel Zeit zum Nachdenken. Und ***ich schäme mich vor mir und natürlich vor euch allen****, was ich in den letzten zwölf Jahren alles fabriziert habe. Und schon davor, eigentlich mein halbes Leben lang. Ich muss nur klarstellen, dass ich dieses schlechte Gewissen nicht erst seit meiner Krankheit mit mir herumschleppe. Ich wusste meistens, was Sache ist. Aber ich bin immer tiefer in den Sumpf gerutscht, wusste nicht mehr wo vorne, hinten, oben, unten ist, kam mit meinem Leben nicht mehr klar.* ***Da hat auch der Alkohol nicht mehr geholfen. Der hat mir letztendlich den allerletzten Rest gegeben.***

Ich hatte so oft Sehnsucht nach dir, aber ich wusste, dass ich nie und nimmer das Recht hatte und habe, dich mit den Situationen, in denen ich war, zu konfrontieren. Ich wusste zwar so leidlich von Leni-Oma und Marie-Oma, dass du Anlaufschwierigkeiten mit dei-

nem Studium hattest. Aber die Informationen hielten sich in Grenzen. Alle Versuche, die letzten Jahre dich persönlich zu erreichen, scheiterten. Irgendwann hab ich's dann halt aufgegeben. Das waren sicher Situationen in deinem Leben, wo du gerade mit mir am allerwenigsten zu tun haben wolltest. Verständlich. Du hast mir ja auch in ganz jungen Jahren unmissverständlich zu verstehen gegeben, dass ich lediglich deine biologische Mutter und unter deinem geistigen Niveau bin. Das hat zwar wehgetan. Aber auch gesessen. Warum und wie sollte ich mich dagegen wehren? Irgendwo stimmt es ja. Ich denke ich hatte auch mal ein gewisses geistiges Niveau. Ich war auch zwölf Jahre eine leidenschaftliche Mutter. Aber ich habe damals schon mit diesem scheiß Alkohol so vieles kaputt gemacht und dein Papa hat alles aufgefangen. Du weißt, was ich meine. Carolin, sei froh, dass du deinen Papa gehabt hast und hast. Warum hab ich das alles gemacht? Ich hatte nach meiner verpassten, versauten Kindheit und Jugend alles, was ich zur damaligen Zeit als junges Mädchen mir nur erträumen konnte. Abgeschlossene Berufsausbildung, vorbildlichen Ehemann, eine super Familie und ein entzückendes Baby, Kind, mein Ein und Alles! Ein sorgenfreies Luxusleben. Jeder Wunsch wurde mir von den Augen abgelesen, die warmherzige Art, das Verständnis und gute Verstehen mit Marie-Oma. Oh Carolin, was habe ich getan? Den Mann, den ich so geliebt habe, gedemütigt, mit Füßen getreten, betrogen. Kind und Mann fallengelassen wie heiße Kartoffeln, einfach im Stich gelassen, weggelaufen. Ich muss verrückt gewesen sein. Ich kann dir gar nicht sagen, was ich heute von deinem Papa Fritz für eine Hochachtung habe. Wie er das alles gemeistert hat. Ich fühle mich ihm gegenüber so klein und schmutzig. Das hatte er wahrlich nicht verdient. Ich denke aber und hoffe für ihn, dass es ihm jetzt besser geht. Das hat er sich verdient!!!! (…)

Dich durch schwere und heikle Situationen als Teenager und Jugendliche zu begleiten, ist mir verwehrt geblieben. Das hab ich mir alles vergeigt und mir selbst zuzuschreiben. Wie hätte ich dich denn in meinen Lebenslagen, in die ich mich begeben habe, unterstützen können? Ich bin mit mir selbst nicht mehr zurechtgekommen. Carolin, du merkst vielleicht, es wühlt mich auf, das alles aufs Papier zu bringen. Aber ich will und muss ehrlich zu dir sein. Es ist auf jeden Fall leichter, dies alles zu schreiben, als dir zu sagen. Ich kann nichts mehr gutmachen. Aber ich bin beruhigt zu hören, wie prächtig du dich entwickelt hast. Ich bin stolz auf dich. Ich weiß, du gehst deinen Weg, beruflich und privat. Halt Dir immer vor Augen: So wie meine biologische Mutter will ich und werde ich nicht enden!

Das waren deine Worte schon vor elf Jahren, da warst du 14. Das war zwar in einem anderen Zusammenhang – wegen Obst und Gemüseverkauf und Altenpflege … Aber privat hast du recht gehabt. Kannst du dich erinnern? So, das ist jetzt raus. Weg mit der Vergangenheit, in eine ganz abgelegene Schublade am besten. Ich kann nichts mehr rückgängig machen. Ich lebe jetzt in der Gegenwart. Wenn ich ständig in der Vergangenheit fühle, frisst mich das auf. Ich kann nichts vergessen, nur versuchen, vieles künftig besser zu machen, beziehungsweise das Beste aus meiner jetzigen Lebenssituation zu machen. Ich arbeite an mir. Dein Brief hat mich noch weiter aufgerüttelt, viele Schritte nach vorne zu tun. Ich freue mich wahnsinnig darauf, dich wiederzusehen, deinen … kennenzulernen und natürlich euer Hundekind. Ich denke zwar mit Herzklopfen und gewissem Magensausen daran, aber ich denke, wir packen das schon. Carolin, ich würde mir wünschen und vorschlagen, dass ihr mich hier besuchen kommt. Weißt du Carolin, ich bin zwar seelisch im Moment wieder einigermaßen in Ordnung, aber ich glaube noch nicht so weit, auch die lange Fahrt in mein früheres Zuhause zu verkraften. Obwohl ich schon neugierig bin zu sehen, wie ihr Studenten so haust. Wie ich dich einschätze, bestimmt sehr gemütlich und geschmackvoll.

So, jetzt muss ich dir noch sagen, wie es bei mir im Moment so läuft. Zuallererst: Ich bin weg vom Alkohol. Seit Dezember letzten Jahres hab ich keinen Tropfen mehr angefasst. Wie es dazu kam: Die letzten vier Jahre, vor allem mit meinem total kranken, arbeitsunfähigen und hilflosen ... waren die Hölle. Die Hausrenovierung, Umbau, meine Krankheiten, Eskapaden und meine Alkoholsucht haben mich zu Boden gerissen. Einzig die Pflege und Betreuung von Omimi hat mich einigermaßen aufrecht gehalten. Vor anderen wurde alles vertuscht. Gemerkt haben Sie schon was, nur das ganze Ausmaß nicht. Der Krug geht so lange zum Brunnen, bis er bricht. Mit Einzelheiten will und werde ich dich nicht belasten, das kann ich auch nicht, ich versuche zu vergessen, beziehungsweise neu anzufangen. Im Dezember 2003 wurde ich von meinem Hausarzt mit hochgradig verschleppter Gelbsucht in die Klinik eingewiesen. Die Ärzte haben drei Tage um mich gekämpft. Ich stand vor dem sogenannten Leberkoma. Davon habe ich nicht viel mitbekommen. Ich hatte fünf behandelnde Ärzte. Keiner gab mir die Antwort auf die Frage meiner Lebenserwartung, im Gegenteil: Das wird wohl sowieso nichts mehr. Nur einer, mein Ultraschall- und Leberpunktierarzt, hat gesagt: Frau ... es liegt alles in ihrer Hand. Sie müssen kämpfen, kämpfen, kämpfen ...

Ich wurde sechs Wochen lang intensiv behandelt. Die Gelbsucht war hartnäckig. Fast drei Monate, dazu kam Bauchwassersucht und so weiter. Starke Medikamente, künstliche Ernährung, ich war auf Null. Du hättest mich wahrscheinlich gar nicht mehr erkannt. Die ... hat furchtbar geweint, wie sie mich nach einer Woche Krankenhaus zum ersten Mal gesehen hat. Ach, es war schrecklich. ***Ich hab mich so furchtbar geschämt, wie ich gesehen und gemerkt habe, wie alle mit mir gelitten und sich um mich gekümmert haben.*** *Ich war zwar von der Behandlung, von den Medikamenten ziemlich benebelt, aber* ***ich wusste auch, dass ich selber schuld war. Ich hatte keine normale Krankheit, keinen Krebs. Nein, ich hatte mich auf deutsch gesagt fast zu Tode gesoffen****. Aus welchen Gründen auch immer. Mir wurde von fast allen Ärzten angeraten, nach der Krankenhausbehandlung eine Entziehungskur zu machen. Ich habe abgelehnt. Ich habe gesagt, das schaffe ich alleine. Antwort Oberarzt: Solche Vögel haben schon mehrere gepfiffen. Falls wir uns hier noch mal sehen, ist das Endstation. Nur der besagte Ultraschallarzt hat mich unterstützt: Frau... Sie sind keine typische Alkoholikerin, Sie sind Frust- und Verdrängungstrinkerin. Sie schaffen es. Sie müssen kämpfen. Finger absolut weg vom Alkohol und beten, dass sich die paar verbliebenen Zellen regenerieren, dann haben sie gewonnen. Wie lange sie leben, kann niemand sagen. Das kommt auf den gesamten Organismus, auf ihre allgemeine körperliche und psychische Verfassung an. Kämpfen Sie! Halten Sie sich vor allem mit der Ernährung.*

So habe ich es geschafft, ohne Entzug, ohne jegliche Therapie, mithilfe von Leni-Oma und ... ***ohne Vorwürfe****. Die haben mich aufgefangen und teilweise auch mit aufgebaut. Wie* *ich das jemals wieder gutmachen kann? Im Februar bin ich nach Hause entlassen worden. (...) Alle hatten Angst um mich, dass ich wieder rückfällig werde oder körperlich zusammenbreche. Ich hatte nur noch 39 Kilo. Ich wusste, hoffte, betete: Wenn ich nicht mehr trinke, habe ich noch eine Chance. Es gibt einen Neuanfang. Ein ruhiges, berechenbares Zuhause. Ich habe mich wie den letzten Dreck behandeln lassen, alles mit Bier und Wein runtergespült, mich für alles verantwortlich gemacht. Und ich hatte Angst vor all diesen unberechenbaren Reaktionen. Wie ich es in den ersten Wochen zu Hause geschafft habe, weiß ich bis heute nicht mehr. Carolin, ich bin in ein Haus zurückgekommen, das total verschlampt von meinen Altlasten war.* ***Ich habe mich vor mir selbst geekelt.*** *Ich wusste nicht, wo ich anfangen sollte. Ich habe angefangen und ich habe es geschafft. Ich habe geschrubbt, vom Dach bis zum Keller, körbeweise Wäsche gebügelt, Schränke eingeräumt, einfach alles auf den Kopf gestellt. Ich habe mir nicht helfen lassen, keinen ins Haus gelassen. Warum sollen auch andere meinen Dreck wegmachen, den ich verursacht habe.* ***Außerdem habe ich mich furchtbar geschämt.***

Es ist vollbracht. Es geht doch. Ich bin aufgewacht. Ich habe jetzt einen passablen Haushalt. Ich bekomme wieder Besuch. Jeder kann ein und ausgehen, wann er will, zu jederzeit, ohne dass ich nervös werde. Ich habe mir eben einen gewaltigen Tritt in den Hintern gegeben, obwohl ich oft abends total erschöpft war und vor Erschöpfung nicht einschlafen konnte. Die Angst vor dem Sterben, ob nicht alles umsonst ist und was ich mache, wenn es zu spät ist. Wie wird es mit mir weitergehen? Werde ich irgendwann wieder wie ein normaler Mensch leben? Viele Fragen, quälende Ängste, schlechtes Gewissen. Ich habe mir nichts anmerken lassen, ich habe eben gekämpft. Bis jetzt hat sich alles ausgezahlt.

So, Schluss jetzt. Hoffentlich rege ich dich nicht auf, und es ist kein Fehler, dass ich mich so ausgelassen habe, ich will dich nicht belasten. Seit acht Wochen ist bei uns Ruhe eingekehrt. Halt, eins muss ich dir noch sagen: Carolin, das Schlimmste für mich, jedes Mal, wenn ich im Krankenhaus war, ist (Mann, mein Deutsch war auch schon besser, entschuldige), an dich zu denken. Damals bei der Totaloperation, bei der Darmoperation und jetzt vor allem in den letzten Wochen. Als ich wusste, dass das wahrscheinlich das Ende ist, bin ich in Panik geraten, bei dem Gedanken: Wenn du jetzt gehen musst, hast du dich nicht mehr an dein Kind gewandt. Hast ihr nicht mehr sagen können, wie leid mir alles getan hat und tut, dass du sie im Stich gelassen hast mit gerade fast 13 Jahren. Wie ich das alles bereue und was, wenn Du ihr das nicht mehr sagen kannst?

„Ich hab dich lieb", obwohl das diesem Kind jetzt nichts mehr nutzt. Sie steht jetzt da mit einer biologischen Mutter, die sich zu Tode gesoffen hat. Die bestimmt nicht viele gute Erinnerungen an diese Mutter hat. ***Das war und ist das Schlimmste für mich, auch jetzt, in diesem Moment noch, fressen diese Gedanken an mir.*** *Und dann kommt dieser unverhoffte Brief von dir. Ich war so feige. Du hast ausgesprochen und auf den Punkt gebracht, was mich seit Jahren gequält hat:* ***Diese Berührungsangst und Funkstille.*** *Du hast mir diesen Brief geschrieben, ohne zu wissen, dass ich Leberzirrhose im fortgeschrittenen Stadium habe. Wie hätte ich dir das sagen sollen? Ich hätte nie gewagt, Dir zuzumuten, mich in diesem Zustand zu sehen und zu erleben. Ich hätte dir sagen müssen, deine Mutter hat*

sich zu Grunde getrunken. Wäre es nicht egoistisch verwegen gewesen zu sagen: Jetzt bin ich am Ende, am absoluten Nullpunkt, jetzt bin ich in Panik, ich habe eine Tochter, ein Kind, mein einziges Kind, das ein Teil von mir, in mir gewachsen ist, dass mir Gott geschenkt hat. Du weißt ja auch, dass du ein Glückskind bist – die Risikoschwangerschaft, die Zangengeburt, dann dieser Wonneproppen ... Das liebe bildhübsche kleine Mädchen, was sich prächtig entwickelt hat. Auf das ich so stolz war, einfach im Stich gelassen, als es mich am meisten gebraucht hätte. Zu dieser nun selbstständigen jungen 25-jährigen Frau zu sagen: Ich würde dich jetzt gern sehen, habe Dir so viel zu sagen. Das hätte ich mir schon früher überlegen müssen. In dieser Situation, unter diesen Umständen, wäre dies eine Zumutung für dich gewesen. Auch als es mir wieder besser ging, konnte ich meinen inneren Schweinehund nicht überwinden und auf dich zugehen. Ich war feige, habe mich vor dir geschämt. Ich habe es nicht fertig gebracht zu sagen, wie weit beziehungsweise tief ich es gebracht habe. Du bist mir zuvorgekommen. ***Du hast den ersten Schritt gemacht****. Ich bin ja noch da und erhalte jetzt die Gelegenheit, Dir die Wahrheit zu sagen. Hoffentlich willst du unter diesen Umständen immer noch Kontakt zu mir haben. Ich würde mich tierisch freuen.* ***Carolin, ich wünsche und bete, dass du keine von meinen widerlichen Erbanlagen mitbekommen hast. Nimm mich als abschreckendes Beispiel. Vielleicht leben in dir ja auch ein paar gute Eigenschaften weiter, die auch in mir schlummern.*** *Geh Deinen Weg weiter so, ich bin felsenfest überzeugt, du schaffst es. Halte deinen ... fest, es ist so wichtig, einen verlässlichen Partner an der Seite zu haben, der in allen Lebenslagen mit dir durch dick und dünn geht. Wie du schon angedeutet hast, ist er in vielen Dingen Deinem Papa sehr ähnlich. Wenn dieser junge Mann nur ein Drittel von Fritz' Eigenschaften hat, dann lass ihn nicht mehr los. So einen Menschen wie Deinen Papa findet man nicht so schnell. Das kannst du sicher bestätigen. (...)*

So, Carolin, jetzt bin ich müde. Es ist 1:30 Uhr nachts das ist der erste Brief seit langen Jahren, den ich ziemlich emotionsgeladen zu Papier gebracht habe. Schau bitte über verfehlten Stil und eventuell mangelnde Rechtschreibung weg. Ich hoffe, du nimmst diese Zeilen so auf, wie ich sie gemeint habe. Ich möchte dir noch so viel sagen, das könnte ein Buch füllen. Meinst du nicht auch, wir könnten versuchen, uns etwas anzunähern, ich würde mich riesig freuen. Carolin, ich kann dir leider nichts bieten, Dich auch nicht finanziell unterstützen. Die paar Kröten, die ich noch habe, sind mein äußerster Notgroschen, der mir in unserem Eurozeitalter auch nicht Recht viel weiterhilft. Da ich ja wahrscheinlich nicht mehr arbeitsfähig werde, bin ich finanziell vollkommen von ... abhängig. Was würde ich darum geben, noch mal Obst und Gemüse zu verkaufen oder in der Altenpflege zu arbeiten. Schon allein, um aus diesem Trott heraus zu kommen und unter Menschen zu kommen. Naja, der Zug ist ja wohl abgefahren. Nur nicht Jammern. Selber schuld. Materiell fehlt es mir ja an nichts. Ich habe genug zu essen, vor allem meine heiß geliebte Diät. Das Haus wird immer wohnlicher und gemütlicher. Es ist ruhiger geworden. Es gibt kein böses Wort mehr, ich hoffe das bleibt. Jetzt bin ich halt alleine mit meinem Hundemädel Sina, meinen Katzen Susi, Strolchi, Felix, Michi, meinen Hasen Pumuckl, Jackie, Fritz und Freddy, mit meinen Tauben Romeo, Julia und ihren zwei Babys und mit meinen Goldfischen Don Camillo und Peppone und circa *50 anderen Fischen in Aquarien. Die Fische haben wir uns erst vor Kurzem angeschafft. Das ist ein Hobby, was wir zusammen teilen. Meine Sina ist ein Traumhund. Nach drei Rüden ist diese ruhige anschmiegsame Hündin genau das richtige für mich. Ich habe lange überlegt, ob ich mit meiner unberechenbaren Krankheit die Verantwortung für einen Hund übernehmen kann. Falls ich mal ausfalle oder ins Krankenhaus muss, versorgt mich eine nette Nachbarin. Du hast keine oder doch sehr viel Ahnung, wie gut mir meine Tiere tun, mich über vieles hinwegtrösten, mir Ruhe und Kraft geben. Mit Sina bin ich mindestens zwei Stunden täglich im Wald unterwegs, das tut mir so gut, vor allem meinen Knochen. Vor drei Wochen hat mich meine Hausärztin aufgrund undefinierbarer Gelenkschmerzen zum Knochendichtemessen geschickt. Diagnose: Osteoporose. Wieder ein Schlag ins Gesicht. Naja. Die Schmerzen sind noch einigermaßen erträglich. Eine Schmerzbehandlung ist nur mit Cortisonspritzen oder Schmerzmittel möglich. Bei mir nicht, wegen Leber und Galle. Ich nehme jetzt täglich 1500 mg Kalzium ein, mache eine spezielle Sport-Rehabilitation und bewege mich viel mit Hund. Mehr kann man nicht machen. Ich muss nur aufpassen, dass ich mir nichts breche. Ansonsten ist das eine Volkskrankheit, nur mit 45 Jahren viel zu früh. Ich hoffe nur, dass ich weiterhin funktioniere und beweglich bleibe. Wenn sich das noch verschlechtert, da darf ich gar nicht dran denken. So, Carolin, jetzt ist es 2:45 Uhr, der Aschenbecher halb voll und ich k. o. Und irgendwie erleichtert, mir einiges vom Herzen geschrieben zu haben. Ich ruf dich im Laufe der Woche mal an, dann können wir uns unterhalten und hoffentlich uns bald sehen.*

Also dann Maus, mach's gut.
Bis bald,
Mama

Selbstreflexionsbogen danach (B)

So, bevor Sie gleich viele neue Gespräche über Alkohol mit hoffentlich etwas weniger Stigma und Schamgefühlen führen, machen Sie doch bitte kurz unseren Selbsttest ein wiederholtes Mal:

Bitte beantworten Sie die folgenden Aussagen mit einer Skala von 1 (stimme gar nicht zu) bis 5 (stimme voll und ganz zu):

1. Menschen mit Alkoholerkrankungen haben ihre Situation auch selbst mitverschuldet.

1 – 2 – 3 – 4 – 5

2. Alkoholabhängigkeit ist eine psychische Erkrankung und eine Frage der Persönlichkeit.

1 – 2 – 3 – 4 – 5

3. Menschen mit Alkoholproblemen sind weniger verlässlich.

1 – 2 – 3 – 4 – 5

4. Ich fühle mich unwohl, offen über eigene Probleme mit Alkohol zu sprechen.

1 – 2 – 3 – 4 – 5

5. Ich fühle mich wohl, mit anderen über ihre Probleme mit Alkohol zu sprechen.

1 – 2 – 3 – 4 – 5

6. Ich kann nachvollziehen, warum Menschen mit Alkoholerkrankungen keine Hilfe suchen.

1 – 2 – 3 – 4 – 5

7. Ich kenne gute Strategien, um offen und sensibel über Alkoholprobleme zu sprechen.

1 – 2 – 3 – 4 – 5

Und nun vergleichen Sie bitte Ihre Ergebnisse mit dem ersten Test. Konnten wir für Sie bereits einen Unterschied machen? Hat sich in Ihrem Denken, Fühlen und Verhalten bereits etwas verändert?

Vielleicht interessiert es Sie ja noch zuletzt, was ich nun eigentlich meine, wie wir Stigma im Umgang mit Menschen, die unter einer Alkoholabhängigkeit leiden, abbauen können. Wir brauchen ja auch noch ein Statement für die Presse und für die Community. Ich muss mich ja schließlich weiter positionieren und ins Spiel bringen ... oder brauche ich das gar nicht mehr?

Er drückte mich an Wände, nahm mir die Luft zum Atmen. Er ließ mich schreien und weinen, machte sich offen und heimlich über mich lustig ... Mit jedem Schluck in mir, je tiefer er in mein Leben eindrang, desto leerer ließ er mich zurück. Nach jeder Begegnung nahm er sich ein Stück von mir mit und lud sich an meinem Schein weiter auf. Er strahlte mit all unserer Begeisterung im Rücken und fühlte sich unbesiegbar. Er dachte, er wird mich vielleicht noch los und verliert mich freiwillig an einen anderen Verführer. Falsch gedacht. Du hast mich tausend Mal betrogen, Du hast mich tausend Mal verletzt, ich bin mit Dir so hochgeflogen ...

Hochmut und Fälle hattest Du nun genug.

Mensch gewinnt nicht, Mensch verliert nicht. Mensch lernt.

„Gekippt" ist es unter uns, seitdem wir massenhaft auf Menschen starren, die andere Menschen vernichten, ohne dabei Reue oder Mitgefühl zu empfinden.

Wie also, glaube ich, können wir mit Empathie und Empowerment Abhängigkeitserkrankungen begegnen und Stigma im Umgang mit Betroffenen abbauen?

Indem wir uns eingestehen, wie abhängig wir alle voneinander sind und wie sehr wir ein **WIR** genau **JETZT** am allermeisten brauchen.

Da wir 2026 dazugelernt und begriffen haben, dass es unsere eigene Verantwortung und Aufgabe ist, gut auf uns selbst aufzupassen, achten wir auf uns und auf unsere Nachwachsenden alkoholfrei. Wir haben erkannt, dass Alkoholabhängigkeit bislang eine systemisch und machtpolitisch verdeckte Erkrankung ist, die maßgeblich von sozialer Verfügbarkeit und kultureller Funktion des Alkohols (Feierabend & Lebensfreude) determiniert und politisch vorgegeben ist. Alkohol und Kommunikation über Alkohol kann uns Menschen stark manipulieren und zu zerstörerischen Handlungen „verführen". *„Du kennst Dein Limit nicht? Schäm Dich!"*. Nein, Alkoholabhängigkeit ist keine Frage der Persönlichkeit oder Charakterschwäche, sondern oft eine kulturell vererbte und abgekupferte soziale Bewältigungsstrategie. Menschen mit Alkoholproblemen sind extrem stark belastet, vor allem aktuell in Deutschland. Verlässliche Hilfe bekommen Menschen mit stark ausgeprägter Erkrankungslast zu oft nur dann, wenn sie ihre unkontrollierbare Erkrankungslast einsichtig und demütig unterdrücken und bei Kontrollen nicht durchfallen. Solange die bildungspolitischen, kulturellen, medialen und arbeitsrechtlichen Rahmenbedingungen zu Alkoholkonsum so liberal bleiben wie sie sind, können wir unsere Räume und Gespräche als Peers noch so rechtzeitig, sicher und empathisch ausgestalten, wie wir wollen. Es bleibt ein fahler Beigeschmack hängen, wenn wir offen über Alkoholprobleme sprechen, während unsere Politik und Kommunikationswelten über Alkohol, Sex und Macht noch immer so aussehen wie zu einer Zeit, als es nur die Anonymen Alkoholiker als Selbsthilfeangebot gab. Ich fühle mich auch nicht immer wohl, mit anderen über Probleme zu sprechen, wenn ich ehrlich bin. Und ich kann noch immer gut nachvollziehen, warum sich Menschen unter uns oft keine Hilfe nehmen, wenn sie es dringend bräuchten – aus Angst und Scham. Und meine letzte Antwort auf den Stigma-Selbsttest: Ich kenne eine ganz gute Strategie, offen über Probleme und jede Form von Abhängigkeit zu sprechen:

Radikale Ehrlichkeit in respektvoller Fürsorge.

GPSR Compliance

The European Union's (EU) General Product Safety Regulation (GPSR) is a set of rules that requires consumer products to be safe and our obligations to ensure this.

If you have any concerns about our products, you can contact us on ProductSafety@springernature.com

In case Publisher is established outside the EU, the EU authorized representative is:

Springer Nature Customer Service Center GmbH
Europaplatz 3
69115 Heidelberg, Germany

Batch number: 10584627

Printed by Printforce, the Netherlands